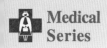
Medical Series

本書榮獲
護理師國家考試參考用書

新編
基本護理學 上冊
一學理與技術

第**4**版
FOURTH
EDITION

FUNDAMENTALS OF
NURSING THEORY
AND TECHNIQUES

臨床護理專家
胡文郁・高啟雯・張麗銀
陳幼梅・馮容莊

強力推薦

編著

曹麗英・余怡珍・王玉女・徐秀琹・蔡麗紅・鄭幸宜
孫淑惠・張玉珠・王玉真・張怡雅・林秀純・陳迺莊
陳亭儒・高月梅・簡乃卉・劉碧霞

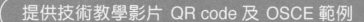提供技術教學影片 QR code 及 OSCE 範例

推薦序　　依姓氏筆畫排序

　　護理人員是醫療團隊中不可或缺的一員，護理養成教育中培養護理人員臨床獨立決策能力，以及醫療團隊成員協同合作能力是很重要的一環，此需透過護理教育系統性的訓練，提供護生擁有熟練的護理技能，方能提供優質的護理。

　　基本護理學是護理課程中最基本且最重要的核心課程之一，也是護理科系的必修課程，本書全彩內文，輔以清晰及明確的圖表說明，引導護生認識基本護理學的概念、技術和護理實務技巧，協助護生認識護理學的專業價值、發展專業技能，進而培養照護病人的整合能力。

　　「新編基本護理學」融入多位資深基本護理學教師授課經驗所編寫而成，內容詳細地闡述了無菌的觀念、護理檔案書寫、生命徵象的觀察、各種給藥與注射術、飲食營養護理、出入院護理及排泄護理等多種基本的護理專業知識和技術。此外，各章單元皆附有情境模擬案例分析，運用批判思考能力探討病人健康問題相關之身、心、靈及社會層面護理過程，實為國內各院校護理科系學生必備之最佳基本護理研習書籍。

胡文郁　謹識

臺灣大學護理學系教授

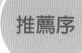

　　護理是一門實務性的專業，是醫療團隊中站在第一線照護服務病人，為病人健康把關的專業人員。在現今醫療環境瞬息萬變的情況下，護理人員不僅必須具備豐富的專業知識，更需具有熟練正確的照護技能。基本護理學是護理專業的入門，即是在提供護理學生作為護理專業人員基本應具備的學理與技能，並可應用於各不同科別的護理專業領域之中，以期使病人能夠得到整體性、個別性之護理照顧。因此，基本護理學的內容雖為基礎護理專業知識，但涵蓋範圍非常廣泛，從護理的基本理論至執行護理照護的技能原則，均屬於此範疇。

　　本書集結了國內優秀護理教師及專業人員，依據其臨床照護的豐富經驗，並參考現今國內外護理照護的新發展，撰寫完成上下兩冊的基本護理學。本書內容完整，說明清晰易懂，並且將學理與技術相互配合於章節中呈現，對於初學護理的學生，提供了易於參考學習的教材，本人特此為序推薦。

高啟雯 謹識

國防大學護理系教授

推薦序

　　護理是臨床學理與技術並重之學門，「基本護理學」是護理入門之基礎，能提供臨床照護所需之基本知識與技能，經由人、環境、健康、護理等概念範疇之連結，呈現臨床照護之脈絡，其涵蓋護理過程、醫療環境、溝通、交班、記錄、及病人各項基本需求之照護等等，讓學習者之學習過程由淺入深，由基礎到特殊照護技能，讓學習者能學到最新之臨床知能，以提供個別性、整體性的護理照護。

　　本書之內容充實並輔以清晰之圖表，讓初學者能了解其意義，並經由圖像以加強記憶；內容不斷更新能與最新資訊接軌，包括：電子簽章、醫療品質及病人安全年度工作目標、壓傷分期、安寧療護、電子化檢驗流程等。在技術方面，其所示範之技術步驟詳細完整、圖表清晰，且可以輔以多媒體光碟學習，讓讀者反覆練習，以增進技術之純熟度。另外引述之案例分析與臨床情境契合，有助於護理人員思考護理過程中各個步驟的重點及護理紀錄呈現的方法。各章學習後之「自我評量」亦收錄很多熱門國考題，可提供讀者評值學習成效，以奠定護理師國考之基礎。目前翻轉教學風行，運用各種教學方法以促進學習成效，OSCE 是學校或醫院常用來評量教學成效與學習者的統整能力，本書亦收錄常見的 OSCE 基本護理技術情境，讓整套基本護理教學與評量更完善。

　　工欲善其事必先利其器，本書由一群教學經驗豐富的護理菁英撰寫，以臨床實務為主，是必要的兼具學理與技術的工具書，不但可優化護理知識與技能之紮根工程，更能提升護理教育與臨床照護品質。

張麗銀 謹識

秀傳醫療體系護理總監
彰化秀傳紀念醫院護理部主任

推薦序

　　基本護理技術是護理師入門的第一堂實作課程，實作技術需要學理及理論作為基礎，護理技術應用的巔峰在於評估病人臨床情境的綜合判斷結果，提供符合病人需求的護理技術，進而協助病人達到和諧及安適的目標。

　　病人及家屬在面對疾病、住院治療、身心功能障礙等各種困擾時，護理師能夠提供專業諮詢、關懷照護和指導，陪伴與幫助病人及家屬的過程，在經過學理的專業判斷後，運用符合病人及家屬需求的各式護理技術，協助病人促進健康、預防疾病、恢復健康與減輕痛苦。

　　「新編基本護理學」一書內容編輯之架構完整，不僅兼顧學理與技術，更納編包括實證、醫療品質、病人安全、安全針具、資訊化作業等當代臨床實務關注的議題，全書運用精美的圖片及清晰的表格對照，使讀者易於了解技術操作步驟及各種學理和理論運用；作者更採用全國最大醫療體系的實際做法為範例，不僅有益於在學學生之學習，更能提供不同醫院體系之臨床實務工作者與學校教師相互交流之參考。

陳幼梅 謹識

高雄醫學大學附設中和紀念醫院院長室高級專員
高雄醫學大學護理學院護理學系副教授

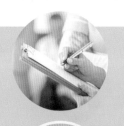
推薦序

　　護理人員是醫療團隊裡的中堅份子，在其養成教育中培養其臨床獨立決策，與醫療團隊成員協同合作的能力是很重要的一環。護理課程中「基本護理學」是踏進護理領域所接觸的第一門護理課程，也是最基本與最重要的核心課程之一。近年來護理專業不斷地向上提升，向外拓展，但不可忽略基本護理學是其發展的重要根基。

　　本書邀請多位資深基本護理學教師共同編寫而成，其包含 19 個章節，內容完整的介紹護理專業的基本理論、基本學理與操作技能，以能夠有效地運用至各科護理專業領域之中，以期使照顧對象得到整體性、個別性之護理照顧。同時，此書也廣納國內外及臨床最新資料，包括醫療資訊在導入臨床護理所產生的新技術，書中詳細地闡述醫療環境的感染控制、護理檔案記錄、溝通與人際關係、生命徵象的評估與測量、各種給藥技術、飲食營養護理、體液供給與輸血概念、舒適與安全的護理、出入院護理、臨終護理與關懷等多種護理專業知識和技能基礎等。

　　「新編基本護理學」是一本既具理論基礎又實用的好書，不但促使護理學生及臨床護理新手認識基本護理專業知識與技能，也引導其「以人為本」及以病人身心健康為導向的護理照護，更為日後的護理專業學習和執業生涯發展奠定堅實的專業基礎，本人樂以為序，強力推薦。

謹識

臺北市市立聯合醫院副策略長

序言

　　「基本護理學」是提供護理學生作為護理專業人員基本應具備的學理與技能，並應用至各科護理專業領域之中，以期使照顧對象得到整體性、個別性之護理照顧。為使讀者具備完整的基本護理學知識，本書廣納國內外及臨床最新資料並融入多位資深基本護理學教師授課經驗所編寫而成，本書特色包括：

1. **彰顯學習要領**

    全書內容以全彩呈現，並以樹狀圖精列章節大綱及粗體字劃記內文重點，使讀者一目了然，印象深刻。

2. **章節內容精闢**

    精練簡要闡述概念，使讀者更能吸收各章內文之精髓，並使之更符合教學課程所需。

3. **圖表資訊最新**

    圖表列出：醫院醫療品質及病人安全年度工作目標、傷口敷料及其注意事項等最新資訊。

4. **內文觀點充實**

    內容與最新資訊接軌，包括：嚴重特殊傳染性肺炎之個人防護裝備、電子聽診器、脈搏式血氧飽和監測儀、最新每日飲食指南、智慧型手機行動藥物衛教系統、電子化給藥系統、應用條碼給藥法等。

5. **演練國考題型**

    章末的「自我評量」中設有熱門國考題，以供學生複習之需。

6. **掃 QR code 線上輕鬆學技術**

    附有技術影音示範影片，掃描 QR code 即可隨時觀看，內容搭配詳盡的語音說明與字幕標示，讓讀者能透過重複觀看、練習，快速熟悉常見的基本護理技術。

7. **提供 OSCE 範例**

    收錄常見的基本護理技術情境，來客觀評估受試者的能力，亦可提供教師教學、測試和評分使用。

　　本書若有疏漏之處，尚祈諸位護理先進及讀者不吝指正，俾利此書更為完善。

編著者 謹識

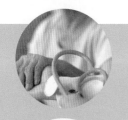

編著者簡介

依章序排列

曹麗英

學歷：美國聖地牙哥大學護理博士
國立臺灣大學護理研究所碩士
國立臺灣大學護理系學士

經歷：國立臺北護理健康大學副校長暨護理
學院院長、教授
長庚技術學院教務長
長庚護理專科學校護理科主任、校長
臺大醫院護理師
輔英護專助教

余怡珍

學歷：長庚大學臨床醫學研究護理組博士
中山醫學大學臨床醫學研究所護理組
碩士

現職：長庚科技大學副教授

王玉女

學歷：長庚大學臨床醫學所博士

現職：長庚科技大學副教授

徐秀琹

學歷：國立臺北護理健康大學護理博士
美國西雅圖華盛頓大學護理研究所碩
士

現職：長庚科技大學副教授

蔡麗紅

學歷：長庚大學護理研究所碩士

現職：長庚科技大學助理教授

鄭幸宜

學歷：國立臺灣大學護理研究所碩士

經歷：長庚科技大學講師

孫淑惠

學歷：南京中醫藥大學中醫博士
美國喬治亞州西南大學社會行政研究
所碩士

經歷：長庚科技大學講師

張玉珠

學歷：國立國防醫學院護理研究所碩士

經歷：長庚科技大學講師

王玉真

學歷：國立臺北護理健康大學護理哲學博士

現職：長庚科技大學副教授

張怡雅

學歷：國立臺灣大學護理博士
英國曼徹斯特大學護理研究所碩士

現職：長庚科技大學副教授

▌林秀純

學歷：長庚大學護理研究所碩士

現職：長庚科技大學助理教授

▌陳迺荭

學歷：國立國防醫學院護理研究所碩士

現職：長庚科技大學助理教授

▌陳亭儒

學歷：國立臺灣大學護理研究所博士

現職：長庚科技大學副教授

▌高月梅

學歷：澳洲 James Cook University 護理博士

現職：長庚科技大學副教授

▌簡乃卉

學歷：長庚大學護理研究所碩士

現職：長庚科技大學助理教授

▌劉碧霞

學歷：國立臺北護理健康大學護理研究所碩士

經歷：長庚科技大學講師

+ CONTENTS 🏥

章
目錄

+ CONTENTS

目 錄

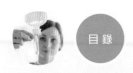

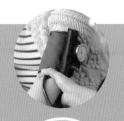

+ CONTENTS

技 術
目錄

掃描QR code或至
https://reurl.cc/28jqZE觀看技術影片

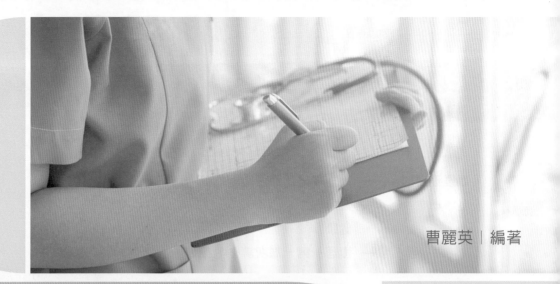

曹麗英 | 編著

緒　論
Introduction

01 CHAPTER

 學習目標 Objectives

1. 說出護理理論涵蓋的四個相關概念範疇－人、環境、健康、護理。
2. 以羅氏適應模式為例說明人、環境、健康、護理的概念。
3. 比較馬斯洛人類需要階層論與羅氏適應模式之觀點及其相關的護理活動或技術。
4. 比較護理與醫學知識領域觀點的不同。
5. 說明執行護理技術的三項目標。
6. 說明執行護理技術前，應具備的基本學科知識。
7. 說明執行護理技術時，應具備的四項基本技能。
8. 說明執行護理技術的基本考量。
9. 體會護理領域、知識範疇及護理專業精神。

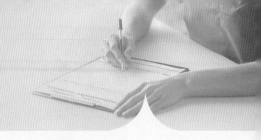

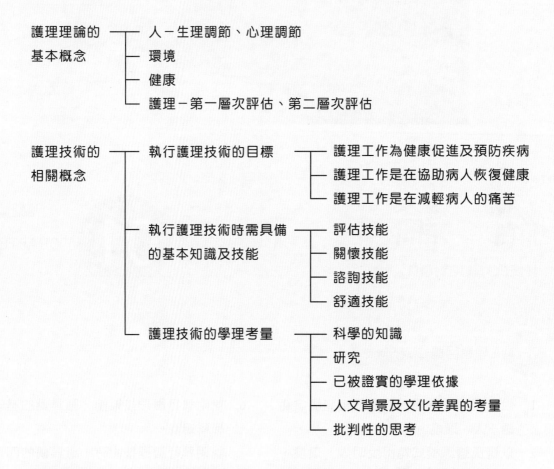

護理理論的
基本概念
— 人－生理調節、心理調節
— 環境
— 健康
— 護理－第一層次評估、第二層次評估

護理技術的
相關概念
— 執行護理技術的目標
　　— 護理工作為健康促進及預防疾病
　　— 護理工作是在協助病人恢復健康
　　— 護理工作是在減輕病人的痛苦
— 執行護理技術時需具備
　的基本知識及技能
　　— 評估技能
　　— 關懷技能
　　— 諮詢技能
　　— 舒適技能
— 護理技術的學理考量
　　— 科學的知識
　　— 研究
　　— 已被證實的學理依據
　　— 人文背景及文化差異的考量
　　— 批判性的思考

護理教育內
涵與專業核
心學養
— 批判性思考能力、一般臨床護理技能、基礎生物醫學科學、
　溝通與合作、關愛、倫理素養、克盡職責性、終身學習

前言 FOREWORD

　　護理人員運用其護理技術照顧生病或健康的人，是最基本的任務。所有的護理人員無論其學歷的高低，學習護理技術是護理執業的基礎，在南丁格爾時期(1820~1910)，即非常注重護理教育與知識的傳授，她認為教室及臨床的護理教育可以幫助病人改善健康，運用技術可以改進病人的衛生、營養及清潔，同時她還注重病人情緒與心靈的健康，因此，當我們執行護理時，知識的運用及熟練的技術最能幫助病人改善健康。

　　Virginia Henderson(1966~1995)更能擴展南丁格爾之護理理論，她提倡護理人員能獨立性的提供護理技能，以維持病人的十四項功能，包括：

1. 呼吸正常。

2. 飲食恰當。

3. 順暢排泄身體的廢物。

4. 運動及維持合宜的身體姿勢。

5. 合宜的睡眠及休息。

6. 選擇合宜的衣服，協助穿脫衣物。

7. 透過調節衣服及環境以維持合宜的體溫。

8. 保持身體的清潔、整潔及皮膚的完整性。

9. 避免環境中的危險因素且避免傷及他人。

10. 能與他人溝通以表達情緒、需要、害怕或意見。

11. 依個人的信仰參與宗教活動。

12. 對自己的專業工作有任務感。

13. 參與不同娛樂性活動。

14. 學習、發現或滿足好奇心以致正常的發展與健康，及有效的利用健康機構。

　　隨著時代的進步，上述的十四項護理功能，漸形成更廣泛的護理知識或理論，在進入學習護理技術前，我們應對護理知識或理論的範疇及護理技術的相關概念有所認識，這樣會使我們更能循著科學知識及理論依據，使護理技術的學習更能發揮其功能且與專業科技領域整合。

　　本章分為三大部分：(1)護理理論的基本概念－人、環境、健康、護理，以提醒初學者了解護理執業的範疇；(2)護理技術的相關概念－包括執行護理技術的目標、執行護理技術時需具備的基本知識及技能、護理技術的學理考量等；(3)護理教育內涵與專業核心學養。

1-1 護理理論的基本概念

從南丁格爾時期即強調護理是科學與藝術的結合，並提倡護理應有專業獨立的訓練，此種護理專業的訓練有別於醫學訓練，護理理論在1960~1970年一再被加強，於1970年，美國國家護理聯盟(National League for Nursing, NLN)提倡評鑑護理教育課程設計的依據應循著護理理論，有護理理論的基礎認識，使護生的學習能有專業目標的指引及方向，更能認清護理的角色及活動。

羅氏適應模式(Roy's adaptation model)是一個系統性的模式，起源於1963~1966年，由Sister Callista Roy & Dorothy E. Johnson於UCLA開始研究護理模式，而1970年Roy以此模式於Mount Saint Mary College作為大學部護理課程之基礎。她把人看作一個開放系統，與其周圍的環境在不斷的交互作用中，為了要因應這恆常變動的環境，人必須要適應，而護理的目標為**幫助人達到最佳的適應**，無論是生理、心理、社會各方面，維持人的統整性，繼續對不斷改變的環境作反應。其基本假說為：

1. 人是生理、心理、社會性的生物，並與一個在改變中的環境作恆常的互動作用。

2. 人應用先天與後天的生理、心理、社會性的機轉以因應改變中的環境。

3. 健康與疾病是人類生活中不可避免的一環。

4. 為了適應改變的環境，需做積極的反應，人必須要適應，其適應情況是受個體面臨的刺激以及其適應能力的影響。而人的適應程度是有一個範疇的，刺激在範疇內可引起積極反應，刺激在範疇外則會引起消極反應。

5. 人是由下列四種適應的模式組成的：

   (1) **生理需求模式**：人依據其生理需要來適應其環境。

   (2) **自我概念模式**：人根據自身的自我概念來調適外界的刺激。

   (3) **角色功能模式**：人依據自身在一個社會或團體中所在的位置而執行其職責和功能。

   (4) **相互依賴模式**：包含人自身尋求幫忙（社會資源或支持系統）、注意及愛的方法，人是依據其相互依賴的系統來適應與他人的關係。

以下就羅氏適應模式簡介「人、環境、健康、護理」的相關概念。

一、人

Roy發展出「以適應的系統，統合護理的知識」，認為人是身心社會複合體，是一個**開放的適應系統**，此系統接收內外在環境的刺激（壓力源），這些刺激可在此人的調適範疇內或外，適應模式為**生理需求、自我概念、角色功能、相互依賴**等，一個人有兩個基本內在過程－生理調節、心理調節。

1. 生理調節：接受「外在環境」與存於個人「內在狀態變化」的輸入由神經－化學－內分泌的管道處理這些變化，進而產生某種反應。例如：當刀子（外在環境）割傷皮膚（刺激）而產生流血（內在狀態變化），體內的血管收縮，凝血因子作用（神經－化學－內分泌）而止血（適應狀態）。

2. 心理調節：接受內在刺激及外在刺激的輸入，會牽扯到身體、生理、心理、社會因素，經由不同的「認知／情緒」路徑處理，而引起四種過程：知覺／訊息、學習、判斷及情緒。例如：一位腹痛的病人（內在刺激），將進行手術（外在刺激），他害怕麻醉會有危險，焦慮傷口會不會痛，於是他尋求護理人員的協助，解答心中的疑惑並學習術前的衛教知識（知覺／訊息、學習、判斷及情緒），以系統、適應理論及人為身心社會之複合體來解釋羅氏模式的基本概念，可見圖1-1。

　　Roy視人為身心社會之複合體，而另一位傑出的心理學家－馬斯洛(Abraham Maslow, 1908~1970)，認為人類是許多基本需要的主宰者，這些需要會操縱他們的行為，直到每一需要獲得滿足；「較低層次」的需要必須比「較高層次」的需要先滿足，他指出人類基本需要如階段式分為五個層次：**生理需求→安全與安全感→愛與歸屬感→自尊的需要及自我實現**。在這些需要中，**生理需求的需要是最基本、最明顯，也是最有力量的**，包括：空氣、活動、休息、進食、排泄、水分、清潔與舒適、免於疼痛、性。當生理需求的需要都滿足後，安全與安全感的需要就會呈現出來，包括：身、心的安全及心理的安全感，一旦身心安全感獲得滿足，愛與歸屬感的需要就會顯現，進而是滿足使自尊與自我實現的需要，如圖1-2所示。

　　馬斯洛需要階層論以不同階層論來看人類之基本需要，而羅氏適應模式則視人應為身、心、社會整體的評估，兩者理論的重點相同處係以對人的看法均注重生理、心理及社會層面，兩者理論的比較及臨床應用實例詳見表1-1。

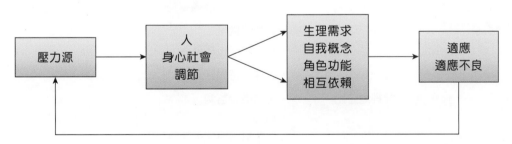

＋ 圖1-1　系統、適應理論及人為身心社會之複合體來解釋羅氏模式的基本概念

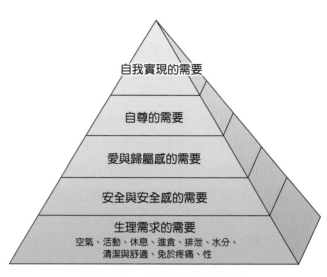

+ 圖1-2　馬斯洛需要階層論

▼ 表1-1　馬斯洛需要階層論與羅氏適應模式之比較

馬斯洛需要階層論	羅氏適應模式	臨床應用實例
・生理需求	・生理需求	
空氣	氧合	・生命徵象監測
活動	活動與休息	・移動與約束病人
		・身體清潔
休息	活動與休息	・滿足病人睡眠需求：控制環境、維持心理安寧等
水分	水分	・協助醫師靜脈灌注
		・血液標本收集
清潔與舒適		・身體清潔、舒適姿勢
免於疼痛	疼痛	・身體舒適
		・安全給予止痛藥
性	性	・心理支持與諮詢
	神經內分泌	・生命徵象監測
		・給藥
		・協助醫生靜脈灌注
		・血液標本收集
	認知	・生命徵象監測
		・心理支持與諮詢
	感覺與知覺	・生命徵象監測
		・心理支持與諮詢

▼ 表1-1　馬斯洛需要階層論與羅氏適應模式之比較（續）

馬斯洛需要階層論	羅氏適應模式	臨床應用實例
・安全與安全感		・安全：生命徵象監測、**定期舉辦火災防災演練、公共空間放置乾洗手液、利用條碼技術(barcode)給藥**、繃帶或三角巾包紮 ・安全感：心理支持或諮詢、病人之焦慮或害怕等
・愛與歸屬感	・相互依賴	・心理支持或諮詢病人之孤獨、寂寞等 ・同伴或同儕間的支持
・自尊	・自我概念	・自尊：心理支持或諮詢病人角色改變或身體心像改變等 ・自我概念：心理支持或諮詢病人之孤獨、寂寞等
・自我實現	・角色功能	・自我實現：心理支持或諮詢病人之無力感或自我概念紊亂等 ・角色功能：心理支持或諮詢病人之角色問題等

　　無論是馬斯洛需要階層論或羅氏適應模式，與醫學知識學派最大的不同乃是前兩者(Maslow & Roy)是以人為中心，有「身、心、社會」甚至「靈」的部分，護理的知識領域強調以人為中心的「照護或關懷」(care)，而醫學知識領域較重視**各器官疾病的治癒**(cure)，例如：一位盲腸癌病人即將手術，醫師重視如何將發炎的盲腸順利以手術割除，而護理人員則重視手術前中後病人生理、心理及社會的安適，如：身體清潔、傷口疼痛之解除、生命徵象的監測、病人心理的焦慮是否解除等。

二、環　境

　　環境為環繞於人內、外的世界，我們常在醫院、診所、工廠、居家等接觸病人或個案，病人剛入院時，其周圍的醫療環境對病人而言均非常陌生。因此，如何迎接病人入院，而讓病人有賓至如歸的溫暖感受，對於剛住院的病人或家屬是很大的心理支持。而住院期間，如何提供及維護病人有良好、安全且免於感染的醫療環境是非常重要，因為能有一個為病人身、心、安全感考量的醫療環境，可以使病人安心養病。例如：固定病床的床輪腳、床欄與床頭為可拆式以便緊急時使用、病人可自行調整電動床的高度、地板具防滑作用、浴室備有淋浴用椅及紅燈裝置、禁菸、禁止喧鬧、電器插頭有地線及感染控制的環境設備等。出院後的居家環境的安排，對病人亦是非常重要的，詳見第2, 5, 18章。

三、健　康

　　健康為生理、心理、社會統整的過程或狀態。世界衛生組織(WHO)在1974年針對「健康」下一個全世界都能接受的定義，即「**健康是一種生理上、心理上及社會上都完全安寧、美好的狀態，而不僅僅只是沒有疾病或不虛弱而已**」。

由圖1-3可知，健康與疾病同在一連續線上，兩者之間並沒有清楚的分界線，極安適與健康（理想的境界）為連續線上的一端，而死亡則為另一端，**大多數人係處於連續線上的中間部分**，個體的健康狀態會受到個人生活事件及老化過程的影響而在這連續線上不斷且不時地移動著，有時偏向健康的一端（左端），有時偏向疾病的一端（右端）。個體在此連續線上面臨壓力源時，不斷的適應其內外在環境的改變而維持身體、情緒、智能、社會、發展及心靈的健康，即使**短時間內許多的微小壓力源也可能使身體出現疾病症狀**，而個案感受的壓力程度與身體的致病性呈正相關，**當壓力越大越可能致病**，若個體的身、心、社會功能失調或障礙，即是疾病狀態。

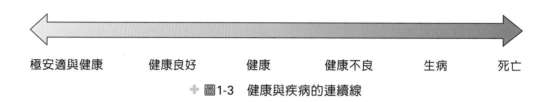

| 極安適與健康 | 健康良好 | 健康 | 健康不良 | 生病 | 死亡 |

✚ 圖1-3　健康與疾病的連續線

四、護　理

護理的目標是運用護理過程，不斷的協助個體在其健康與疾病的連續線上執行健康促進，使其達到身心社會的最佳健康狀態。例如：對一位自覺身心健康的中年人，我們以健康促進的觀點，評估其體重、血壓、生活型態是否有健康之危險因子存在，矯正生活型態使其更健康。對於病危者，協助其能有安詳、平和的臨終。

護理過程包括：評估、確立護理問題或診斷、計畫護理活動、執行護理活動、評值等五大步驟（詳見第6章）。而羅氏適應模式的評估分為兩大步驟：

1. 第一層次評估：有系統的由病人生理需求、自我概念、角色功能、相互依賴適應模式去評估病人身心社會的適應情況，以及其護理診斷。

2. 第二層次評估：分析護理診斷或問題（即不適應行為）的影響因素（詳見第6章）。

由以上護理理論的基本概念－人、環境、健康、護理－之簡介，我們可以了解面對「人」的護理時，我們應考慮照護對象的生理、心理、社會層面，而其生活的周圍環境深深的影響著個體，當我們照顧病人時，宜將目標置於更健康或更安適的健康與疾病的連續線上。

> **動動腦**
>
> 您目前的身、心、社會層面是否健康呢？試著以羅氏適應模式及馬斯洛需要階層論分析自己的健康程度。

1-2　護理技術的相關概念

　　護理人員在學校、工廠、醫院及居家等不同的環境中提供護理服務，以下分成三個層面逐一討論之：執行護理技術的目標、執行護理技術時需具備基本的知識與技能，以及護理技術的學理考量。

一、執行護理技術的目標

（一）護理工作為健康促進及預防疾病

　　隨著時代的進步，當今護理工作對人們的健康維護負有相當重要的責任，而此健康維護包含**健康促進**及**預防疾病**。例如：以高血壓疾病而言，可藉由護理衛生教育教導人們如何攝取飲食及運動、減輕日常生活的壓力、按時測量血壓的技術，進而預防高血壓。以照顧中風的病人而言，在維持營養方面，護理人員需兼顧維持其生命與預防進一步的合併症發生。因此，在病人無法由口進食時，則需以胃灌食的技術，協助其維持適當的營養，而灌食或進食時，亦需注意其口腔清潔，以避免口腔感染疾病之產生。

（二）護理工作是在協助病人恢復健康

　　照顧病人時，最基本的護理服務是運用技術使其**恢復健康**，例如：給予日常生活的協助、舒適、營養、保護及支持以恢復其健康，此為治療性的護理(curative nursing care)。而協助病人克服殘障使其在其能力範圍內，維持其最佳狀態，此為復健護理，例如：為四肢麻痺的病人執行患側肢體運動，以維持其活動的最佳功能。

（三）護理工作是在減輕病人的痛苦

　　護理人員有時會照顧病危者，當健康無法繼續維持時，護理的目標為如何運用技能使病人平和的面對死亡，例如：**減輕痛苦**、身體照護及減少對死亡的害怕。

二、執行護理技術時需具備的基本知識及技能

　　在整體性的護理中，運用護理技術去照顧病人是最基本的工作。學習護理技術前應有的學科基礎包括：解剖、生理、社會、心理學等。執行任何護理技術時，我們應具備基本的護理技能為：評估技能、關懷技能、諮詢技能及舒適技能。

（一）評估技能 (Assessment Skill)

　　在決定護理活動前，應仔細的收集資料，以評估病人的護理需求。評估的技能包括：面談、溝通、觀察及檢查。護理人員可從以下方面進行資料收集：病人、家屬、病歷摘要，及

其他的醫護人員提供的病人資料等。在評估病人時，我們的視覺、聽覺、觸覺、嗅覺等均能協助資料之收集。例如：說話不清楚或口吃，可能是中風的症狀；呼吸有水果味可能是糖尿病的合併症－酮酸中毒；瘀傷可能是病人有最近跌倒的情形；皮膚冰冷可能代表循環不好。我們亦可運用工具作正確的評估，例如：溫度計、血壓計、聽診器、手電筒等，有關面談、溝通、觀察技巧詳見第3章。

（二）關懷技能 (Caring Skill)

護理人員最傳統的角色是提供人們照護。關懷的技能是使病人恢復或維持個別性的最佳功能。對有些病人而言，其最基本的護理需求是協助其維持日常生活活動，例如：協助其進食（餵食）、睡眠、排泄、步行、移動等，而有些病人需要靠較複雜的高科技儀器監測或照護。無論執行何種護理技術，對病人持以關懷的態度是最首要之事。但在提供關懷時，護理的目標需考慮如何使病人能獨立執行其日常生活而邁向更健康的狀態，因此，護理人員在關懷病人時，亦需兼顧其未來的獨立性。例如：關懷骨折而臥病在床的病人時，護理人員並非一味的提供床上擦澡的護理技術，而是如何讓病人有自尊的接受日常生活的協助才是最佳的關懷技能。

（三）諮詢技能 (Counseling Skill)

在護理過程中，護理人員宜促進病人或家屬主動參與，以及讓病人及家屬有權決定或選擇健康及疾病的照顧方式。因此，護理人員需運用溝通技巧包括會談及傾聽等。同時，護理人員可使用圖表、模型、圖片等協助增進病人對其治療或疾病的了解，使其自主的選擇最佳的照護方法。衛教過程中，護理人員應提供合宜的方法及機會，讓病人學習如何避免疾病的發生及如何自我照顧。

此外，適度的運用同理心了解病人亦是很好的溝通技巧，同理心使護理人員能敏銳的察覺病人的心路經歷，了解其情緒狀態及對照顧的需求，**同理心與同情心最大的不同是在於同情心是護理人員與病人的心情相同但失去客觀的立場去幫助病人**，常使自己陷入需要幫助的**困境**。護理人員在提供病人諮詢過程中，有時需要傾聽或觀察病人所說的或隱藏的訊息，陪伴病人而且聽聽他們的心聲是很重要的的護理技巧。

想一想

當你要進行手術前，除了接受護理人員的例行性照護，如：打針、測量生命徵象、灌腸等，對於手術的過程或經歷，你是否有疑問或焦慮？此時你需要哪一種態度的護理人員呢？

（四）舒適技能 (Comforting Skill)

亦稱為支持性護理，能增進護理人員與病人之間的信任關係，而減少病人的害怕與擔心。每個人都有對自身的看法，即自我心像，換句話說即指自己對自我的了解，包括外貌、長相、自我期許等。當健康受到威脅時，會使人們再次檢視其自我影像，例如：原本是位長相美好而活潑的少女，在一次車禍的意外中成了臥病在床無法自理日常生活的病人，此時，其自我心像即受到威脅，她可能一時因擔心自己是否會變成殘廢，而感到沮喪、沒有安全感，她可能會變得很脆弱且心靈容易受傷。護理人員在其生病的過程中，除了提供身體照顧的舒適（例如：身體清潔）外，亦可運用舒適技能表達對她的心路歷程的了解與接受。由於**護理人員是最常接觸病人的院內工作人員**，因此，能持續的作為病人此階段的陪伴者及引導者，為病人解釋對疾病的疑慮。而且再次的肯定病人在生病的歷程中並不是孤獨的。

三、護理技術的學理考量

護理是養育(nurturing)的延伸，自古以來，此方面的技能是代代相傳，例如：小時候生病時，媽媽關懷的眼神、餵食、餵藥、抱著您及安撫您生病的痛苦，這就是養育，而護理即是此種養育的延伸。但當今的護理知識已經跳出傳統代代相傳的範疇，需要有科學的知識、研究、已證實的學理原則做為基礎，再加上人文背景及文化差異的考量，以及批判性的思考。

（一）科學的知識

護理是門應用科學，當我們了解解剖學、生理學之後則可藉由評估技能了解與疾病或健康相關的特徵。例如：在學習解剖學之後會了解脾臟的位置，就很容易了解脾臟出血的相關症狀；學了物理與化學之後，對於病人的藥物治療、體液供應及吸入治療等較易了解；微生物學幫助我們了解微生物的生長及複製，我們可應用此基礎知識，了解如何保護病人免於感染；而社會學與心理學可幫助我們了解人與人互動與社會角色，護理人員可以應用該知識，提供家庭或病人的身心社會照顧。

（二）研　究

護理人員透過研究，可以不斷的改善護理技能，而提供較具實證性、科學性、科技性及整體性的照顧。例如：病人體溫過高時的處理有睡冰枕、服用退燒藥或使用肛門塞劑等，透過研究可以比較這些方法應用在不同病況時的效果，而適當的處理病人體溫過高的問題。

（三）已被證實的學理依據

透過研究而證實的學理依據，可以作為執行護理技術的依據。通常研究產生的發現與結果，必須經過長期且大量的驗證，此外，這些發現必須經過其他獨立研究者的複製研究，如

果又證實是相同的結果，則這些發現就是已被證實的學理依據。這些原則提供護理人員學理的依據，如：為什麼、學理原理及如何操作，因此，任何技術均有其科學性的學理依據。例如：研究證實，病人的鼻子、咽喉中的致病菌會經由咳嗽、打噴嚏時的飛沫傳染至另一個人的呼吸道中，但這些飛沫會被組織阻擋而不會再傳染他人。因此，建議在護理衛教中，教導病人在咳嗽、打噴嚏時，需以衛生紙阻擋傳染性病原體的飛沫，有科學性的依據，了解原理後，可以預測活動執行的效果。因此良好的護理技術或活動需有學理及研究的科學性依據。

（四）人文背景及文化差異的考量

前面一再提及護理活動須有科學、研究及學理之依據，然而人文背景之考量亦是不可忽略。人類生長於其文化背景，有其個別性的民情風俗與語言，因此護理人員執行護理活動或技術前宜有文化的敏感度，需評估病人的文化社會背景、價值、倫理、宗教信仰及健康照護的信念，我們應尊重這些文化差異而非挑戰他們的文化。例如：產後坐月子，中國人的傳統是須在家「閉關」不能隨意外出，甚至不能洗頭、洗澡，深怕著涼。然而歐美國家的風俗卻不同，她們產後不久即恢復上班工作，甚至吃生冷食物，因此，產後的護理及照顧宜因民情不同而有所分別。

想一想

一位傳統的中國婦女在產後堅持不能洗頭與洗澡，但天氣正值炎熱的夏天，你如何站在傳統文化與科學的知識之間去照顧她呢？

（五）批判性的思考

對病人或個案的任何健康問題評估及護理活動或技術的執行，需時時以批判性的思考來促進其健康福祉。批判性的思考為以個人的智能、知識及技能小心的去評估病人所呈現的資料，進而思考可能的相關問題，提出不同且整體性的解決方法，且以有系統性的方式與他人交換或討論意見。在做任何決定前，處處以病人的權利、需求及利益為考量的重點，而對傳統的知識與技能，常常省思是否需改進？例如：在外科病房實習時，資深的護理人員教導你對病人手術後疼痛，最好太早不要給予止痛劑，等病人要求後再斟酌情況給予，你的意見如何呢？試著以批判性的思考去想一想術後病人的疼痛是哪一類型的疼痛？有哪些方法可以解決？何種方法較好？應如何做？傳統的資深護理人員對傷口疼痛之處理與觀點是否合宜？為什麼？對每一項即將進行的護理活動或技術，若能時時考量病人的福祉及用批判性的思考態度，將使你永保專業領域上的赤子心，不斷地自我成長。

小幫手

護理的範圍及工作模式：

依據護理人員法第24條，護理人員之責任業務如下：

1. 健康問題之護理評估。
2. 預防保健之護理措施。
3. 護理指導及諮詢。
4. 醫療輔助行為（應在醫師之指示下執行）。

護理人員法　護理人員法施行細則

臨床護理工作依據護理工作專業度、護理功能及護理工作模式可區分為：

護理專業度	簡介	例子
非專業性護理	不需經過學習或專業性判斷的簡單照護工作	擦澡、餵食、翻身、換尿布等
半專業護理	需具備相關知識的照護技術	測量生命徵象、抽血、給藥等
專業性護理	需經專業的護理養成教育，需發揮獨立分析、思考能力	護理問題評估、衛教知識提供、臨床研究護理師等

護理功能	簡介	例子
非獨立性功能	依醫囑執行的護理工作，但仍需護理專業進行判斷	給藥
協同性功能	需與其他醫療人員協力合作，互相配合	營養師給予飲食指導後護理人員需追蹤執行狀況
獨立性功能	運用護理專業知識及獨立判斷所進行的護理活動	**護理問題評估**，護理指導及諮詢

護理工作模式	簡介	適用情況
個案護理	護理人員負責病人的所有照護工作	護生、特別護理師
功能性護理	依工作性質分配給固定人員	靜脈注射小組
成組護理	由一群護理人員照護一組病人，小組長負責工作指派	縮短新進人員適應時間
全責護理	以病人為中心**進行連續性、整體性及有個別性的護理**，但人力及經費需要量較多	護理人力充足時
綜合性護理	融合成組護理及全責護理優點的工作模式	較全責護理節省經費並且也可提供病人整體性護理

1-3 護理教育內涵與專業核心學養

　　護理教育無非是希望護理人員能從理論到實務、從技巧到品德乃至專業倫理，都能透過優質的護理教育，賦予他們在臨床崗位上應有的膽大心細、和專業的見解與慈悲，做為堅持這一行最好的裝備。也因此，護理教育的改革、品管遂成為社會與教育界最大的共識與期待，因國內護理教育學制的龐雜，台灣護理教育評鑑委員會（護評會）(Taiwan Nursing Accreditation Council, TNAC)針對一般基礎護理人員五種教育學制之畢業生所應具備的核心專業能力與學養，包含下列八項核心素養，希望能在這麼多不同的學制中，培育出有一定專業素養的護理人員（台灣護理教育評鑑委員會，2012）。

1. 批判性思考能力(critical thinking and reasoning)。
2. 一般臨床護理技能(general clinical skills)。
3. 基礎生物醫學科學(basic biomedical science)。
4. 溝通與合作(communication and teamwork capability)。
5. 關愛(caring)。
6. 倫理素養(ethics)。
7. 克盡職責性(accountability)。
8. 終身學習(life-long learning)。

自 | 我 | 評 | 量

(　)1. 影響健康的相關因素，下列敘述何者錯誤？(A)健康保險制度會影響整體社會對健康的促進與重視程度　(B)充足的睡眠與休息等日常生活型態是影響健康重要的因素　(C)不同社會經濟狀態的民眾在維持其健康的能力均相同　(D)民眾獲得醫療照護的便利性會影響其維護健康的選擇

(　)2. 依照護理人員法第24條之規定，護理人員的業務範圍不包括下列何者？(A)進行病情解釋　(B)評估健康問題　(C)提供護理指導　(D)執行預防性之護理措施

(　)3. 照顧一位有自傷行為的精神科病人，下列敘述何者符合不傷害倫理原則？(A)在沒有同意書的情況下，約束病人使其不至於傷害自己　(B)提供約束相關的資訊給病人，讓病人自己決定是否接受約束　(C)基於保護病人的隱私，對家人及親友探視次數加以限制　(D)密切探視觀察病人並維護周圍環境安全，預防傷害的發生

(　)4. 下列何者不是病人的權利？(A)可延長住院期限獲取醫療保險給付　(B)知道自己的診斷、進展與治療內容　(C)閱讀、影印自己的病歷或相關文件　(D)拒絕非其意願之治療及護理活動

(　)5. Maslow的需要階層理論中，最高層級的需要為何？(A)自我實現　(B)愛及歸屬感　(C)自尊　(D)安全與安全感

(　)6. 下列哪位專家提出「人生可分成八個發展階段，而每個階段都有其應完成的任務」？(A)佛洛依德　(B)艾瑞克森　(C)佩普洛　(D)馬斯洛

(　)7. 雇主提供員工定期身體檢查，在三段五級健康學說中屬於哪一層級的預防？(A)第一段第一級　(B)第一段第二級　(C)第二段第三級　(D)第三段第四級

(　)8. 評估病人之健康問題，宜從以下哪方面進行？　(A)護理診斷　(B)身心社會　(C)健康促進　(D)促進舒適

(　)9. 執行護理技能宜包含以下哪些方面？　(A)生理、心理、社會及靈性　(B)評估、關懷、諮詢、舒適　(C)護理評估、診斷、目標、措施及評值　(D)解剖、生理、社會、心理

(　)10. 下列何者護理活動是有加入批判性思考？　(A)依醫囑正確給藥　(B)考慮病人為美國人提供西餐飲食及餐具　(C)質疑醫囑之藥物劑量而與醫師討論　(D)給予病人睡前泡腳促進睡眠

 解答

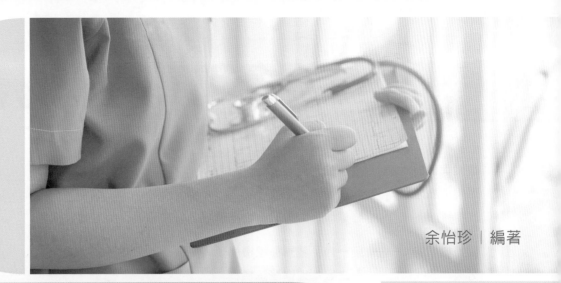

余怡珍 | 編著

醫療環境
Health Care Environment

02 CHAPTER

 學習目標 Objectives

1. 說出醫療環境的定義。
2. 列舉出醫療環境的特性和類別。
3. 說出醫療環境中的物理環境應具備的條件。
4. 了解護理人員應如何協助入院病人獲得心理社會的滿足。
5. 舉出病人在醫療環境中常見的傷害及其預防措施。
6. 討論創造一個優良的醫療環境的要件。
7. 說出各種鋪床法的目的。
8. 正確執行各種鋪床法。

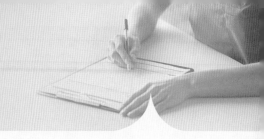

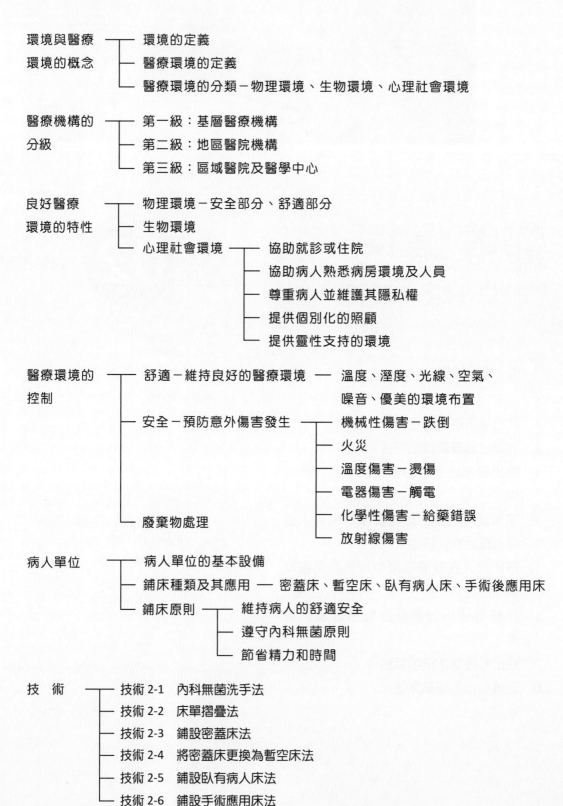

環境與醫療　　── 環境的定義
環境的概念　　── 醫療環境的定義
　　　　　　　── 醫療環境的分類－物理環境、生物環境、心理社會環境

醫療機構的　　── 第一級：基層醫療機構
分級　　　　　── 第二級：地區醫院機構
　　　　　　　── 第三級：區域醫院及醫學中心

良好醫療　　　── 物理環境－安全部分、舒適部分
環境的特性　　── 生物環境
　　　　　　　── 心理社會環境 ── 協助就診或住院
　　　　　　　　　　　　　　　　── 協助病人熟悉病房環境及人員
　　　　　　　　　　　　　　　　── 尊重病人並維護其隱私權
　　　　　　　　　　　　　　　　── 提供個別化的照顧
　　　　　　　　　　　　　　　　── 提供靈性支持的環境

醫療環境的　　── 舒適－維持良好的醫療環境 ── 溫度、溼度、光線、空氣、
控制　　　　　　　　　　　　　　　　　　　　　噪音、優美的環境布置
　　　　　　　── 安全－預防意外傷害發生 ── 機械性傷害－跌倒
　　　　　　　　　　　　　　　　　　　　── 火災
　　　　　　　　　　　　　　　　　　　　── 溫度傷害－燙傷
　　　　　　　　　　　　　　　　　　　　── 電器傷害－觸電
　　　　　　　　　　　　　　　　　　　　── 化學性傷害－給藥錯誤
　　　　　　　── 廢棄物處理　　　　　　── 放射線傷害

病人單位　── 病人單位的基本設備
　　　　　── 鋪床種類及其應用 ── 密蓋床、暫空床、臥有病人床、手術後應用床
　　　　　── 鋪床原則 ── 維持病人的舒適安全
　　　　　　　　　　　── 遵守內科無菌原則
　　　　　　　　　　　── 節省精力和時間

技　術 ── 技術 2-1　內科無菌洗手法
　　　　── 技術 2-2　床單摺疊法
　　　　── 技術 2-3　鋪設密蓋床法
　　　　── 技術 2-4　將密蓋床更換為暫空床法
　　　　── 技術 2-5　鋪設臥有病人床法
　　　　── 技術 2-6　鋪設手術應用床法

前言 FOREWORD

　　杜勃斯(Dubos)於1965年提出「健康為個人運用環境中可利用的資源,而盡可能充分的解除生理與心理的不適與痛苦狀態。」因此環境的良窳將會影響個體生理與心理狀況的安適感受,進而影響其健康的表現。當個體與環境互動產生障礙時,健康的情況就會受到影響,甚至產生疾病。

2-1 　環境與醫療環境的概念

一、環境的定義

　　「環境(environment)」是指舉凡影響個體生長與發展的所有情況和因素,包括生存空間、氣候、食物、飲水,甚至是生活起居和社經地位等。廣義的說,環境就是作用於個體內在及外在影響的總和,羅依(Roy)認為人是一個身體、心理及社會的綜合體,且同時不斷與變化的環境互動,因此每一個生命個體都有一個內在環境(內在反應)和其周圍的外在環境,兩者間持續進行互動與交換生命體所需的物質。

二、醫療環境的定義

　　「醫療環境(health care environment)」是指提供健康照護的治療性環境,也就是讓個體能學習回復健康、維持健康或促進健康,並使個體得到支持和確認自我價值的一個環境。因此只要能為人類維持或促進健康所提供安全又舒適的治療性環境,皆可稱之,如:各級醫療院所、療養院、護理之家、社區、家庭。

三、醫療環境的分類

1. 物理環境:泛指硬體設備與其周邊相關設施,包括醫院建築物結構的安全性、消防設備、噪音管控等,良好的物理環境是提供病人休養與恢復健康的要件。

2. 生物環境:醫院中存在著許多微生物或致病菌,醫院若未能有效做到感染監控,就易造成院內感染,將對病人或工作人員產生危害。

3. 心理社會環境:包括社經地位、行為思想、宗教信仰、風俗習慣等對個體之影響。

　　上述三者之間彼此相互作用和影響,而如何提供病人一個最適宜的醫療環境,將於2-3節加以闡述。

2-2 醫療機構的分級

醫療機構的職責是提供維護或促進民眾健康與疾病治療之處所，醫療機構的設置除了考量民眾需求與就醫方便性外，更應提供良好的醫療與護理品質。為能讓民眾獲得完善的醫療服務並讓民眾能享有公平的就醫權，國內於1995年開始實施全民健保，全民健保為一種強制性社會保險，全民皆需納保，民眾擁有獲得平等醫療服務的權利。除此之外，為使民眾獲得完整持續的醫療照護，衛生福利部於1985年推動「醫療網計畫」，此計畫將國內醫療資源分為三級，第一級為基層醫療機構、第二級為地區醫院機構以及第三級的區域醫院與醫學中心，2003年3月起則推動「全民健康保險家庭醫師整合性照護計畫」，主要是透過居家附近的基層診所醫師作為家庭醫師，家庭醫師可提供相關健康諮詢，若病情需要進一步手術、檢查或住院時，可協助轉診，家庭醫師可為民眾健康做第一線的把關工作，醫療分級制度除了使民眾能減少金錢與時間上之花費，也能增加醫療資源的利用率。

以醫療區域規劃原則建立分級醫療制度包括：

一、第一級：基層醫療機構

基層醫療機構是第一線的醫療單位，每二千至五萬人口應設置一基層醫療單位，基層醫療單位包括群體醫療執業中心、基層保健中心、鄉鎮市衛生所（室或健康服務中心）、小型開業醫院及診所。其任務包括：負責第一線的醫療工作、緊急及嚴重病人之急救處理及後送、慢性病之居家護理及復健指導、防疫之早期發現及追蹤治療、以及住院病人之轉介。

二、第二級：地區醫院機構

在每十萬人口地區設置之醫療機構，地區教學醫院是指能提供一般專科之門診及住院服務，並經醫院評鑑合格之醫院。院內至少具有內、外、婦、兒、麻醉、放射及病理等七科之診療服務，且有急診處理能力及一般病床（含精神科急性病床）一百床以上。其任務包括：一般住院及門診醫療工作、接受基層醫療機構之轉診病人、支援基層醫療機構之醫療服務、健康保健及公共衛生服務、與醫學中心及區域醫院建立人員進修訓練與交流合作制度、與教學醫院建立實質建教合作及提供醫事人員及專科醫師之實習場所。

三、第三級：區域醫院及醫學中心

區域醫院除了各類專科以外，應設有病理、麻醉、放射線、復健及精神科等，且有從事精密診斷與高度技術之醫療工作，經醫院評鑑合格且具有一般病床（含精神科急性病床）二百五十床以上之醫院並應具備「中度級急救責任醫院」認證資格。區域醫院任務為：協助

進行區域醫療規劃工作、提供地區醫院及基層醫療單位技術協助、辦理醫師在職教育、區域性學術研討會及臨床病例討論、輔導區域內地區醫院針對特殊醫療需要發展不同專長之醫療業務、與醫學中心合作參與各項教學研究工作、遴選醫師前往國內外接受訓練、引進最新醫療技術等。

醫學中心是指具有研究、教學、訓練及高度醫療作業能力並符合區域醫院的條件，且有急性精神病床二十五床以上，同時具備「重度級急救責任醫院」、「癌症診療品質認證合格A級通過」及「人體試驗／研究倫理審查會訪視合格」等三項認證資格，應能提供家庭醫學、內、外、婦產、兒、骨、神經外、整形外、泌尿、耳鼻喉、眼、皮膚、神經、精神、復健、麻醉、放射診斷、放射腫瘤、臨床病理、解剖病理（或口腔病理其中一科）、核子醫學、急診醫學、職業醫學、齒顎矯正、口腔顎面外科等二十五科之診療服務，其任務指標包括：任務一：提供重、難症醫療服務，並具持續性品質改善成效；任務二：發展卓越特色醫療服務，提升區域醫療水準；任務三：落實全人照護教育；任務四：創新研發提升醫療品質，帶動醫療健康科技發展；任務五：積極配合國家衛生醫療政策，並參與國際衛生活動。

然而為了提升醫療品質，各級醫院需定期接受醫院評鑑，1978年由教育部開始教學醫院評鑑，衛生福利部於1989年接手醫院評鑑工作，並於1999年委託民間團體成立財團法人醫院評鑑暨醫療品質策進會（Taiwan Joint Commission on Hospital Accreditation, TJCHA，簡稱醫策會），在衛生福利部及教育部的指揮下，辦理全國醫院及教學醫院的評鑑工作。過去醫院評鑑內容十分繁瑣，為了免除不必要的行政文書作業，評鑑導入「以病人為焦點之查證方式(Patient Focus Method, PFM)」，2017年起由區域、地區醫院開始，列為「一般評鑑」；醫學中心則列為「精進評鑑」，於2018年實施。

2-3 良好醫療環境的特性

醫療環境所涵蓋的範圍很廣泛，且不同的醫療環境具有不同的本質和功能，但其最終的目的皆在於提供個體一個舒適又安全的治療性環境，以醫院為例，良好的醫療環境應具備下列特性：

一、物理環境

物理環境是環繞於生命周圍的外在環境，住院病人所接觸的物理環境為醫院，良好的醫療環境必須具備安全與舒適兩部分。

1. 安全部分：醫療機構的建築必須符合建築法規，尤其是台灣在經歷921強震後，更讓許多醫療院所在建築的設計上強化防震的功能。再者包括用電安全、消防設備及防火建材的使用、輻射線的安全防護等都是醫療環境最基本的安全要素。

2. 舒適部分：清潔、整齊且布置美觀的環境，可以帶給個體舒適的感受，因此提供一個寬敞空間、良好設備、適宜的溫度與溼度且空氣流通的環境，將可促進個體的身心健康。

二、生物環境

　　醫院為治療疾病或促進健康的醫療機構，同時也是具高危險性與高傳染性的場所。醫院裡有許多微生物的存在，加上住院病人抵抗力較低，容易受到感染，因此醫院應採取嚴格的感染控制措施，以避免院內交互感染。醫院內皆設有**感染控制委員會**，負責建立感染控制的監測系統和相關措施，藉以降低或避免院內感染的發生，進而保護病人和相關的工作人員。有關感染控制的詳細措施詳見第5章。

三、心理社會環境

　　個體健康受到威脅時，常會伴隨著情緒的起伏，且在接觸醫院環境或面對治療過程時所產生的陌生及不確定感，常會引起病人的焦慮、不安、害怕、孤獨、焦慮、沮喪或低自尊等不適感受。

　　世界衛生組織(WHO)對於健康的定義是「**一種生理上、心理上及社會上都完全安寧、美好的狀態**」，因此醫療環境除了要能滿足病人的生理需要以外，也應重視其心理與社會的需要，並提供心理與社會環境的安全與舒適。其原則如下：

1. 協助就診或住院：病人在入院看診、檢查或住院時，由於對醫院環境的陌生或對相關的檢查、住院流程的不熟悉，常會感覺到焦慮與無助，若能給予適當的協助和引導，可增加病人的安全感。因此在院內宜設立服務台或諮詢處，方便病人或家屬詢問相關事宜。

2. 協助病人熟悉病房環境及人員：護理人員的態度容易影響病人對於醫院或醫療人員的印象與感受，為了帶給病人舒適溫馨的感覺，並降低對醫院環境的陌生感，在入院時護理人員宜親切地自我介紹，並告知病房常規及協助熟悉病房環境。

3. 尊重病人並維護其隱私權：
   (1) 在稱呼病人時，應稱呼全名並冠上先生、女士、小姐等稱謂表示尊重。
   (2) 在執行檢查、治療或是護理活動前應先向病人解釋，並提供相關訊息以增加其安全感。
   (3) 在進入病房前應先敲門，得到同意後才可進入。
   (4) 執行護理過程中，應減少不必要的暴露，並給予適當的遮蔽（例如：使用床簾或屏風），以維護病人的隱私。

4. 提供個別化的照顧：每一位病人都是一個獨立且完整的個體，在照護過程中，應先評估其個別需求，例如：年齡、文化背景、宗教信仰、過去經驗及價值觀，在護理過程中應盡可能的考慮其需求，提供最適宜的護理措施。

5. 提供靈性支持的環境：一個完整而良好的醫療照護體系，除了應重視身體疾病的治療外，也應給予病人心靈層面的支持，住院期間為方便病人尋求心靈慰藉，多數醫院皆有設置佛堂、天主堂或祈禱室，供其膜拜或祈禱，宗教及信仰的力量可使病人有精神寄託，對於恢復或促進健康也能產生助益。

2-4 ❤ 醫療環境的控制

鄧恩(Dunn, 1961)發展出高層次安適健康模式(high-level wellness health model)，認為一個人的健康和環境互動有關，在良好的環境下，個體才能獲得安適。馬斯洛需要階層論（見圖1-2）也提及人類最基本的需要為生理需要的滿足，其次為安全與安全感的需要，因此**良好的治療性環境必須兼顧個體生心理的舒適與安全**。

一、舒適－維持良好的醫療環境

一個讓人感到舒適的環境應包括：適宜的溫度與溼度、充足的光線、良好的通風、控制噪音及優美的環境布置。

（一）溫　度

人是恆溫的動物，因此人體有一套調節體溫的的機制和系統來進行調控，但外在環境溫度仍會影響個體舒適的感受。一般來說，**人體感覺較適宜的溫度為20~24℃(68~75℉)**，但也會因個體的年齡、文化背景、健康狀況及習慣有所差異，因此在護理評估方面，可藉由直接詢問、觸摸病人皮膚溫度或測量體溫等方法來了解其對溫度的感覺是否合宜。並利用中央空調、冷暖氣機、電風扇、電暖器等調控至適宜的溫度。對於體溫調節較差的高危險群則需特別注意溫度的調控：

1. **嬰幼兒或老年人**：嬰兒因體溫調節中樞系統尚未發育完全，體溫易受到外界環境冷熱及活動的影響而不穩定，加上其體表面積大，體熱保存不易；老年人則因體溫調節中樞功能退化較易感到寒冷，因此**室溫需調高**。

2. **疾病**：**發燒、燙傷**或**甲狀腺機能亢進**患者因基礎代謝率(BMR)增加，故宜將**室溫調低**。

3. **手術室**：適宜的溫度**一般為20~27℃**，但需視手術類型、麻醉方式、病人年齡及病情做調整。

（二）溼　度

溼度指的是空氣中所含的水蒸氣量，通常以相對溼度來表示，相對溼度是指空氣中所含水蒸氣量與同一溫度時，飽和的水蒸氣量之比值：

$$相對溼度(\%) = \frac{現有水蒸氣量}{該氣溫的飽和水蒸氣量} \times 100\%$$

人體感覺最適宜的相對溼度為40~60%，若相對溼度高，則汗液不易蒸發，皮膚會感覺溼黏不舒服，若相對溼度過低，皮膚及黏膜則會覺得乾燥。下列情況對於溼度需做特別的調整：

1. **疾病：氣喘患者**若處於溼度過高的環境會增加發作次數，因此**溼度應調整為10~20%**；**呼吸道感染或支氣管炎患者**則需要較高的溼度以減輕口鼻黏膜的乾燥產生的不適，故應**調整溼度至80%**為宜。

2. **手術室：**手術室的空氣若**過於乾燥**，容易因**靜電**而**產生火花**，而引起火災或麻醉氣體爆炸的危險，所以**溼度應維持在50~70%為宜**。

在醫療環境中，可利用除溼機或溼潤機來調節溼度。而四季人體感覺適宜的溫度與溼度，請見表2-1。

▼ 表2-1　四季合宜的溫度與溼度

季節	合宜溫度	合宜溼度
春、秋	18~22℃	60~70%
夏	20~24℃	65~75%
冬	16~20℃	55~65%

（三）光　線

光線的來源可分為自然光源和人工光源。自然光源為日光，適當的日光可以增加對疾病的抵抗力，也是維生素D最主要的來源。醫院中，每個房間應要有適當的採光，若是自然光線不充足時，也要輔以人工光線，特別像樓梯間、浴室等，都應有足夠的光線，避免意外的發生，良好的採光面積應是佔室內面積的1/7以上，測量光線強度的單位為**米燭光(Lux)**。有關光線的調控，需注意下列事項：

1. 光線應柔和，避免使用刺眼的光線或直接照射到眼睛。

2. 在閱讀寫字時，**光線應來自非慣用手的後上方**，例如：慣用右手者，光源宜來自左後方。

3. 若病人接受檢查需光源時，光線應來自檢查者的後方照射於受檢部位；**眼科手術的術後病人之室內光線需調暗**；**年紀較大**的病人因視力較差，**光線不宜調暗**。

4. 若要裝設活動式窗簾，其材質以淡色半透明者為佳。

5. 夜間病房中可開小夜燈，以增添夜間病人的安全性。

（四）空　氣

氧氣需求是人類維持生命最基本也是最首要的條件，醫院環境應保持新鮮的空氣和良好的通風，因此大多數的醫院都有安置空調設備，除可調節溫度與溼度外，也可加強空氣的流通。新鮮空氣是指接近空氣中氧氣濃度的比例（約21%），個體若在低氧濃度的環境下，可能會出現呼吸困難、頭暈等情形。

此外，病室內若同時有兩位以上病人同住，應特別注意通風情形。在一些特殊單位，例如：產房、加護病房、嬰兒室等，為避免產生感染的機會，應加強空氣的流通，**適當的空氣流動率為10~80立方呎／分鐘**。而維持空氣流通的方法包括：(1)使用空調、風扇、或打開門窗；(2)窗戶最好能上下開啟，讓冷空氣由下方進入，熱空氣由上方流出，使其達到對流的目的。另外在保持空氣清新方面，除注意通風外，也應隨時清除排泄物、分泌物或未食用完的食物，避免異味的產生，部分醫院規定，病房內禁止食用氣味較重之水果或食物例如榴槤。

（五）噪　音

只要是令人產生不悅或不舒服的聲音，都稱為「噪音」，測量噪音的單位為**分貝(dB)**，分貝為貝爾(Bell)的1/10。噪音輕則影響個體生理與心理安寧，重則導致聽力喪失，其危害個體的程度受到音量大小、音頻高低、暴露在噪音下的時間及個人的耐受性所影響。

噪音對個體的危害，一般以突發而強大的噪音及長時間高音量的噪音影響最明顯。人體若處於噪音90分貝的環境中，**可能會引起聽力受損、血壓上升、肌肉緊張或焦躁不安、頭痛、易怒、注意力不集中等**；若高達120分貝以上，則**可能造成聽力受損**；高於140分貝以上，則**可能導致耳膜破裂，形成永久性失聰**。

醫院是提供病人一個身心安適的環境，因此噪音的控制相形重要，在醫院內減少噪音的方法包括：

1. 醫院的建築可**採隔音建材**，適當隔絕醫院周圍環境的噪音，如車輛行駛或飛機起降聲，亦可隔絕病室間彼此的干擾。
2. 為保持病室安寧，可於走廊**張貼**相關**標語**加以提醒。
3. **若病室中有呻吟的病人，最好能將其移至單獨的病室**，避免干擾其他病人。
4. 適時勸導家屬及訪客降低交談音量，或者是房內電視、收音機的音量控制，夜間可將護理站的電話鈴聲及呼叫系統音量調低，避免影響病人安寧。
5. 一般為能提供病人一個安靜的休養環境，醫院在晚上9點以後會有**限制訪客**的相關規定。
6. 工作人員宜降低談話的聲音，但**避免用耳語進行交談**，如此容易讓人感到不悅或產生懷疑。
7. 工作時，禁止穿會發出聲響的鞋子，護理人員最好選擇橡膠材質為底的專用鞋，且腳步宜輕柔，避免步行產生噪音。

8. 各種搬運車或工作車的腳輪要定時保養或塗上潤滑油，保持腳輪靈活，避免產生摩擦的聲響。護理人員在處理器械或物品時，動作應該輕穩，避免不必要的碰撞，防止噪音產生。

（六）優美的環境布置

優美的環境可讓人產生愉悅的感覺，醫院應營造一個讓病人感到溫馨且安定的環境，使其達到身心放鬆的目的。醫院的環境布置可依照單位的特性，運用顏色、圖案或擺設來營造舒適的感覺。

在顏色的選擇方面，**灰色或藍色**具有**鎮靜安撫**的效果；**黃色**則有**興奮刺激**的作用，對於**憂鬱症患者**有其療效；**藍綠色可使注意力集中**，故**手術室**的被單和手術衣多採用此色調，而**鮮紅色則會使注意力分散**；一般在**產兒科病房**多使用**粉紅色系**，因為粉紅色會**讓人感到溫馨**，也可**降低焦慮感**。

二、安全－預防意外傷害發生

「安全」通常是指免於身體或心理的傷害，安全的健康照護環境對個體來說是基本需求的要件之一。病人常因疾病的關係，造成活動力的下降，敏感度降低而導致意外發生，因此護理人員應有責任也有能力去評估病人所處的環境或狀態是否安全，並教導病人和家屬安全的防護措施，以減少傷害和危險，更重要的是護理人員在執行任何護理活動時應以**病人的安全**為首要考量。護理評估時應注意下列影響病人保護能力的因素：

1. 發展階段：年齡常會影響個體對現存環境危險的判斷能力，進而影響其所採取的保護措施。嬰幼兒的認知發展尚未有能力判別其所處的危險狀況，例如：吞入異物、食入有毒物質或由高處墜落等。老年人則因老化造成身體協調能力變差，敏感度及感覺功能降低而導致意外發生，如：燙傷、跌倒等。

2. 生活型態：生活型態也是影響病人安全的因素之一，長時間的工作或從事危險性的機械操作、酒癮、藥物濫用或個體處於壓力、焦慮、疲倦的情況下，都可能導致注意力不集中而產生危險。

3. 活動能力：肌肉無力、偏癱、平衡感不佳的病人，可能在使用輔助器材（如：拐杖、助行器、輪椅等）時，因操作不適當而發生危險。因此護理人員應教導病人其使用方法和注意事項，避免意外發生。

4. 感覺知覺損傷：當病人的視覺、聽覺或溝通能力有障礙時，如：視障、聽障、失語症等，常因無法接收到潛在的危險訊息，或無法表達其所需要的協助，而使傷害的危險性增加。

5. 安全的認知：病人對於醫院環境、設備不熟悉或安全知識認知不足，也會影響其保護能力，護理人員宜提供相關的安全知識，使病人免於受到傷害。

小幫手

　　衛生福利部「病人安全委員會」呼應政府施政重點，考量醫院實務執行面的需要，委由醫策會於2004年研擬我國醫院病人安全目標、策略、原則與參考做法。

　　目的以醫院向上提升為宗旨，非評核基準（台灣病人安全資訊網，2022）。

▼ **111~112年度醫院醫療品質及病人安全工作目標**

目標一、促進醫療人員間團隊合作及有效溝通	目標五、提升用藥安全
1. 建立機構內團隊領導與溝通機制，落實醫療人員訊息有效傳遞並促進團隊合作 2. 落實病人於不同單位間共同照護或是轉換照護責任時訊息溝通之安全作業 3. 加強於困難溝通情境之病人辨識及交班正確性	1. 推行病人用藥整合 2. 加強使用高警訊藥品病人之照護安全 3. 加強需控制流速或共用管路之輸液使用安全
目標二、營造病人安全文化、建立醫療機構韌性及落實病人安全事件管理	**目標六、落實感染管制**
1. 營造機構病人安全文化與環境，並鼓勵員工主動提出對病人安全的顧慮及建議 2. 提升醫療機構韌性，保護醫療場所人員免遭受暴力侵害 3. 鼓勵病人安全事件通報，運用人因工程之概念，強化病人安全事件改善成效	1. 落實人員之健康管理 2. 加強抗生素使用管理機制 3. 推行組合式照護的措施，降低醫療照護相關感染 4. 定期環境清潔及監測清潔品質 5. 建立醫材器械消毒或滅菌管理機制
目標三、提升手術安全	**目標七、提升管路安全**
1. 落實手術辨識流程及安全查核作業 2. 落實手術輸、備血安全查核作業 3. 落實手術麻醉整合照護，強化團隊合作 4. 預防手術過程中不預期的傷害	1. 落實侵入性管路之正確置放 2. 提升管路照護安全及預防相關傷害
目標四、預防病人跌倒及降低傷害程度	**目標八、改善醫病溝通並鼓勵病人及家屬參與病人安全工作**
1. 團隊合作提供安全的照護與環境，以降低跌倒傷害程度 2. 評估及降低病人跌倒風險 3. 跌倒後檢視及調整照護計畫 4. 落實病人出院時跌倒風險評估，並提供預防跌倒及預防或改善衰弱之指導	1. 鼓勵民眾關心病人安全，並提供民眾多元參與管道 2. 運用多元或數位模式，改善醫病溝通，並推行醫病共享決策 3. 提升住院中及出院後主要照顧者照護知能
目標九、維護孕產兒安全	
1. 落實產科風險管控 2. 維護孕產婦及新生兒安全 3. 預防產科相關病人安全事件	

資料來源：臺灣病人安全資訊網(2022)・*病人安全工作目標*・https://bit.ly/2OhjlKq

（一）機械性傷害－跌倒

跌倒(falls)是醫院最常見的機械性傷害，常發生在晚上或清晨。在醫院中發生跌倒的原因包括病人身體虛弱、走路滑倒、失去平衡、疼痛等，而發生地點多在浴廁、樓梯或從輪椅、病床、床旁椅跌落。因此護理人員應評估哪些病人是屬於跌倒的高危險群，而適時的給予協助並加強安全知識的衛教，各醫院並訂定高危險性跌倒評估或篩檢量表（以長庚醫院為例，如表2-2）。

1. 跌倒的高危險群包括：

   (1) 過去曾發生過跌倒者。

   (2) 嬰幼兒－年齡小於3歲。

   (3) 老年人－年齡大於65歲。

   (4) 步態不穩者。

   (5) **感覺功能受損者**：聽力、視力障礙者，身體麻痺或偏癱。

   (6) 貧血、姿位性低血壓、營養不良或**疾病導致虛弱者**。

   (7) **精神狀態改變者**：例如：意識混亂、昏迷、憂鬱、妄想症或幻想症患者。

   (8) **定向感障礙者**：對人、時、地有認知障礙。

   (9) **剛開始使用新的輔助器或肢體受到限制者**：例如：**上石膏、坐輪椅、使用助行器**、拐杖和義肢等。

   (10)頭暈、眩暈、軟弱無力者。

   (11)服用高危險性跌倒風險的藥物，例如：**降血壓藥**、降血糖藥、心血管用藥、鎮靜安眠藥、抗精神或抗憂鬱藥、**利尿劑**、**瀉劑**、麻醉止痛藥、抗癲癇藥等。

   (12)手術後8小時內之病人。

2. 預防跌倒的措施包括：

   (1) 對病人進行詳細的環境介紹，並教導呼叫鈴的使用方法，若病人獨處於病室時，呼叫鈴應置於床旁（**健側**），確認病人在緊急時可觸及呼叫鈴。

   (2) 衛教病人**將**常用物品如輔具、眼鏡、拖鞋、床旁鈴拉線、尿壺等**置於就近拿取之處**。

   (3) 適時**使用床欄以預防跌倒高危險群病人由床上跌落**，或者視情況需要使用約束帶，保護其安全。此外，需**隨時將床輪固定住**，避免床體移動而造成危險。

   (4) **病人若要上下床時，宜將整個床面降低，以病人坐於床緣時，雙腳可觸地為原則**。

   (5) **久臥病床者宜採漸進式下床方式**，評估病人翻身、行走能力並適時給予協助。

   (6) 可視病人的需要衛教其輔助器具（如：拐杖、助行器、輪椅，圖2-1）正確的使用方法。

   (7) 上下輪椅時，應先將二側煞車固定，避免病人上下輪椅產生滑動而造成跌倒意外。

   (8) 協助病人使用輪椅時，在下坡或進電梯時，應以反向倒退方式行進。

(9) 將定向感障礙者盡可能安置在靠近護理站的病室，並隨時觀察其活動狀況及範圍。

(10) 教導病人穿橡膠底的防滑鞋，浴室、洗手間及走道應**裝設扶手**（圖2-2, 2-3）並**鋪設防滑墊及適當的照明**。

(11) 確保通道無障礙物，並維持病人單位整潔；保持地面乾燥，**拖地時，宜先拖一邊再拖另一邊**，並放置地面潮溼的告示牌。

(12) 樓梯的階梯最好採相同規格（9吋深、9吋高），並在樓梯邊緣以不同顏色之防滑材質識別；在樓梯間也應有**適當的照明**（圖2-4）。

(13) **觀察病人使用藥物後的反應**，尤其是服用高危險性跌倒風險的藥物。

▼ 表2-2　跌倒高危險性因子評估

項目名稱	評 分	內容名稱
年齡	0	＜65歲
	1	≧65歲
意識	0	清醒
	1	意識障礙
呼吸	0	正常
	1	使用氧氣
活動力	0	正常
	1	肢體障礙／步態不平衡／使用輔具
用藥情形	0	無服用跌倒風險藥物
	1	使用跌倒風險藥物
跌倒經驗	0	1年內無跌倒經驗
	1	1年內有跌倒經驗
體能狀況	0	無頭昏或虛弱感
	1	有頭昏或虛弱感

總分≧1者，即屬於跌倒高危險群
資料取自：長庚醫院標準作業規範

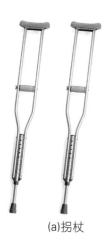
(a)拐杖

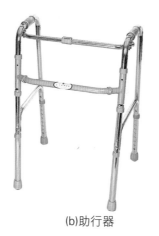
(b)助行器

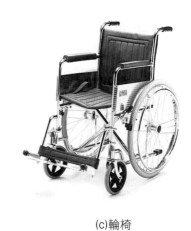
(c)輪椅

✛ 圖2-1 行動輔助器具

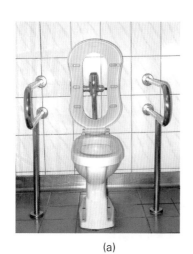
(a)

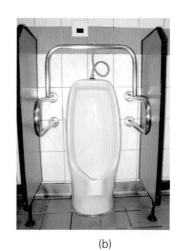
(b)

✛ 圖2-2 洗手間扶手

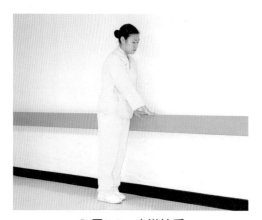
✛ 圖2-3 走道扶手

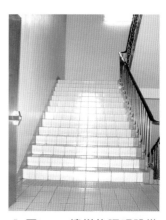
✛ 圖2-4 樓梯的照明設備

（二）火　災

　　醫院火災的導因大多為病人在床上吸菸、菸蒂未妥善處理、油類起火、電器使用不當或電線走火，另外麻醉氣體或氧氣若與火源接近也會引發。其預防措施包括：

1. 醫院應通過防火設備的安全檢查，包括採用防火建材、設有消防栓、滅火器、緊急逃生門（圖2-5~2-7）及自動溫度感應器等並定期派員檢查電路系統。

2. 醫院內應**全面禁止吸菸**，可張貼相關標示。並在**使用氧氣的12呎範圍內**，應設有「**嚴禁煙火**」的**警告標誌**。

3. 保持緊急逃生門淨空暢通。

4. 定期舉辦消防教育及其演練，使工作人員熟稔火災發生時的處理措施。

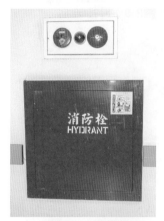

✚ 圖2-5　消防栓

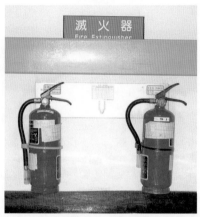

✚ 圖2-6　滅火器

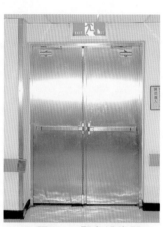

✚ 圖2-7　緊急逃生門

　　若不慎發生火災時，謹記RACE的處理方式：

1. R(rescue)：病人救援，將病人立即移開危險區域，救援病人的方式有拖拉法、肩扛法、雙人盪鞦韆法、前後搬運法等（圖2-8~2-10）。

2. A(active the alarm)：啟動警報系統，在火災範圍尚未擴散前，要設法利用警報及消防系統求援。

3. C(confine the fire)：侷限火源，關閉門窗及氧氣、電器設備。

4. E(extinguish)：依火災種類使用合宜的滅火器滅火（表2-3）。

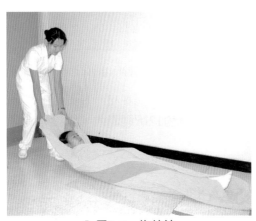

✛ 圖2-8 拖拉法

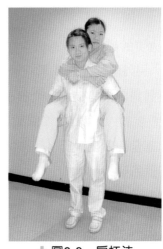

✛ 圖2-9 肩扛法

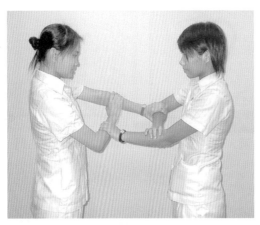

✛ 圖2-10(a) 雙人盪鞦韆法－救援者的手勢

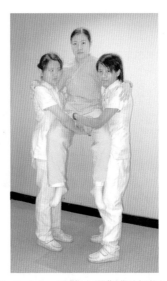

✛ 圖2-10(b) 以雙人盪鞦韆法進行救援

▼ 表2-3 火災種類與滅火器使用

火災種類	引燃物質	滅火器的使用
A類	紙張、木材	・蘇打及酸劑(soda and acid extinguisher) ・水幫浦唧筒(water pump can)
B類	油類、易燃氣體	・二氧化碳滅火器(carbon dioxide extinguisher) ・掩蓋法：隔絕空氣
C類	用電、電路系統	・二氧化碳滅火器(carbon dioxide extinguisher) ・乾燥性化學性滅火器(dry chemical extinguisher)
D類	活性金屬，如：鎂、鉀、鋰、鋯、鈦（常於實驗室發生）	・依引燃物質選用特定之滅火器

常見的醫院火災處理步驟如下：

1. **立即通報**：依醫院規定及處理步驟，通知消防單位，正確報告著火地點、開啟警鈴、通報總機、全院廣播，並尋求協助。

2. **控制火勢**：關閉門窗以減少通風、切斷火災區域之氧氣設備及電源開關，並且封閉火災地區，盡可能就近使用消防器材滅火。

3. **疏散病人**：醫護人員應保持鎮定，指引病人逃生方向，並依其身體狀況提供協助，例如使用推車、擔架或搬運法迅速安全地將病人撤離，但**切勿搭乘電梯**，以免電梯故障受困。

（三）溫度傷害－燙傷

在院內燙傷的常見原因有：

1. 使用不當：使用熱水袋、熱敷墊、烤燈、電毯或熱水坐浴的溫度或時間控制不當，而致燙傷。

2. 年齡或感覺功能障礙：對於嬰幼兒、老年人或感覺損傷者，對熱的感覺較遲鈍，敏感度也較低，所以常在發現不適時，燙傷情形已經發生。

3. 認知不足：有些病人或家屬認為用熱時間愈長或距離愈近效果愈好，常因此造成燙傷。

為避免燙傷發生，護理人員可採取的預防措施包括：

1. 治療性用熱前，應先評估病人的自我保護能力。

2. 依病人的個別需求和情況來調整用熱的時間、溫度及距離，例如：嬰幼兒、年紀較大者其使用熱水袋的溫度都不宜超過50℃。

3. 護理人員應正確教導病人和家屬用熱的方法和注意事項，並於用熱過程中隨時觀察病人的反應。

（四）電器傷害－觸電

醫院中常見觸電的原因，包括電器使用不當、電線通路損壞、用潮溼的手接觸電器等，電器設備雖然在醫療上提供許多幫助，但若使用不慎，則會發生危險並造成造成傷害，因此護理人員應了解用電的安全措施，避免用電產生危害。觸電的預防措施包括：

1. 使用電器時應先檢查插頭、電線是否有破損情形。

2. 電器設備應接上地線，或使用三叉插頭至地面。

3. 避免在同一插座插上多個插頭，造成用電負荷過大。

4. 手擦乾後，才可接觸電器。

5. 定期檢查維修電器和電路系統。

6. 插入或拔出插頭時，應手持插頭部分，而非拉扯電線。

（五）化學性傷害－給藥錯誤

藥物若使用得當能治療或預防疾病，但若給藥時發生錯誤則會使病人受到傷害，嚴重者甚至會威脅到其生命安全。化學性傷害可能的原因包括藥物濫用或意外誤食，或不慎服用到過期或變質的藥物及藥物劑量或給藥時間、途徑的錯誤。

因此，**藥物應確實標示清楚，分類且依規定儲存**。護理人員在給予藥物時，必須嚴格謹守**三讀五對（病人對、藥物對、劑量對、時間對及途徑對）**之給藥原則，以確保安全之給藥（有關用藥安全詳見下冊第13章）。另外有關消毒劑、清潔劑、具揮發性之有毒化學溶劑，應妥善存放，並明確標示，視需要貼上使用之注意事項及安全使用方式以預防化學性傷害之發生。

（六）放射線傷害

放射線在醫院中常作為診斷與治療之用，如：**X光(X-ray)、電腦斷層掃描**(computerized tomography, CT)及腫瘤的放射線治療(radiation therapy, R/T)等。不論是短時間暴露在大量放射線物質或小量長時間的接觸，都會對人體具有傷害性，**暴露時間愈長對人體的傷害愈大**，放射線的強度與距離的平方成反比，也就是**愈接近輻射線，所受到的輻射線傷害愈大**；再者，輻射線的種類也會影響其對人體危害的嚴重程度，例如：α、β、γ射線中，以γ射線的穿透力最強。有關放射線傷害的防護措施包括：

1. **減少與輻射源接觸的時間**：醫院應做好遮蔽放射線的防護裝置，例如：**鉛牆**。
2. 有放射線源的場所應有輻射警告標誌，工作人員則需穿上鉛衣，身上帶感光片，並定期接受接收輻射量多寡的檢查。
3. **使用屏障阻擋輻射**：當護理人員照顧正在接受放射線治療的病人時，需採集中式照護，以減少接觸放射線的時間。處理其排泄物、分泌物或引流物時應戴上手套，有關放射線的廢棄物依規定正確處理。
4. **增加人體與輻射源的距離**。

小幫手

臺灣地處於太平洋地震帶上，因此全臺各地都有發生地震的可能，尤其是醫院中病人、儀器等設備更需要妥善保護與維護，以減少因地震災害對病人生命安全與醫院帶來更進一步的損害。有關醫院地震的預防與處理除了依據各家醫院的緊急災害應變計畫實施之外，護理人員在單位中尚可注意事項：

1. 衛教病人與家屬遇地震時，不要靠近窗戶。
2. 提醒家屬病房床頭燈上方勿放置花瓶、罐子等易掉落的物品。
3. 平日氣體鋼瓶需用鎖鍊固定，化學藥品應依防震考量分類存放。
4. 地震發生時，視病人穩定性來決定疏散病人的優先順序，病情越穩定的越優先。故先移動可自行行動→即將出院者→使用輪椅能自行移動者→無法行走者。

三、廢棄物處理

　　醫院在照護病人中所產出的廢棄物會造成環境很大的危害，若是任意棄置，不僅汙染環境，也容易造成疾病傳染，所以在照護病人的同時，適當的將醫療廢棄物分類是必須的。目前國內的醫療廢棄物規定的標示、分類及處理方式如表2-4、2-5：

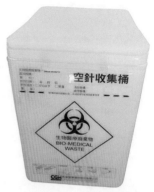

✛ 圖2-11　空針收集桶

▼ 表2-4　醫療廢棄物的標示

生物醫療廢棄物	基因毒性廢棄物
生物醫療廢棄物 BIO-MEDICAL WASTE	基因毒性廢棄物 CYTOTOXIC WASTE
毒性事業廢棄物	溶出毒性事業廢棄物
毒性事業廢棄物 TOXIC WASTE	溶出毒性事業廢棄物 TCLP WASTE

▼ 表2-5　醫療廢棄物的分類及處理方式

分類	細分類	項目	收集容器／處理方式
應回收廢棄物	（回收標誌）	寶特瓶、鋁箔包、鐵鋁罐、乾電池（含鈕扣型電池）、汽機車、電視機、冷氣機、洗衣機、食品（含維生素）玻璃及塑膠容器、個人電腦（含筆記型電腦）、日光燈管、監視器、印表機、鉛蓄電池、廢機油	1. 以藍色透明塑膠袋收集 2. 以中文標示種類名稱
一般事業廢棄物	員工生活垃圾	辦公室廢棄物、訪客或非傳染患者之生活廢藥物、落葉枯枝等	以白色透明塑膠袋收集
	一般性醫療廢棄物	乾淨點滴瓶、非有害藥用玻璃瓶（藥水容器、包括ampule、vial）、未沾血且未與針頭相連的輸液導管、不含有害藥劑的食鹽水或葡萄糖軟袋	1. 可燃性之一般事業廢棄物及人體或動物使用之廢藥品：以熱處理法處理 2. 不可燃性之廢棄物：以掩埋法處理
	人體或動物用藥	非基因毒性廢棄物之廢藥品（含藥水、藥膏、藥錠）及殘留此類藥品之容器	
	巨大垃圾	廢家具、廢棄病床、輪椅、點滴架	
	營建廢棄物	房屋修繕廢藥物	
	再利用	報紙、批價紙、影印紙、瓦楞紙箱、紙杯等紙類製品、保麗龍、塑膠袋、廚餘、石膏、食品／飲料空罐及錠劑空藥罐（塑膠、玻璃、金屬）、洗腎液空桶、空點滴瓶	回收再利用
	其他	破損汰換之床單被服	焚化或掩埋
有害事業廢棄物	生物醫療廢棄物 — 基因毒性廢棄物	致癌或可能致癌之細胞毒素或其他藥物	1. 收集於原藥瓶相同材質的容器中，並貼上標示 2. 以熱處理法或化學處理法處理
	生物醫療廢棄物 — 廢尖銳器具	注射針頭、與針頭相連之注射筒及輸液導管、針灸針、手術縫合針、手術刀、載玻片、蓋玻片或破裂之玻璃器皿等	1. 標示生物醫療廢棄物標誌 2. 以不易穿透之堅固容器收集（圖2-11） 3. 以熱處理法處理或滅菌後粉碎處理

▶ 表2-5 醫療廢棄物的分類及處理方式（續）

分類	細分類	項目	收集容器／處理方式
有害事業廢棄物（續）	生物醫療廢棄物 感染性廢棄物	1. 微生物類：廢棄之培養物、菌株、活性疫苗、培養皿或相關用具 2. 病理組織類：人體組織、器官、殘肢、殘渣等 3. 血液製品類：廢棄之人體血液或血液製品，包括血清、血漿及其他血液組成分 4. 動物屍體類：實驗動物屍體、殘肢、墊料，包括經檢疫後發病或因病死亡者 5. 手術類：用於外科手術、驗屍或解剖廢棄之衣物、褥墊、排泄用員、覆蓋物、紗布、褥墊、手術用手套 6. 實驗室類： (1) 生物安全等級第三級及第四級實驗室所產生的全部廢棄物 (2) 生物安全等級第二級實驗室中與微生物接觸之廢棄物，如拋棄式接種環及接種針、檢體、手套、實驗衣、拋棄式隔離衣等 7. 透析廢棄物類：指血液透析時與病人血液接觸的拋棄式導管、濾器、手巾、床單、手套、拋棄式隔離衣、實驗衣等 8. 隔離廢棄物類：指隔離病房所產出之廢棄物 9. 受血液及體液污染類：與病人血液、體液、引流液或排泄物接觸之廢棄物（如輸液導管、壓舌板、沾血或膿之紗布等）	1. 以標示有生物醫療廢棄物標誌之容器或塑膠袋密封盛行 2. 可燃者以紅色容器盛裝，採焚化處理 3. 不可燃者以黃色容器盛裝，採滅菌法處理
	溶出毒性事業廢棄物	廢鉛定影液、含水銀（汞）之廢棄溫度計及血壓計、牙科銀粉（汞齊）	1. 以和廢棄物具相容性的固定容器密封收集 2. 標示種類及有害特性標誌
	毒性事業廢棄物	福馬林、環氧乙烷（含殘留環氧乙烷之氣體鋼罐）、三氯乙烯、四氯乙烯	
	反應性事業廢棄物	鈉、硝化甘油	
	腐蝕性事業廢棄物	氫離子濃度指數（pH值）大於等於12.5（如氫氧化鈉溶液）或小於等於2.0（硫酸、鹽酸）的酸液	
	易燃性事業廢棄物	藥用酒精、有機溶劑、二甲苯、甲醇、丙酮、丙醇、乙醚	
	混合五金廢料	含油脂之充膠電線電纜、廢通信器材等、廢棄醫療儀器（金屬電路板／含零件者）	

註：放射性廢棄物另依照原子能委員會規定辦理。
資料來源：行政院環境保護署（2020）。生物醫療廢棄物的物產。https://medwaste.epa.gov.tw/Contents/J103.html

2-5 病人單位

病人單位(patient unit)是指病人在醫院中最基本的生活單位（圖2-12），由於病人多數的時間都在病人單位，所以應注意病人單位的清潔、整齊、舒適及安全，並能提供足夠的日常生活活動空間。

一、病人單位的基本設備

現代化的醫院為考量病人的個別性需求，因此多設有單人房、雙人房或四人房，讓病人依據其經濟狀況和私密性做選擇。病

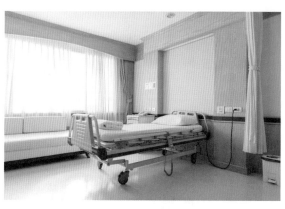

+ 圖2-12　病人單位

人單位內的設備都是為了滿足個人需求而設計，但也會因所選擇的不同層級的病房而在家具或設備上有些許差異，一般的基本設備包括：

1. 病床：高曲氏床（圖2-13）是最常見的病床，其床頭、床尾或整個床面可依病人或是醫護人員的需求分段調高或調低，如此可減少腰酸背痛的職業傷害外，也可使病人在上下床時較為方便。調整病床的方式有人工和電動兩種（圖2-14），人工操作的手搖桿通常位於床尾，**使用時將手搖桿拉出，使用完畢後再將其收回**。一般來說手搖桿往順時針旋轉，床面會上升；往逆時針方向旋轉則床面下降。電動床的設計是根據高曲式床的原理，只是將手搖桿換成電動控制盤，通常位在兩側的床欄上（圖2-15），方便病人躺在床上時操作。

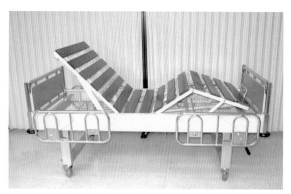

+ 圖2-13　高曲氏床

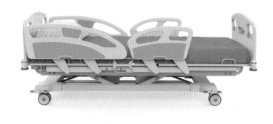

+ 圖2-14　電動床

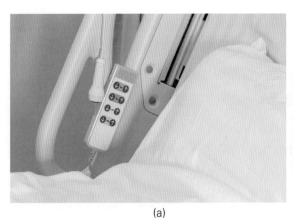
(a)

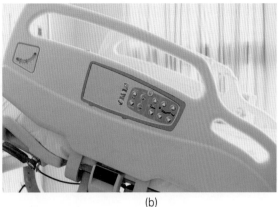
(b)

✛ 圖2-15　電動床的控制盤

2. 床欄：一般病床左右兩側各設有前後兩個床欄或是左右各設置一個長的床欄，可保護病人，避免跌落。

3. 床褥或床墊：材質有海綿、彈簧或乳膠。

4. 枕頭與枕頭套：枕頭的材質有海綿、木棉、乳膠，有些醫院甚至設計符合人體工學的健康記憶枕，提供病人更人性化的需求。

5. 床單：包括墊單、橡皮中單、布中單、太空被等，其鋪設方式請見技術2-2~2-6。

6. 床旁桌與床旁椅：床旁桌通常置於病床旁，方便病人取得或放置日常所需的用品。

7. 呼叫系統：呼叫系統是病人在需要協助時，用來聯繫護理站或護理人員，使護理人員可前往協助，呼叫鈴的按鈕應置於病人伸手可及之處（圖2-16）。

8. 床簾：可維護病人隱私及保有個人空間。

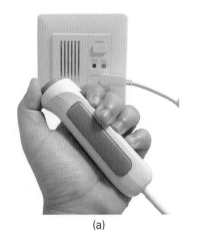
(a)

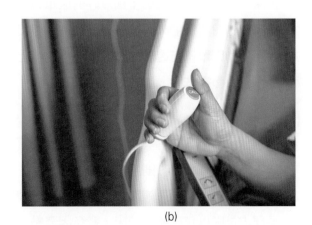
(b)

✛ 圖2-16　呼叫鈴

二、鋪床種類及其應用

1. 密蓋床或備用床(closed bed)：準備整潔、安全、舒適的病床，便於病人入院時使用。
2. 暫空床或應用床(opened bed)：迎接新病人或病人暫時離床時所鋪設的病床。
3. **臥有病人床(occupied bed)：為不能下床的病人**更換床單或整理床鋪，使其得到更舒適的休息睡眠環境。
4. 手術後應用床或麻醉床(postoperative bed; ether bed)：適合於手術術後病人所鋪設的病床。

三、鋪床原則

　　鋪床的目的在於提供病人一個整齊清潔、舒適及安全的休息睡眠環境，目前多數醫院為考量經濟效益及簡化護理技術流程，逐漸將傳統式的鋪床法改為簡化式的鋪床法，但在執行鋪床時，仍應遵守下列基本原則：

（一）維持病人的舒適安全

1. 床鋪與床單應為清潔、乾燥且完整。
2. 鋪床時應維護病人的隱私，需給予適當的覆蓋，避免暴露病人。
3. **鋪設墊單時，應平整、緊固**，避免因皺摺導致病人不適或皮膚受壓引發壓傷。
4. **鋪設蓋單時，病人足部的地方應寬鬆些**，避免造成足部受壓或垂足。
5. 鋪床完成後，需搖低床鋪（方便病人上下床）並固定床輪（防止病床滑動）。
6. 協助病人翻身時，護理人員應站在欲翻向那側的床旁，以保護病人，避免跌落。

（二）遵守內科無菌原則

1. 拆床單時，勿抖動床單；鋪設好的床單也不可以拍打的方式整理。
2. **髒床單勿與清潔的床單或護理人員的制服接觸。**
3. **換下的髒床單不可置於地板上或其他病床上。**
4. **鋪床前後都需洗手。**

（三）節省精力和時間

1. 用物需準備齊全，最先要鋪設的床單應放於最上層，之後依先後次序由上往下放置。如：最先要鋪的是墊單，則應擺在最上層。
2. **鋪床時，先鋪床頭再鋪床尾，同側鋪好再鋪另一側。**
3. 護理人員應以正確姿勢鋪床，避免因姿勢不良造成職業傷害。
   (1) 宜將**兩腳分開與肩同寬**，藉以**加大底面積**，並利用**膝蓋彎曲**調整高度以**降低重心**，過程中宜**保持脊柱平直**，避免彎腰駝背造成職業傷害。

(2) 操作鋪床技術時，應**使用大肌肉的力量**，以減少肌肉疲勞，例如：使用臀肌、腹肌比背肌佳。

(3) **使用肘部而非背部的力量。**

(4) 若要移動病人時，可**使用「拉」和「滑動」的方式來移動**，並**藉由護理人員重心的轉移或本身的重量來對抗病人的重量**，如此可節省體力且避免肌肉拉傷。

掃描

技術 2-1 內科無菌洗手法
Hand Washing

觀看技術影片

先備知識

了解護理前後洗手之意義和目的。

應用目的

1. 去除手上的汙垢,盡可能減少手上的微生物。
2. 避免交互感染的發生。
3. 洗手五時機:
   (1) 接觸病人前、後。
   (2) 執行清潔／無菌操作技術前。
   (3) 暴觸病人體液風險後。
   (4) 脫下手套後。
   (5) 接觸病人周遭環境後(包括醫療設備)。

操作步驟與說明

操 作 步 驟	說　　明
1. 準備用物: 　(1) 肥皂液或洗手乳 　(2) 擦手紙	1-1. 目前多數醫院病房床邊備有乾洗手(酒精消毒液),在接觸個案後先以乾洗手消毒再進行內科洗手法。
2. 檢查皮膚有無破損。	2-1. 皮膚若有破損,易造成感染,宜先處理傷口。
3. 修剪指甲至適當長度。	3-1. 避免藏汙納垢或刮傷病人。
4. 脫下手錶及飾物。	
5. 若著長袖,宜將袖子捲至**肘關節上2吋**。	
6. 開水龍頭,將雙手沾溼。	6-1. 常見有手控、腳控及感應式水龍頭。 6-2. 避免使用熱水,因反覆接觸熱水會增加皮膚炎的危險。
7. 取肥皂液或洗手乳塗抹雙手,手置於自動給皂機下(或擠壓洗手乳瓶)2~3c.c.。	7-1. 有些醫院採用紅外線自動給皂機,將手置於給皂機下,即會自動有洗手乳滴出。

操 作 步 驟	說　　　　明
8. 雙手搓揉，使肥皂液或洗手乳起泡。	8-1. 肥皂可降低水的表面張力，會和汙垢中的油脂結合，產生乳化作用，而達到清潔和減少微生物的效果。
9. 搓洗手背、手掌面、手指尖、指縫、指甲溝、指甲周圍和手腕上2吋，**每一部位搓洗10次以上**（圖2-17）。	9-1. 過程至少40~60秒。 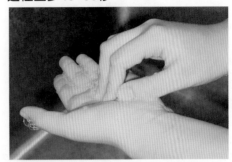 ✚ 圖2-17
10. 在流動的水下，將泡沫沖淨（圖2-18）。	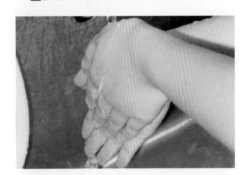 ✚ 圖2-18
11. 沖洗時，**雙手應低於肘部**（圖2-19）。	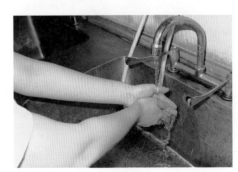 ✚ 圖2-19
12. 雙手沖淨後，以雙手捧水，沖淨水龍頭。	
13. 以擦手紙擦乾雙手（由指尖手掌往手腕擦拭），再以用過的擦手紙關水龍頭。	
14. 將擦手紙丟棄至一般可燃性廢棄物桶中。	

✚ 附 註

　　乾洗手是WHO目前推廣的臨床照顧重點，原因在於乾洗手液方便、易取得，可增加洗手的遵從性，當沒有明顯可見之汙染時，可使用酒精性乾洗手液清潔手部。取適量乾洗手液後，以下為乾洗手的步驟。

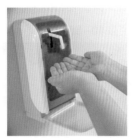

✚ 感應式乾洗手機

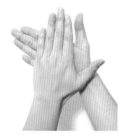

✚ 圖2-20　掌對掌搓洗

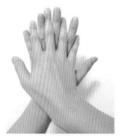

✚ 圖2-21　左手掌對右手背，手指
　　　　　交叉搓洗，反之亦然

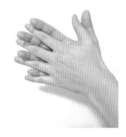

✚ 圖2-22　掌對掌，手指交叉搓洗

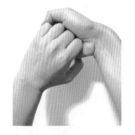

✚ 圖2-23　手指的指背對著另一手
　　　　　的掌面，兩手交扣搓洗

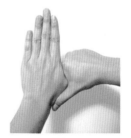

✚ 圖2-24　左手掌包住右手指，旋
　　　　　轉式搓洗，反之亦然

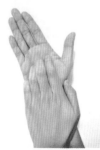

✚ 圖2-25　右手指在左手掌心旋轉
　　　　　式搓洗，反之亦然

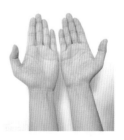

✚ 圖2-26　約20~30秒，待手乾
　　　　　後，即完成洗手步驟

技術 2-2 床單摺疊法
Folding Bed Sheet

先備知識

1. 熟悉各種床單。
2. 了解各床單的摺疊原則。

應用目的

方便於鋪床時，節省時間與體力。

操作步驟與說明

操 作 步 驟	說　明
準備用物	
1. 花布墊單、橡皮中單、布中單各1條。 2. 太空被1件。 3. 枕頭套1個。	1-1. 床單的選擇應清潔、乾燥且完整無破損。
進行床單摺疊	
（一）花布墊單摺疊法 1. 正面朝上。 2. 直對摺一次（圖2-27a）。 3. 再直對摺一次（圖2-27b）。 4. 橫對摺三次（圖2-27c~f）。	・ 花布墊單周圍為鬆緊帶，因此摺疊時，可將正面包在裡面，且正面朝上，床單攤開後，可使正面接觸病人。

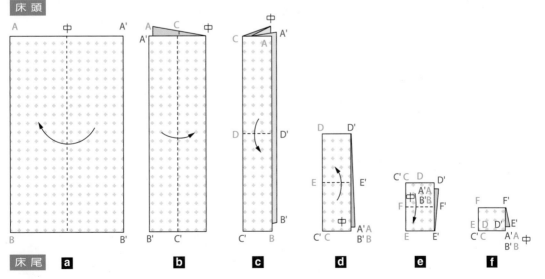

➕ 圖2-27　花布墊單摺疊法

操 作 步 驟	說 明

（二）橡皮中單及布中單摺疊法

1. 正面朝上。
2. 橫對摺二次。
3. **散邊朝上。**
4. 厚包邊朝上，直對摺一次。

（三）太空被摺疊法

1. 橫對摺二次（圖2-28ab），使**散邊朝下**。
2. 將橫對摺後的太空被分成四等分。
3. 由兩側周邊往中間各對摺一次（圖2-28c）後再對摺（圖2-28de）。

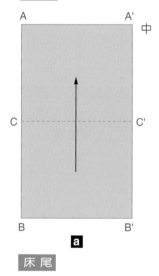

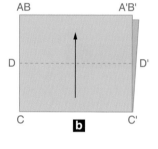

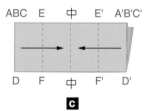

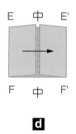

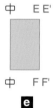

+ 圖2-28 太空被摺疊法

（四）枕套摺疊法

1. 橫對摺二次。
2. 再直對摺一次。

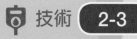 技術 2-3

鋪設密蓋床法
Making a Closed Bed

先備知識
熟悉鋪床原則。

應用目的
布置一個整齊、清潔及舒適的病床，以等候新病人入院。

操作步驟與說明

操作步驟	說明
工作前準備	
1. 核對病床。	
2. 洗手，戴口罩。	2-1. 以內科無菌洗手法洗手。
3. 準備用物：	
(1) 太空被1件	
(2) 枕頭套1個	
(3) 布中單、橡皮中單（或粉紅中單）、花布墊單各1條	(3)-1. 粉紅中單是一面為布面，一面為防水面的布單，可取代橡皮中單及布中單。鋪設時，**布面宜朝上接觸病人，防水面朝下**。
4. 依序排列整齊，雙手正確持物或置於推車上，帶至病人單位。	4-1. 依序排放床單可節省護理人員的時間和體力。
	4-2. 最先鋪設的床單置於最上層，由上而下依序為：**花布墊單→粉紅中單→枕頭套→太空被**（圖2-29）。
	4-3. 若以手持太空被及布單，不可與身體接觸，以符合內科無菌原則。

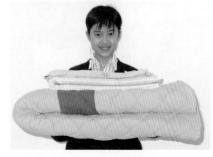

✚ 圖2-29

操 作 步 驟	說　　明

5. 環境布置：

(1) 固定床輪。

(2) 視需要翻轉床褥。

       (2)-1. 床褥會因長期受壓產生凹陷，翻轉床褥可提供病人較舒適的臥位。

(3) 將床旁桌、床旁椅移至距離病床至少2呎處。

工作過程

（一）鋪設花布墊單

 • 工作過程中護理人員**背部需挺直**，並**彎曲膝蓋**，調整護理人員之高度。**先鋪床頭再鋪床尾，同側鋪完再鋪另一側**，以節省護理人員時間與體力。

1. 站在近側，打開墊單，將近側床頭和床尾墊單套於床褥下。

2. 走至對側，將遠側床頭和床尾墊單套於床褥下，並拉平整（圖2-30）。

3. 回近側，取橡皮中單（或粉紅中單）對準床的中心點後攤開（圖2-31），一半鋪在近側床，另一半則扇形摺疊於遠側。

      3-1. 中單對準床中點法：散邊對準病床之長中線，短包邊對準病床之短中線。

      3-2. 若鋪設粉紅中單者，可直接進行步驟5。

4. 取布中單對準床的中心點後，鋪於橡皮中單上，方法如步驟3。

5. 將橡皮中單和布中單（或粉紅中單）的垂邊一起塞於床褥下。

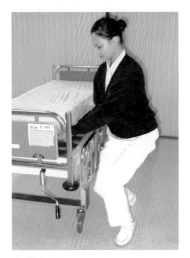

➕ 圖2-30

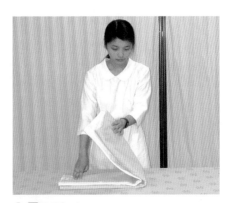

➕ 圖2-31

操 作 步 驟	說　　明

6. 走至對側，將橡皮中單及布中單（或粉紅中單）依序拉平整後，塞於床褥下。

（二）鋪設太空被及枕套

1. 枕頭套上乾淨枕套後，將多餘部分沿枕頭邊緣作摺縫（圖2-32a~d），置於床頭位置。

2. 太空被對準中線後，散邊朝床尾，向床頭方向攤開，蓋於枕頭上，其餘部分向床尾拉直（圖2-33）。

1-1. 枕頭套開口應背向門，較為美觀。

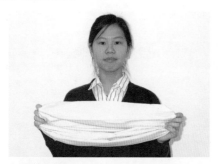

✚ 圖2-32a

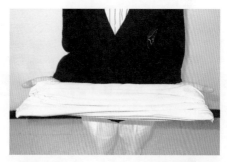

✚ 圖2-32b

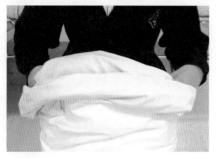

✚ 圖2-32c

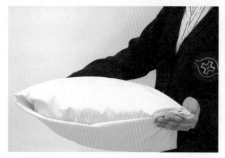

✚ 圖2-32d

工作後處理

1. 整理病人單位。

2. 收拾用物。

3. 洗手，脫下口罩。

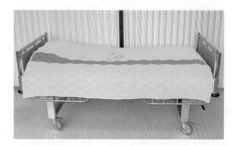

✚ 圖2-33

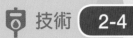

技術 2-4 將密蓋床更換為暫空床法
Changing Closed Bed to Open Bed

先備知識

熟悉鋪床原則。

應用目的

1. 迎接新病人。
2. 保持病房的整齊、清潔。
3. 方便住院病人臥床休息使用。

操作步驟與說明

操作步驟	說明
工作前準備	
1. 核對病床。	
2. 洗手，戴口罩。	2-1. 以內科無菌洗手法洗手。
工作過程	
1. 環境布置：將床旁桌、床旁椅移至距離病床至少2呎處。	
2. 將床頭部位太空被反摺10吋做一被頭，往床尾方向扇形折疊後整齊鋪於床尾處（圖2-34）。	2-1. 扇形摺疊的目的為方便病人上下床且保持病床整齊、美觀。
	2-2. 執行過程中護理人員背部挺直、膝蓋彎曲。避免因彎腰駝背造成職業傷害。
	2-3. 鋪床時應符合鋪床原則，動作俐落順暢、安全平穩。
工作後處理	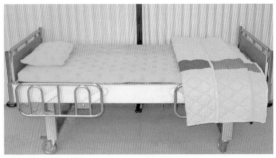
1. 整理病人單位。	
2. 收拾用物。	
3. 洗手，脫下口罩。	✚ 圖2-34

技術 2-5 鋪設臥有病人床法
Making an Occupied Bed

先備知識
熟悉鋪床原則。

應用目的
1. 協助無法下床的病人更換或整理臥鋪。
2. 藉以觀察病人。
3. 提供臥床病人獲得舒適與活動。

操作步驟與說明

操 作 步 驟	說 　 明
工作前準備	
1. 核對床頭卡及手圈，詢問病人全名及出生年月日，並向病人及家屬解釋目的及過程。	
2. 洗手，戴口罩。	2-1. 以內科無菌洗手法洗手。
3. 準備用物：	
(1) 枕頭套1個	
(2) 布中單、橡皮中單（或粉紅中單）、花布墊單各1條	
(3) 太空被1件（視需要）	
4. 依序排列整齊，置於推車上，帶至病人單位。	4-1. 依序排放床單可節省護理人員的時間和體力。
工作過程	
1. 再次以床頭卡及手圈確認病人，並稱呼全名。	
2. 環境布置：	
(1) 圍屏風，固定床輪。	(1)-1. 維護病人隱私。
(2) 將床旁桌、床旁椅移至距離病床至少2呎處。	

操 作 步 驟	說 明

（一）協助移枕

1. 一手由病人前方環繞至後頸部，將頭頸部抬起，另一手將枕頭拉出（圖2-35），除去枕套，置於推車下層。

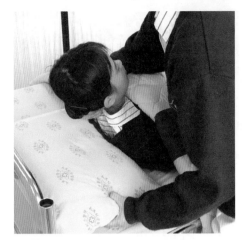

✚ **圖2-35**

（二）協助翻身

1. 目視病人是否睡於床中央，或以兩段式移動法協助病人移至床中央。

   1-1. 避免翻身後太靠近床邊緣，而發生跌落。

   1-2. 兩段式移動法：護理人員一手放在病人頭頸部下方，另一手放在臀部以移動上半身。接著一手放在臀部下方，另一手放在兩腿膝蓋下方以移動下半身。

2. 調整被蓋，安排姿勢後，拉起近側床欄。

3. 走至對側將病人翻向護理人員側，並協助擺放舒適臥位。

   3-1. 協助病人翻身的過程中，不可暴露病人。

4. 檢視近側是否騰出一半的空間。

5. 拉起對側床欄，回近側。

   5-1. 過程中應注意病人安全，離開病人或病人可能有跌落危險時，都應將床欄拉上。

（三）移除及鋪設近側床單

1. 站在病人近側，鬆開近側各層墊單（三層）。

2. 將各層墊單向內捲，塞於身體下方，需層層分明且騰出一半的空間。

   2-1. 髒的床單宜往內捲，避免與新床單接觸。

3. 打開乾淨墊單，將近側床頭和床尾墊單套於床褥下，另一半乾淨墊單向內捲塞於身體下方。

操 作 步 驟	說 明
4. 取橡皮中單（或粉紅中單）對準床的中心點後攤開，一半鋪在近側床，另一半捲於身體下方。 5. 取布中單對準床的中心點並於橡皮中單上，方法如步驟3。 6. 將橡皮中單和布中單（或粉紅中單）的垂邊齊塞於床褥下。	4-1. 新舊床單宜層層分明並向內捲好，整齊地塞於病人身體下方（圖2-36），利於分辨之並節省鋪設時間。 4-2. 若鋪設粉紅中單者，可直接進行步驟6。 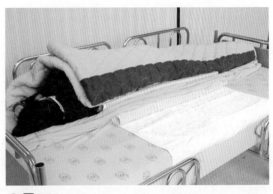 ➕ 圖2-36

（四）更換姿勢、移除及鋪設遠側床單

1. 協助病人平躺於鋪妥的床褥上，並拉起近側床欄。

2. 移至遠側並放下遠側床欄。

3. 將髒的墊單被逐層抽出，置於推車下層。

    3-1. 髒床單不可置於地面。

4. 將床頭和床尾的乾淨墊單拉出套於床褥下，並將墊單拉平整。

    4-1. 床單不宜有皺摺，應拉平整，避免壓傷產生。

5. 依序拉出橡皮中單和布中單使其平整後，將垂邊塞於床褥下。

工作後處理

1. 協助病人平躺於床中央。

2. 整理太空被，被頭反摺10吋齊肩部，其餘部分向床尾拉直（圖2-37）。

3. 維持病人雙腳功能位置，並整理其衣褲。

4. 換上乾淨枕套後，先將枕頭置於對側，一手抬起頭頸部，一手由病人頭部下方將枕頭拉至中央。

5. 整理病人單位，向病人說明。

6. 收拾用物。

7. 洗手，脫下口罩。

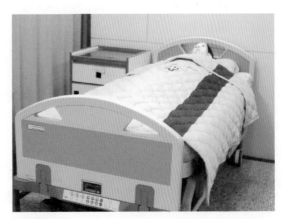
➕ 圖2-37

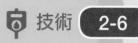
技術 2-6 鋪設手術應用床法
Making a Post-Operative Bed

先備知識

1. 熟悉鋪床原則。
2. 了解鋪設手術後應用床之目的。

應用目的

布置一個適合手術後病人使用的病床。

操作步驟與說明

操 作 步 驟	說 明
工作前準備	
1. 核對病床。	
2. 洗手，戴口罩。	2-1. 以內科無菌洗手法洗手。
3. 準備用物：	
(1) 橡皮中單、布中單各1條（視需要）	
(2) 治療盤及治療巾	
(3) 彎盆1個	
(4) 血壓計及聽診器1付	
(5) 壓舌板1支	
(6) 紗布塊（視情況）	
(7) 開水1杯	
(8) 小棉枝1包	
(9) 吸管1支	
(10) 小藥杯1個	
(11) 枕頭套1個	
(12) 花布墊單1條	
4. 將枕頭套、布中單、橡皮中單、花布墊單依序排列整齊，置於推車上，帶至病人單位。	

操 作 步 驟	說　　明

工作過程

1. 再次以床頭卡及手圈確認病人。
2. 依鋪設密蓋床之技術鋪好花布墊單、橡皮中單及布中單。

2-1. 請見技術2-3工作過程（一）。
2-2. 橡皮中單、布中單視病人手術後之需要或位置加以鋪設。

（一）鋪設太空被及枕套

1. 太空被對準床的中心線後，散邊朝床尾，向床頭方向攤開，蓋於枕頭上，其餘部分向床尾拉直（見圖2-33）。
2. 將太空被反摺10吋做成被頭。
3. 向門口的一側蓋單被，以扇形摺疊至對側。

3-1. 方便手術後病人的搬運。

4. 枕頭套上乾淨枕套後，置於床頭處。

（二）鋪設手術後應用桌

1. 將治療盤置於床上桌並鋪上治療巾。
2. 將彎盆、壓舌板、紗布塊、小棉枝、開水、吸管、血壓計、聽診器，整齊排列於治療盤上（圖2-38）。

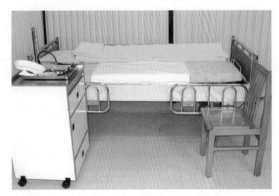

✚ 圖2-38

工作後處理

1. 整理病人單位。
2. 收拾用物。
3. 洗手，脫下口罩。

（　）1. 有關預防病人跌倒之敘述，下列何者正確？(A)應固定床高，不宜調整床面高低　(B)床欄固定拉起，不宜調整床欄起落　(C)有定向障礙病人，病室不宜太靠近護理站　(D)浴廁與樓梯是醫院中病人跌倒常發生的地點

（　）2. 提供左側下肢乏力但意識清楚之老人安全環境，下列敘述何者正確？(A)為方便上下床，不要拉起右側床欄　(B)夜間仍須打開照明設備　(C)浴室進出口應放置小地毯以防濕滑　(D)助行器應置放左側床尾

（　）3. 護理師舖床協助病人執行移位時，下列原則何者正確？(A)盡量使用「滑動」的方式移動病人，以節省體力　(B)盡可能使用小肌肉，如：背肌比臀肌佳，減少肌肉疲勞　(C)站立時，應縮小底面積，以減少身體移動範圍　(D)以彎曲腰部的方式，調整工作高度，以降低重心

（　）4. 當某病房出現火災時，以R.A.C.E.原則處理，有關其口訣與意義的敘述，下列何者錯誤？(A) R：將病人移出火源區　(B) A：啟動警報裝置及通報　(C) C：關上房門，侷限火煙於一處　(D) E：立即撤離著火房間再進行初期滅火

（　）5. 有關舒適醫療環境之敘述，下列何者錯誤？(A)護理人員撰寫護理記錄時，光源應來自於其非慣用手後上方為宜　(B)支氣管炎病人之病房溼度以80%為宜　(C)病房溼度太低時，建議病人在皮膚上塗抹乳液　(D)眼科手術後病人室內光線應調整為明亮

（　）6. 關於醫院火災種類和適用的滅火器，下列敘述何者錯誤？(A)配電盤系統引發火災適用二氧化碳滅火器滅火　(B)實驗室鎂離子引發火災適用乾粉滅火器滅火　(C)裝潢時油漆引發火災適用泡沫滅火器滅火　(D)燃紙引發火災適用二氧化碳滅火器滅火

（　）7. 有關輻射防護之敘述，下列何者正確？(A)曝露時間越長對人體傷害越大，故照顧病人宜採取短時間多次的方式　(B)放射線強度與距離的平方呈正比，故越接近輻射線所受到的輻射線傷害越大　(C)操作人員須隨時戴上感光片，並定期追蹤所接受輻射量之多寡　(D)輻射線α、β、γ當中，以α射線穿透力最強，對人體危害的嚴重程度最強

（　）8. 手術室最適宜的室溫以及相對濕度之範圍，下列何者正確？(A) 15~20℃，30~50%　(B) 15~20℃，50~70%　(C) 20~27℃，30~50%　(D) 20~27℃，50~70%

（　）9. 有關維持安全醫環境之敘述，下列何者正確？　(A)拔除病人注射後的空針都必須回套　(B)使用後的尿袋可丟入廁所內的普通垃圾袋　(C)感染性可燃廢棄物的容器是黃色的　(D)醫療廢棄物專用容器或垃圾桶八分滿即應綑紮或移除

（　）10. 針對HBsAg及HBeAg均為陽性的病人，其廢棄物處理的方式，下列敘述何者正確？(A)餐具屬於「可燃性非感染性」廢棄物　(B)耳溫套屬於「不可燃性非感染性」廢棄物　(C)紙尿褲屬於「可燃性感染性」廢棄物　(D)鼻胃管引流裝置屬於「不可燃性感染性」廢棄物

解答

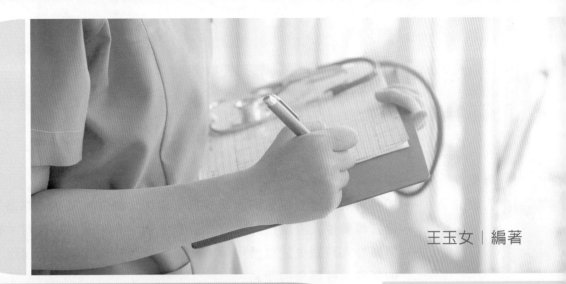

王玉女 ｜ 編著

觀察與溝通
Observation and Communication

03 CHAPTER

 學習目標 Objectives

1. 辨別專業性人際關係與一般社交性人際關係的不同。
2. 了解如何與病人建立良好的護病關係。
3. 說出與病人建立專業性人際關係的過程及各階段的護理重點。
4. 了解觀察的意義與重要性，並知道觀察的種類。
5. 正確描述觀察的特性與範圍。
6. 舉例說明直接觀察法與間接觀察法。
7. 清楚護理人員在觀察時應具備的技能與工作職責。
8. 了解治療性溝通的意義與重要性。
9. 掌握溝通的基本原則並了解影響溝通的因素。
10. 描述治療性與非治療性溝通行為，並舉例說明之。
11. 學習正確行為過程記錄的書寫與分析方式。
12. 運用所學觀察溝通技能於臨床實際照護中。

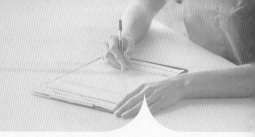

專業性 ── 護病關係
人際關係 ── 如何與病人建立良好的護病關係－真誠、關注、反應、尊重與接納
　　　　 ── 建立專業性人際關係的過程－互動前期、介紹期、工作期、結束期
　　　　 ── 專業性人際關係建立過程中常面臨的課題－自我開放的程度、保密
　　　　　　的問題、性騷擾的問題

觀　　察 ── 觀察的意義
　　　　 ── 觀察在護理上的目的
　　　　 ── 觀察的種類－旁觀性的觀察、參與性的觀察、自省性的觀察
　　　　 ── 正確觀察的條件
　　　　 ── 觀察的方法－直接觀察法、間接觀察法
　　　　 ── 觀察的範圍－病人、病人周圍設備、病人周圍環境、對病人
　　　　　　有影響力的他人、大環境
　　　　 ── 護理人員觀察時應具備的技能
　　　　 ── 護理人員觀察之要領－觀察病人之時機、病人的症狀與徵象、
　　　　　　需回報情況

溝　　通 ── 溝通的意義
　　　　 ── 治療性溝通的意義
　　　　 ── 溝通的途徑－語言溝通、非語言溝通
　　　　 ── 溝通的基本架構
　　　　 ── 影響溝通的因素－訊息傳遞者、訊息、訊息的傳遞途徑、訊息
　　　　　　接收者、環境
　　　　 ── 溝通的模式
　　　　 ── 治療性溝通行為－識別病人、建立指引、開放式溝通、閉鎖式溝通、接納、
　　　　　　傾聽、善用沉默、治療性觸摸、澄清、反映、重述、集中焦點、重視溝通
　　　　　　時病人所處的時空、提供訊息、將所發生的事件做先後順序排列、結論
　　　　 ── 非治療性溝通行為－猜測、改變話題、過早下結論、不適當的保證、與事
　　　　　　實不符合的讚許、批判的態度、使用下結論式的給予指示勸告、超過負荷、
　　　　　　視病人的煩惱為一般性、防衛的態度、語言及非語言溝通方式不協調
　　　　 ── 溝通的評值－行為過程記錄－定義、格式、書寫內容

前言 FOREWORD

隨著時代的進步，護理人員在臨床上的角色功能已由遵循醫囑的協同功能，逐漸轉為具獨立思考、判斷及解決問題的獨立功能。在具批判性思考的照護過程中，從資料收集到確認個案的健康問題、擬訂護理措施、執行護理活動至評值成效等，都需使用到觀察及溝通的技巧。因此培養護理人員專業性的「觀察」與「溝通」技能，是提供以病人為中心之個別性護理的重要前提。

本章從「專業性人際關係」先行介紹，讓讀者了解如何與病人建立良好的護病關係及建立專業性人際關係的過程。之後說明「觀察」與「溝通」的技能、行為過程記錄的書寫與分析方式。期望讀者能運用所學的觀察溝通技能於臨床實際照護之中。

3-1 💗 專業性人際關係

一、護病關係

臨床上，護理人員和病人接觸、互動之後所產生的人際關係是一種**專業性人際關係**，稱為「護病關係(nurse-patient relationship, NPR)」。藉由信任關係的建立，護理人員可以收集病人的資料與評估其健康問題、推動護理計畫的進行，繼而達到促進病人健康的目的。因此**護病關係是有目的的關係**，是為了解決病人的健康問題或鼓勵其成長而存在，故又稱為「**治療性的人際關係**」。與一般性人際關係有所不同，它具有三大特性：

1. **專業性**：護理人員與病人建立關係之目的乃在**滿足病人在護理上的需求**、促進其健康，**協助病人解決健康問題**，而非護理人員的問題。例如：手術後病人的傷口疼痛，護理人員運用護理措施降低其疼痛，即是屬於專業性的人際關係。

2. **時間性**：護理人員與病人的關係是**有時間限制**的，即當病人的健康問題獲得解決（或護生實習結束）時，專業關係就該隨之結束。

3. **獨特性**：**護理人員與病人關係之建立，需發生在特定的時間、地點及人物之間。**所謂特定的時間指的是上班（或實習）的時間，地點就是工作場所，而人物就是指所照顧的病人。護生初次實習時對此獨特性常不容易掌握，例如：實習結束後再去探視病人、和病人互留私人電話等，都是可再討論和學習獨特性之處。

 動動腦

1. 護生實習時是否應接受病人之饋贈？
2. 當病人或家屬要求您給予私人電話時，您該如何處理？

二、如何與病人建立良好的護病關係

(一) 真　誠

　　真誠即真心誠意，也就是護理人員真實、自在、坦白的來照顧病人。真誠的態度將使病人放下其防衛心理，而願意信任護理人員。護理人員的真誠可從下列行為表現出來：

1. 一致性(consistency)：護理人員照顧病人時，應表裡一致、語言跟非語言行為配合，也就是說要言行一致。有些護生實習時常和病人說些非關照護的事，聊起風花雪月。但是當實習老師靠近時，卻又拼命幫病人搥背、做關節活動以掩老師耳目。如此則非言行一致，是學習做真誠護理人員所應避諱的。

2. 非防衛行為(non-defensiveness)：所謂防衛行為是指會讓人起防衛心的行為。當護理人員用防衛行為來照顧病人時，常使病人的行為更加防衛。因此真誠的護理人員應用非防衛行為來照顧病人，當病人對護理人員出現負向的態度時，護理人員應去了解病人的感受及原因，不應為了自己的行為辯論或是攻擊病人。

經驗分享

　　曾經有護生照顧一位癌症末期的老婆婆，每天當她拿著血壓計到病房要幫老婆婆量血壓時，老婆婆總會奮力的將血壓計拿起來，然後往門口一丟。她只好到門口將血壓計撿起來，再到床邊準備幫老婆婆量血壓，只見老婆婆又將血壓計拿起，朝門口再丟。如此一來一往，連帶她實習的老師看了都不捨，要她換位個案照顧，沒想到她卻仍舊堅持。她說：「我想老婆婆是因為不舒服才會這樣」，於是她更加倍的關心個案。終於有一天，當她準備返身撿回血壓計時卻發現血壓計仍好好的放在床上，老婆婆伸出手來不情願的說：「要量妳就量吧！」讓她感動的哭紅了雙眼。這位護生如此用心，願意對病人好的態度就是真誠，就是非防衛行為。

　　Dr. Jack Gibb(1961)曾提出六組有益及有害護病關係建立的行為，可分為支持行為(supportive behavior)（非防衛行為）及防衛行為(defensive behavior)兩大類（表3-1）。包括：

1. 描述與評價：描述即客觀說明，評價則為批評。護理人員和病人互動時，宜多採用描述而非評價的方式。評價時護理人員常將重點擺在病人的言行上，例如：「你到底有沒有認真在做復健，怎麼一點進步都沒有？」，如此易讓病人感覺有被批評的感覺而產生防衛。若用描述的方式傳達客觀的態度、說明事實並解釋原因，例如：「最近發生了什麼事，怎麼之前會做的動作現在都不會做了？是怎麼回事？有沒有我可以幫忙的地方？」不僅可以維持病人的自尊，又可以讓病人體會自己的行為、知道護理人員的關心，促進治療性人際關係的建立。

▼ 表3-1　支持行為（非防衛行為）與防衛行為

支持行為（非防衛行為）	防衛行為
描述(description)	評價(evaluation)
問題導向(problem orientation)	控制(control)
自發(spontaneous)	謀略(strategy)
同理心(empathy)	情緒漠然(centrality)
平等(equality)	優越(superiority)
協商(provisionalism)	確定(certainty)

2. 問題導向與控制：問題導向係以問題的本質為主軸，由護理人員與病人共同討論健康問題及分享彼此的經驗。控制則是希望操控病人的行為，要病人依照護理人員的指示做事。臨床上當護理人員用問題導向的方式與之互動時，病人會較覺得受尊重且有護理人員與之共同面對問題的感覺。反之當護理人員只想病人照他的方法執行，則病人會覺得無控制感而被壓迫到快要窒息。

3. 自發與謀略：自發即是主動，沒有特意期待得到好的反應；謀略則是存有目的，為了護理人員自身的利益而做。護理人員照顧病人是天職，故應自動自發來照顧病人。若存有私心想得到讚美或受票選為優良人員，則顯得虛假且沒有意義。

4. 同理心與情緒漠然：**同理心是將心比心，設身處地的為病人著想**，站在病人的立場去辨識、體會其感受。**情緒漠然則是指對病人的事情漠不關心，沒有情緒連結**。當護理人員用同理心的方式與病人互動時，病人會覺得被接納及了解。反之當護理人員對病人漠不關心時，則病人會感到不被關懷。唯護理人員在表達同理心時需注意和病人溝通時，護理人員應專心傾聽病人所說的話。遇到不清楚之處應提出澄清，避免假裝了解；和病人互動時應用對方能懂、可接受的字語來表達同理心。

經驗分享

　　筆者初次生產時即有良好的經驗，當在產台上不知如何用力而有人員欲在筆者腹部施加壓力協助胎兒娩出時，一旁照顧筆者的護理人員就提醒說：「不要壓她，她說她要自己生」，而讓肚子上的壓力頓時減去。後來在該位護理人員的口令下，筆者順利生下了嬰兒。這樣有人共同面對、可以信賴的感覺是永難忘懷的。

經驗分享

　　曾經有一產婦待產時一直哭、無法自抑，護理人員心想：「有那麼痛嗎？才剛開始而已。」後來就問她：「怎麼了，哭得那麼難過？」產婦才傷心的回答，因為孩子的父親前陣子才剛車禍過世，她想到孩子生下來就沒有爸爸的關心，忍不住悲從中來。這就是同理心的運用，讓護理人員與病人產生共鳴而有了不同的處理。若當時護理人員只一味認為病人無病呻吟，甚至情緒漠然地跟病人說：「不要哭了，有那麼痛嗎？」想必只會帶給病人更大的痛苦及傷害，讓病人的感受是完全不同的。

5. 平等與優越：平等指護理人員和病人站在相同的角色地位上，而優越則是指護理人員高高在上，視病人為較低位的角色。當護理人員用平等的方式與病人互動時，將能與之建立信任的護病關係。反之當護理人員以高高在上的態度與病人互動時，則將使病人覺得自尊受到威脅而引起防衛。

6. 協商與確定：協商是指護理人員願意用開放式的態度去了解病人的想法及意見。而確定則是指行事武斷，護理人員很確定自己是對的、確信自己無所不知而不能接受別人的看法。很多醫護人員在照顧病人時，常有意無意露出確定的言行，如此容易讓病人覺得沒有商量的餘地而難以溝通。

> **經驗分享**
>
> 　　曾經在帶學生實習的過程中有個案告訴筆者：「你們都用相同的方式帶學生，為什麼每個學生畢業後當護理人員卻又都不一樣？有的進來（病房）會說早！早！有的進來（病房）像欠他幾百萬似地臭一張臉。……他不爽我也不爽啦！他不和我說話，我也不想理他。」或許個案所說的那位護理人員對個案並沒有敵意，然而他所表現出來的行為卻讓人覺得無法親近或高高在上，有礙和諧護病關係的進行。

> **經驗分享**
>
> 　　筆者在待產時即有此經驗，因為比預產期提早了一個月的時間破水，故主治醫師告知需確認胎兒的大小後再決定安胎或自然生產。因他當日有門診，故照超音波的工作就先交由實習醫師負責。他檢查的結果說腹中的胎兒是「巨嬰」，可能有4,000公克以上，報告總醫師後，他不認為此一數據可靠，於是親自示範正確的測量方式並批判實習醫師的錯誤。檢查結果出來以後，總醫師說胎兒「體重不足」，只有不到2,000公克的體重，於是要筆者轉出產房待胎兒體重足夠後再決定是否生產。看到總醫師那一確定的眼神，筆者突然心生害怕，只好請婆婆趕忙到主治醫師的門診請求協助。經過主治醫師再次確認胎兒已經成熟且體重達2,500公克以上之後，終於順利產下新生兒。
>
> 　　筆者常常思考，醫護人員對於同是醫護人員的我們都能出現確定，讓病人覺得沒有商量餘地的言行，對於對醫療不了解的病人又怎能相信將有更理想的對待方式？身為護理人員的我們不能不引以為戒。

（二）關　注

　　關注即關心注意，可分為生理上的關注與心理上的關注二部分。

1. 生理上的關注：所謂生理上的關注是指將注意力與關心放在病人基本的生理需要，或提供一個生理的、舒適的照顧方式。通常護理人員可藉由肢體語言及聲音的變化把生理上的關注做得更好。包括：

(1) 面對病人：讓病人知道護理人員在和他說話，讓他有受尊重的感覺。

(2) 身體適度向前傾（圖3-1）：讓病人覺得護理人員願意和他說話，並且能夠仔細傾聽、注意病人所說的話，以病人為中心的態度和病人說話。

2. 心理上的關注：心理上的關注是指護理人員發自內心表達對病人的關懷（圖3-2）。

　　透過關注的眼神，護理人員能讓病人感受到真心的關懷及願意伸手求援的。然若當護理人員所表達的是讓病人覺得不舒服的眼神及關注，如：用評量的眼光看人（圖3-3）、面露不在乎、無所謂的眼色（圖3-4），那麼病人也能感受到及有權拒絕接受如此不舒服的關注。

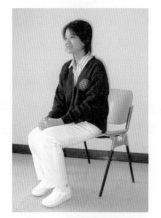

+ 圖3-1　傾聽的身體姿勢

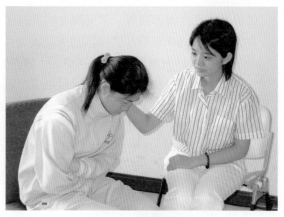

+ 圖3-2　關注的眼神

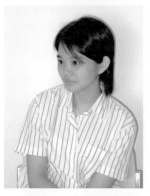

+ 圖3-3　評量的眼光

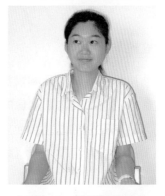

+ 圖3-4　無所謂的眼色

 動動腦

1. 哪些行為是會讓病人覺得舒服的關注？
2. 哪些行為是會讓病人覺得不舒服的關注？

（三）反　應

反應指的是護理人員對於病人言行的回覆。正確的反應是照護過程中相當重要的一環，護理人員必須判斷病人某種語言或是行為所代表的意義，藉由經驗的累積，經過不斷的省思與修正，然後再以正確的言語或行動來回饋病人，即所謂「知己知彼，百戰百勝」。只是護理人員不是要和病人打仗，而是希望能為病人提供更正確的護理措施，更有效地解決病人的問題。

經驗分享

曾經有位護生實習時就犯了反應上的過錯，該位護生照護一位因車禍而致股骨骨折的患者，初次實習的她非常願意提供自己來照護之，於是當她聞到從病人身上發出來因為多日未洗澡而有的異味時，護生馬上對他說：「我可以幫你擦澡嗎？我們在學校有學過幫病人擦澡。」不料病人卻以身體功能尚未復原希望出院後再自行完成為由而婉拒，護生當場非常生氣地告訴他：「你味道很重你知不知道？難道病沒治好，澡就不洗了嗎？」隨即留下尷尬的現場及凝結的氣氛。儘管事後這位護生非常後悔當時所做的舉動，但覆水難收。諸如此類的情境，在學習照護的過程中亦經常發生。

動動腦

如果你是上例中的護生，請問當病人拒絕你的護理時，你將如何處理？

（四）尊重與接納

尊重與接納指的是能接受及關懷病人。能夠尊重與接納病人的護理人員，能使病人放下防衛心理而願意信任他，反之則關係的建立將有困難。臨床上護理人員表達尊重與接納的方法有：(1)**將病人視為完整的個體**，允許他擁有屬於自己的感受與經驗；(2)接受病人與其他人是不一樣的；(3)接受病人有權利擁有屬於自己的感受，接納他的感受。

經驗分享

曾經有位護生照顧一位脊髓損傷患者，剛開始他不太和護生說話，有一天護生發現他因為在病房偷喝酒被太太知道，太太失望地和他大吵一架後離去，留下悵然的他在病房不知所措。護生於是走過去拍拍他的肩膀，沒想到他竟然哭了起來，說「她（指案妻）有沒有想過我很苦？……難道說我就願意這樣？」經過那一次之後，護生發現病人與護生的護病關係大有進展。護生很驚訝的告訴筆者「不知道自己到底做了什麼？」或覺得「並沒有做什麼？」然而事實上對病人來說，護生所做的卻是對其最重要的事－在案妻離之而去的時候，只有護生還接納他、尊重他的存在，這是多麼不容易做到的事。

要注意的是，**接納並不代表同意或贊成病人的行為**，這是非常重要的觀念。也就是說上例護生所接納病人的，是他因脊髓損傷後所產生的一連串情緒反應及他因太太離去後的落寞心情，護生並未贊成或鼓勵病人喝酒，此兩者是需要區分的事。臨床上如果病人的情緒是正向的，那麼護理人員的接納是去分享、鼓勵與促進；如果病人的情緒是負向的，那麼護理人員的接納則是幫助他度過痛苦的關卡，並在情緒穩定後努力的思考（曹、孫，2000），可以再次努力的方向。

三、建立專業性人際關係的過程

臨床上護理人員與病人建立專業性人際關係的過程，可分為互動前期、介紹期、工作期、結束期等四期。

（一）互動前期 (Preinteraction Phase)

此期為護理人員和病人接觸之前的階段，又稱為「介紹前期」。互動前期護理人員的工作在於確實了解病人的狀況，以及準備病人到病房後將有的會談及工作計畫，並確認病人對治療性關係的期望。唯此期對許多護理人員或護生來說，最大的困擾常在於未曾和病人謀面，故而容易感到害怕繼而經歷某種程度的焦慮。護理的重點包括：

1. **降低自身的焦慮**：新進的護理人員或護生，最大的焦慮來源常是對自己的缺乏信心或是對新事物的不確定感。其常容易害怕或憑空想像「萬一病人不理會我該怎麼辦？」或「萬一病人問我的問題，我不知道如何回答又怎麼辦？」因此，確認自己的焦慮源，必要時尋求協助是相當重要的事。事實上焦慮、害怕是每位護生初次實習均將經歷的過程。因此初次實習的護生，不妨在實習前透過導師或學姊等做經驗分享，讓對醫院或病房的熟悉度增加，減少因不了解所產生的焦慮。另外到醫院後，亦可從病人的病歷、醫療小組成員等多方面來獲得病人的相關訊息，像是護理人員每日例行性的交班，就是一個可以獲得病人資料的途徑。

2. **檢視個人的價值觀**：接觸病人前，護理人員的態度應保持客觀，避免個人的偏見或刻板印象影響護病關係。

3. **準備迎接病人**：為了和病人見面後有較踏實的應對，護理人員或護生可以在和病人見面前先做充分的準備，像是將收集來的資料作簡單的組織整理，或是計畫第一次見面時的會談重點，都是迎接病人前的重要準備。

（二）介紹期 (Orientation Phase)

此期為護理人員和病人接觸至病人建立信任感的時期，又稱「開始期」。病人入院後護理人員即和病人接觸，護理人員的言行及照護態度，對護病關係的進展有重要的影響。當護理人員以同理、真誠及關懷的態度來接觸病人時，將有助於護病關係的建立。護理的重點包括：

1. **認識病人並適當稱呼之**：護理人員對病人適當的稱呼，是建立人際關係非常基本的要素。第一次和病人接觸時，護理人員應先了解病人覺得舒適的稱呼為何，然後以此來稱呼他。像有位連姓病人，他一定要別人稱呼他為「連博士」，若稱呼他「連先生」時就會生氣。事實上在無傷大雅的情況下，用病人喜好的稱呼來稱之並無不妥，但切記**不可直呼其全名或用床號作代稱**，因為那會讓病人感覺不受尊重而影響護病關係的建立。

2. **自我介紹**：護理人員應先自我介紹並說明和病人互動的時間，如：「您好，我是XX護專的學生，我叫林立華，從今天開始每個禮拜一到禮拜四將在這裡實習，負責照顧您……」。如此有助於病人對護理人員的認識及互動時間的了解，對病人來說，也是禮貌及尊重的表現。

3. **提供醫療機構的環境介紹**：病人進入病房後，護理人員應提供環境介紹，讓病人盡早了解相關設施及常規規定，減少病人的不安及對醫院陌生的感覺。

4. **建立信任感**：信任感的建立是治療性人際關係的必備條件，**護理人員與新入院病人之互動，首先須建立信任感**。藉由信任性的治療性人際關係建立之後，再了解病人就醫的原因與過程，並確認病人的健康問題，同時**與病人共同訂定治療契約**。然而在信任感尚未建立之前，病人常**容易出現「試探行為」**，如：拒絕護理人員的關心或不斷按叫人鈴（紅燈）等，想引起護理人員的注意。此時護理人員不妨**採開放式的態度，關懷並接受病人的行為，透過其需求的滿足表達對病人的關懷**，如：協助病人擦澡、洗頭等，相信都將讓病人對護理人員有不同的看法，繼而願意接受護理人員，產生信任感。上例的癌症末期老婆婆（見第60頁的「經驗分享」）即是受護生感動而願意讓她量血壓、接受其照顧。

（三）工作期 (Working Phase)

當護理人員和病人之信任感建立，即可進入工作期。工作期為護理人員和病人的信任感建立，到病人健康問題獲得解決的時期。護理的重點包括：

1. 提供適切的護理計畫：護理人員應盡量充實學識，藉由護理過程發現病人的護理問題，擬訂護理計畫。過程中亦應隨時評值病人問題改善的結果，提供最適切的護理措施。

2. **與病人共同面對問題**：護理人員應鼓勵病人表達自己的感覺，並**主動參與護理計畫**，讓病人為其決策或問題處理承擔結果。支持病人所做的改變，並避免病人因不切實際的目標所帶來的挫折與壓力。

（四）結束期 (Termination Phase)

此期為病人的健康問題已經解決，或護理人員與病人的關係必須終止，如：病人出院、轉院、死亡或護理人員離職、護生實習結束等的時期。要注意的是，**護理人員和病人建立關係的初期，就應為結束期作準備**，因此護理人員在**結束治療性關係時亦有不同的目標需執行**。因為結束期的到來，並非都有一定的時間。在病人出院前，護理人員應再次確認病人的

護理目標已經達成，且不再依賴護理人員。若否，則需做適當協助必要時提供轉介，讓病人可以得到更為完善的照護。護理的重點包括：

1. **將談話內容轉移到出院後適應問題**：護理人員應讓病人了解治療性關係即將結束，鼓勵病人表達內心的感受，並將談話內容轉移到出院後的適應問題。例如：中風病人家中無障礙環境的布置及出院後如何繼續復健等。

2. **介紹可運用的資源**：部分病人出院後可能仍需後續照護服務，如：協助更換鼻胃管或尿管等。護理人員可以轉介相關資源，如：居家護理或衛生所人員等至病人家中協助之，以減少病人至醫院來回奔波的機會。

3. **處理彼此的情緒反應**：任何一種治療性關係的結束都是矛盾的。護理人員和病人在面臨目標達成所獲得的滿足時，也將面臨因為分離而產生的失落。護理人員應能預期病人對於分離可能產生的情緒反應，如：憤怒、拒絕照顧或退化等，並以支持、包容、接納的態度與病人共同討論，讓病人漸能接受分離所帶來的衝擊（曹、孫，2000）。

　　另外護理人員本身的情緒亦應做好調適。常常遇到的狀況是：護生照顧的病人要出院了，護生一把鼻涕一把眼淚的捨不得讓病人離開。問同學該位護生到哪裡去了？同學回答：「老師，她的病人出院了，她很難過，躲在廁所裡面哭。」其實想想「自己真心照顧病人到底為了什麼？」應該高興病人出院，並為他祝福才是，這樣才能得以使雙方**都可以由互動過程中獲得助益或成長**。

 小組討論

1. 護生實習結束後，應否繼續探視病人？
2. 有天當你因病人出院而傷心難過時，該如何調適？

四、專業性人際關係建立過程中常面臨的課題

（一）自我開放的程度

　　護理人員將自己的想法、看法及經驗等傳達給病人，稱為「自我開放」。適度的自我開放可以拉近護理人員與病人的距離，另外也可爭取病人的同感或是注意，繼而引導病人願意相信護理人員。然而新進的護理人員或護生卻容易讓自我開放的程度逾越。當因緊張、準備度不足而讓會談有了長時間的停頓，或者為解除窘境而將談話內容轉移到自己身上時，都需小心過度的自我開放，注意仍應以病人為中心完成會談。

 小組討論

　　什麼是護理人員（護生）和病人會談時可開放討論的內容？什麼不是呢？

（二）保密的問題

護理人員的保密指的是對病人的資料做適當的處理。也就是說在適當的情況下，如會議(meeting)時，護理人員將以專業性的態度為促進病人的健康討論病人的問題。

另外，護理人員的保密亦非無條件的。護理人員應考量為病人保密的結果，如果護理人員的保密將造成病人的傷害，那麼就應考量是否該繼續為病人保密。如：病人說：「我要自殺！」護理人員以為病人開玩笑或為遵守諾言而幫病人保密，若病人真的自殺了，護理人員將後悔莫及。照護病人最忌諱的是逞口舌之快，一說溜嘴就將病人的隱私傳揚出去。若真為病人的生命或利益著想，病人定能體會護理人員的用心而願意接受協助。

（三）性騷擾的問題

性騷擾指的是個體受到不想要有的性注意或性接近(Fink, 1989)。多數護理人員在面對性騷擾的問題時採低調的方式處理，如：保持沉默或自責是否犯錯等（林、夏，1998），雖然真正的過錯不在護理人員身上。

歸納病人出現性騷擾的原因不外乎病情導致、刺激引發或是無聊故意三種。針對不同的原因，護理的措施也有不同。

1. 病情導致型：臨床上一些疾病，像頭部外傷、中風、失智或精神病等，都有可能因為傷及情緒控制中樞，而讓病人的言行失去控制。此時不妨請負責的醫師照會精神科醫師，用藥物加以控制或進行心理治療。

2. 刺激引發型：以男性為例，其陰莖勃起是受副交感神經的控制，故若治療時不小心引發刺激，如：牽扯到導尿管或觸摸到大腿內側等，都可能引發其勃起現象。此時護理人員的態度應保持冷靜，必要時與病人澄清，降低病人的罪惡感。

3. 無聊故意型：若是病人純粹因為無聊而開護理人員玩笑，那麼護理人員的態度是讓病人知道其行為不當，請病人改進。必要時可與病人進一步會談，了解病人性騷擾的原因，提供必要的幫忙。

值得注意的是，護生在實習時若遇到病人性騷擾，請務必立刻告知實習指導老師或單位的人員，如此實習老師或單位才能夠盡快處理，免除病人繼續的騷擾。千萬不要逃避或讓自己吃虧，因為那都不是解決騷擾最好的方法，且影響應有的照護品質。

 動動腦

1. 請問你是否聽過性騷擾事件？別人都如何處理？
2. 當你到醫院遇到性騷擾時，你將如何處理？

3-2 觀　察

一、觀察的意義

　　觀察(observation)是指有目的地利用個人的感官，包括視、聽、嗅、觸、味覺等，去收集資料、發現問題及確立事實。觀察的過程包括：刺激→感覺→知覺，也就是當感官接受外來的刺激後所產生的一連串解釋、分析、辨識歷程。

　　護理人員在照護病人的過程中，從資料收集到確認病人的健康問題、擬訂護理措施、執行護理活動至評值成效等，都需使用到觀察的技巧。經由有系統、計畫且持續進行的觀察，才能配合情境做計畫調整及對訊息做適當的反應取捨。

二、觀察在護理上的目的

1. **有助於選擇或調整溝通方式**：護理人員經由觀察可以了解病人的語言及非語言行為，此有助於選擇或調整適當的溝通方式。像是用台語和一位只會講客家語的病人說話，護理人員發現病人一點反應也沒有時，就該調整用客家語和病人溝通。

2. **可做為擬訂和評值護理計畫的依據**：護理人員經由病人主客觀資料的觀察，可及早發現病人的護理問題，並提供最適切的護理措施。所謂「**主觀資料(subjective data)**」指的是**經由病人或家屬對病人資料的描述**；而「**客觀資料(objective data)**」則是指**醫療人員經由觀察或測量病人所得的資料**。

3. **可提供醫療小組診斷治療的參考**：經由臨床護理人員24小時的密集觀察，可提供病人的病情變化及用藥、治療反應，做為醫師及其他醫療小組成員診斷治療的參考。

4. **可做為護理研究方法和研究主題的考量**：觀察所得的訊息可以歸納出單位常見的問題，或是容易對病人造成的困擾，像是老人的跌倒或是住院病人急性混亂的發生率等，都可做為臨床護理研究主題的參考，藉由客觀資料的了解改善護理技術或服務措施，進而提升護理品質及護理形象。

5. **可預防疾病和意外傷害的發生**：像是觀察到一截肢的病人欲獨自下床上廁所，此時護理人員應協助其使用拐杖，並在病人回病床後將床欄拉起，避免其造成跌倒的意外。

三、觀察的種類

1. **旁觀性的觀察**：亦即「非參與性的觀察」，指護理人員在觀察時，和病人沒有互動的情形發生。如大夜班的護理人員巡視病人的點滴狀況，即為旁觀性的觀察，通常病人並不會察覺自己正受到護理人員的觀察。

2. **參與性的觀察**：參與性的觀察指的是護理人員和病人在觀察的過程中，彼此有互動產生。像是護理人員協助病人擦澡或是翻身時，一併觀察其皮膚狀況即是。護理人員可藉此獲得病人較真切的資料。

3. **自省性的觀察**：亦即「內省性觀察」，指護理人員對自己的觀察所做的思考、分析及自我反省。例如**行為過程記錄（又稱過程實錄，process recording）**，就是護理人員作為自省性觀察的良好工具之一。護理人員經由記錄自己與病人會談過程中的語言及非語言行為表現，檢討自我所用的溝通行為是否合宜，可做為護理人員互動過程中自我成長的參考。

四、正確觀察的條件

1. **目的性**：觀察前應先確認觀察的目的，才不會雜亂無章、漫無目的地查看。例如：「觀察脊髓損傷病人自我照顧的情形，包括進食、穿衣及上下床等」，在確認觀察的目的後則較能掌握觀察的重點。

2. **計畫性**：有了明確觀察的目的之後，就需擬訂觀察計畫，有系統、按部就班的進行觀察。計畫性觀察的內容包括「6W」：誰來觀察(who)、何時觀察(when)、在哪裡觀察(where)、為什麼要觀察(why)、如何觀察(how)及觀察什麼(what)。

3. **客觀性**：觀察時不應加入個人主觀的判斷，分析觀察結果時亦應客觀的呈現。

4. **有彈性**：**觀察的計畫應視病人的狀況做彈性調整**。如：原先計畫觀察病人手術後傷口疼痛的情形，但觀察時卻發現病人睡眼惺忪、頻打哈欠而無法繼續會談。此時應調整觀察時間，讓病人稍作休息後再進行。

5. **持續性**：觀察的活動應從病人入院開始即持續進行，如此才能獲得完整的資料，提供最適時的服務。

五、觀察的方法

（一）直接觀察法

直接觀察法(direct observation)是**護理人員運用本身的感官**，如：視、聽、嗅、觸、味覺等，來接觸或觀察病人，此方式所獲得的資料稱為第一手資料或初級來源(primary resource)。臨床上一般使用身體檢查方式的順序為：**視診→聽診→叩診→觸診**，觀察過程中有時需配合使用其他輔助器材，以增加觀察的效果。常用的觀察方法有：

1. **視診(inspection)**：視診就是用眼睛去看，是**最常用且最基本的觀察方法**，也是身體評估的首要步驟。像是觀察病人皮膚與指甲床的顏色、走路的步態及行為反應等，都是視診的範圍。視診時需在光線充足的環境底下操作，另外亦可配合其他輔助器材，像眼底鏡、直腸鏡等，讓觀察的範圍更為深入。

2. **聽診**(auscultation)：為第二種常用的觀察方法，聽診指的是利用**耳朵**或**聽診器**去聽身體不同部位所發出來的聲音，並了解其所代表的意義。舉凡個人談話的音量、呼吸、咳嗽的聲音及腸蠕動等都是聽診的範圍。

3. **叩診**(percussion)：叩診指的是由手指、拳頭或叩診槌敲擊體表所產生的回音來評估體腔或不同密度組織器官的狀況。像是胸腹部臟器的叩診及身體肌腱反射等，都是叩診的範圍。

4. **觸診**(palpation)：觸診指的是經由**手**去感覺所接觸體表的狀況，包括質地、溫溼度、可動性、飽脹度、大小、位置及形狀等。手最敏感的部位是在指尖及手掌的前段，觸診前應先向病人解釋，態度莊重、自信的以溫暖的手、四指併攏的輕觸病人的體表。臨床上病人脈搏的次數、關節腫脹及直腸糞便阻塞等，都是觸診的範圍。要注意的是：勿使用拇指測量，以免拇指的動脈搏動造成錯誤的檢查結果。

5. **嗅覺**(smell)：嗅覺是用鼻子去聞，藉由病人不同分泌物、排泄物及呼吸道的味道，如口腔異味、傷口分泌物的氣味等，探測病人可能的徵象與症狀。

（二）間接觀察法

　　間接觀察法(indirect observation)指的是不需要接觸病人即可獲得的資料，臨床上護理人員透過病歷或是家屬所取得的病人資料，稱為第二手資料或次級來源(secondary resource)，如：檢驗報告、檢查結果、醫囑、各項記錄等均屬之。

六、觀察的範圍

　　護理的觀察必須系統化（圖3-5）並加以組織整理，以病人為中心的向外擴展到整個大環境。

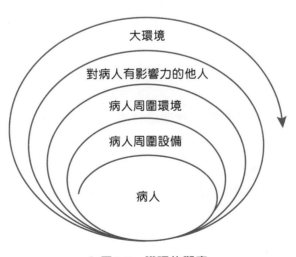

➕ 圖3-5　護理的觀察

（一）病 人

如上所述，護理人員在病人一入院時就應開始觀察病人。透過病歷上的基本資料、疾病診斷、各項檢查報告結果及相關評估指引等，給予病人初步的評估，並收集其相關的症狀、徵象。在確認病人現存（已發生）或潛在（未發生，但有可能發生）的健康問題後，提供相關的照護措施。

（二）病人周圍設備

病人周圍設備指的是插入病人身上的醫療措施，例如：鼻胃管、氣切管、靜脈輸液管（點滴）及導尿管等。這些設備應經常檢查，以確保功能，避免病人的不舒服及受到傷害。

（三）病人周圍環境

病人周圍環境包括病人單位（如：病床、床旁桌、床旁椅）及病房的環境，如：光線、通風、溫溼度等。環境對個人的影響甚鉅，護理人員對於任何影響病人健康的不良環境，都應避免之。像是將針頭留在病人單位或是在病房內喧嘩叫囂等，都是不合宜的行為。另外對易引起意外或不舒適的環境，像是病房的空調或電燈等，如有損壞亦應盡快請修。

（四）對病人有影響力的他人

對病人有影響力的他人指的是將影響病人照顧的人，包括病人的家屬、朋友、照顧者或宗教團體等。護理人員於照顧過程中，應注意觀察這些重要他人對病人的影響，並讓他們成為照顧病人的有效資源。例如：衛教糖尿病病人有關糖尿病飲食的注意事項時，應將病人家中幫忙準備飲食的太太或是媳婦納入，如此才能彼此取得共識，讓病人的健康問題獲得較好的處理。

要提醒護理人員注意的是，在提供這些對病人有影響力的他人相關衛教知識的同時，亦應注意這些人的情緒反應及需要。讓他們的內心變得足夠強壯，以致於能夠成為病人有效的照顧資源。

（五）大環境

所謂大環境指的是和病人相關的外在環境設施，包括病人的家庭、社區、學校及工作環境等。對病人大環境的觀察，有助於促進整個大環境的健康及提供改變的依據。例如：一位脊髓損傷患者出院後的居家環境、無障礙設施，都是影響病人生活的重要因素，故出院前護理人員應審慎評估病人居家環境的安排，提供相關的醫療、衛生、安全防護及休閒活動等建議。

七、護理人員於觀察時應具備的技能

1. 充實的醫護及相關知識：護理人員應自我充實專業知識，對於各種藥物的作用、副作用及疾病膳食原需有基本的正確認識，並熟悉相關治療、檢查的過程，提供病人必需的護理措施。

2. 對人、事、物高度的興趣及好奇心：護理人員對臨床的人、事、物應保持高度的興趣及好奇心，引發觀察的動機。隨時看、隨時聽、並隨時能夠思考，讓觀察力更為敏銳。

3. 同理心：當護理人員用同理心(empathy)的方式與病人互動時，病人會覺得被接納及了解，而願意告知護理人員更多內心真實的感受，讓護理人員更能了解其問題及需要。

4. 科學的思考過程：科學化的思考有助於資料的統整、分析。護理人員運用此觀察技巧，將有利於提供適切的護理措施並解決病人的問題。

5. 察言觀色的技巧：護理人員應隨時把握觀察病人的時機，如：交接班、巡房或執行各項護理技術時，並具備察言觀色的技能，有目的、有計畫性的進行相關的觀察。

 試 一 試

同理心？如何做？

同理心簡單來說就是設身處地的感受，並且藉此獲取對方的想法。不過當你有想同理對方的想法時，也必須讓對方感受到你對他的同理，以下是簡單的表現出同理心的方法：

1. 表達你所觀察到的。例如：你看起來很…（開心、害怕、難過、擔心…）。
2. 詢問原因。例如：怎麼了嗎？
3. 試著與對方分享心情。你願意談一談嗎？

試試看把同理心運用在你的人際間相處上吧！

八、護理人員觀察之要領

（一）觀察病人之時機

臨床上，護理人員應隨時把握觀察病人的機會，包括：

1. 每日交接班、巡視病房時。
2. 執行各項護理及技術，例如晨間護理(morning care)及寢前護理(bed time care)、測量生命徵象(vital sign)、給藥、灌腸(enema)、導尿、全關節運動(range of motion, ROM)時。
3. 與病人會談時。
4. 給予病人衛教時。
5. 協助醫師檢查或治療時。
6. 居家護理時。

（二）病人的症狀與徵象

所謂徵象(sign)指的是經由特殊儀器（例如：血壓計或聽診器）及特殊方法（例如：視、聽、叩、觸診等）而測得的身體現象，像是：體溫、脈搏、血壓、心音評估、血紅素值及血球分類計數(differential count)等；而症狀(symptom)指的則是不需經由特殊儀器或方法而測得的身體現象，包括自覺症狀與客觀症狀：

1. 自覺症狀或主觀症狀(subjective symptoms)：指的是病人本身所感覺到的現象，例如：傷心、無力、痠、麻、癢、疼痛、冷熱等。
2. 他覺症狀或客觀症狀(objective symptoms)：指的是他人所觀察到病人出現的異常現象，例如：面部潮紅、傷口紅腫、體型瘦弱、蒼白、冒冷汗、皮膚發燙、呼吸困難等。

臨床上，護理人員可藉由觀察病人的症狀與徵象，了解病人的疾病及病情進展，並進行相關護理活動評值。唯需特別注意的是，通常病人之主觀症狀(subjective symptoms)常伴隨外在之客觀症狀(objective symptoms)出現。因此，護理人員應仔細評估病人相關的臨床表徵，才能夠給予其最合適的護理措施。

（三）需回報情況

當病人出現以下情況時，應立即報告醫師及相關人員：

1. 生命徵象異常變化：如體溫持續增高、高血壓危象等。
2. 意識狀態改變：如由清醒變成嗜睡或昏迷(coma)。
3. 症狀持續存在、無法緩解：嚴重的腹痛、噁心、嘔吐、全身性過敏等。
4. 身體功能障礙：如突然無法移動、肢體麻痺、視力模糊等。
5. 傳染病或疑似傳染病：如肺結核、水痘、猩紅熱、腮腺炎、頭蝨、疥瘡等。
6. 意外事件：如跌倒、燒燙傷等。
7. 出現異常行為：如憂鬱、自殺念頭，和企圖自殺等。

3-3 溝 通

一、溝通的意義

「溝通(communication)」即交換意見，藉由語言或非語言的方式，將事實、情感、意見、想法與態度等，由一個人或一個團體傳達給另一個人或一個團體的過程則稱之。其為一動態的過程，在訊息的發送與接受過程中構成了人際關係。

二、治療性溝通的意義

臨床上護理人員與病人接觸互動，過程中亦需有溝通存在。而護理人員與病人間的溝通是一種**以病人的問題與需要**為主、**有計畫、有目的**及**有時間限制**的**治療性互動**，需謹慎計畫、構思，以利於病人意見的表達及情感宣洩，故又稱為「治療性溝通(therapeutic communication)」，是建立護病關係的基本要素，亦是互動過程中不可或缺的重要技能。其目的包括：

1. 建立並促進護理人員與病人的專業性人際關係(nurse-client professional relationship, NPR)。
2. 增強病人的自信，讓病人能體認生活的價值與意義。
3. 收集病人完整的資料，以確實掌握問題，提供適切的護理措施。
4. 了解病人對整體醫療環境的看法，提供適時的協助諮詢。

三、溝通的途徑

（一）語言溝通

語言溝通(verbal communication)約佔溝通途徑的35%，包括**所說出的話**及**所寫出的字**，亦即**含括口語式與書寫式的溝通**。所謂口語式溝通指的是面對面的**交談**或透過電話、收音機、電視等傳送訊息；書寫式溝通則指的是**信件**、書籍、傳真、電子郵件等傳遞方式。

一般而言，**語言的溝通受個人認知發展、生理結構及思考邏輯影響**。不同的文化會使用不同語言的表達方式，但是相同的語言卻也可能出現不同的解讀涵義。例如：護理人員要病人做檢查前「不要進食」，病人可能會認為是「不要吃東西但是可以喝水」，然而護理人員的意思其實是「什麼東西都不能吃，包括喝水」。因為語言受個人意識、社會、經濟及教育程度等因素影響，同一訊息對不同的個體來說可能有不同的解釋。因此**與病人溝通時，應先評估其教育程度及對語言的理解能力**。**選擇病人能懂的語言、避免專有名詞、用詞盡量生活化與具體化**，如此加上**非語言行為的觀察**，應該能夠做到精確的判斷而**讓溝通順利進行**。

（二）非語言溝通

非語言溝通(nonverbal communication)約佔溝通途徑的65%，是指在未使用文字的情況下進行訊息的交換，包括身體的姿勢、臉部表情、眼睛接觸及距離等，故又稱為「身體語言(body language)」。其常較能表達病人內心真實的感受。說明如下：

1. **眼睛接觸**：溝通經常開始於眼睛的接觸(eye contact)，一個人的眼睛常可透露其內心真實的訊息。通常交談時我們有50~60%的時間將注視對方，且對輕鬆較沒有壓力的話題，或是對談話者的見解、反應感興趣時有較多的眼睛接觸。相反地，在陌生、不熟悉、害羞或討論令人不自在的話題時，則會避免眼睛的接觸。

2. **臉部表情**：臉部是身體表情最多的部位，亦是**最常用的非語言溝通方式**。護理人員可以從病人臉部的表情（圖3-6）得到許多訊息，像是喜、怒、哀、樂。唯臉部表情的多樣化，有時亦會讓人不容易判斷其真正意義，例如：掉眼淚，多係因為難過痛苦，但也可能是因喜極而泣。故護理人員需釐清病人真實的感受，以減少對訊息的錯誤認知。

3. **身體的姿勢、步態及手勢**：身體的姿勢、步態及手勢可增進或加強語言及非語言溝通方式的了解。例如：身體向前傾時會讓病人覺得護理人員願意和他說話，反之則讓人覺得輕浮（圖3-7）；腹痛時病人會用手壓著或抱住肚子，不知所措時病人則可能玩起手指頭；自信的人精神飽滿，悲傷或有心事者則拖著步伐走路。這些護理人員均應隨時觀察，以增加自我敏感度。

4. **穿著與修飾**：衣著與修飾能傳達一個人有意義的非語言訊息，例如：生病的病人常沒有精力對自己做修飾，於是看到病人開始注意外表、甚至批評自己怎麼這麼邋遢時，可能是其健康已經逐漸改善，護理人員可以考量進一步的護理措施。

5. **距離**：每個人都有其個人的領域與界限，在此範圍內個人較能擁有安全的感覺。不同會談的距離代表不同的人際互動關係。霍爾(Hall, E. T.)將人際互動的距離分為四種：

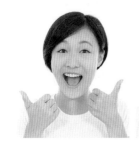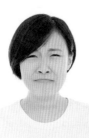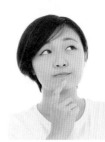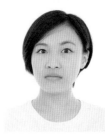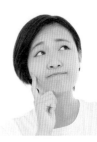

✚ 圖3-6　臉部表情的多樣化

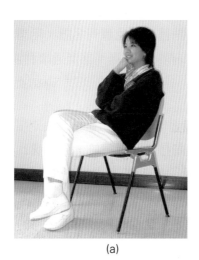

(a)

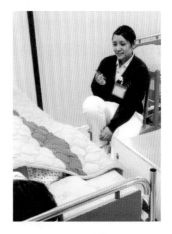

(b)

✚ 圖3-7　輕浮的坐姿

(1) 親密距離(intimate zone)：在0~18吋（約0~45公分）之間，常見於情侶、配偶及親子間的互動時。

(2) **私人距離(personal zone)：在18吋~4呎（約45~120公分）之間，常見於親近朋友交談或護理人員與病人已建立信任關係時。**

(3) 社交距離(social zone)：在4~12呎（約120~360公分）之間，常見於一般辦公室同事或社交活動時。

(4) 公共距離(public zone)：在12呎（約360公分）以上，常見於公眾場合，可減少彼此的壓迫。

護理人員在與病人互動時，應注意病人的語言及非語言溝通是否協調，仔細觀察病人從非語言溝通中所欲表達的感受，另外避免誤入病人的安全領域，造成病人的不安及焦慮的感覺。當然對於本身的非語言溝通亦須多予注意，避免厭惡、不耐煩等破壞了護病關係。

動動腦

微表情是一種人類在試圖隱藏某種情感時無意識做出的、短暫的面部表情。他們對應著七種世界通用的情感：厭惡、憤怒、恐懼、悲傷、快樂、驚訝和輕蔑。通過這些短時間的表情可以識別難以發現的情感，進而識別謊言或做出適當的應對。美國科學家及心理學家在1960年代開始對微表情進行研究，大多數人都無法識別自己或者別人的微表情，只有佔很小比例的人們擁有識別微表情的天賦，不過這可以經由訓練來增強，「微表情訓練工具」(Microexpression Training Tool, METT)就是目前用於增強識別微表情能力的工具（維基百科，2013）。有興趣的讀者可以試一試喔！

四、溝通的基本架構

良好的溝通方式包含傾聽及說話，除直接用言語表達之外，亦需利用非語言以傳達訊息。傳播學家伯儂(Berlo)歸納溝通的架構包括訊息的傳遞者、訊息、訊息的傳遞途徑、訊息接收者、回饋及環境等六大基本要素（圖3-8）。

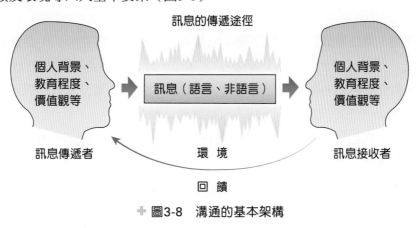

+ 圖3-8　溝通的基本架構

1. **訊息傳遞者(sender; encoder)**：指的是最初發出訊息的人，其傳出訊息之表達方式受個人認知、背景、教育程度及價值觀而有所不同。

2. **訊息(message)**：指的是所欲傳達的消息或事件，可以用語言或非語言溝通方式傳遞。

3. **訊息的傳遞途徑(channel)**：指的是傳達訊息的管道，臨床上可以用視、聽、嗅、觸、味覺等感官方式傳遞。例如：護理人員用手觸摸(touch)一位哀傷病人的肩膀，可以藉此表達對病人的關心。

4. **訊息接收者(receiver; decoder)**：指的是接收訊息的人，和訊息傳遞者一樣，其對所接收訊息的詮釋受個人認知、背景、教育程度及價值觀而有所不同。要注意的是，溝通過程中訊息接收者和訊息傳遞者的角色常不斷互換，此與訊息接收後常又再發出訊息有關。

5. **回饋(feedback)**：指的是接收訊息後的反應，包括語言及非語言行為，經由接收者的回饋可以確認其對訊息的了解程度。

6. **環境(environment)**：環境將影響訊息的結果。相同的訊息在不同的環境下代表不同的意義，另外，選擇不同的情境表達亦將呈現不同的效果。例如：某太太懷孕了，產科護理人員問診「第幾次懷孕？有沒有流產的經驗？」時應考量配偶是否在場，如此收集到的可能會是較真切的資料。

五、影響溝通的因素

茲針對圖3-8的架構內容，說明溝通過程中的影響因素。

（一）訊息傳遞者

1. 發訊及收訊者雙方**是否建立信任關係**，若未建立關係將無法獲得對方內心真實的想法。

2. **互動當時發訊者的生理與情緒狀態**，例如：氣切、失語症者無法將訊息經語言溝通方式表達出來，而感覺功能障礙者，如聾、啞、盲等，其溝通方式將受到限制。

3. 傳出訊息之表達方式受個人認知、背景、教育程度及價值觀而有所不同。

（二）訊　息

1. **訊息不夠完整、清楚導致訊息不被了解**：例如：告知病人做檢查前「不要進食」，護理人員需說明是「不要吃東西但是可以喝水」，或是「什麼東西都不能吃包括喝水」；又例如：護理人員使用專有名詞或醫學術語和病人說話，例如：護理人員對病人說「阿公，我幫您量vital signs（生命徵象）」，病人可能就無法理解。

2. **內容互相牴觸**：例如：護理人員幫病人打針時頻頻出錯，但卻說是「因為我對你比較好，所以幫你多打幾針」。

與個案互動時，護理人員若發現個案的語言與非語言溝通訊息不一致，可直接指出其不一致之處，以利更進一步了解、發現病人的問題。

（三）訊息的傳遞途徑

　　途徑的選擇需考量是否適合於訊息，且能將訊息清楚、完整的傳遞出去。通常不同的個性，傳達訊息的途徑選擇因人而異，較內向、害羞者常選擇書面的溝通方式，而活潑外向或文筆略差者則較喜好口頭的表達，另外，現代人也常利用電腦、手機來傳遞訊息。

（四）訊息接收者

　　與訊息傳遞者的影響因素相同，請見前述（一）之內容。

（五）環　境

　　環境的部分應考量是否安靜、具隱私性，通常吵雜的環境較容易讓人分心。另外，特殊治療單位，像加護病房或隔離室等，易讓病人產生知覺功能障礙繼而影響溝通的效果。

六、溝通的模式

　　人際溝通分析(transactional analysis, TA)是近年來常被使用的溝通模式之一，最早是由心理學家柏恩(Eric Berne)所提出。

　　柏恩用簡單、直接的字眼，代替心理學的字彙或術語，其認為每個人都有「父母」、「成人」及「兒童」(parent, adult, & child, P-A-C)三種自我狀態(ego statue)。

1. 父母(parent, P)：所謂「父母」，指記錄在個體腦海中的早期經驗－從出生到五歲以前，所有無可懷疑及強迫性的外在事件，**即「父母自我狀態」（我所做、所想、所感受的事務，模仿自父母）**；其經常以偏執、批評和撫養等行為的方式向外表現。

2. 成人(adult, A)：所謂「成人」，指經過去的經驗分析、評估後，所得到的結論，**即「成人自我狀態」（我的行為、思考和感受方式，是針對此時此刻所發生的事件做反應）**；其經常檢查「父母」的資料是否真實？是否仍合乎時代、可用？亦檢查「兒童」的情緒表現是否適當？可用何種方式安全的發洩出來。

3. 兒童(child, C)：所謂「兒童」，指記錄在個體腦海中孩童時期「所見、所聞、所感覺、理解」的資料，通常是情緒性的反應，**即「孩童自我狀態」（我的行為、感覺、想法，重演我小時候的樣子）**。

　　值得注意的是，上述所謂「父母」、「成人」或是「兒童」，並不是指個體所真正扮演的角色，而是指其**在溝通時的真實心態**。例如：同樣遇到「期中考成績不及格」這件事，「父母」的心態會認為「活該，誰叫他不認真唸書」；「成人」的心態會認為「要規劃唸書時間，否則期末成績可能被當」；而「兒童」的心態則認為「管它的，不及格就不及格」。

柏恩進一步將溝通分析分為互補、交錯、曖昧等三種溝通型式（圖3-9）。

1. 互補溝通(complementary transactions)：是一種適當也是預期中的溝通方式，為遵循正常人際關係法則的溝通型式。具有直來直往的開放特性，是不同個體對於彼此間期望的互補滿足，可以發生在任何兩種的自我狀態之間。二者溝通呈平行線，此時兩人互動的感覺是流暢而愉快的，溝通可以一直持續下去。

2. 交錯溝通(crossed transactions)：當一個人對另一個人有所期盼而沒有得到預期的反應時，稱為交錯溝通。此時個體可能退縮、逃避對方或轉換其他的溝通方式。二者的溝通呈交錯狀，交錯溝通就是人際關係發生故障的訊號。

3. 曖昧溝通(ulterior transactions)：又稱為隱藏溝通，指包含兩種以上的自我狀態在傳遞訊息裡，是一種最複雜的溝通型式。表面上個體所傳達出來的是一項社會可以接受的方式、訊息，但實際上卻又另有所指、隱藏在心裡沒有表現出來。

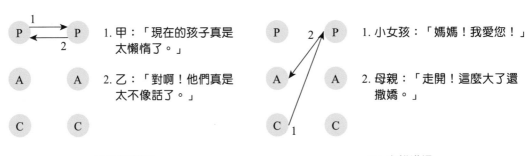

(a) 互補溝通

1. 甲：「現在的孩子真是太懶惰了。」

2. 乙：「對啊！他們真是太不像話了。」

(b) 交錯溝通

1. 小女孩：「媽媽！我愛您！」

2. 母親：「走開！這麼大了還撒嬌。」

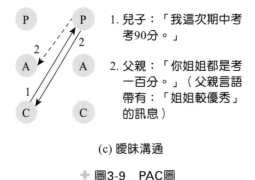

(c) 曖昧溝通

1. 兒子：「我這次期中考考90分。」

2. 父親：「你姐姐都是考一百分。」（父親言語帶有：「姐姐較優秀」的訊息）

✚ 圖3-9　PAC圖

七、治療性溝通行為

▼ 表3-2　治療性溝通行為

技巧	特性及範例
識別病人、建立指引(recognition)	即**在會談開始之前，和病人寒暄問候、介紹自己，並說明會談的時間、目的。**如：「您好，我是XX護專的學生，我叫林立華，從今天開始每個禮拜一到禮拜四將在這裡實習，負責照顧您……」。此介紹**有助於病人對護理人員的認識及互動時間的了解**，對病人來說，也是禮貌及尊重的表現。
開放式溝通(open question)	**為促進病人表達更多的想法或多談一些，可用此溝通方式。**如：「告訴我，發生了什麼事？」或「今天早餐吃了些什麼？」等。如此，可**增加護理人員對病人問題的了解**，也可以得到病人較完全及確實的回答。
閉鎖式溝通(close question)	**當病人無法以口語表達或表達不清、希望收集病人的特定訊息時，可用此溝通方式。**如：「昨晚睡得好嗎？睡得好的話請你閉上眼睛」，可了解使用呼吸器而但意識清楚之病人的夜眠狀況。「住院之前有沒有服用過降血糖的藥物？」可了解病人是否曾經使用過降血糖的藥物；「您的傷口還會覺得疼痛嗎？」可知道病人傷口疼痛是否已經獲得改善。
接納(accepting)	即不批判，也就是**接受病人所講的話或表達的內容，但無須表示贊同或是反對。**如：病人批評他的醫師怎麼都不來看他，真是全世界最爛的醫師時，護理人員回答：「我知道你很生氣」。只要讓病人感受到護理人員真心的關懷，像是點頭、「嗯」、「我能了解你的意思」等話，都是接納的最佳表現。
傾聽(listening)	即用心去聽。當病人傾吐其感受時，護理人員不必說什麼或做些什麼，只要在一旁陪伴，聽聽病人所要說的，就是傾聽。傾聽時有四大注意事項： (1) 要和藹地正視對方，並保持視線等高，讓病人知道護理人員是真心願意的聽他說。 (2) 不要假裝注意在聽，避免遺漏病人所要表達的話語，或讓病人覺得不尊重。 (3) 適時地對病人所表達的內容給予回饋。 (4) 聽其弦外之音，做為後續護理措施的參考。
善用沉默(using silence)	「沉默」即不說話。會談進行中，護理人員和病人彼此沒有對話的發生則稱之。沉默的方式可用於病人難以抉擇或是情緒激動的時候，若護理人員不希望立刻擠出話來且不希望結束會談，可以「善用沉默」，讓自己可以藉此機會：(1)重整思緒，克制自我不安的情緒；(2)觀察病人的非語言表徵，做為稍後溝通的基礎；(3)於一旁等候陪伴，**讓病人知道即使沉默不語，仍然被尊重接納**等。 一般病人沉默時常含有某些意義，如：(1)拒絕討論或逃避談論某一話題；(2)已討論到問題的重心，但不知該如何回答問題；(3)注意力轉移至別處，無法回答問題等。因此，下次遇到病人沉默時別急著離開或結束話題，善用沉默，也許將有所意想不到的收穫與體會。

▼ 表3-2　治療性溝通行為（續）

技巧	特性及範例
治療性觸摸 (therapeatic touch)	觸摸(touch)是一種有效的溝通方式，可用於：(1)傳達關懷之情；(2)使病人平靜；(3)讓失去定向感的病人，重新得到定向力。臨床上使用治療性觸摸，如：輕拍病人的肩膀、將手搭在病人的肩膀上等，將有助於溝通的進行。唯觸摸病人時，護理人員的態度應該穩重、堅定，避免嘻嘻哈哈造成性愛幻想或不必要的誤解。
澄清(seeking clarification)	**當對病人述說之內容不太了解、有所疑問或希望對訊息做進一步確認時，可用此溝通方式**，如：「我還是不太了解您的意思，可不可以麻煩你再多說一些？」或「可以請您再說一次嗎？」等等。如此，可增進護理人員對病人陳述內容的了解，亦可避免接收之訊息有所錯誤。
反映(reflecting)	即**將病人所表達的想法、感覺與問題等加以識別，並拋回給病人重新自省及自我決定**，而非尋求別人的答案或忠告。如：當病人問及：「我該怎麼辦？應該繼續用西醫治療，還是改用中醫療法？」時，護理人員回答：「你認為呢？」。要注意的是，使用「反映」時需病人有決定能力才行，若病人本身無決定能力，如：急性發作之精神科病人，為避免其不當的決定影響後續照顧，並不宜用此溝通方式與其互動。
重述(restating)	又稱「改述」，即**護理人員將病人所說的話，用類似的字眼表達出其所要表達的重點**。如：病人說：「我昨天晚上看天花板看了一整夜」，護理人員回答：「你昨天晚上是不是沒睡好？」或是病人因久病纏身，對護理人員說：「我這樣拖下去也不是辦法，全家的經濟都被我一個人拖垮。」護理人員回答：「妳是說因為生病所以給家裡帶來很大的經濟負擔嗎？」重述可幫助病人重整思路，讓病人知道其意思已經傳達給護理人員，當護理人員對病人所說的話有所誤解時，病人也可以立即澄清，有助於溝通的進行。
集中焦點 (focusing)	會談過程中，病人將話題岔開至與主題相距甚遠的話題，護理人員用「剛剛提到……」，**將話題拉回主題**，此即集中焦點。當病人無法集中注意力、易脫離會談主題，**或者護理人員希望深入了解病人的問題**時可用此溝通方式。又當病人述說：「我的頭好痛！」護理人員評估其疼痛的性質、持續時間、轉移部位等，深入了解病人問題的狀況，亦是集中焦點。
重視溝通時病人所處的時空 (consider client's recognition of time frame)	病人入院後，因疾病或對醫院、治療不熟悉等種種狀況，在時間概念上常產生改變。例如：5分鐘對護理人員來說可能只是一晃眼的時間，但是對於身陷痛苦的病人來說，卻可能比5個小時還要漫長。因此，護理人員注意病人對時間感覺上的改變，就是重視溝通時病人所處的時空。例如：林婆婆，70歲，手術後有一個醫囑為「Demerol 30mg IM q4h p.r.n.（需要時每隔4小時肌肉注射 Demerol 30mg）」，最近一次執行此醫囑是在今晨3AM，病人因疼痛無法入睡。現在9AM妳為她翻身時，她表示「傷口好痛，能不能幫我止痛？」此時護理人員最適當的處理方式應重視病人所處的時空，請病人深呼吸調息一下，並立即為病人打止痛針。
提供訊息(giving information)	於會談過程中，**護理人員回答病人所提的問題或給予衛教**。例如：入院時護理人員為病人做環境介紹、檢查前先說明注意事項及手術前後衛教等都是。如此**可減少病人因不了解所造成的情緒**，並增加病人對訊息的掌控程度。

▼ 表3-2　治療性溝通行為（續）

技巧	特性及範例
將所發生的事件做先後順序排列(placing the event in time or in sequence)	即指將所發生的事情依時間先後排序，調查前因後果的關係。例如：欲了解病人家庭關係改變的原因，可問：「你覺得你們的關係什麼時候開始改變？……在這之前曾發生過什麼不愉快？……不愉快之後又發生了些什麼事？」此溝通方式**有助於對整體事件做統整性的了解並釐清真相**，常用於老年人或表達不清的病人。
結論(summarizing)	即**會談將結束時，護理人員將此次會談的內容做重點式的整理**。如：「我們今天總共講了二個重點，一個是要你今後每天都要到復健室去做復健，另外則是希望你在復健時每次至少做30分鐘才能休息。」如此**可讓病人與護理人員共同確認問題的所在**，也對會談的內容有較具體的認知。

八、非治療性溝通行為

▼ 表3-3　非治療性溝通行為

技巧	特性及範例
猜測(questing)	是指未經證實即產生懷疑，例如：護理人員巡房時發現病人不在，就說病人「一定是去吸菸」。如此易造成評估上的疏失，且讓病人覺得被誤解而影響溝通。
改變話題(change topic)	**不適當的將談話主題轉移至其他話題而忽略病人發出的訊息**，例如：病人問：「我什麼時候才能出院？」護理人員回答：「快點睡吧！明天還要做復健。」即為改變話題。如此會讓病人感到失望及不受重視，阻撓會談的進行。
過早下結論(jumping to condusions)	**即護理人員未深入了解病人真正的問題所在，就以主觀定論或憑自己的想法提供病人解決問題的方法**。例如：病人說：「我怎麼復健那麼久了還是沒有進步？」護理人員回答：「你一定是不認真做復健才會這樣。」或是護理人員要給病人早上飯後的藥物時，發現他正在吃早餐，護理人員說：「你一定是賴床，才會到現在還在吃早餐。」如此易流於主觀，讓病人的感覺、看法無法做充分的表達。若護理人員向病人表示：「胃口好嗎？慢慢吃，我約15分鐘後再來，可以嗎？」相信給病人的感覺完全不同，也有助於護病關係的建立。
不適當的保證(false or inappropriate reassurance)	又叫「假保證」，是指**護理人員對無能力處理、控制的問題，卻用安撫的字句來安慰病人的方式**。例如：一位脊髓損傷病人哀怨地訴說自己再也不能行走的事實，而護理人員卻說：「沒那麼嚴重，你一定會好起來的。」如此**易造成病人不切實際的期望**，甚至認為護理人員並非真正關心病人的感受。
與事實不符合的讚許(giving approval)	**即護理人員給予病人與現況不符合的稱讚**，例如：病人剛開完刀，無精打采的躺在床上，護理人員看見之後卻說：「你的精神看來很不錯喔！」如此會讓病人覺得被敷衍與欺騙，而不相信護理人員所說的話。

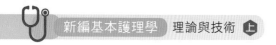

▼ 表3-3　非治療性溝通行為（續）

技巧	特性及範例
批判的態度 (criticize)	**即護理人員用個人的標準評量病人的意見與行為，並對其表示負向、排斥的看法。**例如：護理人員對病人說：「你怎麼會這樣做呢？」、「你實在是太讓我失望了。」或是背對著病人和病人說話。因為護理人員和病人的關係，不像朋友關係一樣允許私人感情介入，如此的言行易傷害病人的自尊，且影響護病關係的進行。
使用下結論式的給予指示勸告 (advising)	即護理人員直接告知病人相關健康的指示內容（立即給予忠告或建議），例如：「不做復健怎麼會好呢？」、「你應該要多認真做復健才是。」如此會讓病人覺得無力，甚至覺得沒有表達自己意見或感覺的權利。
超過負荷 (overlaoding)	即同時連續提出許多問題，讓病人無法仔細回答、思考。例如：「你腹痛是什麼時候開始的？很痛嗎？是怎樣的痛？以前會不會這樣？怎樣會比較不痛？」如此容易增加病人的壓力及緊張程度，反而無法確實回答護理人員所欲收集的資料。
視病人的煩惱為一般性 (belittling feeling expressed)	即護理人員未深入了解病人的問題，就採敷衍的態度對待之。例如：病人說：「護士小姐，我的肩膀好痛！」護理人員回答：「做復健，哪個病人不痛？」如此很容易讓病人覺得護理人員並非真正關心他的感受，下次有問題也就不再尋求護理人員的協助。
防衛的態度 (defending)	是指未確認原因即對他人所說的話予以反駁，例如：病人抱怨：「吃你們醫院的藥好像沒什麼效果？」護理人員回答：「不會吧！我們醫院都是用最好的藥。」如此會讓病人覺得護理人員過於主觀，不能了解病人的感受而無法溝通。
語言及非語言溝通方式不協調 (inconsistency)	於會談過程中，護理人員呈現語言及非語言溝通方式互相矛盾的情形。例如：大小便失禁的病人將排泄物拉的整床都是，護理人員協助病人換床單時從頭到尾都擺著張臭臉，病人很抱歉的直說：「對不起！對不起！」而護理人員則仍舊臭著臉說：「沒關係。」如此，將讓病人感受到護理人員的不一致，阻礙溝通的進行。

九、溝通的評值－行為過程記錄

1. 定　義

　　護理人員利用**回溯**的方式，將自己與病人會談過程中所發生的種種情景、細節，包括語言及非語言溝通的行為表現，逐一記錄、分析檢討自我所用之溝通行為是否合宜，稱為**行為過程記錄（又稱過程實錄或溝通實錄，process recording）。其為護理人員自省性觀察的良好工具**，有助於護理人員：(1)自我省察及自我了解；(2)學習有效的溝通行為；(3)增進傾聽、觀察及收集病人資料的能力。

2. 格　式（表3-4~3-6）

▼ 表3-4　分項式行為過程記錄

我所聽到、看到及感覺到的	我所想的及所了解到的	我所說的及所做的	分　析
描述護理人員的語言及非語言溝通方式，包括所用的字詞、聲音、表情、動作及姿勢等	述說護理人員會談當時的感受	描述病人的語言及非語言溝通方式，包括所用的字詞、聲音、表情、動作及姿勢等	1. 護理人員的溝通行為及優缺點 2. 使用的相關學理 3. 個案語言及非語言溝通的意義

▼ 表3-5　敘述式行為過程記錄（三欄式）

個案的行為	護理人員的行為	分　析
描述病人的語言及非語言溝通，包括所用的字詞、聲音、表情、動作及姿勢等	描述護理人員的語言及非語言溝通，包括所用的字詞、聲音、表情、動作、姿勢及會談當時的感受等	1. 護理人員的溝通行為及優缺點 2. 使用的相關學理 3. 病人語言及非語言溝通的意義

▼ 表3-6　敘述式行為過程記錄（兩欄式）

互動過程	分　析
描述病人和護理人員的語言及非語言溝通方式，包括所用的字詞、聲音、表情、動作及姿勢等，另外亦可抒發護理人員在會談當時的感受	1. 護理人員的溝通行為及優缺點 2. 使用的相關學理 3. 病人語言及非語言溝通的意義

3. 書寫內容

完整的行為過程記錄應**包括病人的基本資料、溝通目的、情境、溝通內容及評值**等。

(1) 病人的基本資料：應詳細呈現，包括姓名、年齡、性別、診斷、入院日期、手術日期、護理日期等，以利了解病人的情況。

(2) 溝通目的：為此次會談希望達成的目標，應客觀、具體並且是可以評值的。

(3) 情境：情境指的是會談當時的情況，包括：(1)連續、有意義的20~30分鐘以上的時間，若遇年老或認知障礙病人則應更縮短；(2)地點；(3)會談當時人物、情境等的環境介紹。

(4) 溝通內容：溝通的內容可以分項式或敘述式的行為過程記錄格式記錄（見表3-4~3-6），**內容應真實、客觀呈現**，並包含病人及護理人員之語言及非語言行為。會談過程中，應避免一面會談一面記錄，或未經病人同意偷偷錄音。分析欄的部分則可包括：①病人語言及非語言溝通的意義；②護理人員會談時所用的溝通行為；③該溝通行為的優點或缺點；④若為缺點，則下次遇到相同情境時護理人員應如何修正該溝通行為；⑤相關學理。

(5) 評值：評值的內容包括：①溝通目的是否達到？②護理人員從此溝通過程中學到什麼？有何困難？如何改進？及③此次發現病人可能的護理問題為何？讓護理人員確知在此次互動過程中，原先計畫的內容是否達成，並作為下次會談深入探討、改進的依據。

情境模擬案例分析

1. **基本資料：**

    姓名：李○○　　　床號：10F01B

    年齡：67歲　　　　性別：女

    慣用語言：國、台語

    診斷：糖尿病控制不佳(DM, poor control)

    住院日期：2/5

    護理期間：2/9迄今

2. **溝通目的：**了解個案發病前有關糖尿病的症狀及其對糖尿病的認知情形。

3. **情境：**2月9日上午10:00~10:20，在10F01雙人病房內，A床的病人去做檢查，而B床我的個案正坐在床旁椅上休息。因個案的床位在窗邊，又沒拉上床簾，所以室內光線充足。案夫坐在陪客床上，陪個案看電視。

4. **溝通內容：**

互動過程	分析
護生：（面帶微笑走入病房）[1] 「妳好，我是XX護專的學生，我叫林娟。未來這三個禮拜我在這裡進行基護實習，會來照顧妳[2]。」	1. 以非語言溝通表示友善的態度。 2. 此為「識別個案、建立指引」，有助於個案對護理人員的認識及互動時間的了解。
個案：「好啊！」（點頭，直視護生）[3]	3. 個案願意接受護生的照顧。
護生：「我可以怎麼稱呼妳呢？[4]」	4. 以「開放式的溝通」了解個案覺得舒適的稱呼，有益於護病關係的建立。
個案：「嗯…（做思考狀），叫我阿媽好了[5]。」	5. 「阿媽」為個案覺得舒適的稱呼。
護生：「阿媽，那我可以和妳談談有關妳糖尿病的情形嗎？[6]」	6. 此為「閉鎖式的溝通」，希望徵求個案的同意以收集其有關糖尿病的訊息。
個案：「什麼情形？」	
護生：「妳住院之前有出現任何糖尿病的症狀嗎？[7]」（內心有點緊張，怕個案不理我）	7. 此為「閉鎖式的溝通」，可了解個案有無出現糖尿病的症狀。
個案：「沒有特別去注意耶！[8]」	8. 個案對糖尿病的症狀不太清楚，可能有「知識缺失」的護理問題。
護生：「像是多吃、多尿及多喝水的情形呢？[9]」	9. 此為「集中焦點」，可了解個案所出現有關糖尿病的症狀。
個案：「沒有！[10]」	10.個案未自覺有糖尿病症狀。

互動過程	分析
護生：「那妳為什麼會住到醫院裡面來呢？」[11]	11. 此為「澄清」，希望了解個案為何會被診斷為糖尿病而住院。
個案：「……」[12]（低頭思索約1、2分鐘）	12. 個案似乎有難言之隱。
案夫：「妳問這個要做什麼？」[13]（從陪客床上站起來）	13. 家屬出現了防衛機轉，有可能是已討論到問題的重心。
護生：「沒有啦！只是想知道阿媽有沒有糖尿病的症狀而已。」[14]（心跳好快，不知如何是好？）	14. 護生因為害怕而「改變話題」，如此易讓會談主題無法繼續。應將此對話修改為「因為我想了解，阿媽既然沒有出現糖尿病的症狀，又為什麼會因為糖尿病而住院呢？」
案夫：「這個病歷上不是都有記錄？妳都沒在看嗎？」[15]	15. 指責護生未事先了解個案的病情。
護生：「有啦！只是想說……」[16]（害怕的說不出話來，真想馬上逃離現場）	16. 護生因未做準備，故經案夫責怪後不知該如何應對，而出現「防衛的態度」，如此易讓溝通受阻、無法繼續。
個案：「你不要嚇人家了。（手輕輕揮開她先生，並轉身對護生說話）來，妳繼續問沒關係。」[17]	17. 個案幫護生解圍。
護生：（好像遇到救星的感覺）「阿媽，那你們家族中有沒有糖尿病的病史？因為阿媽妳有可能是遺傳來的。」[18]	18. 護生未確實了解個案問題的所在，即「過早下結論」，此為不適當的溝通行為。應問「阿媽，那你們家族中有沒有糖尿病的病史？」即可。
個案：「（思索了一下）我們家族中應該沒有糖尿病的遺傳才對。」[19]	19. 個案認為案家沒有糖尿病病史。
護生：「那阿媽妳怎麼會有糖尿病？」[20]	20. 此為「集中焦點」，護生想進一步探詢個案出現糖尿病的原因。
個案：「我也不知道！（現場沉寂了約1、2分鐘的時間）」[21] 案夫：「（對個案說）妳不是說10點要去打電話給×××？都10點多了。」 個案：「對喔！（於是轉身對護生說）不好意思，我要出去。」	21. 此為「沉默」，護生用此時機克制自我不安的情緒，並思考接下來的話題。
護生：「沒關係，那我下次可以再來和妳聊天嗎？」[22] 個案：「可以。」	22. 預約下次的訪視時間，也可以知道個案是否有意願繼續會談。
護生：「那我下次再來看妳喔！」[23]（如釋重負的離開病房）	23. 未做「結論」，如此較無法讓個案對會談內容有共同或具體的認知。下次記得要做結論。

5. 評值：

(1) 溝通目的是否達到？

溝通的目的沒有達到，因為我的溝通目的是在「了解個案發病前有關糖尿病的症狀及其對糖尿病的認知情形」。經過溝通之後我仍不知道個案發病前有哪些糖尿病的症狀，而且也沒有問到個案有關糖尿病的認知情形。

(2) 護理人員從此溝通過程中學到什麼？有何困難？如何改進？

我在溝通過程中學到了，要事先了解個案的基本狀況，像病歷等相關資料一定要先看過，才不會像這次一樣被問到很尷尬，不知如何是好。而我的困難是不知道該如何和個案或是家屬繼續溝通下去，有時候真的很想逃離現場。看來下次和個案會談之前，我一定要好好把溝通行為看過一遍，並且找個人預演一次，才不會又出糗了。

(3) 此次發現個案可能的護理問題為何？

此次會談發現個案有「知識缺失」的護理問題。

課後活動

1. 請舉例說明治療性與非治療性溝通行為各五種。

2. 請說明症狀(symptom)與徵象(sign)的差異，並舉例說明之。

3. 與病人建立專業性人際關係的過程包括哪四個時期？

4. 專業性人際關係與一般社交性人際關係有何不同？

5. 試說明與病人建立良好護病關係的方法。

自 我 評 量

( ) 1. 下列哪一項不屬於專業性人際關係的特點？(A)建立在協助解決個案健康問題而存在的關係　(B)依照倫理守則進行彼此的權利與義務　(C)護病關係中需贊同病人的想法才能進行　(D)護病雙方的治療性關係有一定期限

( ) 2. 執行病人身體擦澡時，同時觀察其骨突處有無發生壓傷，屬於下列何種觀察種類？(A)旁觀性　(B)參與性　(C)自省性　(D)被動性

( ) 3. 護理師評估病人所收集的資料，下列何者為症狀(symptom)？(A)測量體溫：39.7度　(B)壓傷傷口紅、有異味　(C)聽診1分鐘腸蠕動為12次　(D)檢查血色素為8.7g/dL

( ) 4. 下列何項屬於治療性溝通技巧？(1)反映　(2)重述　(3)猜測　(4)批判。(A) (1)(2)　(B) (1)(4)　(C) (2)(3)　(D) (3)(4)

( ) 5. 張女士，因乳癌入院接受化療，住院期間非常關心血液檢查結果，依疾病病程，張女士現處於哪一階段？(A)開始期　(B)接受期　(C)恢復期　(D)結束期

( ) 6. 下列何者不是主觀症狀(subjective symptom)？(A)全身發癢　(B)口渴　(C)陳施氏呼吸　(D)心悸

( ) 7. 有關行為過程觀察與記錄方法，下列敘述何者正確？(A)為避免個案隱藏情緒想法，錄音錄影可不需事先告知　(B)會談者一面會談同時作記錄，可增加觀察資料的真實性　(C)配合觀察目的，可以選擇特定時間活動進行行為過程觀察　(D)記錄偏重於個案的語言和非語言行為，不關心當時的情境

( ) 8. 急診通知一位骨折病人將轉入病房，護理師開始查閱其電子病歷，收集相關資料，並準備入院用物，此屬於專業性人際關係建立的哪一期？(A)互動前期　(B)介紹期　(C)工作期　(D)結束期

( ) 9. 有關治療性溝通的敘述，下列何者錯誤？(A)以病人需要為中心　(B)目的為協助護理師解決常規問題　(C)須運用護理過程原理　(D)無時無刻都可能發生

( ) 10. 脊髓損傷病人說：「我再也不能行走，乾脆死了算了！」護理師回答：「努力復健後一定會好起來的！」下列何者為護理師的溝通行為？(A)與事實不符的讚許　(B)不適當的保證　(C)防衛的態度　(D)過早下結論

解答

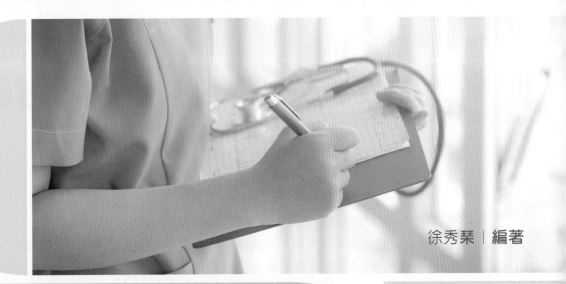

徐秀琹｜編著

記　錄
Record

04 CHAPTER

 學習目標 Objectives

1. 說出記錄的意義與重要性。
2. 描述有效記錄的原則與注意事項。
3. 分辨現況常見的記錄問題。
4. 認識臨床常見的醫學縮寫。
5. 了解護理記錄的種類，並能實際練習
   書寫各式護理記錄。
6. 了解病歷內容、常見記錄表單及注意
   事項。
7. 了解醫囑內容與處理方式。
8. 了解臨床護理資訊化的現況。

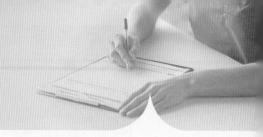

記錄的
基本概念
├─ 記錄的定義與重要性
├─ 記錄的目的
├─ 記錄書寫的原則－真實性、精確性、完整性、時效性、組織性、標準化
└─ 記錄書寫時的注意事項

護理記錄
的方法
├─ 傳統式記錄法－敘述性記錄法、系統性記錄法
├─ 以問題為導向的記錄－S.O.A.P.記錄法、S.O.A.P.I.E.R.記錄法
├─ 焦點式記錄法－「焦點」的獨特性、焦點式記錄法的格式
└─ 電腦化的護理記錄－護理記錄電腦化的重要性、護理記錄電腦化的效益

病歷的內
容及保存
├─ 病歷的內容
└─ 病歷的保存－病人住院期間、病人出院或死亡後

醫　囑
├─ 醫囑的處理－醫囑的種類、處理醫囑時的注意事項
└─ 醫學常用的縮寫字
　　├─ 病歷內容方面
　　├─ 藥物治療方面
　　├─ 醫院相關部門（單位）與
　　　　成員職稱方面
　　└─ 檢查與檢驗方面

護理交班報告

前言 FOREWORD

　　護理記錄是展現護理專業重要的一環。藉由完整護理記錄可提供醫療小組成員正確、連續性及有價值的訊息，以便能掌控病人的問題，提供病人適時的護理需求，更進而提升護理品質。另一方面，在目前消費者意識日益高漲的情況下，如何完整、有效、確實的記錄不僅在法律上可以保障醫療小組成員，並且也維護了病人的權益。

4-1 記錄的基本概念

一、記錄的定義與重要性

　　記錄(record)是指「將某段時間內所發生的事實記載下來」；而醫療記錄(medical record)亦即病歷(chart)記錄則是指專業的醫療小組成員根據病人的診斷或是在某段時間內與病人間的互動，包括觀察、護理及治療等情形，依實際發生的現況，以有效、具體的文字呈現。完整、確實的記錄在醫療照護上極為重要，不但可以提供醫療成員所需的訊息，用以促進病人照護上的安全、效率，並提出解決其健康問題的方針，更進而提升醫療照顧的品質。

二、記錄的目的

1. **溝通**：**溝通是記錄最主要的目的**。記錄可提供重要的資料，包括對病人的照護計畫、治療目標和病人對照護的反應，以及提供醫療小組成員有關病人的檢查、檢驗報告等重要參考訊息。醫療小組成員經由查閱記錄，可達有效的溝通聯繫，了解病人完整的健康問題資料，**有利於護理評估**，同時可避免不必要的重複詢問、不當治療及護理措施，減少對病人造成的困擾及浪費醫療資源，進而達到持續性與一致性的護理。

2. **教育**：護生在臨床上參與護理病人的工作，經由熟悉了解病歷記錄內容，可協助實習學生更清楚認識各種不同的疾病過程及護理措施。一份完整的病歷記錄包括疾病臨床症狀、疾病診斷、治療過程、護理計畫、檢查結果及病人的行為反應等。臨床教學也透過病歷記錄來教導實習學生識別病人的健康問題、鑑別診斷、護理評估、護理措施及討論分享各種治療方式，護生可從臨床醫療記錄資料中與課室教學的學理相印證，使專業知識更為精湛，因此，是一種深刻而有效的學習方式。

3. **評估**：醫療小組成員自病人入院即開始收集完整的相關資料，並記錄於病歷中，包括基本資料、入院方式、過去病史、現在病史、目前服藥情形、過敏史、診斷檢查及身體評估等

訊息。醫療小組成員正確的記錄評估資料，並運用相關資料**確立病人的健康問題，提供擬訂護理目標、護理計畫及護理活動的參考**。

4. **研究**：病歷記錄可顯示病人的治療狀況、特殊用藥情形、護理措施等，亦可統計出疾病的盛行率、合併症等。由於病歷記錄內容豐富，因此可提供研究調查者所需要的研究統計資料。例如臨床上針對治療癌症的新藥效果測試，研究調查者必須回顧所有使用過該藥患者的病歷記載，經由病歷記載的統計分析，而得知新藥對疾病的治療效果。

5. **審核**：醫療機構中藉由醫療小組成員的病歷記錄可得知病人是否得到適當的照護，透過定期審核病歷記錄也可看出醫療照護的品質，並作為醫療院所中人事考核、獎懲及升遷的依據。另外，醫院評鑑時，醫療記錄也是稽核重點要項，**記錄內容可反應醫療品質的優劣**，作為將來改進的參考。

6. **法律證明文件**：病歷記錄屬於法律的證明文件。病歷記錄內容囊括病人治療期間的診斷檢查、治療、用藥、照護情況及接受治療的情緒反應等。舉凡醫療糾紛、保險理賠、犯罪刑責歸屬、遺囑查證等重要的證據，皆需引用病人的病歷記錄，因此，完整且確實的病歷記錄是保障病人及醫療小組成員的重要因素。而醫療機構所產生的醫療糾紛常導因於病歷記錄不當，包括：(1)當事件發生時未能記錄正確的時間；(2)未能盡速記載口頭醫囑及未於事後完成簽名；(3)為節省時間於活動前先完成記錄；(4)日期記錄錯誤。

7. **提供醫療費用償還的證明**：病歷中記載病人完整的疾病診斷檢查、治療項目及護理措施等醫療記錄。中央健康保險署設定某些疾病的住院天數，作為醫療給付的依據，就病人權益而言，完整的病歷記錄有助於日後向保險機構澄清補償額外住院時間的費用，而中央健康保險署和保險公司亦依據醫療小組成員的病歷記錄給付醫療費用給醫療機構。

三、記錄書寫的原則

為增進病人照護的品質，提供其個別性護理，並維持病歷記錄品質，書寫病歷記錄時，須考慮下列原則：

（一）真實性 (Factual)

病歷記錄須詳實並清楚記載病人所呈現的主觀資料(subjective data)與客觀資料(objective data)。

1. **客觀資料：包括醫療小組成員所測量、儀器所檢測的資料，及其所觀察到、聽到、聞到、觸摸到的訊息，皆需根據具體評估記載。一些模稜兩可、籠統的字句，如「似乎」、「看起來」、「不錯」、或「差」等應避免使用**，例如：護理人員在護理記錄中記載「病人似乎對明天的檢查很焦慮」，記錄中未陳述護理人員對病人與焦慮相關的具體觀察行為，或因焦慮而產生的生理反應等客觀資料，此種記錄內容便很難將病人的相關資料以真實性、具體性的方式傳達給其他醫療小組成員。

2. **主觀資料**：包括病人或家屬的主訴及主觀的感受等資料，應確實書寫於病歷記錄中，不要參雜護理人員的主觀判斷或偏見，例如：我認為、我覺得，可以〝〞或「」等符號表示病人或家屬的主訴。例如：病人主訴「我覺得下腹痛得好像鑽子在鑽。」

（二）精確性 (Accurate)

　　病歷記錄中精確的記載病人各項檢查、檢驗數值，可顯示病歷資料的具體性及正確性，同時可從中觀察其健康問題的進展，以便評值病人所接受的治療及護理計畫結果，進而考量是否調整治療（護理）計畫。

　　護理記錄之精確性內容，如「四小時自解尿液量250c.c.」，而非「病人小便已自解」；又如「薦骨處有一4×5cm^{2}傷口，無紅腫、滲液、異味的情形」，而非「傷口癒合情形佳」。下列為書寫記錄時確保精確性之注意事項：

1. 病歷記錄內容應避免錯別字，不正確的用字會偏離記錄內文的原意。

2. **記錄者即為執行者，記錄完成後需簽上記錄者的全名及職稱**以示負責，若為電子病歷，臨床上大多以電子簽章的方式簽署，簽署後無法隨意更改，並具有法律效力，使用方式為完成記錄後，於**24小時內**以衛生福利部醫事人員憑證IC卡插入讀卡機（圖4-1）並輸入密碼即可完成簽名。

3. 若為護生書寫病歷記錄時，在記錄書寫完畢後，除了**護生簽上全名外**，還需請臨床指導老師或主護護理人員緊接著簽署確認，如：SN李明惠／N3方怡君。

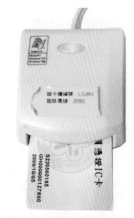

+ 圖4-1　醫事人員電子簽章

4. **若書寫發生錯誤時，需在錯誤處劃兩條線，同時在線上方註明"error"並簽上全名，不可用修正液、橡皮擦或墨水塗擦**，以防成為不合法的記錄。例如：

error SN李明惠／N3方怡君

3PM主訴腹脹不適，叩診~~左下腹~~右下腹部呈鼓音。SN李明惠／N3方怡君。

（三）完整性 (Complete)

　　臨床上可運用各式評估指引收集病人的健康相關資料，如戈登(Gorden)11項健康功能評估，可用於收集與病人健康問題相關的主、客觀資料及行為表徵。完整的病歷記錄亦包括醫療小組成員提供給病人的診斷治療、護理措施、反應及評值等。**病歷記錄的內容須力求完整及確實**，以使病人的資料能清楚地傳遞給相關醫療小組成員，達成彼此有效的溝通，且可避免因資料重複收集的過程對病人造成困擾及時間的浪費。

（四）時效性 (Current)

具有時效性的病歷記錄可適時反映病人最新的病情進展，增加病歷記錄的準確性、減少資料的遺漏及重複收集，**因此記錄應掌握時效，不可累積至下班後再書寫**。醫療機構中，護理人員在病人單位書寫病歷記錄，能立即記錄病人最新的病情進展，而需確實記錄發生時間的情況包括：(1)生命徵象；(2)臨時給藥及治療時間；(3)檢查和手術；(4)入院、出院、轉出或死亡；(5)病情轉變；(6)因病情轉變所進行的治療。

（五）組織性 (Organized)

記錄內容主要是能與醫療小組成員溝通，故文詞結構需具組織性。護理人員在正式記錄前要仔細思考哪些情況需被記載，**按時間發生的先後順序有組織的呈現病人情況**，以成為具有法律依據的永久性記錄。

⮑ 無組織的記錄

給予病人vital signs. 體溫偏高，詢問家屬，家屬訴有稍微降低，昨日無排泄，精神倦怠，食慾不佳，家屬訴不喜歡吃外面的飯，給予衛教吃酸性食物或喝酸的飲料以增進食慾。／N1呂曉薇

⮑ 有組織的記錄

主訴：「右下腹傷口疼痛厲害，疼痛指數約6~7分；改變姿勢時疼痛加劇，疼痛指數約8~9分；昨晚服止痛藥後疼痛有緩解疼痛，疼痛指數約可降至3分。」皺眉、呻吟、冒冷汗、身體僵直維持一種姿勢、右下腹有一$3 \times 1cm^2$傷口，紗布覆蓋無滲液。協助維持舒適臥位、教導翻身時以手壓住傷口、依醫囑予止痛藥，續評估疼痛情形。／N1黃苓玉

（六）標準化 (Standard)

病歷記錄內容及各種記錄表單，如醫囑單、病程記錄單、護理記錄單等格式，需遵循各醫療機構規定，使用被認可的醫學專有名詞及縮寫，以達有效的溝通目的。

四、記錄書寫時的注意事項

1. 傳統上，**依各醫療機構規定**使用紅、藍、黑原子筆及或簽字筆**書寫病歷記錄**。一般而言，具法律效力的文件需以黑色筆書寫，同時文件複印時黑色字體的品質會較好；不可用鉛筆書寫記錄，以防內容被塗改或時間長久後字跡變模糊。目前許多醫學中心皆以電腦化完成記錄。

2. 除了被認可的英文專有名詞與縮寫外，病歷記錄內容不可中英文夾雜，拼字需正確，避免錯別字。

3. 護理記錄的時間欄為「**執行時間**」，而非「記錄時間」。

4. **書寫護理記錄者即為護理措施執行者**，不可假手於他人書寫記錄。

5. 每次**書寫記錄結束後須緊接簽上職稱、全名**。

6. 護理人員不可事先書寫記錄，須在協助病人接受治療或護理措施後，方可書寫護理記錄。

7. **書寫記錄須連續書寫，不可任意另起一行或留空白**，以防空白處被額外添加字句。若留有空白行，則劃一橫線槓除未被使用的空間。

8. 病人因故無法或拒絕接受治療、醫療處置或護理措施時，需依事件的真實性記錄。

4-2　護理記錄的方法

　　護理記錄是臨床病歷記錄的一部分，亦即護理人員在護理病人期間，運用護理過程收集與病人健康相關的主、客觀資料，經資料分析後，依目標提供病人個別性的護理活動後，觀察病人的反應及評值後所書寫的記錄。除了可表達臨床病人住院期間所出現的護理問題及護理人員照顧病人的護理過程以外，同時也是病人接受醫療、護理的法律依據，不能偽造、塗改或遺失。**護理記錄需由執行護理措施者親自書寫／輸入**，因此護理記錄是臨床護理人員不可避免的重要常規工作之一，既不可省略，又**必須實際、力求簡潔、完整**。常見的護理記錄方式包括傳統式、以問題為導向及焦點式的記錄法。

一、傳統式記錄法

　　傳統式記錄法為一種敘述性的記錄方法(narrative documentation)，主要是將醫療小組成員所提供的照護全部描寫下來。此種記錄方式較著重於個別性及完整性記載所有的照護事項，但也較浪費時間，而且在記錄上無法提供標準化（組織性）的資料。主要包括敘述性及系統性記錄法兩種。

（一）敘述性記錄法

　　是一種以**資料來源為導向**(source-oriented recording)的記錄方式，通常會按時間發生的先後，將病人的臨床症狀、**護理措施及反應等**，如同說故事般的依序記載。其優點為書寫簡單且能很快提供病人目前的照護訊息；然而，其缺點為病歷記錄資料內容較無組織、易於重複、閱讀時常需花費較多時間才能找到所需的資料。

　　以敘述性記錄法書寫護理記錄的資料包括：(1)與病人健康有關的主、客觀資料；(2)護理人員所提供的護理活動；(3)病人接受診斷檢查或治療項目；(4)病人對治療及護理措施的反應；(5)病人病情突然改變；(6)病人、家屬與醫療小組成員互動的情形。

（二）系統性記錄法

系統性記錄法是將病人各生理系統的評估狀況記錄於各種經醫療機構設計好的表單中，如生命徵象記錄表、攝入及排出記錄單、身體檢查評估表、護理病歷等。

二、以問題為導向的記錄

以問題為導向的記錄法(problem-oriented recording, POR)最初於1964年由勞倫斯‧韋德博士(Dr. Lawrence Weed)所發表。當時此法的使用者為醫師，乃以病人「醫療問題為導向(problem-oriented medical recording, POMR)」的記錄方式。護理學家韓德森(Henderson)，於1978年則提倡護理人員運用以病人「健康問題為導向(problem-oriented health recording, POHR)」的記錄方式記載對病人的照護。

以問題為導向的記錄法主要是分析所收集的資料後，確認護理問題，再提供適當的護理計畫及評值等，一連串以科學方法解決問題的過程。同時針對病人健康問題的優先次序列於護理問題一覽表中。其優點為資料的呈現較有組織及邏輯，且可立即清楚的看出病人的健康問題。主要記錄方法包括：

（一）S.O.A.P. 記錄法

S.O.A.P.記錄法廣為目前多數教學醫院所採行。主要記錄項目包括**主觀資料(Subjective data)、客觀資料(Objective data)、評估(Assessment)及計畫(Plan)**，記錄內容說明如表4-1所示。

▼ 表4-1　S.O.A.P.與S.O.A.P.I.E.R.記錄法的內容

記錄項目	說　明
S(subjective data)：主觀資料	・病人或家屬的主訴
O(objective data)：客觀資料	・觀察或實際由儀器所測量的結果、檢驗（查）結果、身體評估等資料
A(assessment)：評估	・經主、客觀的資料分析評估後，所確認的問題及導因
P(plan)：計畫	・依據護理問題，擬訂護理目標及護理計畫
I(implementation)：執行	・實際執行護理活動的情形
E(evaluation)：評值	・**評值護理活動後病人的反應、護理目標達成的情形、問題是否解決？**
R(revision/reassessment)：重新修訂或評估	・若問題未解決，重新評估原因或修訂計畫

（二）S.O.A.P.I.E.R. 記錄法

　　為改善S.O.A.P.記錄法中並未進行評值之缺失，因此，護理學者因應臨床需求，除原有之S.O.A.P.項目外，另增加執行(implementation)、評值(evaluation)及重新修訂或評估(revision; reassessment)三部分，記錄內容說明如表4-1所示。

三、焦點式記錄法

　　焦點式記錄法(focus charting, DART)是以病人為中心的護理記錄方式，主要是針對護理人員在護理過程中，依據病人的主訴、醫護人員觀察評估的**資料**(data)，找出病人最主要的健康需求焦點(focus)（可為護理診斷或護理問題），再依此需求執行**護理活動**(action)，經評值病人接受護理活動後的**反應**(response)，並提供與需求相關**衛教**(teaching)後（然而，有些醫療機構採用焦點的護理記錄，內容包含D.A.R.三項次，記載的內容與D.A.R.T.相同，只是A-Action部分為針對護理人員對病人的評估後，提出的護理計畫及措施，其中包含了「T」衛教部分）。以精簡、有組織、有系統的方式書寫護理記錄。其優點為容易使用、較有彈性，醫療小組成員在閱讀病歷記錄後能很快了解病人的健康需求及現況，因此，可以廣泛適用於臨床工作者。

（一）「焦點」的獨特性

　　「焦點式記錄法」相較於「以問題為導向的記錄法」，兩者皆是護理師於護理評估時，發現以護理問題為主導的記錄，但「焦點式記錄法」亦可記錄與病人相關的事項，如：病人的行為、健康情況、有意義的事件、或是症狀／徵候，如：發燒、噁心、嘔吐等。其「焦點」的獨特性包括：

1. 是一種病人最擔心的事及異常的行為表現，如：疼痛、恐懼、呼吸困難等。
2. 是一種病人病況或表現的明顯改變，如：大量出血、發高燒、對人、事、物定向感的改變等。
3. 是護理診斷，為病況、症狀或護理問題的重點摘要「焦點」，故不應使用醫療診斷名稱。
4. 是病人在接受治療過程中一個明顯的事件，如：心導管術後回病房。

（二）焦點式記錄法的格式

焦點式記錄法的格式是由日期／時間、焦點(focus)及D. A. R. T. charting護理記錄等三種項目所組成，如表4-2所示。

▼ 表4-2　焦點式記錄法的格式

日期／時間	焦點(focus)	記錄項目	說　明
	主要的健康問題或需求	D(data)資料	・包括主觀、客觀的症狀異常行為表現、檢查的異常結果，目前病人有明顯意義及價值的資料，且與焦點相關的問題
		A(action)護理活動	・針對資料提出病人需求，立即所給予的護理活動及計畫
		R(response)病人反應	・病人對護理活動及治療的反應結果
		T(teaching)衛教	・針對健康問題所提供的衛教內容

⊃ 書寫範例

情況：　陳先生，55歲，3天前開始有畏寒、發高燒、呼吸不適的情況，至急診就醫，診斷為肺炎，故入院接受治療。隔天早上9點，陳先生主訴：「全身發燙，胸口緊緊的很不舒服，不知道什麼時候燒會退？晚上也因為一直發燒常醒過來，都睡不好。」

分別以敘述性記錄法、S.O.A.P.I.E.R.記錄法及焦點式記錄法書寫如下：

1. 敘述性記錄法：

日期／時間	護理記錄
20XX/6/14 09:00	主訴：「全身發燙，胸口緊緊的很不舒服，不知道什麼時候燒會退？晚上也因為一直發燒常醒過來，都睡不好。」觀察臉部外觀潮紅、面帶倦容、觸診皮膚熱熱的、口唇乾燥、臥床休息、T.P.R.：38^8, 92, 26；BP：130/86mmHg。協助減少被蓋、調節空調、冰枕使用、鼓勵每天至少攝取2,000~2,500c.c.的水分、執行口腔護理，並告知Dr.江宗其。／N2余小曼
09:15	依醫囑予Scanol 1＃po st及血液培養×III。續觀察體溫變化情形。／N2余小曼
09:30	依醫囑使用Scanol及冰枕使用20分鐘後，體溫下降至37^8℃，現入睡中，續觀察體溫變化情形。／N2余小曼

2. S.O.A.P.I.E.R.記錄法：

日期／時間	護理記錄
20XX/6/14 09:00	S：「全身發燙，胸口緊緊的很不舒服，不知道什麼時候燒會退？晚上也因為一直發燒常醒過來，都睡不好。」 O：面帶倦容、臉部潮紅、觸摸皮膚熱熱的、口唇乾燥、臥床休息、T.P.R.: 38^8, 92, 26；BP: 130/86mmHg。 A：體溫過高／因肺部炎症引起。 P：1.教導每天至少攝取2,000~2,500c.c.的液體。 　　2.提供發燒護理以減輕不適。 　　3.評估體溫變化情形。 　I：1.冰枕使用。 　　2.依醫囑予Scanol 1# po st。 　　3.依醫囑予血液培養。 　　4.協助減少被蓋、調節空調、執行口腔護理。 　　5.q4h監控生命徵象變化。 E：服用Scanol及使用冰枕後20分鐘體溫已下降至$37^8℃$。／N2余小曼

3. 焦點式記錄法：

日期／時間	焦　點	護理記錄
20XX/6/14 09:00	發燒	D：主訴：「全身發燙，胸口緊緊的很不舒服。」觀察臉部外觀潮紅、面帶倦容、觸摸皮膚熱熱的、口唇乾燥、臥床休息，T.P.R.: 38^8, 92, 26；BP:130/86mmHg。 A：1. 協助冰枕使用、執行口腔護理、調整被蓋與空調。 　　2. 依醫囑給予Scanol 1# po st、血液培養。 　　3. q4h監控生命徵象變化。 R：服用Scanol及冰枕使用後20分鐘，體溫已下降至$37^8℃$。 T：1. 衛教每天至少攝取2,000~2,500c.c.的液體。 　　2. 教導攝取高蛋白、高熱量的食物。／N2余小曼

四、電腦化的護理記錄

（一）護理記錄電腦化的重要性

　　醫院管理資訊化已廣泛應用於目前醫療照護體系，不論是財務管理、收費系統、出入院管理系統及各種檢查作業系統等。近年來，護理主管亦積極倡導電腦資訊系統能協助護理人員在業務上的需求，因此，護理計畫及記錄電腦化應運而生。研究顯示：醫院每班護理人員平均花在書寫護理記錄的時間約68~126分鐘。由此可見，書寫護理計畫及護理記錄十分費時。在現代重視品質控制與成本考量的趨勢下，以電腦系統取代人工書寫，將是臨床專業護理人員的趨勢，也能提供持續性病人護理記錄的完整與品質監測的依據。

（二）護理記錄電腦化的效益

護理記錄電腦化的目標在協助護理人員計畫病人的護理措施，提供正確的護理記錄，減少書寫時間及工作超時，也能促進護理人員與其他醫療人員溝通，並可提供未來研究的基礎，因此，護理記錄電腦化的效益可就臨床護理、護理管理及護理記錄三方面來看：

1. 臨床護理上：電腦系統為持續性的教育工具，可維持及加強護理人員臨床的護理技能。護理標準電腦化後，護理人員執行護理業務時，有依循的標準。因整體系統的處理快速，故可增強危機事件的處理，且每位病人每天所獲得的護理時數增加。

2. 護理管理上：減少人工書寫護理記錄的時間，並刪除人工作業時多種護理記錄牌的設置。

3. 護理記錄上：因電腦記錄的便利性，使護理記錄更具時效性、更有組織且清楚工整，記錄內容更為完整及正確。此外，可立即提供其他醫療人員所需的健康資料，以掌握病人情況。

4-3 病歷的內容及保存

一、病歷的內容

病歷內容的設計與要求是依各醫療機構的規定而制訂的，目前部分醫院實行的電子化病歷也是依據各家醫院的規定與配合的科技公司進行規劃，電子化病歷除了工整、方便還可以做院際的交流。每家醫院的頁面不同，但需記錄的內容大同小異，記錄時先點選病人的基本資料，再選擇要記錄的表單進行資料輸入，常見的病歷表單包括（以下為電子表單與紙本表單合併敘述）：

（一）生命徵象記錄表 (Vital Signs Sheet)

為最常見的圖形記錄法，依據醫囑開立時間測量生命徵象（常規為一天2次），將所測量數據立即圈點，再將前後連成曲線；電子化病歷則是將所測量數據輸入，電腦會將前後連成曲線，以利觀察其變化（表4-3、圖4-2）。

▼ 表4-3　生命徵象記錄表

生 命 徵 象 記 錄 表 (Vital Signs)

第　1　頁

姓　名	陳 大 明	病 歷 號 碼		床　號	11B	☑男 □女

日　　期	4/12	4/13	4/14	4/15	4/16	附 註
住 院 日 數	1	2	3	4	5	
手 術 後 日 數			op day	1	2	

時　　間：1. 5. 9. 13. 17. 21.（每日）

體溫脈搏呼吸曲線圖

附註：
(1) 藍 ○－○ 表示肛內體溫
(2) 藍 ●－● 表示口內體溫
(3) 藍 ×－× 表示腋下體溫
(4) 紅 ●－● 表示脈搏
(5) 黑 ●－● 表示呼吸

圖中標註：
- Admitted at 11:00
- Operated at 9:00
- Voren 1# supp at 17:00
- M.B.D at 17:00

血　　壓	110/70	108/70	120/82	114/76	104/70	124/78	130/80	104/74	100/72	124/82
體　　重	70kg									

	時 間	7-5	15-23	23-7	合計	7-5	15-23	23-7	合計	7-5	15-23	23-7	合計	7-5	15-23	23-7	合計	7-5	15-23	23-7	合計
攝 入	注 射 量												2500				2400				
	飲 食 量												NPO				500				
排 出	大 便 量			0		1/E		1/E					0	1			1	1			1
	小 便 量												2700				2200				

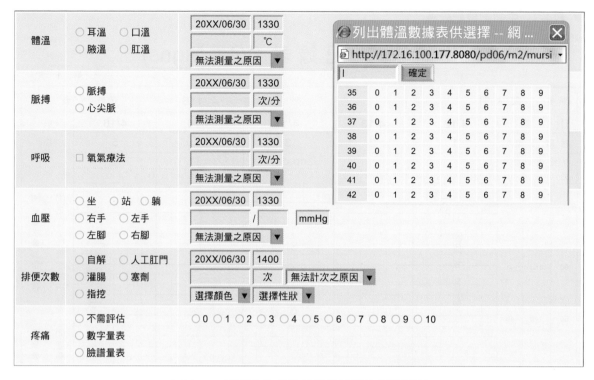

＋ 圖4-2　電子化生命徵象記錄表輸入模擬畫面

　　基本上，電子化病歷與紙本病歷的最大不同是，電子化病歷只要將數據輸入，電腦會直接呈現生命徵象記錄表上，以下為表單的內容：

1. 基本資料：
   (1) 紙本記錄：目前有電腦列印貼紙，內容包括姓名、病歷號碼、出生年月日、床號等。
   (2) 電子化病歷：先點選病人的資料後才能進入需記錄的單張，頁面上會呈現病人姓名、病歷號碼、出生年月日、床號、性別等，確認所點選的病人無誤即可進行資料輸入。

2. **日期、住院日數、手術（生產）後日數：**
   (1) 紙本記錄：日期與住院日數以藍、黑筆填寫；而手術或產後日數以紅筆填寫。
   (2) 電子化病歷：當病人入院、手術（生產）時，須把病人的資料輸入，電腦上會以藍、黑字呈現病人的入院日期與住院日數；而手術或產後日數以紅字呈現。

3. 體溫欄記錄的方式：
   (1) **體溫以藍筆實心圈畫記，每小格0.2℃；脈搏以紅筆實心圈畫記，心尖脈則以紅筆空心圈畫記，每小格4次；呼吸以黑筆實心圈畫記，每小格2次**（表4-4）。
   (2) **若遇體溫、脈搏、呼吸數值重疊時，記錄呈現的次序為：體溫→脈搏→呼吸，依順序先劃實心圈後以空心圈包圍於外**，例如：體溫與脈搏重疊時記錄為「◉」；而體溫、脈搏、呼吸重疊時記錄為「◉」。最後再與前一次測量的數據以**實線**相連，從所得之曲線圖可看出生命徵象的變化。
   (3) 呈現體溫符號時應以同一符號為主，若為不同方式測量的數據，在填入符號前，應先換算成相同的符號後再與前面的數據連線。

▼ 表4-4　體溫欄的記錄方式

項　目	體溫(T)	脈搏(P)	呼吸(R)
顏色	藍色	紅色	黑色
符號	●－口溫 ×－腋溫 ○－肛溫	●－脈搏 ○心尖脈	●
單位／每小格	0.2℃	4次	2次

4. **40℃以上欄位記錄內容：體溫表40℃以上欄位記錄皆需以紅筆記載**（表4-3），需記錄的項目包括：

    (1) **入院時間**(Admitted at ＿)。

    (2) **出院時間**（准許出院M.B.D. at ＿ 或自動出院A.A.D. at ＿ ）。

    (3) **送開刀房時間**(Sent patient to O.R. at ＿)或**手術時間**(Operated at ＿)。

    (4) **轉出時間**(Transferred to ＿ at ＿)或**轉入時間**(Transferred from ＿ at ＿)。

    (5) **生產時間**(Delivered at ＿)或**出生時間**(Birth at ＿)。

    (6) **死亡時間**(Expired at ＿; Deceased at ＿)。

5. **特殊的處置**：如：Voren 1# supp. at ＿ 可以藍筆記錄於體溫35~37℃之間，或以紅筆記錄於40℃以上欄位內，**高燒病人，經處理後下降的體溫應以紅色空心圈畫記**，同時與原來的藍色實心圈以**紅色虛線**相連（表4-3）；電子化病歷會依據輸入的體溫、脈搏／心尖脈、呼吸等數據用其代表的顏色連線後呈現於記錄表中，若是發燒的個案，在輸入經處理過下降的體溫之後同樣會以紅色空心圈呈現，並會在體溫表40℃以上欄位呈現處理方式，如：Voren 1# supp. at 17:00。

6. 體溫欄35℃以下欄位的記錄內容：

    (1) 血壓欄：血壓穩定者一天常規記錄2次，若血壓有變化需視情況密切監控並記錄。

    (2) 體重、身高欄：入院時測量一次，之後依醫囑定時測量；若醫囑無特別開立則每週應予測量一次；無法站立測量的病人用吊秤測量後須註明。

    (3) **攝入量欄：包括注射量、飲食量及管灌食量**，由大夜班護理人員總計前一天7AM到今晨7AM總攝入量，記錄於前一天欄位內。

    (4) **排出量欄：包括大便量、小便量及引流液量**，由大夜班護理人員總計三班總排出量，記錄於前一天的欄內。

    ① 大便量的記錄是排便次數，即指前一天8AM至今晨8AM的總排便次數而言。需將總次數及性狀登錄於前一天欄位內。

    ② **經灌腸才解便者，記錄方式為「次數／E」**，由負責護理人員將排便次數填寫於當班大便量欄內，如灌腸後解便2次，則記錄為「2/E」（表4-3）。

（二）入院記錄 (Admission Note)

　　醫師記載病人入院時資料的收集，包括一般資料、主訴、現在病史、過去病史、個人病史、理學檢查、臨床診斷及處理計畫（表4-5）。

▼ 表4-5　入院記錄

姓名		病歷號碼		床號		性別		出生日期		年　月　日

入院日期：20xx/6/23
　一般資料：(General Data)

　　　職業：
　　　　　商人
　　　種族：
　　　　　本省
　　　婚姻：
　　　　　married

　　主訴：(Chief Complaint)

Severe abdominal pain for several days

　　現在病症：(Present Illness)

　　The 48 y/o male is a patient of hypophageal cancer and esophageal cancer s/p Op and CCRT with abdominal lymph nodes metastasis. The last chemotherapy was in 92. 2 then chemotherapy was hold due to poor general condition. Unfortunately, he suffered from tea-color urine and white stools in recent one month. No fever but abdominal pain was complained. Because of severe abdominal pain in recent days, he visited our ER for help. At ER, CXR revealed LLL increased infiltration and pleural effusion. Left shift of WBC was revealed too. Low BP episodes was noted. General jaundice was noted and CT revealed liver hilar metastasis with obstructive jaundice. Under the impression of sepsis with shock episodes and obstructive jaundice, he was admitted for futher evaluation and treatment.

　　過去病史：(Past History)

1. Hypopharygeal and esophageal cancer s/p op and CCRT
DM: denied
Hypertension: denied
deneid any other systemic diseases

　　個人病史：(Personal History)

1. smoking, alcohol drinking, and betelnut chewing for 20-30 years and quited for 2 years
2. allergy: denied

　　理學檢查：(Physical Examination)

T:36.0/℃ P:90/min R:18/min BP:96/62mmHg
身高:167CM (20090623)　體重:48KG (20090623)
GENERAL APPEARANCE: general jaundice
　　　　　　　　　　Consciousness:clear
　　　　　　　　　　Dehydration:(+)
　　　　　　　　　　Edematous:(-)
HEENT:
　　　Sclera(Icterus):severe
　　　Conjunctiva(pale): mild pale
NECK:
　　　supple
　　　Thyroid enlargement:(-)
　　　Lymphadenopathy:(-)
CHEST:

（三）醫囑單 (Order Sheet)

　　記載醫師對於病人的診斷、檢查、治療、用藥等之記錄，護理人員在執行非獨立性護理措施時，須先行核對醫囑單的內容（表4-6）。完整的給藥醫囑須包括：

1. 開立處方的日期與時間。
2. 處方內容應注意病人姓名、床號、藥物名稱、藥物劑量、給藥時間、給藥途徑。
3. 開立處方的醫師必須簽上職稱、姓名以示負責。
4. 電子化醫囑在醫師開立後會呈現在該名病人的電子病歷中，通常在開立新醫囑後會有明顯的提示，同時紙本醫囑也會列印出來，負責的護理人員必須進行紙本的核對，於確認後簽名及寫上日期，電腦上也必須點選確認。

▼ 表4-6　醫囑單

姓名		病歷號碼		床號		性別		出生日期		年　月　日

類別	醫囑名稱					
	Admission order:					
	Admit to the service of Dr.					
	Diagnosis(1):					
	Diagnosis(2):					
	Diagnosis(3):					
	Diagnosis(4):					
	Condition: on critical					
	Vital signs:q6h					
	Activity:as tolerated in room					
	Allergy:no known allergy					
	Diet:					
	IVF					
	Lab & Exam:					
	PTCD					
	ALBUMIN					
	TOTAL PROTEIN					
	BILIRUBIN TOTAL(EMR)					
	PROTHROMBIN TIME					
	Medication:					

類別	藥品名稱	劑量	用法	飯前後	途徑	數量	流速
NEW	Ceftriaxone 500mg/vial(pc) inj. （已會感染管制專科:1）	2PC	Q12H		IV	7天	
NEW	Sennoside A+B calcium 12.5mg/tab	2PC	BID	PC	PO	7天	
NEW	Morphine HCl 10mg/tab (S-I)	2PC	Q6H	PC	PO	7天	
NEW	Fentanyl tts 50mcg/hr/patch(S-II)(ext.)	1PC	QOD		TOPI	7天	
NEW	Alginic acid 0.2gm+al(oh)3 etc./chewable	1PC	TID	PC	PO	7天	
NEW	Metoclopramide 3.84mg/tab(pc) *	2PC	TID	AC	PO	7天	
NEW	Potassium chloride (IVF) 15%, 20meq/1 mp (60B:每小時 run 60 cc in 1000 cc 點滴瓶)	1PC			IVF	7天	
DC-D	Clindamycin HCl 150mg/cap(pc) *	1PC	Q6H	PC	PO	7天	
NEW	Clindamycin phosphate 300mg/2ml/vial(pc)	2PC	Q8H		IVF	7天	

醫師:_____　　　執行護士:　　　　執行

（四）病程記錄 (Progress Note)

提供醫師用以記錄病人的現在病史、身體評估、治療計畫及病程進展等資料（表4-7）。

▼ 表4-7　病程記錄

姓名		病歷號碼		床號		性別		出生日期		年　月　日

S:
dizziness and vomiting
PTCD drainage amount slightly decreased
O:
T:36.8 /℃ P:80 /min R:17 /min BP:91/66 mmHg
Consciousness:clear
HEENT: Sclera(Icterus): (-); Conjunctiva(pale): (-)
NECK: Free movement:(+) Lymphadenopathy:(-)
CHEST:　Breathing sound: clear　　Heart : RHB, no murmur
ABDOMEN: Tactile: soft and obese
　　　　　Tenderness:(+) LLQ area, Shifting dullness:(-)
　　　　　Bowel sound:normoactive
　　　　　PTCD wound: clean
　　　　　　　　　　right PTCD dysfunction ?
EXTREMITIES: Pitting edema:(-); Free movement:(+)
A:
1. Cholangiocarcinoma with obstructive jaundice, Bismuth type IV s/p PCTD　　and revision , s/p chemotherapy with 5FU and LV
2. Abdominal pain, r/o stool impaction, r/o intraabdominal　　　　　lymphadenopathy compression
3. Macrocytic anemia
4. Vomiting and dizziness , favor Mst continuous related
P:
1. DC Mst continuous , Give Morphine (10) 1# p.o q6h
2. Arrange PTCD catherter change

藥名	劑量	用法
Potassium chloride (IVF) 15%,20meq/10ml/amp	1PC	
Magnesium oxide 250mg/tab *	1PC	Q12H
Morphine HCl 10mg/tab (S-I)	1PC	Q6H

　　　　　　　醫師:＿＿＿＿＿＿＿＿＿＿　　　　　主治醫師:＿＿＿＿＿＿＿＿＿＿

comments:

（五）護理記錄單

　　包括護理記錄（表4-8、圖4-3）、護理計畫表（圖4-4）、護理評估表（圖4-5）。

▼ **表4-8　護理記錄單**

姓名：林ＸＸ		病歷號碼：	ＸＸＸＸ		床號：	ＸＸ
時　間	09:00					
生命徵象	值	用藥及治療	系統名稱	評估項目	評　估　結　果	
BT	37	ON IV(6歲以上) (port-A到期)	皮膚系統 (Skin system)	皮膚溫度 (Skin temperature)	溫暖 warm	
HR	76					
RR	18			皮膚顏色 (Skin color)	粉紅 pink	
NBP S	130					
NBP D	80		呼吸系統 (Respiratory)	呼吸道 (Artificial airway)	通暢 free	
				分泌物清除方式 (Secretion hygiene)	自咳 cough	
				呼吸型態 (Respiratory pattern)	規則 regular	
				呼吸音(Breath sound)	正常 clear	
				呼吸速率	正常 normal	
			神經系統 (Neurologica)	意識(Consciousness)	清醒 alert	
				活 力 (Activity)	正常 normal	
			排泄系統 (Elimetarys)	排尿方式(urinary)	自解 normal	
				排尿情況(urinary)	正常 normal	
				尿液顏色(urine color)	正常 normal	
				尿量(urine amount)	正常 normal	
			循環系統 (Cardiovascu)	脈率(Pulse rate)	正常 normal	
			腸胃系統 (Gastro-Inte)	腹部(Abdomen)	正常 normal	
				腸蠕動音 (Bowel sounds)	正常 normal	
				大便次數 (Stool frequency)	1	
				大便型態 (Stool characteristics)	正常 normal	
				大便顏色(Stool color)	黃色 yellow	
				護　理　指　導		
				護　理　記　要		
			計　畫　表　名　稱			
			計　畫　開　始　時　間			
			計　畫　評　值　結　果			
			記　錄　者　姓　名			

| 林ＸＸ（女） | | 1245301 | | XXX/12/14（71歲） | | 主治醫師 | 王大華 | | 手術日期 | |
| 胸腔內科 | | 入院日期 | | 住院日期 | 20XX/06/01 | | 轉入日期 | |

| 護理記錄起迄時間 | 20XX/06/30 | 0900 | ～ | 20XX/06/30 | 1000 | 完成並列印 |

| 2020/06/30 | 0914 | BT：36.5℃，PULSE：78，RESP：17，BP：121/62mmHg | N1林玲媜 | 修改 |

張眼：4分(spontaneous)，語言：5分(alert)，運動：6分(obeys)，肌肉張力左上肢muscle power：5分，肌肉張力左下肢
muscle power：5分，肌肉張力右上肢muscle power：5分，肌肉張力右下肢muscle power：5分，活動力正常，脈搏正常，
呼吸音正常，呼吸速率與型態正常，腹部脹，腸蠕動音正常，大便次數（昨日）1次，大便型態正常，大便顏色黃色，排尿
型態正常，皮膚溫度溫暖，皮膚顏色黃疸，皮膚完整，水腫級數1，無壓傷，疼痛視覺類比量表(VAS)0分，

F：腹水
R：皮膚外觀完整，口腔無出血情形
I：皮膚外觀完整
F：潛在危險性損傷
D：血小板偏低，6/27 Plt：6,000
A：密切觀察生命徵象及其他出血症狀並做記錄
　　測量生命徵象(bid)
　　觀察分泌物、排泄物、嘔吐物
　　檢查皮膚、顏色的改變(tid)
　　觀察肢體末端溫度與彈性
　　評估病患與家屬的認知程度，並給予適當的指導說明易出血的原因
　　壓迫出血點及治療後局部適當加壓
T：衛教病患多臥床休息
　　衛教病患及家屬維持舒適、寧靜的環境
　　教導病患及家屬使用軟毛牙刷
精神可，活動力虛弱，呼吸平順，無腹痛，自述昨日解一次黃色軟便，皮膚外觀黃疸，無主訴皮膚搔癢情形，臥床休息中，
四周床欄使用，暫無家屬陪伴於旁。

✚ 圖4-3　電子化護理記錄模擬畫面

| 床號 | AB123456 | 病歷號 | 1234567 | 林○○ | 女 | 年齡 | 18 | 記錄者 | 李○○ |

FOCUS	☐ 問題追蹤	受衛教者	▼	記錄日期	
腹脹		焦點問題	腹瀉	
腹瀉		目標	
軟、稀水便		D：	
排便頻率增加＊次／天			
排便急迫		A：	
腸蠕動增加			
腸痙攣，疼痛指數		R：	

✚ 圖4-4　電子化護理計畫表模擬畫面

| 病歷號 | 001234567 | 姓名 | 王小華 | 出生日期 | XXX/01/01 | 性別 | 男 | 年齡 | 38 y |
| 科別 | 骨科 | 床號 | 11B | 入院日期 | 20XX/06/02 | 主治醫師 | 王大華 | 診斷名稱 | Tibial Fracture |

| 暫存 | 暫存並離開 | 完成並成為正式摘要 | 不儲存直接離開 |
| 入院資料 | 過去病史 | 家族病史 | 一般外觀 | 呼吸系統 | 神經系統 | 腸胃系統 | 泌尿系統 | 生殖系統 | 睡眠與休息 |

入院方式： ○步行 ○輪椅 ○推床 ○扶持 ○其他 ☐
語言： ○國語 ○台語 ○客語 ○英語 ○其他 ☐
教育程度： ○不識字 ○識字 ○國小 ○國中 ○高中 ○大專 ○研究所以上
職業： ○無 ○工 ○公 ○商 ○農 ○服務 ○學生 ○家管 ○退休 ○其他 ☐
婚姻： ○未婚 ○已婚 ○鰥／寡 ○其他 ☐
子女數： ○無 ○有 ☐ 男 ☐ 女
居住狀況： ○獨居 ○與配偶同住 ○與配偶以外的家人同住 ○其他 ☐
血型： ○A ○B ○O ○AB ○不詳

✚ 圖4-5　電子化護理評估表輸入模擬畫面

（六）會診單 (Consultation Sheet)

因應病人身體狀況的需求會診不同的醫療專科（表4-9）。

▼ 表4-9　會診單

姓名		病歷號碼		床號		□男 □女	出生日期	年　　月　　日

Request Dept_____ Dr._____ Consultation　　　　□ELECTIVE　□EMERGENCY
Clinical Summary:　　　　　　　　　　　　　　　　　　　　□able to visit OPD
　　　　　　　　　　　　　　　　　　　　　　　　　　　　□unable to visit OPD

KINDLY REQUEST YOUR
□ RECOMMENDATION
□ DIAGNOSIS
□ TREATMENT
□ TRANSFER, PRN　　　　Referred Dept_____
□ DISCUSSION
□ OTHERS　　　　　　　Intern_____Resident_____Attending_____

CONSULTANT'S NOTES

CONSULTATION SHEET

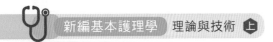

（七）檢查（驗）報告黏貼單

　　將歸類後的檢驗單，依照同類的檢驗單張黏貼於同一表單的左邊，同時需按日期的先後（由遠至近的日期）由下往上黏貼。

就緒		檢驗							
Bar Code 040600689		登錄日期：							
病歷號：		姓名： 陳○○	身份： 健保	卡序： AAI	出院日： ／　／				

開立日期	檢驗類別	序號	檢驗名稱	自	處方醫師	確認日期	收	印	確認
XX/06/30	生化		Cholesterol		王大華		☑	☑	☑
XX/06/30	生化		TG		王大華		☑	☑	☑
XX/06/30	生化		HDL		王大華		☑	☑	☑
XX/06/30	生化		LDL		王大華		☑	☑	☑
XX/06/30	生化		GPT		王大華		☑	☑	☑
XX/06/30	生化		HbAIC		王大華		☑	☑	☑
XX/06/30	生化		N-multistix（Strip法）		王大華		☑	☑	☑
XX/06/30	生化		Sugar AC		王大華		☑	☑	☑
XX/06/30	生化		Sugar PC 飯後血糖		王大華		☑	☑	☑
XX/06/30	生化		Creatinine		王大華		☑	☑	☑

✚ 圖4-6　電子化檢驗報告模擬畫面

（八）護理病歷 (Nursing History)

　　病人入院後當班負責的主護護理人員需完成資料的收集，最慢24小時內要完成記錄。資料內容包括病人基本資料、入院日期、入院主訴、過去病史、家族史、家庭成員、過敏史、身體評估及入院護理等。護理病歷的資料可做為病人此次入院的基準，以利日後病情變化的比較，同時從資料中亦可確認病人的護理問題（表4-10）。

▼ 表4-10　護理病歷

病歷號碼：ＸＸＸＸ　姓名：林ＸＸ　　　性別：男　　出生日期：ＸＸＸＸ　　　入院記錄者：李ＸＸ
入院日期：

入 院 主 訴	因發燒2-3天，至LMD治療無效，故至本院求助。

入 院 資 料	項　　目
主要照顧者	母
自述血型	不詳
來　源	急診
到院方式	步行
宗　教	無
婚　姻	未婚
陪伴人員	家人
語　言	國語
學　歷	專科
職　業	其他-建築師、工程師及有關專業人員

嗜　好	備　註
吸　菸	有（2天1包，已8-9年）
喝　酒	無

過　敏	內　容
食　物	無
藥　物	無

用　藥	備　註
用藥情形	無
用藥來源	無
病人自備藥物處理	無
處理自備藥家屬簽名	無

輔 助 物	備　註
固定假牙	有
隱形眼鏡	無
助 聽 器	無
義　眼	無
義　肢	無
助 行 器	無
外固定器	無
內固定器	無

入 院 護 理	備　註
自我介紹	
通知醫師	
環境介紹	
病室規則介紹	
貴重物品處理	
告知榴槤須處理過才能帶進醫院	
告知全院禁菸	

過 去 病 史	備　註
無	

家 族 病 史	備　註
無	

身 體 評 估	評估項目	評估結果
皮膚系統 (Skin system)	皮膚溫度(Skin temperature)	溫暖 warm
	皮膚顏色 (Skin color)	粉紅 pink
	皮膚完整 (Skin integrity)	完整 integrity
呼吸系統 (Respiratory)	呼吸速率	正常 normal
神經系統 (Neurological)	意識 (Consciousness)	清醒 alert
	張眼 (Eye open)	4分 (Spontaneous)
	語言 (Verbral)	5分 (alert)
	運動 (Motor)	6分 (obeys)
	活動力 (Activity)	正常 normal
排泄系統 (Elimetarys)	排尿情況 (urinary)	正常 normal
循環系統 (Cardiovascu)	脈率 (Pulse rate)	正常 normal
	體重	78kg
	身高	174cm
腸胃系統 (Gastro-Inte)	大便型態(Stool characteristics)	正常 normal

家 族 成 員	排行	存　歿	同住	年齡
父		存	是	48
母		存	是	46
姊	1	存	是	30

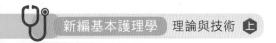

（九）出院護理摘要

　　病人從入院到出院的簡要記載，包括出院日期、出院診斷、回轉或轉院、出院狀況、出院護理指導及個案／家屬簽名（表4-11）。

▼ 表4-11　出院護理摘要

病歷號碼 ＸＸＸＸ	姓名：林○○	出院記錄者：李○○
出院日期 20XX/08/14	出院原因 病情穩定	出院活動力 自動
出院診斷 手指未明示及足趾之蜂窩組織及膿瘍		回診 需要
出院護理指導	**出院狀況**	
給予病人＊＊衛教手冊	出院日（前24小時）病人生命徵象穩定，體溫＊＊以下、血壓、呼吸及心跳速率正常	
＊＊傷口／＊＊導管／＊＊造瘻口照顧		
預防感染注意事項	無合併症、併發症	
沐浴及個人衛生	噁心、嘔吐或便祕、腹瀉現象緩解	
日常生活照顧	顆粒性白血球＞500/mm³，血小板＞30000/mm³	
乙種／傷病／重大／殘廢／死亡診斷書開立說明	有自我照顧能力	
個案／家屬簽名	能說出藥物的目的、劑量、頻率及副作用，並按時配合服藥	

（十）住院通知單

　　表單含括的訊息有病人的基本資料、診斷、住院日期、住院前預完成的醫囑（如：胸部X-ray、抽血檢驗、驗尿等）、保險類別、聯絡親友及醫師簽章（表4-12）。

▼　表4-12　住院通知單

姓　名		病歷號碼		□男□女 出生日期		年　　月　　日
科　別		□門診　　　□急診		□自費　　　　□健保		

部份負擔　□0部分負擔□1重大傷病□2分娩□3低收入戶□4榮民□5結核病□6勞保職業傷害、職業病

給付類別　□1職業傷害□2職業病　□3普通傷害□4普通疾病□5產前檢查□6自然生產□7剖腹生產

診　斷

論病例 □是_____　　同 一 疾 病 □是　　疑似院外感染　　等

計　酬 □否　　十四日再入院 □否　　□是（請填感染報告）　級

診斷名稱：

主診斷	次診斷1	次診斷2	次診斷3	次診斷4	意外傷害代碼	汽車交通事故 □是　□否

預定住院日期　第一順位　年　月　日　　住院地點 □台北□林口□復健□基隆□高雄□嘉義□鳳山

　　　　　　　第二順位　年　月　日　　護送方式 □救護車 □醫師 □護士 □家屬

預定治療檢查日期

□開刀　年　月　日　　病房配備 □普通隔離　□加護　□O₂

□震波碎石　年　月　日　　　　　　□保護隔離　□SUCTION　□呼吸器

□心導管　年　月　日　　共同照護

□　　　　年　月　日　　醫師代號　　主要負責醫師簽章

Admission Preliminary Order

心　電　圖
□1　EKG

X 光 檢 查
□2　CHEST P-A VIEW
3-1□CHEST LATERAL(LEFT)
3-2□CHEST LATERAL(RIGHT)
□4　PLAIN ABD.
5-1□K.U.B.(SUPINE)
5-2□K.U.B.(STANDING)
5-3□LOWER K.U.B.
6-1□L-SPINE A-P VIEW
6-2□L-SPINE LATERAL VIEW
6-3□L-SPINE(FLEXION VIEW)
6-4□L-SPINE(EXTENSION VIEW)
73□PELVIS AP VIEW
74□PELVIS AP VIEW(UPPER FEMUR)
75□PELVIS AP VIEW(SCALE)
76-1□HIP A-P VIEW(LEFT)
76-2□HIP A-P VIEW(RIGHT)
77-1□HIP LATERAL VIEW(LEFT)
77-2□HIP LATERAL VIEW(RIGHT)

血 液 檢 驗
□7　CBC(含 PLATELET 等 8 項)
8□HCT(HGB)
□9　RETICULOCYTE
10□PLATELET
□11 ESR
12□WBC DC
□13 BLEEDING TIME
14□CLOTTING TIME
□15 PROTHROMBIN TIME
16□APTT

生 化 檢 驗
□17　SMA 12/60 12 項
18□A/G
□19　BUN
20□TRICLYCERIDE
□21 SUGAR(AC)
22□SUGAR(PC)
□23 CA
24□P
□25 NA
26□K
□27 CL
28□GOT
□29 GPT
30□ALK-P
□31 BILIRUBIN T
32□BILIRUBIN D
□33 LDH
71□CREATININE(B)

尿 液、糞 便 檢 驗
□34　URINE ROUTINE
35□STOOL ROUTINE

□56　其他說明
REMARK

血 清 免 疫 檢 驗
□36　VDRL
37□ASLO
□38　CRP
39□BLOOD TYPING
□40 HBSAG
41□ANA
□42 CEA-EIA
57□AFP
□58 CA-125
59□CA-153

生 化 賀 爾 蒙 檢 驗
□60　T4
61□T3
□62　TSH
63□LH
□64　FSH
65□ESTRADIOL(E2)
□66　PROGESTERONE
67□BETA-HCG

核 子 醫 學 檢 查
□43　T4
44□T3
□45　TSH
46□LH
□47　FSH
48□ESTRIOL(E3)
□49　PROGESTERONE
50□BETA-HCG
□51 AFP
52□CEA
□53 CA-125
68□ESTRADIOL(E2)
□69 CA-153
70□HBsAg
□72 SCC

飲　　食
□54　SOFT DIET
55□FULL DIET

病床號碼		實際住院日期	年　月　日 上午/下午　時　分	經辦人

1.預定病房（請以1.2.3.標示優先順序）□單床 □雙床 □總床(3-5床)　2.欲僱請護工 □全日班 □半日班

3.您同意他人（含親屬）查詢您的床位資料嗎？□同意 □不同意（未勾選者，視爲同意）

4.是否希望本院曾長期照顧過您的醫師來會診嗎？□是_____科_____醫師 □否

5.住院人地址		住院人電話	(　　) 手機：
6.聯絡親友　姓　名		關　係 住院人之　　親友電話	(　　) 手機：

（十一）其他護理記錄表單

1. 攝入及排出記錄單：非常規記錄項目，依照醫囑測量時間和方式，正確記錄攝入及排出量（表4-13、圖4-7）。由大夜班護理人員總計**前一天7AM至今晨7AM的總量**，最後轉錄於「生命徵象記錄表」之攝入及排出欄中。**攝入量包括由口進食量、注射量、鼻胃管灌入量**等；而**排出量有大便量、小便量、引流管量、大量傷口敷料滲液**等。

▼ 表4-13　攝入及排出記錄單

姓　名				病 歷 號 碼				床　號			記錄日期		年　月　日	
時間	攝			入			量		排		出		量	
	注　　射　　量			飲		量	其　　他		尿　　量		大　　便		其　　他	
				累計	種類	C.C gm	累計		累計	CC	累計	C.C/性質	累計		累計
總計															

攝入量						排出量				
日期	時間	項目名稱	輸入量	輸入者		日期	時間	項目名稱	輸入量	輸入者
XXX/12/01	13:52	飲食量_液體（藥）	400.0	杜小華		XXX/12/01	14:00	尿量_導尿量	550.0	杜小華
XXX/12/01	13:52	飲食量_管灌（藥）	487.0	杜小華			合計	尿量	550.0	
	合計	飲食量	887.0				合計		550	
	合計		887				差異		337	
	差異		337							

➕ 圖4-7　電子化攝入與排出記錄模擬畫面

2. 胰島素注射記錄表（表4-14、圖4-8）。

▼ 表4-14　胰島素注射記錄表

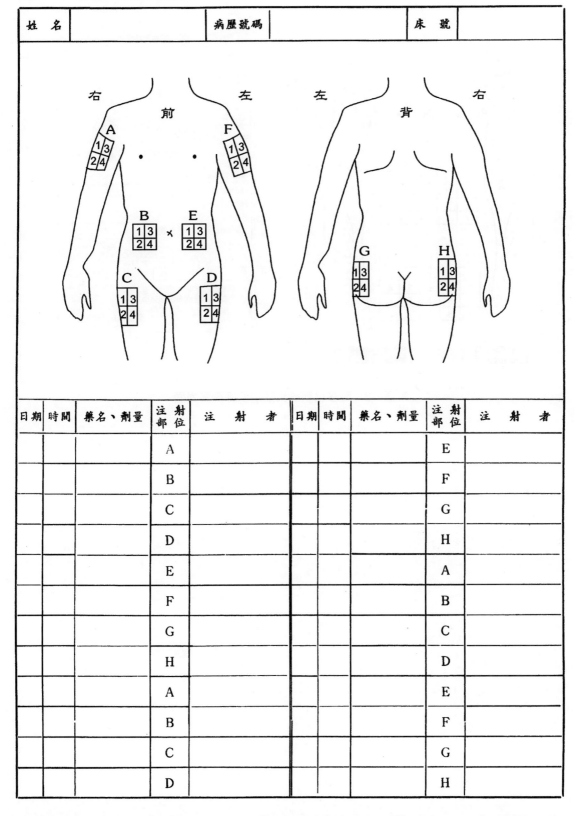

日期	時間	藥名、劑量	注射部位	注　射　者	日期	時間	藥名、劑量	注射部位	注　射　者
			A					E	
			B					F	
			C					G	
			D					H	
			E					A	
			F					B	
			G					C	
			H					D	
			A					E	
			B					F	
			C					G	
			D					H	

| 林ＸＸ（女） | 1245301 | XXX/12/14（71歲） | 主治醫師 | 王大華 | | 手術日期 | |
| | 胸腔內科 | 入院日期 | 住院日期 | XXX/12/01 | | 轉入日期 | |

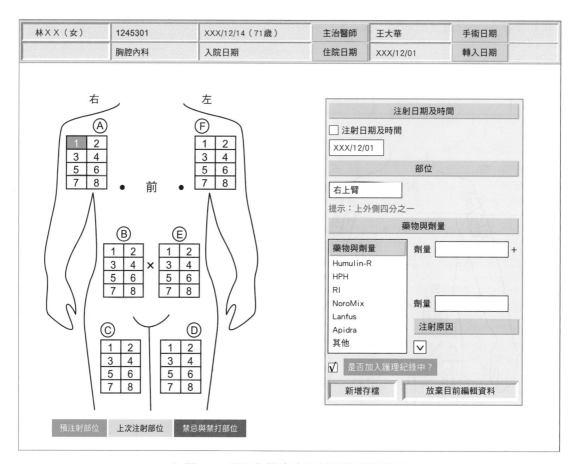

➕ 圖4-8　電子化胰島素注射記錄模擬畫面

3. 給藥記錄單(MAR)（表4-15、圖4-9）。

▼ 表4-15　給藥記錄單(MAR)

姓　名： 病歷號： 床　號： 性　別：　年齡：　　□病患開刀				醫　師：　　科　別： 疾病名稱： 過敏記錄： 日　期：　年　月　日　第　頁		

類別	藥　品　說　明	用法、用量	本日給藥量	時間	給藥時間及說明 1 2 3 4 5 6 7 8 9 10 11 12	退藥量
				PM AM 備註		
		首日量：	尚存：			
				PM AM 備註		
		首日量：	尚存：			
				PM AM 備註		
		首日量：	尚存：			
				PM AM 備註		
		首日量：	尚存：			
				PM AM 備註		
		首日量：	尚存：			

類代　別號	M－口服藥　　P－注射藥 S－水　藥　　E－外用藥	未服藥原因代號	△－檢查(NPO)　　X－病患拒服 ○－病患不在　　☆－暫停其他
藥 師	給藥中班護士	給藥夜班護士	給藥早班護士　　批價員

執行給藥記錄區間	20XX/09/09	0902	～	20XX/09/10	0930	查詢		
STAT醫囑	使用劑量	途徑	頻率	生效時間	結束時間	狀態		
N/S	500mL	IVD	St	20XX/09/10 1200		使用中		
執行日期時間		20XX/09/10	1230註					
長期醫囑	使用劑量	途徑	頻率	生效時間	結束時間	狀態		
Acetaminophen	500mg	PO	QID	20XX/09/09 1200		使用中		
20XX/09/09	1300註	1800註	2100註					

未服藥原因

拒絕	手術	禁食
病人外出	檢查	請假
暫停	洗腎	其他

✚ 圖4-9　電子化給藥記錄單模擬畫面

4. 疼痛指數記錄表（圖4-10）：以0~10分呈現，0分完全不痛；10分最痛，疼痛又稱為第五生命徵象，有些醫院歸納在生命徵象記錄表中；但因為不是全部的病人都有疼痛的問題，所以部分醫院將疼痛記錄表以另一份單獨表單呈現。

| 林○○（女） | 1245301 | XXX/12/14（71歲） | 主治醫師 | 王大華 | 手術日期 | |
| | 胸腔內科 | 入院日期 | 住院日期 | XXX/12/01 | 轉入日期 | |

| | 測量時間 | XXX/12/01 | 15:00 | |

☑ 加入護理紀錄

疼痛	○ 無疼痛	臉部表情	○ (0)無特別表情或微笑
			◉ (1)偶爾出現愁眉苦臉、畏縮的或淡漠的
			○ (2)經常或持續皺眉、咬緊牙關、下巴顫抖
	○ 無法評估之原因	腳	○ (0)姿勢正常或放鬆
			◉ (1)不舒服、焦躁不安、緊繃
	○ 數字量表(成人)		○ (2)踢腳或抬腿
		活動力	○ (0)平靜臥床、正常姿勢、能輕易移動
	○ 急重症(CPOT)		◉ (1)身體扭動、輾轉反側、緊繃
			○ (2)身體拱起、僵硬或痙攣
	◉ FLACC	哭泣	○ (0)清醒時或睡覺時沒有哭泣
			○ (1)呻吟或嗚咽、偶爾抱怨
			◉ (2)持續哭泣、尖叫或啜泣、頻繁抱怨
		安撫	○ (0)滿意的、輕鬆的
			○ (1)可藉由偶爾的觸摸、擁抱或談話使之分心
			◉ (2)難以被安慰或撫平
	總分7分	總分1~3分表示輕微疼痛；4-6分表示中度疼痛；7-10分表示嚴重疼痛	

＋ 圖4-10 電子化疼痛指數記錄模擬畫面

5. 護理治療卡(Kardex)：以縮寫或簡扼的文字摘要式記錄病人目前所接受的醫療照護。內容
會隨醫囑的變更而更新，故以鉛筆書寫便於修改，達到時效性。此外記錄可提供護理人員
檢驗當班工作的完整性，有備忘錄的功能，同時也是交班時重要的參考資料。病人出院後
此記錄卡可丟棄，不需存放於病歷內。記錄的內容有：病人基本資料、診斷、目前醫師開
立的治療措施（如：換藥、點滴給予、血糖測試）、活動方式、生命徵象測量方式、引流
管留置及測量時間、飲食類別、檢查（驗）項目等。目前部分醫學中心已改用電子化護理
治療卡(Kardex)，護理人員以電子化護理治療卡交班，及查詢病人的治療及護理措施（圖
4-11、表4-16）。

病患姓名：黃〇〇	病歷號：1234567	床號：A123	性別：男
住院日期：20XX/06/06	轉入日期：20XX/06/06	主治醫師：李〇〇	
入院主訴：胸痛呼吸喘到急診求治，轉至A123繼續治療		診斷：Diagnosis(1): Lung Ca.	
手術日期：N/A		過敏史：None	離開

生命徵象攝入排出

刪	醫囑內容
-	Vital Sign As Ward Routine

引流管路

插管日期	管路名稱	位置
20XX/06/08	Port-A	左鎖骨下
20XX/06/08	Foley	尿道
20XX/06/10	Pig tail	左肺

靜脈點滴

呼吸治療活動方式

刪	醫囑內容
-	Oxygen Inhalation
-	Steam or Nebulization

飲食

刪	醫囑內容
-	Diet as tolerated

輸備血

刪	醫囑內容
-	Prepare Blood PRBC: 2U

檢查檢驗會診

刪	醫囑內容
-	HGB, HCT

治療項目

刪	醫囑內容
-	Wound care with B-N oint QD

備註

- 生命徵象
- 呼吸照護
- 檢驗報告
- 檢查報告
- 會診病歷

✛ 圖4-11　電子化護理治療卡模擬畫面

▼ 表4-16　護理治療卡(Kardex)

(正面)

生 命 徵 象 測 量 時 間	攝入排出測量時間	飲 食 類 別	靜 脈 點 滴 給 予 法
引 流 管 類 別 及 測 量 時 間	呼吸治療方法	活 動 方 式	

其		他	治 療 項 目
體重：　　　頭圍：　　　腹圍：			

手 術 日 期	月　　日	手 術 名 稱	
醫 師	／	診 斷	

入 院 日 期	月　　日	轉 床 日 期	月　　日	血 型		過 敏 記 錄	
姓 名		病 歷 號 碼		床 號		□男　□女	歲

(背面)

檢 查 項 目	準 備 及 執 行 依 據	檢 查 項 目	準 備 及 執 行 依 據

6. 傷口記錄表（圖4-12）。

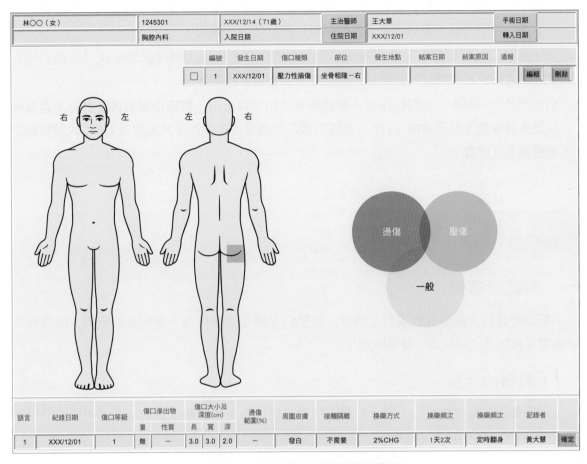

林〇〇（女）		1245301		XXX/12/14（71歲）		主治醫師	王大華		手術日期	
		胸腔內科		入院日期		住院日期	XXX/12/01		轉入日期	

	編號	發生日期	傷口種類	部位	發生地點	結案日期	結案原因	通報		
☐	1	XXX/12/01	壓力性損傷	坐骨粗隆－右					編輯	刪除

語言	紀錄日期	傷口等級	傷口滲出物		傷口大小及深度(cm)			燙傷範圍(%)	周圍皮膚	接觸隔離	換藥方式	換藥頻次	換藥頻次	記錄者	
			量	性質	長	寬	深								
1	XXX/12/01	1	無	－	3.0	3.0	2.0	－	發白	不需要	2%CHG	1天2次	定時翻身	黃大慧	確定

✚ 圖4-12　電子化傷口記錄模擬畫面

二、病歷的保存

病歷的保存可分為病人住院期間及病人出院或死亡後。

● 病人住院期間

1. **病歷不可攜出病房或放置在病人單位**，須放置在護理站之病歷架上，依病室床號先後依序排列，各種病歷單張的基本資料需完整，如：病人姓名、病歷號碼、床號及頁數。

2. 電子化的病歷存於電腦中，若將行動護理車推至病人單位時，應在離開電腦前將有病人資料的頁面關掉以維護病人隱私。

3. **非經病人、主治醫師的允許，護理人員不得洩漏病歷內容。**

4. **病人或家屬詢問有關病情、預後等問題時，應由主治醫師解釋說明，護理人員不可依病歷**直接予以解答。

⊃ 病人出院或死亡後

1. 病人出院、轉院或死亡後，必須將所有病歷表單重新整理裝訂成冊，再送至病歷室統一集中管理，醫療人員若需借閱需透過醫院的行政程序方可調閱。

2. 電子病歷目前持續朝向無紙化邁進，部分醫院在病人出院、轉院或死亡後已不需列印病歷，病人的資料會轉存於病歷資訊系統中，並依規定時間保存。

3. 病歷屬於醫院財產，由醫院保管。依據醫療法第70條指出，**醫療機構的病歷應指定適當場所及人員保管，並至少保存7年；未成年者之病歷至少應保存至其成年後7年；人體試驗之病歷需永久保存。**

4-4 ♥ 醫　囑

一、醫囑的處理

醫師根據病人病情進展或變化情形，給予病人開立診斷檢查、藥物及治療後，由護理人員處理或執行之，即稱為「醫囑處理」。

（一）醫囑的種類

因醫囑執行時效性質的不同，醫囑的種類可概分為長期醫囑(standing order)與臨時醫囑(stat order)。

⊃ 長期醫囑 (Standing Order)

自醫師開立醫囑日起即為醫囑的有效期間，直到該醫囑停止前皆需執行，如Acetaminophen (250mg) 1# P.O. qid，此醫囑的意思為Acetaminophen口服1顆，一天4次，持續使用直到醫囑開立停用為止。

1. 護理人員處理長期醫囑時，將醫囑內容謄寫於護理治療卡(Kardex)或核對給藥記錄單(MAR)後，於該醫囑前打「✓」（長庚醫院則於醫囑前、後皆打「✓」）並緊接醫囑後面簽上職稱、全名、日期及時間。已病歷電子化的醫院，在護理人員確認醫囑後，系統會自動將醫囑轉入Kardex與MAR。

2. 執行長期醫囑前必須將MAR或Kardex與醫囑核對，確認無誤後在MAR藥名前打「✓」表示已核對，接著再填寫小藥卡，以便給藥時核對（有些醫院直接以MAR核對無誤後給藥）。備完藥時先在時間欄打半勾「＼」，給完藥後，於MAR的正確給藥時間內以藍筆完成全勾「✓」並簽上給藥護理人員全名。

3. **p.r.n.醫囑為長期醫囑之一**，醫囑開立時必須依病人的情況，明確書寫指定間隔多久時間給一次，而護理人員必須在每次執行後，在護理記錄單上記載病人用藥的情形，如 Demerol 50mg I.M. q4h p.r.n. 。

4. 長期醫囑停止使用時，醫師於醫囑單上開立該項治療停止(D.C.)醫囑後，負責處理醫囑的護理人員將Kardex上以鉛筆書寫的停止使用醫囑用橡皮擦擦去，或在MAR上該項治療處以紅筆註明D.C.、日期、給藥護理人員職稱及全名。

● 臨時醫囑 (Stat Order)

1. **護理人員處理臨時醫囑時，先在該項醫囑前打一半勾「＼」**，若為給藥醫囑，則需視醫院規定謄寫給藥記錄單，**治療執行後完成全勾「✓」**（長庚醫院則於治療前先在醫囑前打「✓」；執行後再於醫囑後打一全勾「✓」），同時簽上職稱、全名、日期、時間。執行後需將病人反應、結果記錄於護理記錄單上。

2. **S.O.S.醫囑為臨時醫囑之一**，具有時效性，**必須立即且僅能執行一次，超過12小時未執行則自動失效。**

（二）處理醫囑時的注意事項

1. 若護理人員發現**醫囑開立不清楚**，或者對**醫囑有疑問、看不懂時，必須向開立醫囑的醫師查明清楚後才可執行**，切忌妄自猜測。

2. **護理人員對於「口頭醫囑」或「電話醫囑」須特別謹慎，最好有二位護理師在場確認。**與醫師確認病人姓名、床號、藥物名稱、劑量、途徑無誤後才可執行，且須在24~48小時內盡速請該醫師補開立醫囑並簽名；而護生因仍為學習者，臨床經驗不足，故**不能接受「口頭醫囑」或「電話醫囑」。**

3. 臨床上，醫師應在規定的時間和因應病人情況隨時整理醫囑，**當醫囑單出現「醫囑重整」(order renew)時，表示自「醫囑重整」以下之醫囑才為有效醫囑。**

4. 電子病歷的醫囑處理方式如同前述，長期醫囑經過紙本簽名確認及電腦點選確認後會將藥物及治療項目呈現在電腦的MAR單中，節省了謄寫的時間，也可減少錯誤率。

二、醫學常用的縮寫字

　　以下將依病歷內容、藥物治療、醫院相關部門（單位）與成員職稱及檢查與檢驗四方面介紹之。

（一）病歷內容方面

縮寫	中文	英文
A.A.D.	自動出院	against-advise discharge
A.D.L.	日常生活活動	activities of daily living
Adm.	入院	admission
B.M.	腸蠕動	bowel movement
B.S.A.	體表面積	body surface area
Bx.	活體切片	biopsy
C.C.	主訴	chief complaint
c/o	抱怨	complains of
D.O.D.	死亡日期	date of death
D.N.R.	不急救	do not resuscitate
Dx	診斷	diagnosis
E.D.C.	預產期	expected date of confinement
F.H.	家族史	family history
Hx.	病史	history
I & O	輸入與排出	intake and output
L.O.C.	意識狀況	level of consciousness
M.A.R.	給藥記錄單	medication administration record
M.B.D.	准許出院	may be discharge
O.H.C.A.	到院前心肺功能停止	out of hospital cardiac arrest
P.E.	身體檢查	physical examination
P.I.	現在病史	present illness
P.(M.)H.	過去病史	past (medical) history
P.O.H.R.	以健康問題為導向的記錄法	problem-oriented health recording
P.O.M.R.	以醫療問題為導向的記錄法	problem-oriented medical recording
P.O.R.	以問題為導向的記錄法	problem-oriented recording
R	處方、預後	prescription, prognosis
R/O	疑似	rule out
R.O.M.	全關節運動	range of motion
RX	治療	treatment
S.O.R.	以資料為導向的記錄法	source-oriented recording
W.N.L.	正常範圍內	within normal limits

（二）藥物治療方面

縮　寫	中　文	原　文
藥物劑型		
amp.	**安瓿**	ampoule
aq.	水溶性的	aqueous, aqua, water
Cap.	**膠囊**	capsule
dil.	稀釋	dilute
ext.	萃取物	extract
liq.	**液體**	liquid
oint. (ung.)	藥膏	ointment, unguentum
pil.	丸劑	pill
pulv., powd.	粉劑	powder
soln.	溶液	solution
Susp.	懸浮液	suspension
syr.	**糖漿**	syrup
tab.	錠劑；片劑	tablet
tinct.	酊劑	tincture
Supp.	栓劑	suppository
給藥時間		
a.c.	**飯前**	before meal
A.M.(a.m.)	上午	before noon
b.i.d.	一天兩次	twice a day
C.M.	明晨	coming morning
D.C.	**停止**	discontinue
hr.	小時	hour
h.s.	睡前	hour of sleep, bedtime
i.c.	兩餐間	inter cibus
M.N.	午夜	midnight
N.P.O.	禁食	nothing by mouth
$\bar{p}$	在…之後	after
p.c.	飯後	after meal
P.M.	下午	afternoon
p.r.n.	**需要時給予**	as needed, whenever necessary

縮 寫	中 文	原 文
q	每	every
qd	每天	every day
qh	每小時	every hour
qid	每天四次	four times a day
qod	**隔日**	every other day
S.O.S.	**必要時給予一次（12小時內有效）**	one dose if necessary
St.(stat)	**立即**	immediately
tid	一天三次	three times a day
給藥途徑		
A.D.	右耳	auris dextra, right ear
A.S.	左耳	auris sinistra, left ear
A.U.	雙耳	aures unitas, both ears
Hypo.	皮下注射	hypodermic injection
I.C.	皮內注射	intracutaneous injection
I.D.	皮內注射	intradermal injection
I.M.	肌肉注射	intramuscular injection
I.V.	靜脈注射	intravenous injection
O.D.	**右眼**	oculus dexter, right eye
O.S.	左眼	oculus sinister, left eye
O.U.	**雙眼**	oculus uterque, both eye
P.O.	口服	by mouth (per os)
p.r.	經由直腸	by rectum
S.C.	皮下注射	subcutaneous injection
S.L.	舌下的	sublingual
給藥劑量		
$\overline{aa}$	各一	ana, of each
ad.	加；加至	addetur, up to
$\overline{c}$	與	with
c.c.	毫升；立方公分	cubic centimeter
gm(g)	公克	gram
gtt.	**滴**	gutta, drop
I.U.	**國際單位**	international unit

縮　寫	中　文	原　文
kg	公斤	kilogram
L(l)	公升	liter
lb	磅	pound, libra
mEq	毫克當量	milliequivalent
mg	**毫克；千分之一公克**	milligram
ml	毫升；千分之一公升	milliliter
oz	盎司	ounce
$\bar{s}$	無	without
T.	湯匙	tablespoon
t.	茶匙	teaspoon

（三）醫院相關部門（單位）與成員職稱方面

縮　寫	中　文	原　文
B.R.	嬰兒室	baby room
C.C.U.	冠狀動脈疾病加護病房	coronary care unit
C.I.C.U.	心臟疾病加護病房	cardiology intensive care unit
D.R.	產房	delivery room
E.N.T.	耳鼻喉科	ears, nose, throat
E.R.	急診	emergency room
Gyn.	婦科	Gynecology
I.C.U.	加護單位	intensive care unit
Med.(M.)	內科	medical
Obs.	產科	obstetrics
O.P.D.	門診	outpatient department
Oph.	眼科	ophthalmology
Ped.	小兒科	pediatrics
P.O.R.	手術後病房	post operative room
Psy.	精神科、心理科	psychiatry, psychology
Surg.(S.)	外科	surgery
Uro.	泌尿科	urology
C.N.S.	臨床專科護理師	clinical nurse specialist
C.R.	總醫師	chief resident

縮　寫	中　文	原　文
H.N.	護理長	head nurse
L.M.D.	地方開業醫師	local medical doctor
L.P.N.	有照執業護理人員	licensed practical nurse
N.P.	專科護理師	nurse practitioner
P.N.	全責護理人員	primary nurse
R.	住院醫師	resident
R.N.	註冊護理人員	registered nurse
R.N.A.	麻醉護理師	registered nurse anesthetist
S.N.	護生	student nurse
V.S.	主治醫師	visiting staff

（四）檢查與檢驗方面

縮　寫	中　文	原　文
ABG	動脈血液氣體分析	arterial blood gas
A/G	白蛋白／球蛋白比率	albumin/globulin ratio
B/C	血液培養	blood culture
BE	鋇劑灌腸	barium enema
C.B.C.	全血球計數	complete blood count
C & S	培養及敏感性試驗	culture and sensitivity test
Ccr.	肌酸酐廓清率	creatinine clearance rate
C.S.F.	腦脊髓液	cerebrospinal fluid
C.T.	電腦斷層攝影	computerized tomography
C.V.P.	中心靜脈壓	central venous pressure
E.K.G. (E.C.G.)	心電圖檢查	electrocardiography
E.C.T.	電痙攣療法	electroconvulsive therapy
E.E.G.	腦電波檢查	electroencephalogram
E.M.G.	肌電圖檢查	electromyography
E.S.R.	紅血球沉降率	erythrocyte sedimentation rate
G.T.T.	葡萄糖耐量試驗	glucose tolerance test
G.C.S.	**格拉斯哥昏迷指數**	**Glasgow Coma Scale**
Hb.	血色素	hemoglobin

縮 寫	中 文	原 文
h.C.G.	**人類絨毛膜性腺激素**	Human Chorionic Gonadotropin
Ht.	血球容積比	hematocrit
I.C.P.	顱內壓	intracranial pressure
I.V.P.	靜脈注射腎盂攝影	intravenous pyelography
K.U.B.	腎臟、輸尿管、膀胱	kidney, ureter, bladder
L.F.T.	肝功能試驗	liver function test
M.R.I.	核磁共振攝影	magnetic resonance imaging
P.C.T. (P.S.T.)	盤尼西林皮膚試驗	penicillin skin test
P.P.D.	結核菌素試驗	purified protein derivative
P.T.	凝血酶原時間	prothrombin time
R.B.C.	紅血球	red blood cell
Sp. gr.	比重	specific gravity
spec.	標本	specimen
U/A	尿液分析	urinalysis
U/C	尿液培養	urine culture
US	超音波	ultrasound
V.D.R.L.	**梅毒血清試驗**	**venereal disease research laboratories**
W.B.C./D.C.	白血球計數與鑑別計數	white blood cell and differential count

4-5 護理交班報告

　　護理交班報告(change-of shift reports)為護理人員於每班護理工作結束後，統整病房的動態及照護病人的情況、檢查結果等訊息以書面或口頭報告方式傳達給下一班護理人員，主要目的是能達到有效的溝通，以提供病人持續性的照顧，進而提升護理照護品質。臨床上「口頭」交班方式包括團體交班、床邊交班、一對一個別交班及錄音帶交班。交班時，病人基本資料、目前狀況、病人相關治療、護理措施及接受醫護處置後的反應，以及提醒接班者的工作重點等，需陳述清楚。

護理交班報告

床號：123-1　　　病歷號：1234567　　　姓名：林○○

基本資料

輸入日期		主治醫師		診斷		

管路管理

開立日期	時間	管路種類	附屬耗材	材質	尺寸	位置	部位	固定長度	編號	到期日	拔管日期
20XX/04/16	13:00	Tracheostomy tube		一般塑膠	7.0Fr		頸部				N/A
20XX/04/20	13:00	NG		矽膠	16Fr		胃	60.0cm			N/A
20XX/04/30	09:51	2-Way Foley		橡膠	20Fr		尿道				N/A

輸入輸出

班次	輸入	輸出
白班	887.0	550.0
小夜	874.0	530.0
大夜	450.0	450.0

Vital Sign	【20XX/05/08 09:57】耳溫：36.6℃、NBP:130/76(94)mmHg右手躺、脈搏：101次／分監測生命徵象的變化、呼吸：12次/分維持呼吸道通暢，持續監測呼吸型態，視痰量給予抽痰。

病患護理問題

病患護理問題

開始日期	編號	健康問題
20XX/03/12	#1	呼吸道清除功能失效
20XX/04/25	#2	便秘

血糖／胰島素／傷口

胰島素注射紀錄

日期	時間	部位	藥物與劑量	無法注射原因	注射者
20XX/05/05	16:04	右上臂A1	RI 5U	無	徐小慧

傷口紀錄

編號	發生日期	傷口種類	部位	傷口大小及深度	換藥方式	紀錄日期
1	20XX/05/05	壓力性損傷	坐骨粗隆－右	3.0/3.0/2.0	2%CHG	20XX/05/05

✚ 圖4-13　電子化護理交班報告模擬畫面

護理交班報告內容包括：

1. 出院病人：註明出院時間、出院方式（允許出院、自動出院、死亡或轉出）及出院人數。

2. 入院病人（含轉入病人）：註明入院（轉入）時間、入院（轉入）方式及入院（轉入）情況。

3. 當天手術、生產或特殊檢查者：註明手術（檢查）名稱、時間、方式、病人反應及情況。

4. 手術、生產後三天內及病況危及者。

5. 病情或治療突然變化者。

6. 次日手術或特殊檢查者：註明手術名稱（檢查）、時間、方式、準備情形及注意事項。

7. 病房動態。

自｜我｜評｜量

( )1. 下列哪些方法可以取得病人客觀資料？(1)病人主訴　(2)運用儀器檢查　(3)家屬和親友的描述　(4)運用觀察技巧。(A) (1)(3)　(B) (1)(4)　(C) (2)(3)　(D) (2)(4)

( )2. 自2023年起，一位14歲氣喘病人，其病歷保存年限，下列何者正確？(A)至少保存至年滿20歲　(B)至少保存至年滿21歲　(C)至少保存至年滿25歲　(D)至少保存至年滿27歲

( )3. 有關護理記錄書寫的內容，下列何者最適宜？(A)左髖骨破皮傷口1公分×2公分，乾燥無滲液　(B)病人不配合營養師開立飲食治療計畫　(C)觀察產婦之產褥墊，惡露量多色紅　(D)病人多坐臥休息，進食量少食慾差

( )4. 焦點記錄法中D.A.R.T. (Data, Action, Response, Teaching)，不包含護理過程的哪個部分？(A)護理評估　(B)護理目標　(C)護理措施　(D)護理評值

( )5. 下列哪些屬於主觀資料？(1)家屬描述「他說肚子痛，一直皺眉頭」　(2)護生說「病人說他呼吸會喘」　(3)護理師觀察到病人解黑便　(4)病人血紅素值為8.8mg/dL。(A) (1)(2)　(B) (3)(4)　(C) (1)(3)　(D) (2)(4)

( )6. 高先生為第2型糖尿病病人，醫囑「RI 8 I.U. S.C. t.i.d. a.c.」，下列敘述何者錯誤？(A)1天給藥3次　(B)飯前30分鐘給藥　(C)藥物注入至肌肉層　(D)注射後可輕壓注射部位

( )7. 護理人員執行治療後於記錄中寫下：「10：00協助病人翻身，發現腳跟破皮傷口，給予傷口換藥」，此護理記錄未遵守下列何項原則？(A)準確性　(B)扼要性　(C)時效性　(D)組織性

( )8. 醫囑Demeral 10mg I.V. drip St.之含意，下列敘述何者正確？(A)需要時給予，由靜脈直接推注　(B)需要時給予，由靜脈滴注　(C)立即給予，由靜脈直接推注　(D)立即給予，由靜脈滴注

( )9. 下列哪些情況，會增加身體無感性水分喪失(insensible losses)？(1)腹瀉　(2)發燒　(3)呼吸短促　(4)使用利尿劑。(A) (1)(2)　(B) (2)(3)　(C) (3)(4)　(D) (1)(4)

( )10. 醫囑Coumadin 1# p.o. stat & q.d.×3 days then 0.5# p.o. q.d.，請問第5天時Coumadin應給予幾顆？(A) 0.5#　(B) 1#　(C) 1.5#　(D) 2#

解答

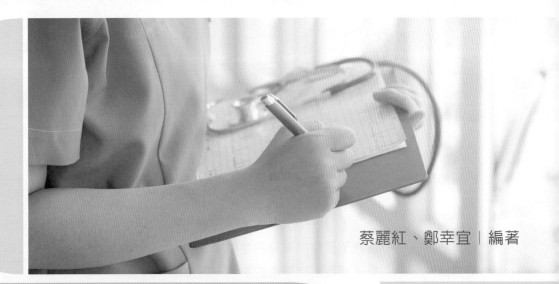

蔡麗紅、鄭幸宜｜編著

感染控制
Infection Control

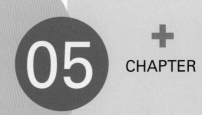

05 CHAPTER +

 學習目標 Objectives

1. 區辨與感染控制相關的專有名詞。
2. 了解致病菌的傳染模式與過程。
3. 了解院內感染的定義。
4. 了解院內感染的來源。
5. 了解造成院內感染的原因。
6. 了解院內感染所造成的影響。
7. 體認護理人員在院內感染控制上所扮演的角色。
8. 了解控制感染的方法。
9. 辨識各種清潔、消毒及滅菌的方法。
10. 辨識內科與外科無菌技術的差異。
11. 正確操作基本無菌技術。

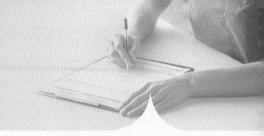

疾病傳染 — 感染原、傳染窩、傳染窩的出口、傳染途徑、易感性宿主
的模式　　的入口、易感性宿主

醫療照護 ┬ 醫療照護相關感染的定義
相關感染 ├ 醫療照護相關感染的來源－內生性、外生性
　　　　 ├ 造成醫療照護相關感染的原因
　　　　 ├ 醫療照護相關感染發生的菌種及部位－正常菌種、造成醫療照護相關
　　　　 │ 感染的微生物分類
　　　　 ├ 醫療照護相關感染所造成的影響
　　　　 └ 護理人員的角色

控制感染 ┬ 管制感染原 ┬ 清潔
的方法　 │ 　　　　　 ├ 消毒 ┬ 化學消毒劑
　　　　 │ 　　　　　 │ 　　 ├ 抑菌劑
　　　　 │ 　　　　　 │ 　　 └ 物理消毒法－煮沸法、巴斯德消毒法、
　　　　 │ 　　　　　 │ 　　 　 流動蒸氣消毒法、紫外線消毒法
　　　　 ├ 清除傳染窩 │
　　　　 │ 　　　　　 └ 滅菌 ┬ 物理滅菌法－高壓蒸氣滅菌法、乾熱
　　　　 │ 　　　　　 │ 　　 　 滅菌法、伽馬射線滅菌法
　　　　 ├ 控制傳染窩 │
　　　　 │ 的出口　　 ├ 氣體滅菌法－氧化乙烯滅菌法、過氧
　　　　 │ 　　　　　 │ 　　 　 化氫電漿滅菌法
　　　　 ├ 阻斷傳染途徑－內科無菌 ┤
　　　　 │ 技術、外科無菌技術　　 └ 化學劑滅菌法－過醋酸液體滅菌法、
　　　　 │ 　　　　　 　　 活性戊乙醛滅菌法、甲醛滅菌法
　　　　 ├ 控制易感性宿主的入口
　　　　 │
　　　　 └ 保護易感性宿主－維護天然的防衛機制、增進免疫機制

技　術 ┬ 技術 5-1　包布包裹法
　　　 ├ 技術 5-2　打開無菌包法
　　　 ├ 技術 5-3　鋪設無菌區域法
　　　 ├ 技術 5-4　使用無菌有蓋容器法
　　　 ├ 技術 5-5　使用無菌敷料鉗法
　　　 ├ 技術 5-6　將無菌物品放入無菌區域法
　　　 ├ 技術 5-7　倒無菌溶液法
　　　 └ 技術 5-8　戴脫無菌手套法

前言 FOREWORD

　　感染對任何人都會造成傷害，尤其是進入醫院中的病人。由於其本身抵抗力弱，加上暴露在致病菌的環境下或接受侵入性檢查與治療，因此較易被感染。當病人受到感染時可能會延長住院天數、增加經濟負擔及影響工作與家庭生活，甚至危及性命。因此，感染控制對護理人員是相當重要的，所以護理人員必須具備「感染鏈」的概念，才能有效的預防病人受到感染或控制感染的發生。

名詞解釋

　　在進入本文之前須先知道與感染控制相關的名詞解釋，包括：

1. **微生物**(microorganism)：肉眼看不到，必須以顯微鏡才可看到的微生物體。

2. **致病菌**(pathogen)：會引起感染的微生物體。

3. **感染**(infection)：致病菌進入人體內生長並繁殖，且分泌毒素或引起宿主抗原－抗體反應而造成疾病。

4. **感染原**(infection agent)：對易感性宿主可造成疾病的微生物（例如：細菌、黴菌、病毒、原蟲、寄生蟲等）。

5. **交互感染**(cross-contamination)：感染原經由一個人傳給另一個人。

6. **宿主**(host)：被微生物寄生、繁殖的人類或動物。

7. **帶原（菌）者**(carrier)：一個人或動物雖然沒有症狀，但卻帶著足以讓他人得病的致病菌。

8. **清潔**(clean)：去除肉眼可見的異物，以減少物體表面的微生物。

9. **消毒**(disinfection)：利用物理或化學的方法**殺滅致病菌**，但無法殺滅芽孢及過濾性病毒。

10. **滅菌**(sterilization)：利用物理或化學的方法**殺滅所有的微生物**（包括芽孢及病毒）而達到無菌的狀態。

11. **無菌**(asepsis)：經由滅菌作用而沒有任何微生物的存在。可分為：

    (1) **內科無菌**(medical asepsis)：又稱**清潔技術**(clean technique)，是一種將致病菌侷限在某一特定區域內，並且預防或控制致病菌直接或間接由一人或一個地方，傳播到另一人或另一個地方的技術，例如：**洗手、戴口罩、隔離措施**等。

    (2) **外科無菌**(surgical asepsis)：又稱**無菌技術**(sterile technique)，指保持無菌區域及無菌物品的無菌狀態之技術，例如：**更換傷口敷料、導尿、注射針劑**等。

12. **無菌區域**(sterile field)：以人工方式所鋪設的無菌範圍，通常只有無菌物品才可放入。

13. **消毒劑**(disinfectant)：用以殺滅致病菌的化學製劑。

14. **抑菌劑(antisepsis)**：用以抑制致病菌生長繁殖的化學製劑，通常無法殺死微生物。

15. **汙染(contamination)**：暴露於致病菌下，可分為：

   (1) 內科汙染：直接或間接接觸致病菌而造成的汙染。

   (2) 外科汙染：未經滅菌的物品接觸到無菌區域或無菌物品而造成的汙染。

16. **隨時消毒(concurrent disinfection)**：病人住院期間其用物及環境的消毒。

17. **終期消毒(terminal disinfection)**：**病人轉出或出院後，將其排泄物、所用過的物品或接觸過的環境徹底消毒的方法。**

18. **隔離技術(isolation technique)**：阻止致病菌傳播開來的預防措施，其目的是為了預防感染性疾病在病人、工作人員及訪客之間的傳播。

19. **保護性隔離(protective isolation)**：又稱反隔離，是為了**保護易感性宿主（如：接受化學治療者或器官移植者）以預防遭受感染的措施。**

20. **標準防護措施(standard precaution)**：主要是降低從醫院內已知或未知來源傳播微生物的危險性，感染來源包含所有的血液、體液、分泌物、排泄物（汗液除外）以及不完整的皮膚和黏膜等。

5-1 疾病傳染的模式

　　生活環境中，尤其是醫院或傳染病人接觸過的物品上都可能潛伏著致病菌，而使人發生疾病。這些致病菌可藉由各種傳播途徑而傳播開來。要成功的形成局部或全身性的感染必須要有**感染原、傳染窩、傳染窩的出口、傳染途徑、易感性宿主的入口**及**易感性宿主**等六個因素。這種傳播的過程稱為「感染鏈」，只要中斷感染鏈的任何一部分，即可遏止感染的傳播。

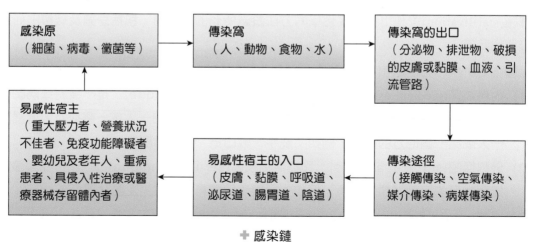

＋ 感染鏈

一、感染原(Infectious Agent)

　　人體致病菌主要有細菌、病毒、黴菌等，而是否造成感染主要是視微生物的數量、毒性或致病的能力、宿主的抵抗力等而定，如含有劇毒的致病菌只需要微小的量即可造成感染；相對的，毒性小的致病菌只要進入宿主體內的菌落數足夠時，亦能造成感染。

二、傳染窩(Source or Reservoir of Infectious Agent)

　　是指促進微生物生長與繁殖的居所，可為人體、動物、食物、水。每種微生物都有其不同的生活環境，一般均較喜歡溫暖而潮溼的環境，如：氧氣的潮溼瓶、集尿袋。以人類為例，可分成皮膚與黏膜、血液、呼吸道、腸胃道、泌尿道、生殖道等傳染窩。

三、傳染窩的出口(Portal of Exit)

　　是指微生物由原宿主的傳染窩離開的途徑。致病菌在傳染窩生長繁殖後，必須尋找出口以便進入另一個宿主並引起疾病。常見的出口有**皮膚與黏膜**（傷口）、**血液**、**呼吸道**（口、鼻、氣管內管、氣切）、**腸胃道**（嘔吐物、排泄物、引流物）、**泌尿道**（尿道口、人工膀胱）、**生殖道**（男性尿道口、女性陰道口）等。

四、傳染途徑(Mode of Transmission)

　　是指微生物傳播到宿主的方式。致病菌離開宿主後必須經過某種的傳染途徑，才能進入另一新宿主體內繼續生長繁殖。主要的傳染途徑有：

1. 接觸傳染(contact transmission)
   (1) 直接接觸(direct contact)：
       某人身上的致病菌經接觸而傳給另一人，例如：性行為。而醫院中則是藉由**醫護人員的手**將各種致病菌由甲病人帶到乙病人身上，如換藥、背部按摩、擦澡等，因此**是造成醫療照護相關感染的主要傳染途徑**。
       飛沫傳染是屬於直接傳染，某人呼吸道內所含的致病菌藉由咳嗽或打噴嚏，使得含有致病菌的飛沫，在距1公尺（100公分）內經由易感性宿主的口或鼻進入體內所造成的感染，如：嚴重急性呼吸道症候群(severe acute respiratory syndrome, SARS)、流行性感冒、H_1N_1新型流感。
   (2) 間接接觸(indirect contact)：
       藉由無生命的中間物質（如：導尿管、呼吸設備、儀器、針頭、敷料、床單等）將致病菌傳遞給易感性宿主。另外，**空氣傳染(air-borne transmission)**也是屬於間接傳染：某人呼吸道內所含的致病菌藉由咳嗽或打噴嚏，使得致病菌附著在空氣中細小的飛沫或塵埃漂浮達1公尺（100公分）以外，經由易感性宿主吸入所造成的感染，例如：肺結核、麻疹、水痘、退伍軍人症等。

2. 媒介物傳染：致病菌藉由受到汙染的水、食物、輸液製品或血液傳給易感性宿主，如：因輸血而得到**愛滋病**或B、C型肝炎；吃了受到汙染的食物而發生食物中毒。

3. 病媒傳染(vector-borne transmission)：**經由昆蟲或動物傳播致病菌所造成的感染**，如：蚊子傳播瘧疾、日本腦炎及登革熱。

4. 垂直傳染：病原體經由胎盤血液進入胎兒體內，如：B型肝炎和愛滋病。

五、易感性宿主的入口(Portal of Entry)

微生物經由易感性宿主的入口進入體內繼續生長繁殖。一般情況下，微生物離開與進入宿主體內的路徑是相同的，也就是說「傳染窩的出口」與「易感性宿主的入口」是同一開口，只是前者是原宿主而後者是新宿主，如：皮膚發生破損即成為微生物入侵的入口。

六、易感性宿主(Susceptible Host)

指較容易受到感染的一群人，其與對感染原的感受性（抵抗力）有關，易感性宿主包括免疫功能障礙者、重病患者、具侵入性治療或醫療器械存留體內者、及面臨過大壓力者等（見圖5-1）。對抗感染除了個體的防衛機制外，某些因素也會影響個人的感受性，以下分別介紹：

（一）人體正常的防衛機制

1. **皮膚**：完整的皮膚是**人體抵抗感染的第一道防線**；而脫落的表皮細胞，可移除黏附在皮膚外層的微生物；皮脂腺分泌的油脂具有殺菌作用。

2. **口腔**：完整的黏膜如同機械性障壁；分泌的唾液中含有溶菌酶而有抑菌的作用，且藉由唾液的分泌可沖掉含有微生物的微粒。

3. **呼吸道**：呼吸道上的纖毛可將微生物吸入黏液中，藉由咳痰予以排除；巨噬細胞可吞噬並破壞微生物。

4. **腸胃道**：胃酸可破壞不耐酸的微生物。

5. **泌尿道**：完整的上皮組織可預防微生物的侵入；尿流可清除泌尿道的微生物。

6. **陰道**：陰道內正常的菌叢可使陰道分泌物呈弱酸性，可抑制微生物的生長與繁殖。

（二）影響易感性宿主的因素

人體防禦感染原侵入的防線有四道，分別為：**皮膚與黏膜、發炎反應（白血球作用）、淋巴球作用、健全的免疫功能**。

1. **年齡**：嬰幼兒因免疫系統未成熟，使得免疫功能未發展健全；老人則因器官老化致使免疫功能減退。

2. **營養狀態**：如：疾病或食慾不振引起的營養缺乏會使抵抗力降低。

3. **疾病**：患有免疫疾病（如：愛滋病、淋巴瘤等）會喪失免疫功能；慢性病（如：糖尿病、癌症、慢性肝病、尿毒症等）會降低個體的抵抗力。

4. **藥物治療**：如：使用類固醇、免疫抑制劑、化學治療等都會降低個體的抵抗力。

5. **侵入性治療或醫療器械存留體內**：會破壞組織黏膜的完整性以及可能具有將致病菌帶入體內之危險。

6. **壓力**：壓力過大會使腎上腺素的分泌增加，而降低對抗感染的抵抗力。

7. **防衛機制不全**：如：皮膚黏膜破損、纖毛運動減慢、白血球減少等。

動動腦

同學們，住在宿舍裡常常會因有人感冒時，有些同學會遭受感染，但有些同學就不會，這是什麼原因呢？同學們運用感染鏈的概念來想想看喔！

5-2 醫療照護相關感染

一、醫療照護相關感染的定義

所謂醫療照護相關感染(hospital acquired infection; nosocomial infection)指的是病人住院期間因抵抗力減低或醫療行為以致於微生物侵入其體內所造成的感染，**不包括入院即有的或潛在的感染，但入院即有的感染是由上次住院執行的醫療措施所引起者亦可稱之**，如手術後的傷口感染，另外出院後48小時的血液及尿液感染及出院後1個月內的傷口感染皆算醫療照護相關感染。

醫療照護相關感染一般多發生於**住院72小時後**，但判斷是否為醫療照護相關感染和時間並無絕對相關，臨床上醫師可綜合臨床症狀、相關檢驗報告來作判定。

二、醫療照護相關感染的來源

（一）內生性

為病人本身已存有特定之細菌、病毒，通常存在於皮膚、呼吸道、腸胃道等，加上本身體質虛弱，致使細菌、病毒入侵而造成感染，此為最常見的致病因素。如：大腸桿菌由大腸轉到陰道或膀胱而引起陰道炎或膀胱炎。

（二）外生性

1. 微生物源自病人本人外的他人：如：院內其他病人、訪客、醫護人員及其他醫院內工作人員。他們本身可能即已患有活動性疾病或正處於病菌的潛伏期或是帶原者。
2. 潛在性的細菌：如：存在於病房內各種醫療用物、靜脈輸液、呼吸治療設備等，可經由執行醫療措施而造成醫療照護相關感染。

三、造成醫療照護相關感染的原因

1. 病人抵抗力低：住院病人因疾病、使用藥物及治療，如：糖尿病、器官移植、化學治療、放射線治療、服用類固醇等，致使抵抗力降低。
2. **抗生素的誤用或濫用**：使得微生物產生抗藥性或變異成更具危險性的菌種。
3. **侵入性治療措施與檢查使用增加**：如心導管、內視鏡檢等，使病人受感染的機率升高。
4. 正常防衛機制受阻。

四、醫療照護相關感染發生的菌種及部位

1. 需氧性革蘭氏陽性球菌(aerobic gram-positive cocci)：如金黃色葡萄球菌(*Staphylococci*)、鏈球菌(*Streptococci*)、腸球菌(*Enterococcus*)。
2. 需氧性革蘭氏陰性桿菌(aerobic gram-negative bacilli)：如腸桿菌科(Enterobacteriaceae)，包括大腸桿菌(*E.coli*)、克雷白氏桿菌(*Klebsiella*)、綠膿桿菌(*Pseudomonas*)、鮑氏不動桿菌(*Acinetobacter*)。
3. 厭氧菌(anaerobes)：鬆脆桿菌(*Bacteroides fragilis*)、困難梭狀芽孢桿菌(*Clostridium difficile*)。
4. 黴菌(fungi)：念珠菌屬(*Candida* spp.)。
5. 其他：臨床上因為抗生素的使用，使得有些細菌產生抗藥性，常見的抗藥性細菌如：MRSA（Methicillin抗藥性金黃色葡萄球菌；Methicillin-resistant *Staphylococcus aureus*）、ORSA（Oxacillin抗藥性金黃色葡萄球菌；Oxacillin-resistant *Staphylococcus aureus*）、MDRAB（多重抗藥性鮑氏不動桿菌；multidrug-resistant *Acinetobacter baumannii*）、VRE（Vancomycin抗藥性腸球菌；Vancomycin resistant *Enterococcus*）。

　　引起醫療照護相關感染發生的菌種以**金黃色葡萄球菌居多**，其次為**綠膿桿菌**及大腸桿菌。如依感染部位，台灣疾病管制署(Centers for Disease Control, CDC)在2018年調查醫學中心及區域醫院加護病房，發現以**血流感染**居首，其次為**泌尿道感染**及呼吸道感染。

五、醫療照護相關感染所造成的影響

1. 病人：因醫療照護相關感染使得病人的病情加重而增加其身心上的痛苦，嚴重時可能造成殘疾，甚而失去生命。也因此而延長住院天數、增加經濟負擔及影響工作與家庭生活。

2. 醫院工作人員：工作人員成就感降低及工作負荷增加，並且受到感染的機會增加。

3. 醫院：平均住院天數延長，使得病床流動率下降而減少收益，甚至有可能名譽受損及負法律責任。

4. 社區：出院病人帶出抗藥新菌種而汙染社區的環境。

六、護理人員的角色

1. 觀察並確認病人是否出現感染的症狀與徵象。

2. **接觸病人前後均應確實及正確的洗手。**

3. 執行技術時應確實執行無菌技術。

4. 醫療用品應有效確實的消毒及滅菌。

5. 與感染管制的政策相互配合，列入病人的護理計畫中。

6. 提供病人及家屬預防與控制感染的相關衛生教育。

7. 在整個感染管制的原則及政策執行，醫護人員的態度應一致。

8. 發現醫療照護相關感染的病人時應即時提報，必要時應做好隔離技術。

5-3 控制感染的方法

　　感染控制(infection control)是醫院及醫護工作人員為避免病人受感染所採取的行動，以及當病人發生感染時，治療該病人並預防其他病人與周圍人員（家屬、訪客及醫護人員）受到感染而採取的行動。

　　感染的發生是一個週期的過程，因此護理人員需具備感染鏈的概念，**只要中斷感染鏈的任何一部分，即可遏止感染的發生。**此方法包括：**管制感染原、清除傳染窩、控制傳染窩的出口、阻斷傳染途徑、控制易感性宿主的入口及保護易感性宿主。**以下分別敘述。

一、管制感染原

　　要減少致病菌的數量及降低其毒性以避免感染，必須依物品器械與組織黏膜接觸程度的差異，採不同層級的清潔、消毒、滅菌處理，以便有效管制感染原。醫院中所使用的物品有其一定的處理方式，其原則為：

1. 清潔處理：凡未與病人直接接觸的物品，如：地板、牆壁等，只要以清潔劑清洗乾淨即可。

2. 消毒處理：凡是與皮膚黏膜接觸的物品，必須經過消毒的處理，並以內科無菌技術操作。

3. 滅菌處理：凡是進入人體血管系統或組織內的物品，必須經過滅菌處理，並以外科無菌技術操作。

（一）清　潔

　　清潔不僅可去除微生物至最少程度外，亦可增加美觀、舒適，並可延長用物與器械的使用壽命，以及在消毒、滅菌的過程中更完全。清潔時應注意的事項包括：

1. 重複使用的物品在消毒或滅菌之前，應先清洗乾淨以去除殘留於表面的有機物，如：血漬、蛋白質、黏液、殘留的化學物品等，以達到有效、完全的消毒或滅菌。

2. 金屬類物品在清潔過程中不可使用鋼絲刷，以免磨損，可用軟毛刷代替，清洗後須立即擦乾以免生鏽。

3. 有絞環、卡鎖的器械，使用後應將可分離的部分分開，以免血液、黏液等有機物質積存並有利清洗。

4. **橡皮類物品應用冷水清洗，且須放置在陰涼處晾乾**，以免橡皮老化乾裂，並需注意內部有無粘連。

5. 清洗的水最好使用蒸餾水，以免腐蝕器具。

6. 清洗的水溫應低於45℃，以免蛋白質物質凝結。

7. 以肥皂粉或其他清潔劑洗滌後，必須以流動水充分沖洗，以完全去除殘留的清潔劑。

8. **剛沾染的血漬可用冷水或氨水去除；舊有的血漬可用過氧化氫溶液（H_2O_2，雙氧水）去除。**

9. 清除指甲油汙漬可用乙醚或丙酮(Acetone)；去除膠布痕跡可用乙醚、汽油或石油苯清(Benzine)。

10.具有傳染性的布單、器械隔離包裝後，必須先消毒再行清洗。

11.病房內家具表面的清潔應以溼布擦拭，以免塵埃飛揚。

12.地面的清潔應以溼拖把拖地，**避免使用掃把掃地，以免塵埃飛揚**；如有血液或分泌物汙染應用漂白水（次氯酸鈉）溶液拖地。

（二）消　毒

⊃ 化學消毒劑

　　化學消毒劑是以化學製劑採塗擦或浸泡方式，以達殺菌或抑菌的效果。

1. 影響化學消毒劑作用的因素：
   (1) 物品表面的清潔程度：物品表面不乾淨，會影響清潔劑與微生物的接觸，而有機物質會中和清潔劑，因此均會降低殺菌效果。
   (2) 濃度：一般而言，**濃度愈高則消毒效果愈好，唯酒精例外，其70~75%的殺菌效果較95%者為佳。**
   (3) 時間：**消毒時間越長，殺菌程度越高。**消毒時物品必須與消毒劑接觸一段時間，才能達到消毒的目的，不同的消毒劑有其特定的消毒時間。
   (4) 溫度：可使化學反應速率加快，但不可超過所能承受的極限，否則造成消毒劑的蒸發或分解，反而降低其效果。
   (5) 微生物的種類與數量：微生物數目愈多則愈難達到消毒的目的；另外殺死微生物的難易度依序為細菌繁殖體、黴菌與親脂性病毒→結核桿菌、親水性病毒→芽孢。
2. 選擇化學消毒劑的原則：
   (1) 殺菌效果迅速。
   (2) 不具揮發性、腐蝕性及刺激性。
   (3) 穩定性高，不易受外物（如：清潔劑、有機物等）的影響。
   (4) 價格低廉且便於操作。
3. 化學消毒劑的分類：
   (1) **高程度消毒劑：**可用於殺滅**部分有芽孢的微生物**，即可殺死**細菌的繁殖體**、結核菌、黴菌及病毒。一般消毒時間至少20分鐘。
   (2) 中程度消毒劑：則是用於皮膚消毒或水療池的消毒，可殺死細菌的繁殖體、結核菌、部分黴菌、部分親水性病毒及親脂性病毒。
   (3) 低程度的消毒劑：可殺死細菌的繁殖體、部分黴菌及親脂性病毒。一般消毒時間為10分鐘。
4. 常用的種類：常用化學消毒劑的種類如表5-1所示。

▼ 表5-1 常用的化學消毒劑

種類及作用機轉		使用濃度	臨床應用	特性	缺點	備註
酒精 使微生物產生脫水及凝固作用而導致**蛋白質變性**		33%	過去用於酒精拭浴，目前已不用此作法	1. 可殺死一般細菌的繁殖體（**芽孢及病毒除外**） 2. 屬於中程度消毒劑（70～75%效果最好）	1. 易受有機物影響 2. 具揮發性、易燃性 3. **對受損皮膚和黏膜有刺激性**	1. 消毒皮膚時應用力塗擦，自然乾燥則效果更好 2. 酒精性洗手（乾式洗手）的優點：省水、減少使用洗手乳、節省護理人力
		50%	背部護理及頭髮護理			
		70~75%	**消毒完整皮膚及體溫計**			
		90~95%	乾燥作用，常用於新生兒臍帶護理			
碘化合物 使微生物的蛋白質及核酸產生氧化作用	碘酒 (Alcohol povidone-iodine)	10%	消毒完整皮膚及消毒針劑表面	1. 是碘與陰離子化合物的混合體 2. 屬於中程度消毒劑（**對某些病毒、芽孢及黴菌無效**）	對組織有刺激及深染色反應	1. 碘酒因含有酒精，不能用於傷口組織 2. **碘釋放較慢，故消毒皮膚供注射時應等2分鐘**
	Scrub	7.5%	作為外科刷手用溶液			
	優碘 (Aqueous povidone-iodine; Betadine)	10%	**可用來消毒傷口**			
氯化合物 使微生物的蛋白質及核酸產生氧化作用	次氯酸鈉 (Sodium hypochloride) • 又稱漂白水(clorex) • 有效消毒濃度：將其調成500～5,000 ppm以上，如：5% 1c.c.＋水99c.c.＝500 ppm；5% 1c.c.＋水 9c.c.＝5,000 ppm	0.05%（稀釋100倍）	一般醫院環境表面的消毒（電梯、病床、手扶梯、地板）	1. 對細菌繁殖體、**病毒有效**，對芽孢無效 2. 屬於中程度消毒劑	1. 具腐蝕性 2. 有機物會降低其效果	1. 市售的漂白水有3%、5%、5.25%及6% 2. 浸泡引流液、嘔吐物，須浸泡20分鐘以上，再倒入沖水式汙物槽中（註1）
		0.5%（稀釋10倍）	引流液、嘔吐物的消毒			
		5.25%（漂白水）	**用於血液透析、水療池、洗衣房、浴室、廁所的消毒**			

▼ 表5-1　常用的化學消毒劑（續）

種類及作用機轉		使用濃度	臨床應用	特性	缺點	備註
氯化合物 使微生物的蛋白質及核酸產生氧化作用（續）	氯胍 (Chlorhexidine gluconate, CHG) 商品名： Hibiscrub、克菌寧	0.5%	用於乾式洗手	對結核菌、病毒及芽胞無效，屬於低程度消毒劑		消毒後等30秒後乾燥即可開始執行治療
		2~4%	用於完整皮膚消毒、刷手（註2）			
酚類化合物 破壞細胞壁及細胞質的蛋白質變性	來舒(Lysol)	1~5%	一般醫院環境的消毒，如：地板、家具、牆壁等	1. 對一般細菌、黴菌有效，對病毒、芽孢無效 2. 不易受有機物影響 3. 屬於低程度消毒劑	會腐蝕皮膚、黏膜	使用時必須戴手套
		10%	消毒排泄物、分泌物及傳染病患者的血壓計			
	甲酚(Cresol)	1:40	消毒器械			
		1:100	消毒排泄物			
四級銨化合物 破壞細胞膜的通透性，屬於陽離子界面活性劑	Zephiran	1:1,000	消毒皮膚、黏膜及醫院環境表面的消毒（如：地板、家具、牆壁）	1. 溫和、較無刺激性 2. 對病毒、芽孢、綠膿桿菌、分枝桿菌、結核桿菌無效 3. 屬於低程度消毒劑，臨床多當清潔劑使用	易受有機物（如：肥皂、蛋白質）影響而降低效果	
	10%Antiseptol	1:100~400	消毒器械			
		1:100	消毒皮膚、黏膜			

▼ 表5-1　常用的化學消毒劑（續）

種類及作用機轉		使用濃度	臨床應用	特性	缺點	備註
氧化物 氧化作用，可產生具破壞性的羥基（OH）自由基，作用在細胞膜的脂質、DNA，破壞細胞膜的脂肪與去氧核糖核酸	過氧化氫（H_2O_2），又稱雙氧水	1%	漱口劑	屬於低程度消毒劑	對皮膚有害，不適於皮膚、組織的消毒	
		3%	1. **去除血漬** 2. 清除氣管內管的痰液 3. 醫院環境表面消毒			
		6%	消毒軟性隱形眼鏡、呼吸治療裝置、器械、血液透析管路	屬於高程度消毒劑		

註：
1. 稀釋引流物及嘔吐物（液態物）時應以1:9之比例稀釋，須把液體物當溶劑；濃度的算法＝溶質／（溶質＋溶劑）；除非是糞便於馬桶內，漂白水應蓋過糞便的高度，而馬桶內的水約300c.c.左右，應當成溶劑。
2. Chlorhexidine gluconate(CHG)可以使皮膚上菌落數大幅降低，且作用時間較長、乾燥時間較短、副作用較少，美國疾病管制局建議大人和小孩（大於2個月）都使用2% Chlorhexidine gluconate消毒劑於中央靜脈導管放置技術的皮膚消毒，目前已有部分醫院推行以2% chlorhexidine gluconate來作為血流相關導管放置或手術前的皮膚消毒。

 動動腦

　　同學們，病房的地板、牆壁、病床、家具及浴室，可用哪些化學消毒劑來消毒呢？想想看喔！

⊃ 抑菌劑

1. 染料類：對核酸蛋白有抑制效果，可阻礙DNA複製而抑制細菌生長，但有染色的缺點。
   (1) 龍膽紫(Gentian Violet)：又稱紫藥水，1:500~1,000的溶液常用於白色念珠菌感染的鵝口瘡和黴菌感染的陰道炎，但用於G-6-PD缺乏症的病人時會造成溶血，故應避免。
   (2) 黃藥水(Rivanol)：有收斂與防腐作用，**用於蜂窩組織炎或血栓靜脈炎的局部冷敷，但是有傷口的部位不可以使用黃藥水溼敷，以避免傷口感染。**
2. 重金屬化合物：
   (1) 紅汞：又稱紅藥水，汞離子可與酶的硫氫基(SH)結合而阻斷其作用，致使蛋白質凝固變性，有抑菌及殺菌作用，但對芽孢無效。2%紅汞過去常用於皮膚、黏膜的消毒，但因含有重金屬汞，目前已逐漸淘汰，少用。
   (2) 硝酸銀：有殺菌、防腐及收斂作用，可促進細胞增生、去除肉芽組織使傷口癒合。**1~2%之硝酸銀眼藥膏常用以預防新生兒的淋病雙球菌感染。**

● 物理消毒法

1. **煮沸法(boiling)**：是一種最簡單、經濟的消毒法。僅可殺滅一般生長性的細菌，但對芽孢及病毒無效，故無法達到滅菌的效果。操作時注意事項如下：

   (1) 入鍋煮前應將物品清洗乾淨，但**傳染病患者使用的物品應先煮沸消毒後再予以清洗**。

   (2) **物品不可重疊放置**，如有活動絞環必須打開，以免影響與水接觸面積而降低效果。

   (3) **煮鍋內的水需蓋過物品1吋以上**，但總水量不可超過2/3鍋。此外，可在煮鍋水中加入2%碳酸鈉或0.1%氫氧化鈉(NaOH)，除了加強殺菌效果外，且可縮短消毒時間（約15分鐘）。

   (4) **玻璃類及陶瓷類物品應先用布單包好於冷水時放入**。

   (5) **橡皮類及金屬類物品應等水沸後再放入以避免粘連及生鏽**。

   (6) **消毒時間以水沸騰後開始計時**，一般以30分鐘為原則，而**橡皮類、玻璃類為10分鐘**。

   (7) 消毒器械時可加入少許醋酸，可避免產生鈣化物沉澱。消毒完後應以無菌敷料鉗夾取消毒物品。

   (8) **尖銳物品不適合用煮沸法消毒**。

動動腦

　　同學們，當同時有玻璃類及橡皮類物品需要煮沸消毒時，你應如何處理呢？應注意哪些事項呢？想想看喔！

2. **巴斯德消毒法(Pasteurization)**：當加熱至62℃持續30分鐘，即可殺滅致病菌的繁殖體，**常用於不耐高溫的飲品消毒**，如**乳製品、酒類、果汁**等。另有「瞬間高溫消毒法」加熱至130℃，消毒2~3分鐘也可得到相同的效果。

3. **流動蒸氣消毒法(free flowing steam)**：將物品以100℃的流動蒸氣消毒15~30分鐘，此是利用水蒸氣在物體表面凝聚，釋放熱量殺死病原體，常用於便盆及餐盤的消毒。

4. **紫外線消毒法(ultraviolet disinfection)**：是以3,000~4,000Å的波長進行消毒，由於穿透力較弱，因此僅可照射物品表面，殺滅一般細菌，但無法殺滅芽孢。主要方式有二：

   (1) 日光照射：必須在強烈的陽光下照射6~8小時，才能達到消毒效果，通常用於床褥、棉被、毛毯、枕頭等之消毒。

   (2) 人工紫外線：其**消毒所需時間為15~30分鐘**，一般用於空間（如：病房）或家具表面**之消毒**，使用時工作人員必須注意眼睛與皮膚的防護，以免受到傷害。

動動腦

　　同學們，當你照顧一個傳染病患者時，他有專屬用的血壓計，你應使用什麼消毒方式去處理他使用過的血壓計呢？想想看喔！

（三）滅　菌

➔ 物理滅菌法

1. 高壓蒸氣滅菌法(steam sterilization or autoclaving)：是目前醫院最常見且普遍使用的滅菌法。

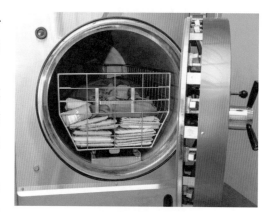

+ 高壓蒸氣滅菌鍋

 (1) 滅菌原理：利用一定的壓力所產生飽和蒸氣的熱與溼度，使微生物蛋白質產生凝結與變性，達到**殺滅所有微生物（包括芽孢與病毒）**的作用。

 (2) 滅菌過程：其滅菌成效視溫度、持續時間、壓力鍋容積大小、蒸氣流動速度、密度等因素而定。

 (3) 滅菌物品：適用於不會受溼熱損壞的物品及儀器設備（如：生理食鹽水、蒸餾水、手術衣、**布單**、紗布、治療碗、**敷料罐、手術器械**）及侵入無菌組織之醫療器材且可耐高溫者（如：活體組織夾或抽吸器）等。有些**非水溶性物質或不耐熱製品**，如石蠟油、油脂類、**橡膠或塑膠製品（塑膠注射器、導尿管、無菌培養皿等）**不能以此法滅菌。

 (4) 滅菌條件：

 ① 壓力：在密閉的高壓蒸氣滅菌鍋爐中，使壓力上升到每平方吋15磅達到121.5℃的溫度，**隨著壓力的增加溫度也上升**，滅菌時間可相對縮減。

 ② 溫度：必須到達某一溫度才可殺死微生物，一般在121℃時沒有任何微生物可以存活15分鐘以上。

 ③ 溼度：必須有足夠的飽和水蒸氣（100%相對溼度）。若溼度不夠則熱的穿透力不佳，被消毒的物品所接受的熱量就不均勻。

 ④ 時間：高溫必須維持一段時間才能殺滅微生物，**溫度愈高所需的滅菌時間則短**，如表5-2與表5-3所示。

 (5) 注意事項：

 ① 包裝的包布應採用耐久、不易沾染灰塵且能夠**使氣體及蒸氣完全滲透**為原則，如：**雙層棉布的包布**，且每次使用後須加以清洗，以免影響蒸氣的穿透及包布的使用壽命。

 ② **不同性質的物品需分開包裝**；包裝時必須**牢固**不脫落，**不宜太緊或太鬆**。

 ③ 包裝完後外層應貼上滅菌指示帶，帶上需註明**內容物**及**使用期限（滅菌日加7天）**。

 ④ 吸水性物品（如：布類）可放在非吸水性物品的上面，預防水滴滴於吸水性物品上。

 ⑤ **大型滅菌包應置於下層，小型滅菌包應置於上層**。

⑥ 各滅菌包之間以1吋的間隔排放整齊，**避免重疊，若需重疊則用一層橫的一層直的交叉放置的方式，以利蒸氣通過**。

⑦ **溶液類最好與其他物品分開滅菌或置於滅菌鍋的下層**，以免弄溼他物。

⑧ 治療碗、敷料罐等應側放（勿平放），有蓋子的要打開或墊以數塊紗布。

▼ 表5-2　高壓蒸氣滅菌法之壓力、溫度及滅菌所需時間

壓　力	溫　度	所需時間
15磅／平方吋	121℃	15分鐘
20磅／平方吋	126℃	10分鐘
27磅／平方吋	133℃	3分鐘

▼ 表5-3　高壓蒸氣滅菌物品與所需時間

物品種類	壓　力	溫　度	所需時間
橡皮類、縫線類、導尿包	15磅／平方吋	121℃	15分鐘
小型器械包 （6×6×10吋／**6磅以內**）	15磅／平方吋	121℃	30分鐘
大型器械包 （12×12×20吋／**12磅以內**）	15磅／平方吋	121℃	45分鐘
500~1,000c.c.溶液	15磅／平方吋	121℃	30分鐘
1,000~2,000c.c.溶液	15磅／平方吋	121℃	45分鐘

(6) 品質管制：

① 滅菌指示帶上塗有化學劑線條，**隨滅菌時間逐漸由米白變黑色條斜紋**。

② 採用生物檢測時將生物滅菌指示劑放在高壓蒸氣鍋的**前下方**，滅菌後取出依規定的時間培養（嗜熱桿菌培養23小時；枯草桿菌培養48小時），以確定所設定的滅菌壓力與溫度可達滅菌完全。應**至少一週採生物檢測一次**。

2. **乾熱滅菌法(dry heat sterilization)**：

(1) 滅菌原理：利用熱空氣傳導使微生物的蛋白質凝固，以達到滅菌的效果。

(2) 滅菌物品：適用於**無法被蒸氣透過或不耐水的物品**，如：**粉劑、油劑、凡士林、石蠟、玻璃類、尖銳器械**等。

(3) 滅菌條件：由於**乾熱較溼熱的傳導差**，故需較高的溫度，所需時間也較長，如：121℃需12小時、141℃需3小時、160℃需2小時、170℃需1小時、180℃需半小時方能達滅菌之效。

3. **伽馬射線滅菌法(gamma rays sterilization)**：伽馬射線(γ-ray)是利用電磁游離輻射能，穿透力強，故可達滅菌效果。常為供應醫療院所大宗無菌醫療器材之廠商所使用的放射線滅菌法，如：塑膠空針、各式導管及敷料等，有效期限為3~5年。

⊃ 氣體滅菌法

1. **氧化乙烯滅菌法(ethylene oxide gas sterilization)**：
   (1) 滅菌原理：氧化乙烯(ethylene oxide, E.O.)分子式為C_2H_4O，稱為氧化乙烯或環氧乙烷，因微生物被暴露在E.O.環境下，其細胞與E.O.間產生烷基化反應，造成微生物之「氫」被烷基所取代，**使微生物無法進行複製作用與正常代謝而死亡**。
   (2) 滅菌條件：一般滅菌濃度約450~1,200mg/L；相對溼度為45~85%；溫度為37~55℃；滅菌時間為2~7.5小時（依濃度、溼度及溫度而定）。
   (3) 滅菌物品：**適用於不耐高溫、高壓之物品或精密儀器，如：光學儀器、內視鏡、眼科器械、橡膠類、塑膠製品**（手套、**導管**、培養皿、注射器）、敷料類等。
   (4) 特性：常溫下為無色氣體，有水果或杏仁味道，但**具毒性**，**易燃、易爆**，空氣中達3%濃度即可燃燒，故常加入**二氧化碳**或氟氯碳化物(CFC)來減低其易燃性。由於CFC會破壞臭氧層，故於1996年公布全面禁用，台灣也於2000年開始完全禁用E.O.。
   (5) 注意事項：
   ① E.O.對健康有很大的危害，**吸入時會刺激喉嚨**、噁心、嘔吐、頭痛、呼吸困難甚至死亡；**皮膚接觸可能會發生浮腫、水泡、凍傷、皮膚炎**；眼睛接觸會發生灼傷的現象。若工作人員長期慢性接觸下，則會傷害神經系統、肝腎損傷、皮膚過敏及致癌等危險。
   ② 若不慎皮膚或眼睛接觸時，**應以大量的水至少沖洗10~15分鐘**，並盡速就醫；吸入則應給予新鮮空氣或氧氣治療。
   ③ E.O.對人體組織有毒性，故滅菌後的物品需經長時間自然通氣或特殊排氣處理（室溫下約需7天，使用50℃之排氣鍋需8小時），以消除所吸收或殘留的E.O.，才能安全使用。
   ④ 工作人員必須嚴格遵守防護規範，戴活性碳口罩、面罩、穿隔離衣、戴手套、帶帽子，且定期檢查白血球及每年定期健康檢查。
   ⑤ 滅菌後依包裝材質不同，**保存期限為6個月至1年**。
   ⑥ 雙層棉布、紙、塑膠薄膜袋都可用來包裝E.O.滅菌包。
   (6) 品質管制：每一滅菌鍋均需做生物滅菌測試，生物指示劑應置放在最中央部分。化學指示帶為綠色斜紋，經滅菌則變成黃色斜紋。

2. **過氧化氫電漿滅菌法(hydrogen peroxide plasma sterilization)：**
   (1) 滅菌原理：電漿是原子被汽化呈氣體狀態時，原子外層電子的極性會被激發，這些被激發的電子較不穩定、也能吸收較大能量及磁場。過氧化氫電漿滅菌法即是利用真空狀態下發射高頻率的能量使過氧化氫(H_2O_2)激發成不穩定的離子（離子化），並釋放出電磁場，藉以干擾微生物的細胞膜、核苷酸及酵素作用以達滅菌的效果。
   (2) 特性：H_2O_2排出時被分解成H_2O及O_2，操作環境無毒性殘留之危險，故不會影響工作人員健康。
   (3) 滅菌物品：大部分利用E.O.滅菌之器材、不耐熱的塑膠製品、精密金屬器械、內視鏡等。但不可使用在：長度超過30公分及直徑小於0.6公分的器材（如軟式內視鏡）、可吸水的材質（如：棉織品、尼龍品、聚酯品等）、含植物纖維製品（如紙、棉花、麻織品等）、布單及液體。
   (4) 注意事項：
   ① 不慎碰觸H_2O_2時應以大量清水沖洗。
   ② 只接受完全清潔及乾燥的物品、器械，故物品必須先清潔、沖洗、乾燥（若受溼氣干擾則滅菌過程立即被中斷）再行包裝（需使用專用的滅菌盤）。
   (5) 品質管制：生物鑑定法之可靠滅菌指標尚未建立。

⊃ 化學劑滅菌法

1. **過醋酸液體滅菌法(peracetic acid liquid sterilization)：**
   (1) 滅菌原理：過醋酸$(peracetic\ acid,\ CH_3COOH)$是一種氧化劑，可破壞酶的硫氫基(SH)而使蛋白質變性。利用過醋酸浸泡消毒，配合特殊滅菌程序進行滅菌。
   (2) 特性：滅菌過程不會殘留任何物質於滅菌器械表面，且不影響工作人員的健康。
   (3) 滅菌物品：適用於可用化學劑浸泡的診斷儀器與手術用精密器械，包括腹腔鏡、關節鏡、胃鏡、支氣管鏡、大腸纖維鏡及顯微鏡手術器械組。由於過醋酸會破壞金屬光澤，故不適用於鋁製品或鋁合金製品。
   (4) 滅菌條件：滅菌過程由微電腦控制，處理整個清洗與滅菌過程，溫度維持在50~55℃，滅菌時間約12分鐘，再經4次無菌水清洗，全程約需30分鐘。
   (5) 注意事項：
   ① 在放入化學劑浸泡之前須先清洗乾淨。
   ② 皮膚接觸無腐蝕作用，如有過敏反應則有輕微皮膚刺激。
   ③ 一個滅菌週期只能處理一支內視鏡或其他少量物品。
   ④ 無法使用生物指示劑監測。

2. **活性戊乙醛滅菌法(glutaraldehyde sterilization)：目前醫院最常用的是2%鹼性戊乙醛(glutaraldehyde)溶液，也就是Cidex**，其是戊乙醛加入鹼性活化劑（0.3%重碳酸鈉$(NaHCO_3)$）而成的。

(1) 滅菌原理：作用在酶的硫氫基(SH)，使蛋白質凝固，喪失複製DNA的能力而死亡。

(2) 滅菌物品：**用於不耐熱或不能用E.O.滅菌的物品**，如：**內視鏡**、麻醉器材、**呼吸治療裝置（氣管內管）**、聚乙烯管、**橡皮管**、導管等。

(3) 滅菌條件：以20℃戊乙醛浸泡20分鐘以上可達**高程度消毒**，如Cidex於室溫下浸泡10分鐘可達消毒作用，浸泡1小時可達滅菌作用。

(4) 注意事項：

① 浸泡前必須先將物品清洗乾淨以去除有機物。

② 管腔類物品浸泡時需使溶液充滿管腔。

③ **滅菌後的物品必須以無菌蒸餾水沖洗乾淨才能使用。**

④ **具腐蝕性**，故浸泡太久內視鏡會腐蝕損壞；不被橡皮吸收，會殘留毒性，故須以無菌蒸餾水徹底沖洗乾淨。

⑤ **具刺激性**，吸入可能引起喉部及肺部刺激（如：咳嗽、胸悶、氣喘）及頭痛，對眼睛、皮膚也有刺激性。

⑥ 加入活化劑的Cidex保存期限為28天。

⑦ 有效期限內可重複使用，滅菌效果相同。

3. **甲醛滅菌法**：甲醛(formaldehyde)又稱**福馬林(formaline)，可作用在酶的硫氫基(SH)，使蛋白質凝固，喪失複製DNA的能力。**其濃度5~10%可**消毒器械、血液透析器及保存標本**；浸泡於8~20%者達18小時即有滅菌的作用。因其會刺激眼、鼻及呼吸道，對組織有毒性，故不宜用來消毒皮膚。

> **動動腦**
>
> 　　同學們，醫院內常用的氣管內管及內視鏡（如：胃鏡、膀胱鏡、腹腔鏡等）可用哪些滅菌方法處理呢？想想看喔！

二、清除傳染窩

　　為了清除傳染窩，護理人員應處理可能含有微生物的食物、分泌物、排泄物等，以預防微生物的孳生。其方法包括：

1. 當病人的傷口敷料滲溼時，應立即更換其傷口的敷料。

2. 當病人身上的傷口有引流管留置時，應保持其通暢，避免引流管或分泌物滯留在體腔內。

3. 蓄尿袋或引流袋應定時排空。

4. 瓶裝溶液一旦開啟使用就應盡快用完且瓶蓋應緊固。

5. 當病人需長期使用氧氣時，氧氣的潮溼瓶應定期更換。

6. 用過的注射針頭及輸液管應置於防潮、防滲、防穿刺之堅固容器內。

7. 當病人呼吸道有痰液或分泌物時應鼓勵將其咳出，必要時應予以抽痰。

8. 教導病人不可憋尿，以預防尿液滯留在膀胱內而增加細菌孳生的機率。

9. 以肥皂及水或清潔用品，清潔病人身上的分泌物、汗水等。

10. 應隨時保持病房環境的清潔。

三、控制傳染窩的出口

1. 應避免直接對著病人的臉、傷口或無菌區域說話、咳嗽、打噴嚏。

2. 護理人員罹患感冒時應戴上口罩。

3. 照顧病人時若可能觸及排泄物或分泌物，如：糞便、尿液及傷口分泌物時應戴上手套。

4. **將病人的排泄物、分泌物、引流液（如：糞便、尿液、痰液、傷口引流液等）及血液，都視為感染性物質加以處理。**

四、阻斷傳染途徑

　　阻斷傳染途徑最重要的是確實做好無菌技術，一般可分為內科無菌技術與外科無菌技術。

（一）內科無菌技術

　　又稱清潔技術，是一種將致病菌侷限在某一特定區域內，並且預防或控制致病菌直接或間接由一人或一個地方，傳播到另一人或一個地方。醫護人員在照顧所有住院病人都必須採用標準防護措施(standard precaution)來預防感染的發生。其主要措施如下：

⊃ 洗手

　　是最簡單、最有效的預防及控制微生物傳播的方法，同時也是預防醫療照護相關感染最重要的程序。衛福部疾病管制署建議醫護人員洗手的五時機為：(1)接觸病人前後、(2)執行清潔／無菌操作技術前、(3)暴觸病人體液風險後、(4)脫掉手套後、(5)接觸病人周遭環境後。一般建議**每次洗手時間至少10~15秒才能將皮膚上暫存性細菌除去，**如為骯髒的手或某些高危險單位，洗手時間則需更多時間，約需1~2分鐘。有關洗手法的步驟詳見技術2-1。

　　根據WHO醫療照護機構手部衛生指引指出，使用酒精性乾洗手液執行手部衛生比肥皂或抗菌皂所需花費的時間短、設置或攜帶方便、降低手部細菌或病毒數目的效果佳且較不傷手，所以WHO全面推廣將酒精性乾洗手液普遍設置在病人照護區域，或採醫護人員隨身攜帶等方式，使照護人員可以在執行臨床照護工作時，不需離開照護區域，即可使用酒精性乾洗手執行手部衛生（衛生福利部疾病管制署，2013）。

⊃ 隔離措施

1. 戴手套：

    (1) 當預期可能**接觸到血液、體液或其他可能的感染物質、黏膜組織、不完整的皮膚或可能受汙染的完整皮膚時**（如病人大小便失禁）應戴上手套。

    (2) **使用後應立即脫去並立即洗手。**

    (3) 不同病人之間或病人與環境設備，不可以戴同一付手套給予接觸或執行護理。

    (4) 操作下一項技術或接觸其他儀器設備前也必須更換手套。

2. 隔離衣（圖5-1）：

    (1) **執行可能被體液或血液汙染身體的醫療措施時，應穿著隔離衣。**

    (2) 必須選擇具**防水材質**、可以**完全覆蓋工作服**、長度需及手腕和膝蓋的隔離衣。

    (3) 穿戴時手部不可碰到隔離衣外面，只能持拿內面。

    (4) 原則上一個病人使用一件隔離衣。

    (5) 脫掉後應**將汙染區包在裡面送洗**，並立即洗手。

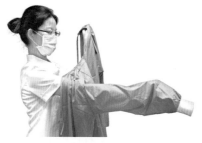 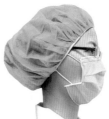 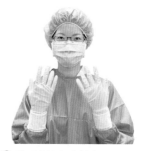

❶ 拿取左邊衣領內側，右手穿入袖子；以右手拿取左邊衣領使左手穿入　　❷ 頭髮須完全包入帽子內　　❸ 將手套拉上使其完全覆蓋袖口

(a) 穿上隔離衣

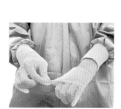 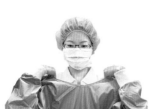 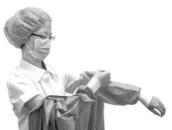 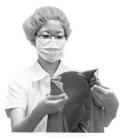

❶ 脫除手套　　❷ 雙手伸進隔離衣衣領內側，將隔離衣往下拉　　❸ 一手拉住衣領內側後脫下衣袖　　❹ 將隔離衣屋面往內摺，使汙染面包住

(b) 脫除隔離衣

✚ 圖5-1　穿脫隔離衣

3. 口、鼻及眼睛防護：

(1) 有可能引起血液、體液、分泌物和排泄物的噴濺或產生飛沫時，應使用個人防護裝備保護眼睛、口鼻的黏膜組織。或依執行工作時可能的需求選擇口罩、護目鏡、臉部防護具搭配使用。

(2) 接觸空氣傳染、飛沫傳染性疾病的病人時應戴口罩。

(3) **口罩須罩住口鼻，且不用時不可將口罩掛在頸部周圍。**

(4) 口罩使用中，應避免以手碰觸口罩，如果**破損、汙染或沾濕應隨時更換**；使用後，應用肥皂和清水或含酒精之乾洗手液洗手。

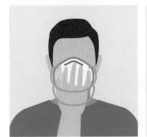 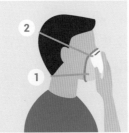 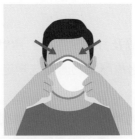 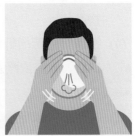

| 將口罩貼緊於口鼻上方 | 將固定帶固定於頸後及耳際上緣 | 使用雙手壓緊鼻片兩側，使與鼻部契合 | 每次配戴口罩，需進行密合度檢點 |

✚ N95口罩穿戴方式

4. 病人照護設備：

(1) 處理被血液、體液、分泌及排泄物汙染的病人照護設備時，必須小心防止皮膚及黏膜的接觸、汙染衣服，以及把微生物轉移給其他病人或地方。

(2) 可重複使用的醫療儀器、設備在未妥善清洗及消毒滅菌前不得用於另一名病人。

(3) 單一次使用（可拋棄式）的醫療器材備應按照廢棄物處理規範妥善棄置。

 小幫手

照護H5N1流感病毒感染的病人時，穿戴各項個人防護措施時的注意事項：

1. 脫下隔離衣時，領口被視為清潔區。
2. 隔離衣要重複使用時，掛置時汙染面應朝外。
3. 護目設備須於前室中脫除。

5. 環境控制：

(1) 醫院環境如地板、病床、病床扶手、床邊用具、洗手間等空間及用品應定期保養、清潔及消毒。

(2) 若病人為感染抗藥性病菌或為傳染病患者，病人出院後周遭環境更應仔細消毒，以免病菌傳播給其他的病人或工作人員。

6. 被服：接觸、運送及處理病人使用過或者被血液、體液、分泌及排泄物汙染的被服時必須小心防止皮膚及黏膜接觸、汙染衣服以及把微生物轉移給其他病人或地方，若病人為感染抗藥性病菌或為傳染病患者病人使用後之被服應包裝好先進行消毒後再清洗。

7. 血液感染的防制：

   (1) 使用針頭、手術刀及其他尖銳工具或裝置，或於診查治療程序完成後整理尖銳工具、清洗、消毒或棄置用過的針頭過程中，必須小心防止受傷。

   (2) 各種用過的針頭、尖銳的工具或裝置，均嚴格禁止回套、用雙手把弄或進行以針頭向著身體部位的危險動作。

   (3) 禁止用手卸除拋棄式針筒上的舊針頭，亦不可用手使之屈曲或把弄用過的針頭或尖銳物品。

   (4) 把所有用過的針筒及針頭、手術刀片以及其他尖銳工具放置於專用回收容器內（見圖2-11），並依照醫療廢棄物處理法規定處理。

8. 病人安置：

   (1) 易受感染或免疫力差的病人可安排單獨房間。

   (2) **具有傳染性的病人可使用單獨房間或同種感染者共用房間**，以協助維持適當的衛生或環境控制。

   (3) 對某些病人（如：**肺結核、SARS、嚴重特殊傳染性肺炎(COVID-19)**）其隔離房間須有**負壓裝置之空氣調節**。

　　為預防感染性疾病、工作人員及訪客間的傳播，在臨床上有疑似具傳染性疾病時，不需要等到診斷確定，應及早隔離病人。每種隔離措施必須依情況而選擇適當的障蔽物或措施（表5-4）。

　　目前衛福部醫療照護相關感染控制四級防護措施如下：

1. 第一級防護：針對具有輕微傳染性的疾病，使用一般實驗室的安全守則，出入必須戴口罩及洗手。

2. 第二級防護：針對中度傳染病預防，進出必須再加穿隔離衣。

3. 第三級防護：進出人員必須穿戴隔離衣帽，生物防護口罩及手套，同時隔離病房要使用獨立空調，例如負壓隔離病房，並且經過過濾處理。

4. 第四級防護：進出人員的裝備升級到太空式的隔離衣帽，而且每人擁有各自獨立的空調，例如，遇到死亡率高，感染後無藥可治的傳染病。像伊波拉病毒、嚴重特殊傳染性肺炎(COVID-19)就必須啟動第四級防護措施。

臨床新知

COVID-19（嚴重特殊傳染性肺炎）之個人防護裝備

　　使用適當的個人防護裝備(personal protective equipment, PPE)與手部衛生是COVID-19感染管制和預防策略的重要防線，以下為穿戴個人防護裝備建議（依隔離單位特性不同及所需穿戴裝備不同之所需，酌予修訂）（衛生福利部疾病管制署，2020）：

1. 手套：保護雙手（確定手套有覆蓋於隔離衣袖子上）。
2. 拋棄式的外科口罩或高效過濾口罩：保護口、鼻以免受到飛沫／飛沫微粒的汙染（使用高效過濾口罩者，需執行密合度檢點）。
3. 拋棄式防水連身型防護衣及防水隔離衣：保護皮膚和／或服裝。
4. 護目裝備：護目鏡可保護眼睛以免受到噴濺；護面板則可保護臉、口、鼻、眼避免受到噴濺。
5. 髮帽：避免頭髮受到汙染。
6. 鞋套：避免鞋子受到汙染。

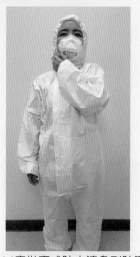

(a)穿拋棄式防水連身型防護衣

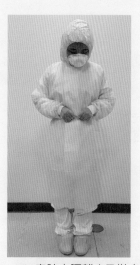

(b)穿防水隔離衣及鞋套

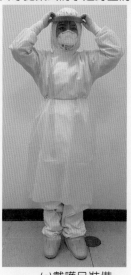

(c)戴護目裝備

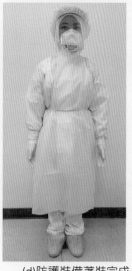

(d)防護裝備著裝完成

▶ 表5-4 隔離措施的種類

各項防護措施	目的	洗手	手套	口罩、面罩、護目鏡	隔離衣	單獨病房	負壓隔離病房	應用情境
標準感染防護措施(standard precautions)	基本防護措施,可確保醫事人員及病人不被感染	∨	○	○	○	×	×	適用於所有醫療(事)機構內所有的病人,不論是否被懷疑或已被確認感染的病人
接觸傳染防護措施(contact precaution)	預防藉由直接或間接觸病人或病人照護環境而傳播的感染原,亦可應用於環境中有大量的傷口滲出液、大小便失禁的排泄物或其他人體排出物,可能會增加傳播風險或擴大環境汙染的情況下	∨	∨	○	∨	∨	×	大範圍流膿的膿瘍、支氣管炎、德國麻疹、輪狀病毒、單純疱疹、皮膚及傷口感染、人類間質病毒感染、膿痂疹、頭蝨、小兒麻痺、被燙傷的皮膚病變、嬰幼兒急性呼吸道感染、牛痘、水痘、疥癬蟲症等
飛沫傳染防護措施(droplet precaution)	飛沫傳染防護措施用於降低病原體經由飛沫傳播的危險	∨	○	∨(護目鏡及面罩不建議常規佩戴)	○	∨	×	百日咳、咽喉性白喉、會厭炎、流感病毒、腺病毒、鼻病毒、腦膜炎雙球菌及A群鏈球菌、b型流行性感冒嗜血桿菌感染、流行性腦脊髓膜炎、SARS等
空氣傳染防護措施(airborne precaution)	空氣傳染防護措施適用於預防可長距離在空氣中飛揚的感染原	∨	○	∨	○	∨	∨	瀰漫型帶狀疱疹、麻疹、MERS、天花、肺結核(確診病例)、水痘、COVID-19
保護性隔離(protective isolation)	保護性隔離適用於保護抵抗力差的病人,避免受到感染源的感染	∨	∨	∨	∨	∨	○	適用於易受感染或免疫力差者,如:白血病、淋巴癌、再生不良性貧血、器官或骨髓移植者、服用類固醇或免疫抑制劑者、大範圍燒傷、接受化學治療者

註:1. 「∨」表示需要;「×」表示不需要;「○」表示易染汙或接觸時需要。
2. 照顧SARS、COVID-19及伊波拉病毒感染病人要穿戴N95或P100口罩、手套、面罩、隔離衣、鞋套、髮套。
3. SARS採飛沫傳染防護措施,但因致死率高,一般仍建議將病人安置於負壓隔離病房。

（二）外科無菌技術

又稱**無菌技術**，是指**保持無菌區域及無菌物品的無菌狀態之技術**，必須運用消毒與滅菌的概念來執行，使整個治療或護理程序維持在無菌的狀態。

⊃ 應用時機

1. 執行各種**外科手術、侵入性診斷檢查或治療**：如：腹腔放液、骨髓穿刺、腰椎穿刺、腎臟組織切片等。
2. 執行**注射給藥**：如：靜脈注射、肌肉注射或皮下注射等。
3. 將導管插入無菌體腔：如：**導尿、抽痰**等。
4. 各種**傷口護理**：如：外科手術、壓傷、燒燙傷等傷口。
5. **眼科的治療**。

⊃ 維持無菌的原則

1. 維持滅菌包的包裝完整，任何破損或開封皆視同汙染。
2. **滅菌包需保持乾燥**，以免微生物經毛細作用而受到汙染；倒無菌溶液時應避免弄溼無菌區域。
3. 無菌物品應放於無菌區域邊緣1吋以內的區域中，**無菌區的邊緣1吋（2.54公分）範圍內應視為非無菌區**。
4. 取用滅菌包時，需注意化學指示帶是否變色以顯示滅菌完全。
5. **滅菌包應在有效期限內（一般為7天）**，若超過有效期限內應重新滅菌才能使用，故無菌物品的放置應**按照消毒日期的先後排列**。
6. 無菌物品只能與無菌的區域或其他無菌物品接觸，以確保其無菌狀態。
7. 無菌物品接觸到非無菌物品則視為非無菌，須重新滅菌才能使用。
8. 無菌物品必須以無菌鑷子或用戴無菌手套的手拿取。若需以無菌敷料鉗拿取時，則**手緊握鉗子的上1/3處並保持鉗尖向下的姿勢**。
9. **無菌物品應保持在腰部以上或放在桌上，且不可背對無菌區域**，以保持無菌物品於視線範圍內，一旦離開、無人在側，則視為非無菌。
10. 若無菌物品未用完，不可放回無菌包或無菌區域中，也不可供其他病人使用。
11. 未經消毒的手或物品，不可越過無菌區域。
12. 應在減少空氣流動之情況下操作無菌技術。
13. 無菌物品或無菌區域應盡量避免暴露在空氣中，如暴露時間過長時，必須被視為汙染。
14. 桌面的無菌區域才視為無菌，而桌面下垂部分則視為非無菌。
15. 不可面對無菌區域說話、咳嗽、打噴嚏等。
16. 外科刷手時，手需高於肘部以防雙手汙染。

17. 取用無菌溶液時先倒出一些丟棄以沖洗瓶口，之後再倒入需要的無菌容器中，倒完後若有殘餘的溶液在瓶口，可用無菌紗布**由上往下擦**，不可來回擦拭。

動動腦

　　王小美正在幫病人換藥，當她用鑷子夾取棉球要放在治療碗時，不慎有一顆棉球掉在工作車上，她心想剛才才把工作車擦得很乾淨，所以又用鑷子把棉球夾回治療碗內。同學們想想看，王小美執行外科無菌技術有什麼錯誤的地方？錯在哪裡？會造成什麼結果呢？

五、控制易感性宿主的入口

1. 皮膚護理：保持皮膚的清潔、溼潤及完整性。
2. 口腔護理：保持口腔清潔及溼潤，以預防黏膜損傷。
3. 正確處理汙染的針頭以免被針扎到。
4. 正確處理導管（如：導尿管）與引流管（如：傷口引流管）以預防微生物經由導管或引流管進入體腔內。
5. 傷口護理時以無菌技術執行。
6. 執行會陰清潔，以預防微生物經由尿道、陰道進入。

六、保護易感性宿主

（一）維護天然的防衛機制

1. 按時沐浴，必要時使用潤滑劑以維持皮膚的溼潤與完整性。
2. 教導或協助長期臥床病人定時翻身，以預防骨突處皮膚受損。
3. 保持良好的口腔衛生。
4. 鼓勵長期臥床之病人多做深呼吸及咳嗽，以維持呼吸道的通暢。
5. 攝取足夠的水分，以維持足夠的尿量沖洗膀胱及尿道。
6. 教導女性病人平時以乾淨的溫水清洗會陰部，除非有必要，否則勿使用殺菌性清潔用品沖洗陰道，以避免抑制陰道正常的菌叢。

（二）增進免疫機制

1. 維持適當的運動。
2. **促進食慾以維持均衡、足夠的營養。**
3. 促進舒適以維持充足的睡眠。
4. 協助病人學習減壓的方法。
5. 嬰幼兒需定期接受預防注射。
6. 鼓勵老年人接受流行性感冒疫苗接種。

技術 5-1 包布包裹法
Wrapping of Dressings

掃描

觀看技術影片

先備知識

熟悉正確包裝欲滅菌物品的方法和原則。

應用目的

將敷料或欲滅菌的物品妥善包裝，以便於滅菌並且保持其在無菌狀態下。

操作步驟與說明

操作步驟	說明
工作前準備	
1. 洗手：採內科無菌洗手法。	
2. 準備用物：	
(1) 敷料或欲滅菌的物品	
(2) 雙層棉製包布	
(3) 滅菌指示帶	
3. 依據敷料大小及所要包裹滅菌物品的大小選擇適當的包布尺寸。	3-1. 包裝材料的選擇應能： (1) 防水、防塵及阻止微生物進入。 (2) 必須能使氣體及蒸氣完全滲透，且能充分排除氣體。 (3) 包布需採**雙層**、棉質材料。
	3-2. 包布包裝的滅菌包，**最大尺寸不可超過12×12×20吋**，一般包裹重量不可大於12磅(5.4kg)，而器械不可大於17磅(7.6kg)，以使蒸氣能完全滲透。
進行包布包裹	
1. 將包布展開平放於清潔、乾燥的桌面上，有帶子的一角置於遠側。	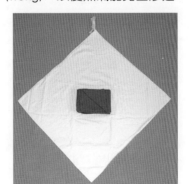
2. 將敷料或要滅菌的物品放在包布正中央（圖5-2）。	✚ 圖5-2　將要滅菌的物品放在包布正中央

操 作 步 驟	說 明

3. 將包布的下角向上摺疊覆蓋包布中央的敷料或物品後再反摺約2吋（圖5-3a），接著再反摺一次（圖5-3b）。

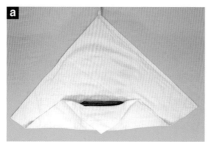

將包布下角向上摺疊覆蓋包布中央的敷料後再反摺約2吋

➕ 圖5-3

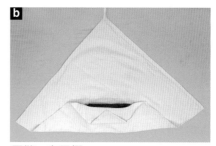

再做一次反摺

4. 以同樣的方法再將左右兩邊往中央摺並做兩次反摺（圖5-4）。

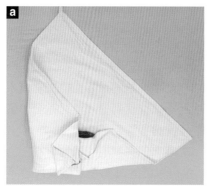

將包布左邊往中央摺並做兩次反摺

➕ 圖5-4

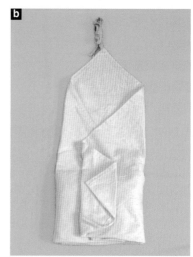

將包布右邊往中央摺並做兩次反摺

5. 將有帶子的角向下包妥敷料或物品，帶子以十字形方式將滅菌包繫緊綁好（圖5-5）。

6. 貼上滅菌指示帶並註明有效日期。

5-1. 包裝時鬆緊度應適中，以免影響滅菌效果。

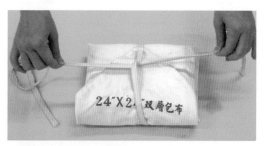

➕ 圖5-5 包妥欲滅菌物品後，帶子以十字形方式將滅菌包綁好

技術 5-2 打開無菌包法
Opening a Sterile Wrapped Package

先備知識

1. 熟悉無菌原則。
2. 了解正確打開無菌包的方法。

應用目的

以無菌技術打開無菌包以保持無菌包內的物品於無菌狀態。

操作步驟與說明

操 作 步 驟	說 明
工作前準備	
1. 洗手：採內科無菌洗手法。	
2. 準備用物：無菌包內置無菌物品。	
3. 檢查用物：取出無菌包，檢查無菌包滅菌日期是否在有效期限內、滅菌指示帶是否顯示滅菌完成。檢查包布是否清潔、完整及乾燥（圖5-6）。	3-1. 如超過滅菌的有效日期及滅菌不完全時應重新滅菌或更換一包新的無菌包。 3-2. **高壓滅菌**之紙或布類包裝物品的滅菌**有效日期為7天**。 3-3. 滅菌後指示帶應出現**黑色條紋**。

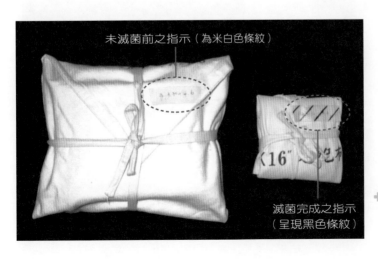

未滅菌前之指示（為米白色條紋）

滅菌完成之指示（呈現黑色條紋）

➕ 圖5-6 滅菌指示帶（注意滅菌前後指示帶的顏色差異）

操 作 步 驟	說 明

打開無菌包

1. 將無菌包置於清潔乾燥的平面上。

2. 撕除滅菌指示帶。

3. 解開無菌包的帶子，把帶子繫緊（圖5-7）。

1-1. 不可將無菌包放在潮溼的桌面上，以免無菌包因**毛細現象**而受到汙染。

3-1. 帶子應繫緊，且長度適中，以免無菌包帶子鬆脫及過長而汙染包布內面。

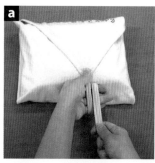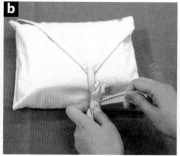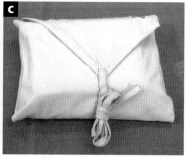

➕ 圖5-7　解開無菌包上的帶子，把帶子繫緊，不可鬆脫

4. 打開無菌包布：將有帶子的一角打開，置於遠側（圖5-8a）。以食指和拇指抓住包布角，然後依右→ 左→ 下（圖5-8b~d）的順序逐一打開無菌包布其他三角。

4-1. **先打開無菌包布遠端（有帶子的一角），再打開近端。**

4-2. 打開包布時只能以手接觸包布外面，不可碰觸包布內面，否則視為汙染。

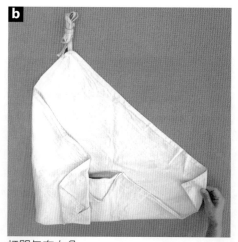

先打開有帶子的一角，手部不可越過無菌面

➕ 圖5-8　打開無菌包布

打開包布右角

操　作　步　驟	說　　明

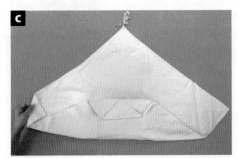

打開包布左角

✚ 圖5-8　打開無菌包布（續）

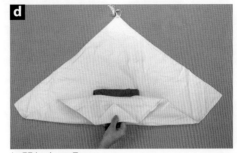

打開包布下角

5. 無菌包布打開後須以無菌敷料鉗或無菌技術將包布內物品放入無菌區域中。

6. 使用後將打開的無菌包以無菌技術還原包好。

7. 將包布帶子打開橫繞在包布外，帶端不需要打結，貼回滅菌指示帶（圖5-9）。

5-1.　若無菌包中仍有物品未用完，則需執行步驟6.與7.。

7-1.　表示此無菌包已經開過，應盡快用完。

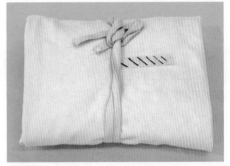

✚ 圖5-9　無菌包中仍有物品未用完則將無菌包還原包好，帶子橫繞在包布外，帶端不需打結，貼回滅菌指示帶

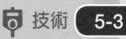

技術 **5-3** **鋪設無菌區域法**
Making a Sterile Treatment Field

觀看技術影片

先備知識

1. 熟悉無菌原則。
2. 了解正確鋪設無菌區域的方法。

應用目的

鋪設一個無菌範圍以便放置無菌物品，如：傷口換藥之敷料及開刀之器械。

操作步驟與說明

操作步驟	說明
工作前準備	
1. 洗手：採內科無菌洗手法。	
2. 準備用物：治療盤、無菌包1包（內含治療巾2條）。	
3. 將治療盤置於清潔、乾淨的桌面。	
4. 檢查用物：取出無菌包，檢查無菌包上滅菌日期是否在有效期限內、滅菌指示帶是否顯示滅菌完成、包布是否完整、清潔及乾燥。	
打開無菌包	
1. 將無菌包置於清潔乾燥的平面上。	
2. 撕除滅菌指示帶。	
3. 解開無菌包的帶子，把帶子繫緊。	
4. 打開無菌包布：將有帶子的一角打開，置於遠側。以食指和拇指抓住包布角，然後依右→左→下的順序逐一打開無菌包布其他三角（見圖5-8）。	

操作步驟	說　　明
鋪設無菌區域	

1. 以手抓住第一條無菌治療巾反摺的兩個角（圖5-10a），取出治療巾後保持在腰部以上，遠離無菌包上方並使其自然的展開（圖5-10b），將無菌治療巾無菌面朝上橫鋪在治療盤上（圖5-10c）。

2. 以同樣的方式取出第二條無菌治療巾並使其自然的展開。

1-1. 不可抖動治療巾以免碰觸到非無菌區域。

1-2. **取治療巾時以手抓住無菌治療巾反摺的兩個角視為非無菌面。**

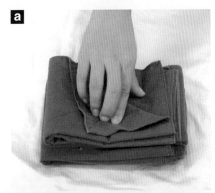

以手抓住無菌治療巾反摺的兩個角

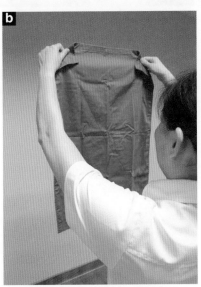

展開無菌治療巾並保持在腰部以上

✚ 圖5-10

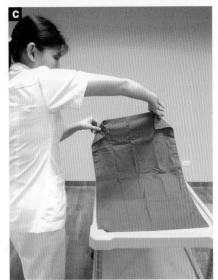

治療巾無菌面朝上橫鋪在治療盤上

操 作 步 驟	說 明
3. 將治療巾無菌面朝上，將其底端對齊治療盤中的第一條治療巾下緣直鋪，治療巾頂端以扇形摺疊鋪於無菌區域上（圖5-11）。	3-1. 將治療巾橫鋪或直鋪於治療盤時應注意手臂及身體不要越過無菌區域，以避免染汙。

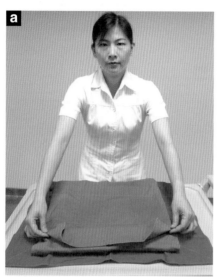

治療巾無菌面朝上直鋪於第一條治療巾上，治療巾頂端做扇形摺疊

➕ 圖5-11

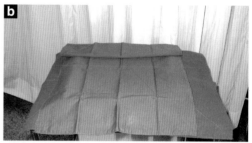

鋪設完成的無菌區域

4. 將無菌物品放入鋪設的無菌區域後。若無菌物品不立即使用時，可以手抓住扇形摺疊之治療巾反摺的兩角（非無菌面），向下蓋住無菌物品。

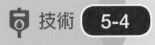 技術 5-4

使用無菌有蓋容器法
Using a Sterile Container

先備知識

1. 熟悉無菌原則。
2. 了解正確使用無菌有蓋容器的方法。

應用目的

保持已經滅菌的器材於無菌狀態，避免有蓋容器及容器內物品的汙染。

操作步驟與說明

操作步驟	說明
工作前準備	
1. 洗手：採內科無菌洗手法。	
2. 準備用物：無菌有蓋容器。	
3. 檢查用物：檢查容器上的滅菌日期是否在有效期限內、滅菌指示帶是否顯示滅菌完成。	
打開無菌容器蓋	
1. 提起容器蓋，保持**蓋子內面朝下**，往旁邊移離容器上方（圖5-12）。	1-1. **保持蓋子內面朝下以防蓋子上的灰塵落入容器中。**
	1-2. 過程中需維持蓋子在腰部以上且在視線範圍內。

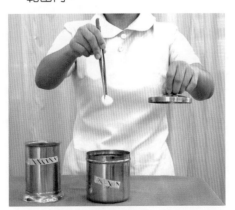

➕ 圖5-12　提起容器蓋，蓋子內面朝下，往旁邊移離容器上方

操　作　步　驟	說　　明
2. 若容器蓋打開後要放桌上或其他區域時，則直接執行步驟3.。	
3. **將蓋子移開容器上方，保持蓋子內面朝下**（圖5-13a）**反轉容器蓋**（圖5-13b）使蓋子內面朝上，置放在桌上或其他區域（圖5-13c）。	3-1. 避免蓋子內面與非無菌的桌面或區域接觸而汙染。

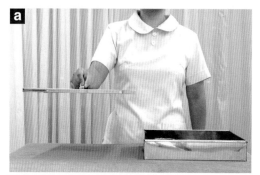

將容器蓋內面朝下移離容器上方

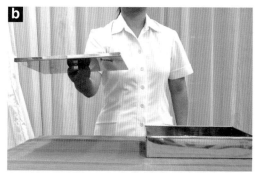

容器蓋在移離容器上方處反轉，以防蓋子上的灰塵落入容器中

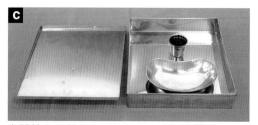

容器蓋內面朝上，置放於桌上或其他區域

➕ 圖5-13

蓋上無菌容器蓋

1. 容器蓋內面朝下提在手上時：把提在手上的容器蓋移回容器上方，小心蓋上。	1-1. **取容器蓋時手勿接觸蓋口及蓋的內緣。**
2. 容器蓋內面朝上放在桌面或其他區域時：由桌面或其他區域將容器蓋拿起，反轉容器蓋使蓋子內面朝下再移至容器上方，小心蓋上。	2-1. **不可在容器上方翻轉容器蓋，以免蓋上的灰塵掉入無菌容器中。**
	2-2. 無菌容器蓋打開後應盡快將蓋子蓋回，以減少汙染的機會。

技術 5-5 使用無菌敷料鉗法
Using Sterile Transfer Forceps

先備知識

1. 熟悉無菌原則。
2. 了解正確使用無菌敷料鉗取出無菌敷料或器械的方法。

應用目的

以無菌敷料鉗取用無菌的敷料或器械。

操作步驟與說明

操　作　步　驟	說　　明
工作前準備	
1. 洗手：採內科無菌洗手法。 2. 準備用物：無菌敷料鉗或無菌鑷子置於泡鑷罐中。 3. 檢查用物：檢查泡鑷罐的滅菌日期是否在有效期限內，滅菌指示帶是否顯示滅菌完成（圖5-14）。	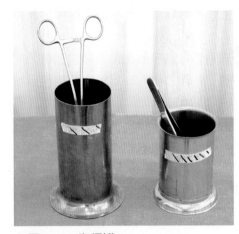 ✚ 圖5-14　泡鑷罐
使用無菌敷料或無菌鑷子	
1. 以手握住敷料鉗或鑷子上**1/3處**，並將敷料鉗或鑷子移至泡鑷罐中央（圖5-15）。	1-1. 無菌敷料鉗或無菌鑷子放在泡鑷罐中，泡鑷罐裝1/2~2/3的消毒液或不裝消毒液。
2. 握緊敷料鉗或鑷子使**尖端閉合**，保持敷料鉗或鑷子**尖端朝下垂直的自泡鑷罐中取出**（圖5-16）。	2-1. 取出敷料鉗或鑷子時不可碰觸到泡鑷罐邊緣或內面，以免汙染。

操 作 步 驟	說　　　明

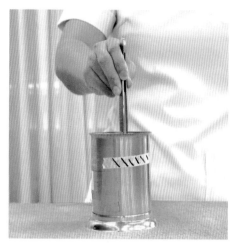

✚ 圖5-15　握住無菌鑷子上1/3處並將無菌攝子移至泡鑷罐中央

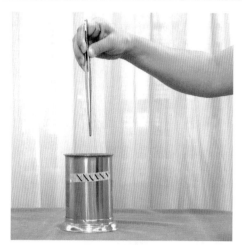

✚ 圖5-16　保持無菌鑷子尖端閉合朝下垂直自泡鑷罐中取出

3. 使用敷料鉗或鑷子時保持敷料鉗尖端朝下，且敷料鉗或鑷子的位置應保持在腰部以上。

4. 以敷料鉗或鑷子取無菌敷料或器械，將敷料鉗上的無菌敷料或器械在離無菌區域上**10~15公分**的高度小心地放入無菌區域內。

5. 使用後，捏緊敷料鉗或鑷子使敷料鉗或鑷子尖端閉合然後垂直放回泡鑷罐中再鬆開。

3-1. **敷料鉗或鑷子尖端朝下以免消毒液先回流至鉗柄處，再流到敷料鉗或鑷子尖端而造成汙染。**

4-1. 不可以手直接自敷料鉗或鑷子中取下無菌敷料或器械，以防手不小心碰觸敷料鉗。

✚ 附 註

1. 泡有消毒液的泡鑷罐須每天更換一次；**未放消毒液的泡鑷罐則每8小時更換一次**。常用的消毒液如1:400 Antiseptol。

2. 泡鑷罐內放置一塊無菌紗布，可以避免敷料鉗或鑷子尖端碰撞泡鑷罐底部產生噪音。

3. 一個泡鑷罐內只能放一把無菌敷料鉗，以免取用時互相碰觸非無菌處而造成汙染。

掃描

技術 5-6 將無菌物品放入無菌區域法
Dropping Sterile Items onto a Sterile Field

觀看技術影片

先備知識

1. 熟悉無菌原則。
2. 了解正確將無菌物品置入無菌區域中的方法。

應用目的

保持無菌物品於無菌狀態。

操作步驟與說明

操 作 步 驟	說 明
工作前準備	
1. 洗手：採內科無菌洗手法。	
2. 準備用物：無菌包（內含無菌物品）。	
3. 檢查用物：取出無菌包，檢查無菌包上滅菌日期是否在有效期限內、滅菌指示帶是否顯示滅菌完成，並檢查包布是否清潔、完整及乾燥。	
打開無菌包	
1. 將無菌包置於清潔乾燥的平面上。	
2. 撕除滅菌指示帶。	
3. 解開無菌包的帶子，把帶子繫緊。	
4. 打開無菌包布：將有帶子的一角打開，置於遠側。以食指和拇指抓住包布角，然後依右→左→下的順序逐一打開無菌包布其他三角（見圖5-8）。	4-1. 握住無菌包布四個角時，為避免汙染包布內無菌物品，只能接觸包布外面。

操 作 步 驟	說　　　明

5. 以一手由包布外層抓住包布內的物品（圖5-17a），分別將包布的下角（圖5-17b）和左右角（圖5-17c）以手掌心抓住，另一手握住遠端有帶子的角並往下拉，使包布內容物露出（圖5-17d）。

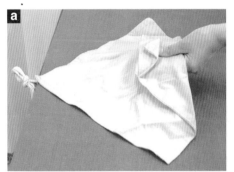

以一手由包布外層抓住包布內物品

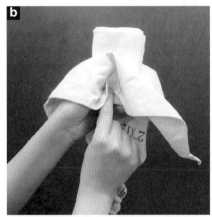

將包布下角放入手掌心抓住

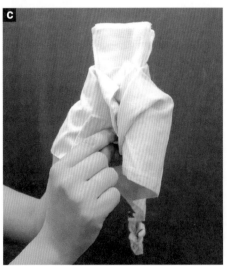

將包布左、右角放入手掌心抓住

＋ 圖5-17

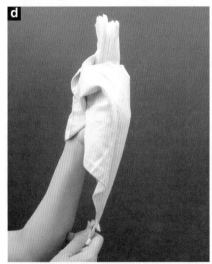

另一手握住有帶子的角並往下拉，使包布內容物露出

6. 持此無菌包在距無菌區域上10~15公分的高度將無菌物品放入無菌區域內。

6-1. **在不超過無菌區邊緣1吋的區域投入無菌物品**，避免非無菌面或手部越過無菌區域。

✚ 附註

　　若為放射線滅菌的無菌包（圖5-18），使用時應：

1. 檢查無菌包是否完整、清潔及乾燥，是否在有效期限內。
2. 依包裝上的指示撕開無菌包（圖5-19a）。
3. 在距無菌區域上**10~15公分**的高度將無菌物品輕拋放入無菌區域內，且為避免手部越過無菌區域，應在不超過無菌區邊緣1吋的區域（圖5-19b~d）投入無菌物品。

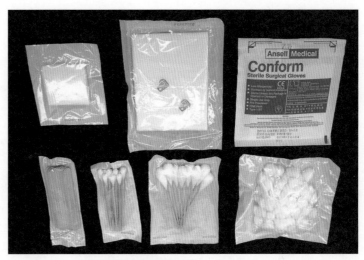

✚ 圖5-18　放射線滅菌的無菌包

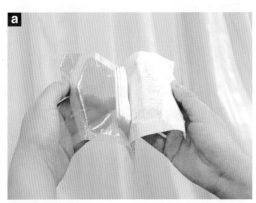

撕開無菌包

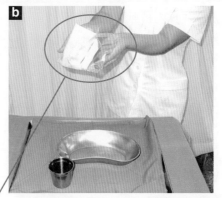

在距無菌區域上10~15公分的高度將無菌物品輕放入無菌區域內

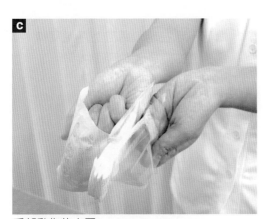

手部動作放大圖

✚ 圖5-19　將無菌物品放入無菌區域內

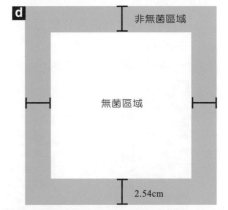

非無菌區域

無菌區域

2.54cm

無菌區域邊緣1吋(2.54cm)的範圍應視為非無菌區域

技術 5-7　倒無菌溶液法
Pouring Sterile Liquid

先備知識

1. 熟悉無菌原則。
2. 了解正確倒出無菌溶液的方法。

應用目的

保持無菌溶液於無菌狀態。

操作步驟與說明

操 作 步 驟	說　　　明
工作前準備	
1. 洗手：採內科無菌洗手法。	
2. 準備用物：無菌溶液、無菌容器、彎盆各1個。	
3. 檢查無菌溶液： (1) 溶液名稱、濃度是否正確。 (2) 溶液是否出現雜質及變色。 (3) 溶液是否在有效期限內。 (4) 滅菌指示帶是否顯示滅菌完成。	3-1.　溶液有錯誤、雜質、變色、超過有效期限及滅菌不完全時皆應立即更換。
倒無菌溶液	
1. 打開無菌溶液瓶： (1) 打開瓶蓋，將瓶蓋移離瓶口上方（圖5-20a）。 (2) 反轉瓶蓋置於桌上（圖5-20b）。	(1)-1.　**瓶蓋不可在溶液瓶口上直接反轉，以免瓶蓋上的塵屑落入溶液中。**

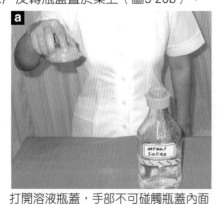

打開溶液瓶蓋，手部不可碰觸瓶蓋內面

➕ 圖5-20　打開無菌溶液瓶

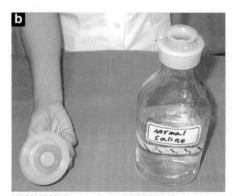

瓶蓋移離瓶口上方後反轉置於桌上

操作步驟	說明
2. **手握標籤面**拿起瓶子,使標籤朝上(圖5-21),倒出少許溶液在彎盆中以沖洗瓶口。	2-1. **標籤朝上,以免倒溶液時標籤滲溼,使標籤字跡模糊。** 2-2. 倒溶液前先沖洗瓶口,以增進瓶口的清潔。
3. 在無菌容器上方**10~15公分**的高度倒入所需的溶液量(圖5-21)。	3-1. 溶液濺溼無菌區域,視為染汙。

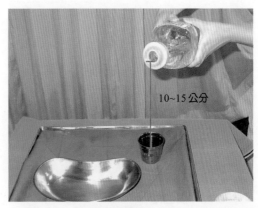

+ 圖5-21 在無菌容器上方10~15公分的高度倒入所需的溶液量

4. 倒好後,如果瓶口周圍殘留溶液,可取無菌紗布由**瓶口外緣處向下**擦拭。	4-1. **擦拭瓶口外緣時由上向下只擦一次,不可上下來回擦拭,**以保持瓶口乾燥且避免汙染。
5. 拿取瓶蓋外面(圖5-22),反轉瓶蓋後移回瓶口上方,小心將瓶蓋蓋好。	5-1. **瓶蓋不可先移回瓶口上方後再反轉,**以免瓶蓋上的塵屑落入溶液瓶內。 5-2. 拿取瓶蓋的過程中避免碰觸瓶蓋內面造成汙染。

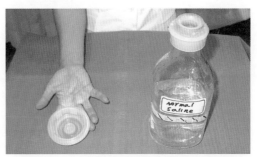

+ 圖5-22 將置於桌面的瓶蓋拿起時需以手托起瓶蓋外面,手部不可碰觸及越過瓶蓋內面

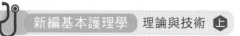

附 註

1. 使用廣口瓶溶液罐（圖5-23），倒完溶液後要以無菌紗布由瓶口外緣由上向下擦拭瓶口外面殘留的溶液。

2. 如果倒無菌溶液需越過大範圍無菌區域時，可以無菌敷料鉗將容器移至無菌區域邊緣，倒完溶液後再移回原處。

3. 無菌生理食鹽水及無菌蒸餾水開瓶後應在24小內使用完畢以免孳生細菌。

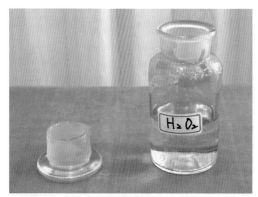

✛ 圖5-23　廣口瓶

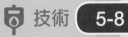 技術 **5-8**

戴脫無菌手套法
Putting on and Removing Sterile Gloves

 掃描

觀看技術影片

先備知識

1. 熟悉無菌原則，正確戴脫無菌手套。
2. 了解脫除手套的原則與目的。

應用目的

1. 正確戴脫無菌手套，防止病人在手術及治療過程中被感染。
2. 正確戴脫無菌手套，使無菌物品在處理過程能保持無菌。
3. 以正確的方法脫除髒汙手套，以防止交互感染。

操作步驟與說明

操 作 步 驟	說　　　明
工作前準備	
1. 洗手：採內科無菌洗手法。	
2. 準備用物：選擇適合自己尺碼的無菌手套1副。	2-1. 工作人員的指甲需修剪以免刺破手套。
3. 檢查用物：檢查無菌手套包上的有效日期、滅菌是否完全、包裝是否完整、無潮溼（圖5-24）。	3-1. 若過期、滅菌不完全、包裝不完整、潮溼則視為非無菌物品。

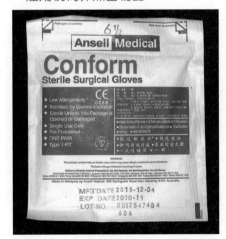

✚ 圖5-24　無菌手套包

操作步驟	說明

穿戴無菌手套

1. 打開無菌手套包（圖5-25a）。

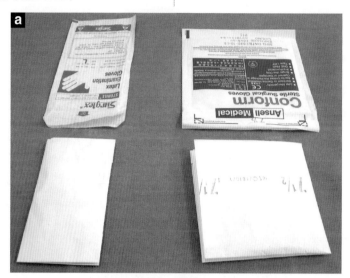

✚ 圖5-25a　打開無菌手套包外層，取出內層包裝

2. 將裝有手套的內層無菌包取出，放在清潔、乾燥的桌面上，並將手套的套口端對著戴手套者。	2-1. 戴手套時若汙染手套或發現手套有破損時應立刻更新。
3. 打開裝有手套的內層無菌包（圖5-25b）。	3-1. 包裝內的手套通常是掌心朝上。

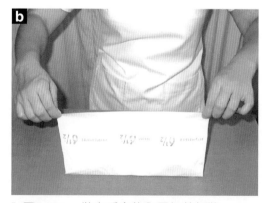

✚ 圖5-25b　裝有手套的內層無菌包裝

操 作 步 驟	說　　明

4. 如果要先戴左手，則以右手的拇指和食指拿起左手套的套口處，保持手套在**腰部以上**的位置，將左手伸入左手套內戴好（圖5-25c）。

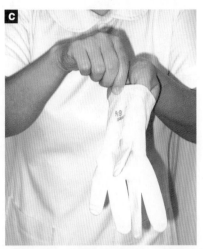

✚ 圖5-25c　戴左手手套：以右手的拇指和食指拿起左手手套套口反摺處，左手小心伸入手套內，反摺面保持原狀

5. 以戴有手套的左手手指伸入右手套套口的反摺內側，拿起右手套（圖5-25d），保持手套在**腰部以上**的位置，將右手伸入右手套內戴好。並將右手套套口做翻轉。

6. 以戴好手套的右手手指伸入左手套套口反摺內面，協助將手套的反摺處翻轉（圖5-25e）。

5-1. **戴右手時左手拇指應彎曲，避免接觸手套套口的反摺面。**

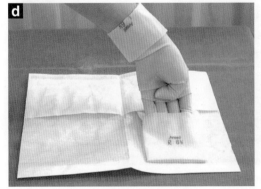

✚ 圖5-25d　以戴好手套的四指伸入另一隻手套套口反摺內面以便拿起手套

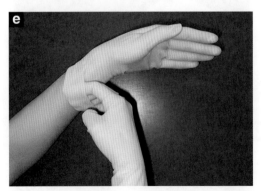

✚ 圖5-25e　手指伸入套口反摺內面，協助將手套的反摺面翻平

7. 戴好手套的雙手互相調整手套位置。

7-1. 戴上無菌手套的雙手應保持在視線範圍內並在腰部以上，手套不可汙染。

操 作 步 驟	說 　 明

脫除手套

1. 脫除髒汙手套：以戴手套的右手抓住左手套套口外面（圖5-26a），將左手套由內往外翻轉同時脫下。

1-1. 脫手套時注意不要讓皮膚直接接觸髒汙的手套表面。故脫除第一隻手套時採「**手套碰手套**」的原則，而脫除另一隻手套則採「**皮膚碰皮膚**」的原則。

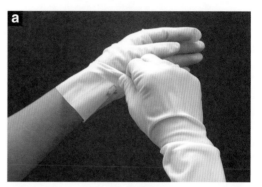

➕ 圖5-26a　脫除第一隻手套：以右手抓起左手套外面向下翻轉脫下左手套

2. 用已脫下手套的左手手指插入右手套套口內側（圖5-26b），將右手套由內往外翻轉脫下，並將左手手套包於右手套內（圖5-26c）。

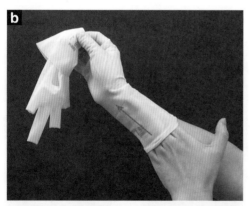

➕ 圖5-26b 脫除第二隻手套：左手伸入右手套內面向下翻轉脫下右手套

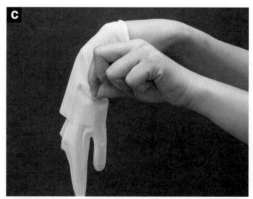

➕ 圖5-26c　將第一隻脫下的手套（左手套）包於脫下的第二隻手套（右手套）內

3. 整理用物並洗手。

3-1. 將脫下的手套放置在感染可燃性垃圾桶內。

情境模擬案例分析

　　王先生，56歲，肝硬化患者，合併有腹水、叩診有轉移性濁音及下肢水腫(+++)，因腹水厲害，於5月28日、6月1日執行腹腔放液術，分別抽出2,000c.c.及1,500c.c.的腹水，6月1日抽血檢查發現Albumin 2.0gm/dL，Hb 10.8gm/dL，Hct 38%，現on Foley暢、尿液量少約50c.c./2hrs、色呈茶色，TPR & BP為37℃、84、20、140/86mmHg，醫囑GM 60mg in 60c.c. fluid q8h drip及Cefamazine 1 vial q6h IV。

有關資料	資料分析	護理診斷	護理目標	護理措施	護理評值
O1: (5/28)腹腔放液2,000c.c.。 O2: (6/1)腹腔放液1,500c.c.。 O3: (6/1)Albumin:2.0gm/dL。 O4: (6/1)Hb:10.8gm/dL Hct:38%。 O5: (6/1)on Foley。 O6: 叩診腹部有轉移性濁音。 O7: 下肢水腫(+++)。 O8: 診斷「肝硬化」。	**危險因素：** 1. 侵入性的治療：O1, O2, O5 2. 營養不良：O3 3. 第二道防線不完善（如血紅素降低、白血球減少）：O4 4. 第一道防線不完善（如受創組織、體液滯留）：O6, O7 5. 慢性疾病：O8 **問題（定義）：** 個人處於易被病原性微生物侵犯的危險狀態。 **機轉：** 病人因執行腹腔放液術及插留置導尿管使得第一道防線（皮膚、黏膜）受損，加上營養不良及慢性疾病使得抵抗力減低，另外腹水（體液滯留）的狀況，因此很容易受到致病菌的感染。	潛在危險性感染／ 1. 侵入性的治療 2. 營養不良 3. 第二道防線不完善 4. 第一道防線不完善 5. 慢性疾病	病人住院期間沒有出現感染的症狀及徵象。	1. 為病人執行侵入性治療（靜脈注射、腹腔放液術、更換腹腔放液傷口敷料等）時確實嚴格執行無菌技術。 2. 每天執行導尿管護理2次。 3. 避免病人接觸感染的患者，以免受到感染。 4. 教導攝取適當的水分、蛋白質及維生素C以增加病人的抵抗力。 5. 依醫囑GM 60mg q8h drip及Cefamazine 1 vial q6h IV。	1. 6/5病人住院期間沒有感染的症狀及徵象。 2. 6/6 TPR & BP：37℃, 80, 18, 138/80 mmHg。

記錄範例

時 間	用藥及治療	生命徵象	護理記錄
09:00		37℃, 84, 20, 140/86mmHg	體溫37℃,現on Foley暢、量50c.c./2hrs、色呈茶色,抽血檢查結果:Albumin:2.0gm/dL, Hb:10.8gm/dL, Hct:38%,因腹水厲害,醫師予執行腹腔放液術,抽出1,500c.c.的腹水,色呈淡黃清澈,依醫囑GM 60mg q8h drip及Cefamazine 1 vial q6h IV。續注意體溫的變化。/N2陳真美

課後活動

1. 全班同學分成五組,共同討論在日常生活中,同學們如何應用感染鏈的概念來預防自己受到感染(如流行性感冒、腸病毒、SARS、MERS、AIDS、性病等)。

2. 全班同學分成五組,共同討論到醫院實習時,同學們應如何避免自己受到感染?

自 | 我 | 評 | 量

( ) 1. 關於滅菌法之敘述，下列何者正確？(A)高壓滅菌法屬於物理滅菌法，使用條件為每平方吋壓力10~12磅，達到90~110℃的水蒸氣 (B) 2%戊二醛(Cidex)或6~10%過氧化氫(H₂O₂)可以適用於內視鏡或呼吸治療器材的消毒 (C)濕熱滅菌法較乾熱滅菌法傳導效果差，故使用的溫度需較高才能達到滅菌效果 (D)紫外線消毒法穿透力佳，可以有效殺滅細菌芽胞，屬於物理滅菌方式

( ) 2. 下列何者不屬於內科無菌的技術？(A)洗手 (B)傷口換藥 (C)戴口罩 (D)隔離技術

( ) 3. 有關感染控制措施，下列敘述何者錯誤？(A)絕對嗜中性白血球500個/mm3以下的病人，應採保護性隔離 (B)疥瘡的病人，應採接觸性隔離 (C)德國麻疹的病人，應採飛沫隔離 (D)水痘感染的病人，應採接觸性隔離但無須單獨房間

( ) 4. 下列何者屬於空氣傳染疾病？(A)淋病 (B)小兒麻痺 (C)百日咳 (D)開放性肺結核

( ) 5. 訪客進出醫院時，使用75%酒精洗手，此管制感染源的方法為下列何者？(A)清潔 (B)消毒 (C)滅菌 (D)無菌

( ) 6. 照護H5N1流感病毒感染的病人時，在穿戴各項個人防護措施時，下列何者錯誤？(A)脫下隔離衣時，領口被視為清潔區 (B)隔離衣要重複使用時，掛置時污染面應朝外 (C)護目設備須於前室中脫除 (D)外科手術口罩應每8小時更換一次

( ) 7. 有關化學消毒法之敘述，下列何者錯誤？(A)70~75%的酒精殺菌效果比95%酒精效果好 (B)5.25%的漂白水對肝炎病毒的消毒無效 (C)化學消毒劑時間越長殺菌程度越高 (D)每升高10℃化學消毒劑殺菌度增加一倍

( ) 8. 臨床上常遇到布類有舊血漬沾染，下列何者對於清除舊血漬的效果最佳？(A)漂白水 (B)雙氧水 (C)肥皂水 (D)溫開水

( ) 9. 下列何項護理措施，需採外科無菌原則？(1)胃造瘻灌食 (2)氣管內插管抽痰 (3)結腸造瘻灌洗 (4)胰島素注射。(A) (1)(2) (B) (2)(3) (C) (2)(4) (D) (3)(4)

( ) 10. 有關煮沸消毒法的敘述，下列何者正確？(A)水量須蓋過消毒物品且與消毒物品等高 (B)消毒時間是自打開爐火後開始計算 (C)沸水中加入2%的碳酸鈉可增加消毒作用 (D)玻璃類以煮沸3~5分鐘為原則

( ) 11. 有關外科無菌的定義，下列敘述何者正確？(A)屬於清潔的技術之一 (B)可以處理病人與病人間的交互感染 (C)用來確保無菌物品維持在無菌狀態 (D)常運用在傳染病人的隔離防治

( ) 12. 有關使用無菌敷料鉗之敘述，下列何者正確？(A)手握敷料鉗中段1/2處 (B)保持敷料鉗朝上 (C)夾取無菌棉球後，在距離無菌區3公分高度小心放入 (D)用畢時，夾緊鉗尖垂直放入泡鑷罐中

( ) 13. 護理師照顧後天免疫缺乏症候群病人預期可能接觸到血液時，不須採用下列何項隔離防護措施？(A)洗手 (B)單獨房間 (C)手套 (D)口罩

（　）14. 林小姐，56歲，近日因全身痠痛、頭痛、咳嗽及發燒，疑似新型流行性感冒，醫師建議住院治療，護理人員首先應提供的衛生教育為下列何者？(A)安排入住負壓隔離病房　(B)請病人不要和鄰床聊天說話，以免交互感染　(C)晚間9點以後，限制家屬再進病房探訪　(D)請病人勤洗手並戴口罩，以避免感染傳播

（　）15. 下列何種製劑可以達到高程度消毒，消滅微生物的繁殖體，包括芽孢？(A) 10%碘酒(tincture iodine)　(B) 3%來舒(lysol)　(C) 2%二醛(cidex)　(D) 70%酒精(alcohol)

（　）16. 對於傷口培養有抗二甲氧基苯青黴素性之金黃色葡萄球菌(*Methicillin-Resistant Staphylococcus Aureus*, MRSA)之病人，其隔離措施之敘述，下列何者正確？(A)安排居住單人負壓病房　(B)照護人員需要戴過濾式口罩　(C)照護人員需要穿戴手套、隔離衣　(D)照顧病人之次序，以此病人為優先

（　）17. 下列何者不適用高壓蒸氣滅菌？(A)布類　(B)塑膠類　(C)手術器械　(D)水溶性溶液

（　）18. 有關巴斯德消毒法之敘述，下列何者正確？(A)常用在牛奶、果汁飲品的消毒　(B)以62℃加熱15分鐘，可達高層次消毒　(C)無法殺死真菌類微生物　(D)屬於一種生物抑菌劑消毒法

（　）19. 依據疾病管制署公告，為懷疑有伊波拉病毒感染病人執行常規醫療照護時，下列何項個人防護設備不適宜？(A)手套　(B)外科口罩　(C)護目設備　(D)連身型防護衣

（　）20. 消除登革熱四大重點：「巡、倒、清、刷」，是阻斷下列疾病傳染模式中的何項因素？(A)進入易感性宿主的門戶　(B)離開感染窩的門戶　(C)易感性宿主　(D)感染窩

解答

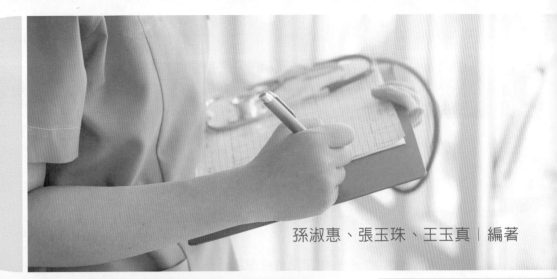

孫淑惠、張玉珠、王玉真 | 編著

護理過程
Nursing Process

06 ✚ CHAPTER

 學習目標 Objectives

1. 說出問題解決的步驟。
2. 運用科學性的問題解決法於日常生活中。
3. 描述問題解決法與護理過程的相關性。
4. 體認批判性思考的重要性
5. 描述批判性思考與護理過程的相關性。
6. 說出護理過程的定義與特性。
7. 列出護理過程的重要性。
8. 認識護理過程的發展。
9. 描述護理過程的組成要素。
10. 識別評估的目的。
11. 熟悉評估方法。
12. 辨別主觀與客觀資料。
13. 了解護理診斷的意義。
14. 說出護理診斷的組成要素。
15. 比較護理診斷、醫學診斷的異同。
16. 體認評值期在護理過程中的重要性。
17. 體會護理過程的每一步驟皆以病人為中心。
18. 實際運用護理過程,提升病人的照護品質。
19. 從範例說明中熟悉評估過程、護理診斷的格式、如何設定問題的優先次序、護理目標與護理措施的擬訂、執行期的注意事項、評估的注意事項。

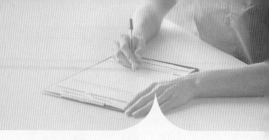

問題解決法 ── 問題解決法的意義與種類
的概念   └─ 問題解決法與護理過程的步驟比較

批判性思考 ── 何謂批判性思考
的概念   ├─ 批判性思考的重要性
         └─ 批判性思考與護理過程的關係

護理過程的 ── 護理過程的意義
基本概念   ├─ 護理過程的歷史發展
         ├─ 護理過程的特性
         ├─ 護理過程的重要性
         ├─ 執行護理過程需具備的知識與技能
         └─ 護理過程的步驟

              評估 ── 評估的目的
                  └─ 評估的過程

              診斷 ── 護理診斷的定義
                  ├─ 護理診斷的發展史
                  ├─ 護理診斷的種類
                  ├─ 確認護理診斷的過程
                  ├─ 護理診斷的組成要素
                  ├─ 護理診斷的書寫方式
                  ├─ 護理診斷書寫時的注意事項
                  └─ 護理診斷與醫學診斷的區別

              計畫 ── 設定健康問題的優先次序
                  ├─ 訂立護理目標
                  └─ 計畫護理活動

              執行 ── 執行的過程、執行時、執行後的注意事項

              評值 ── 評值的特性與目的
                  ├─ 評值的種類
                  └─ 評值的形式－過程評值、結果評值

➕ 前言 FOREWORD

　　護理專業提供個人、家庭及社區健康照護服務，需要依循一套有效的問題解決法。護理先進們依據臨床實務特性，修正科學性問題解決步驟，提出「護理過程」概念，其目的為識別病人的現存性及潛在性健康問題，建立個別性目標，並提供個別性的護理措施來解決此問題。所以說，「護理過程」是護理人員運用科學方法，透過思考來改善病人健康問題的過程。

　　Benner(1984)指出：在臨床實務工作情境中，當新進護理人員還處在生手或尚未熟練到足以判斷事情的輕重緩急時，需要有一套引導思考的工作規則，以協助其提升洞察力並促使其思路敏捷，這一套有系統、有組織的思考路徑，就是「護理過程」。

　　「護理過程」藉由評估、診斷、計畫、執行及評值等步驟，統合專業知識與技能，透過具體的服務，發揮護理人員獨特的角色功能。它是一個循環的過程，組成具有邏輯順序；它是一個經過分析與組織的過程；它也是一個動態的過程，計畫內容會隨著個人與環境的改變而有所變動。因此，護理是不是科學與藝術？是全方位服務的專業或只是聽從指揮，毫無自主功能的附庸？其關鍵就在於是否能做好「護理過程」。

　　因此，「護理過程」是每位護生及護理人員必須修習與應用的課程，引導我們提供高品質的護理，也為護理實務建立標準化的溝通模式。本章將帶領學習者認識護理過程是一種科學化的問題解決法，進而了解護理過程的意義、特性及功能，並舉例說明護理過程的各個步驟，以加強學習者對該步驟之理解及運用。

6-1 ❤ 問題解決法的概念

一、問題解決法的意義與種類

　　人生過程中有各種不同的需求，從認知某一需要到解決此需要的過程會遭遇一些問題，個人會採用各種方法來克服困難，這個過程便稱為「問題解決法」。解決問題的方式會受到個人能力、過去經驗及外在環境的影響，**常用的問題解決法**包括：

1. **未經學習、與生俱來的問題解決法**(unlearned, inherent problem solving)：是一種盲目、機械性的反射反應，未經思考過程的問題解決法。如新生兒的哭泣或吸吮動作。

2. **嘗試錯誤的問題解決法**(trial and error problem solving)：試圖用各種方法來解決問題，直到發現解決問題的方法為止。事前並未詳加思考、計畫，只是經由不斷嘗試錯誤，來尋找問題解決的方法，不管在人力、時間及預期達成的結果上皆是「事倍功半」。這是一種無效的問題解決方式，用這種方法來照顧病人是相當危險的。

3. **直覺式問題解決法(insight problem solving)**：依個人直覺及過去經驗來處理問題，雖然「經驗」是護理人員相當重要的資源，但由於服務的對象－「人」具有獨特性及複雜性，相類似之情境，並非意味可採用相同的處理模式，因此，此法常無法有效解決病人問題。

4. **科學式問題解決法(scientific method problem solving)**：以**邏輯性及系統化的思考模式來解決問題**，包括六大步驟：

   (1) 了解問題(understanding the problem)：描述、解析和界定問題。

   (2) 收集資料(collecting data)：文獻查證、收集專家學者的看法、尋求他人經驗。

   (3) 形成假設(formulating an hypothesis)：推演問題發生原因、提出解決的方法。

   (4) 評值假設(evaluating the hypothesis)：藉由分析、比較，選擇較為可行的解決方案。

   (5) 測試假設(testing the hypothesis)：實際運用已決定的方案來處理問題。

   (6) 形成結論(forming the hypothesis)：評價問題解決的成效。

動動腦

在了解常用的問題解決法後，你認為護理過程是屬於哪一種問題解決法呢？

護理過程是一種科學性的問題解決法，需採用邏輯、有系統的思考方式，來面對複雜的個體。每個個體皆具有不同的特質、生活型態、價值觀和健康問題，護理人員需依其需要，提供具有個別性、完整性的護理活動。

二、問題解決法與護理過程的步驟比較（表6-1）

美國教育學家杜威將問題解決法的思想過程分成以下六大步驟：

1. 遭遇疑難：對事情或情況有所質疑時，即將它視為問題。

2. 收集並分析與問題相關的資料。

3. 確定真正的問題，並找出其形成的原因。

4. 提出所有可能的解決方案。

5. 選擇其中最合理的方案並執行之。

6. 驗證假設：評值所選取的方案是否正確可行；倘若問題猶存，則需重新評估情況。

▼ 表6-1　問題解決法與護理過程的步驟比較

問題解決法的步驟	護理過程的步驟
1. 遭遇疑難 2. 收集、分析相關資料	1. 評估
3. 確立問題並找出形成問題的原因	2. 診斷
4. 提出所有可能的解決方案	3. 計畫
5. 選擇合理方案並執行	4. 執行
6. 驗證假設	5. 評值

動動腦

1. 想想目前的生活、學習與交友上是否遇到困難？請運用問題解決法的步驟，列出一項問題，依序思考、設計如何能將此問題圓滿解決。（提示：思考一下，最近的生活中你出現了什麼問題？再仔細想想它真的是問題嗎？為什麼會有這樣的問題產生？原因是什麼？它對你造成什麼樣的影響？有什麼方法可解決？這些方法有效嗎？可行嗎？如果都設想清楚了，就選取一兩項方案確實執行吧！執行過程中也許會遭遇到一些困難，用上述的方法思考其原因，並把做法再修正一下，如此，你的問題解決了嗎？）

2. 你的好友功課一向很好，但此次期中考基護卻只考了50分，她非常的傷心，你如何運用問題解決法協助她呢？

6-2 批判性思考的概念

一、何謂批判性思考

批判性(critical)的字義源自希臘文kritikos，是指評論(critic)的意思，也就是去質疑、理解及分析。「批判性」一詞常被視為具有負向或破壞性的意味，但用來描繪思考時，則內含著「正面、正向的意義與過程」，乃指挑戰自己及他人的思考，在面對問題、進行問題解決或作決定時能依循證據、事實，決定何者可信與何者應為合理，是一種「反省之思考」與「就事論事的態度」。基本上它係「多種態度、知識及技能的混合體」，包含：(1)指認問題的能力以及要求證據支持其為真的探究態度；(2)有效推論抽象與類推性質的知識，藉以邏輯地決定各種不同證據的比重與精確性；(3)具使用與應用上述知識和態度的技能。

批判性思考(critical thinking)是小心謹慎地思考，**找出自己與他人在想法上、信念上或論證上的錯誤之技巧**，以建構更具說服力的論證及提升自我思考能力。批判性思考能**避免自己接收與產生錯誤想法而導致不良後果**，因此勿過度在意那些無關緊要的想法，以免影響日常生活與人際關係。

一個具備批判性思考特質的人，應具有追根究底的習慣，常常自我充實，有彈性、思路開放，信任他人，能面對自己的偏見，能澄清爭議、客觀的判斷及深思熟慮，在複雜的情境中能有條不紊、努力尋求相關訊息、客觀的評值，合理的選擇標準及不斷的尋求結果。

總之，批判性思考就是要我們不斷的檢討自己的思路，好讓我們的思考愈來愈進步，運用在臨床的照顧情境時，我們要常常問自己，什麼是自己及病人滿意的照顧成果？如何才能讓我們的照顧品質更好？

二、批判性思考的重要性

批判性思考在專家學者的倡導下，已成為美國教育改革的主要訴求，也是個人適應現代文明社會不可欠缺的能力，更是個人因應未來挑戰的基本素養。**學者Schon(1982)強調在不確定、不穩定、多變及獨特的臨床實務中，專業人員在付出行動時，必須作更多正確的思考及判斷。**護理人員每天面對不同病人、不同情況的健康問題，經常必須**在短時間內及時判斷病人的問題並作決定**，同時在可採行的解決方案中，**選擇最佳且最安全的照顧計畫來執行，並評值計畫是否有效，故需具備批判性思考的知識、態度及技能，以便勝任愈來愈複雜的護理業務。**

三、批判性思考與護理過程的關係

批判性思考與護理過程同為**綜合知識、態度及技能的認知過程**，且為一**實踐的過程**，目的均在有效解決問題，其共通性乃具有**科學性、客觀性、系統性、分析性、合理性及組織性**的特色。護理人員在從事臨床工作時，事實上就是在執行護理過程的某個步驟，若能以批判性思考的態度或方式投入其中，更能確保病人獲得更好的護理品質，在護理過程中展現批判性思考，有助於病人問題的解決。

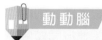
動動腦 **批判性思考情況範例**

情況：剛畢業成為社會新鮮人的優優一直覺得自己太胖了，尤其是看到電視上模特兒之後，更是立志一定要減肥。看見報章雜誌或電視購物台時常在推銷各種減肥產品，實在很心動，但是又礙於價格不低，所以讓優優一直無法決定購買減肥產品。剛好最近電視上一直在廣告喝某廠牌的消脂綠茶能夠消除膽固醇並增加腸內益菌，宣稱只要每天喝，就能在短時間瘦身、小腹也能變小喔！看了廣告的優優覺得很心動，但是又對廣告的效果感到質疑，幾經思考之後，你覺得優優該如何做出審慎的分析與探究，才能做出正確的選擇呢？

Step 1　質疑－不受廣告宣傳的影響
　　　　廣告中的模特兒會不會是經過特殊拍攝效果的效果？真的只有單純喝綠茶就能減重，沒有合併其他方法嗎？這產品有經過哪些檢驗？為什麼能消除膽固醇？機轉為何？

Step 2　求證－從專業知識或經驗檢視合宜性
　　　　收集資料後發現，研究時綠茶中的抗氧化物質不容易經由口服吸收而降低膽固醇並減重，所以要經由喝綠茶來達到減重的方法應該不太可行。

Step 3　有效推論－放棄不適當的選擇，做正確的抉擇
　　　　優優決定要採納收集到的資訊，並諮詢營養師採取其他更專業又健康的減重方法，而不是只利用減肥食品來減重。

Step 4　重建－用自己的方式做正確的抉擇

　　　　採取「多運動、飲食均衡、生活規律」的方式幫助減重並控制體重。

　　你是不是也有過類似的生活或臨床經驗呢？試著用批判性思考技能做出正確選擇？

資料來源：董貞吟等(2013)．*健康與護理*．新文京。

6-3　護理過程的基本概念

壹　護理過程的意義

　　是運用於護理的一種科學化問題解決法；使護理活動有組織、有效率、有計畫的執行，以確認高品質之護理照顧。護理過程亦是**護病互動的過程**，除了引導病人共同參與健康照顧，提供良好的護理服務品質外，亦可促進護理專業成長。

貳　護理過程的歷史發展

　　1950年代以前，護理教育訓練偏重醫學模式，依賴醫師的診斷與治療。然而護理要擠身為健康照護的專業，就必須發展其專業知識體系，形成標準化的溝通模式及建立系統性提供服務的方法。

　　1960年代以來，護理先進積極確立護理哲理與信念，定義護理本質與真諦，發展護理實務的理論基礎，並確認運用護理過程(nursing process)為提供護理服務的系統性問題解決法（表6-2）。護理鼻祖南丁格爾女士認為護理應包括評估，並依據護理計畫給予護理措施與評值，所以大多數的學者都認同護理過程概念源自於南丁格爾。

▼ 表6-2　護理過程簡要發展史與各學者的貢獻

學　者	貢　獻
賀爾(Hall, L., 1955)	• 首先提出「護理過程」一詞
強生(Johnson, D. E., 1959)	• 視護理過程為評估情境、作決定並完成為解決護理問題一連串行動和評估
歐連多(Orlando, I. J., 1961)	• 認為護理過程包含三大步驟：病人行為、護理人員反應及護理行動
韓德生(Henderson, V., 1965)	• 認為護理過程與科學方法之步驟是相同的
麥肯因(Mc.cain, R. A., 1965)	• 首先使用「評估」的名詞發表於雜誌上，在評估中包含收集和記錄主客觀資料

▼ 表6-2 護理過程簡要發展史與各學者的貢獻（續）

學 者	貢 獻
諾爾斯(Knowles, L., 1965)	• 以 "5D's" 來介紹過程模式：發現(Discover)、探討(Delve)、決定(Decide)、執行(Do)及辨別(Discriminate)
美國天主教大學(Catholic University of America, 1967)	• 提出護理過程的四項組成：評估、計畫、執行及評價
歐倫(Orem, D., 1971)	• 認為護理計畫有三大步驟：為護理計畫作初期的、持續的需要測定，為病人設計達成其健康目標的護理活動，以及協助活動的啟蒙、指導和控制
美國護理學會的護理執業標準(ANA Standards of Nursing Practice, 1973)	• 指示護理過程包括五大步驟：評估、診斷、計畫、執行及評值
吉比和拉敏(Gebbie, K. and Lavin, M. A., 1975)	• 1973年，護理診斷的分類首次發表於國際會議，他們領導使用五大步驟的護理過程模式：評估、護理診斷、計畫、執行及評值
羅依(Roy, Src., 1976)	• 使用六大步驟的護理過程模式：評估病人的行為和影響因素、識別問題、設定目標與措施、處理方式的選擇及評值，並特別呼籲使用「護理診斷」一詞

 ## 參 護理過程的特性

1. 是一個**開放性且富彈性**的系統：藉以協助病人、家屬、團體或社會獲得個別性之需要。

2. 是一個**循環、動態、連續且注重回饋**的過程：因為所有的步驟都是**相互關聯**，且**無絕對的起始或終止**。

3. 是一個以**病人為中心，以健康問題為導向**的過程：護理人員依據每一位病人的問題擬訂計畫，個別地去達成其獨特需求，並非以護理人員的目的為主。

4. 是一種**互動與合作關係**：護理人員與病人一起關心問題、彼此分享、作有意義的溝通並參與護理計畫的執行與評值。同時為有效地解決病人的健康問題，護理人員需與病人、家屬、團體、社區及其他健康專業成員相互合作。

5. 是**普遍適用**的過程：它適用個人、家庭、學校、社區；適用於任何年齡、任何情境及各科領域中。

6. **需統合運用多種知識與技能**：包括解剖生理、病理、藥理、營養、心理、社會、倫理等學科及人際關係、科學性及知性等技能。**人際關係的技能包括溝通、傾聽、傳達關心、同理心、發展信任感；科學性的技能包括使用設施和執行技術；知性的技能包括問題解決法、批判性思考及作護理判斷。**

7. **比「科學方法」及「問題解決法」更具時效性與複雜性**：護理人員在處理及解決病人問題有其時間限制或要求，而護理對象的複雜性與多面性往往需要更多的智慧來處理，因此透過這兩項特色，更能體認「護理是一門科學也是一門藝術」的含意。

肆 護理過程的重要性

　　護理人員運用護理過程不但能提供病人個別性、整體性及持續性的照護，並可確保護理品質、表現護理專業的自主性，還可提升護理人員的信心、提高其工作成就感，以及加強個人及專業問題解決的能力。其重要性分別就病人與護理人員兩方面作探討。

一、對病人而言

1. 參與自我的照顧：經由護理過程，病人可感受到自己有能力解決問題，參與自我的照顧，進而恢復與促進健康。
2. 獲得持續性的照護：減少面對照顧他們的護理人員需提供重複資料之挫折感。他們不必向每位護理人員重述他的擔憂、關切重點及問題需要，藉由護理計畫便能傳達這些資料與訊息，使照護小組成員能依其期望的方式照顧他。
3. 改善護理照護品質：當病人入院時，護理人員即開始進行完整評估，識別問題，然後與病人共同擬定護理計畫，並提供給其他護理人員及實習學生，依循計畫給予24小時的照護服務，持續評價及再評估以確定配合病人需要的變化作修改，以提供高品質的護理服務。

二、對護理人員而言

1. 證實畢業於合格的護理學校：全美護理協會負責護理課程的評鑑，它要求護理學生在畢業時，必須具備使用護理過程的基本能力。而我國護理人員法第24條也提及：護理人員之業務中，包含健康問題的護理評估、預防保健之護理措施等。
2. 增強信心：經由護理過程產生的護理計畫，可使護生或護理人員了解病人的問題是什麼？哪些目標對病人很重要？如何進行？何時得完成？
3. 工作滿足感：好的護理計畫可節省時間、精力並降低護理人員與護生的挫折感。經由護理計畫可增加成功解決問題的機會，尤其當目標達成時，護理人員與護生會感受到成就感和專業的榮耀。
4. 專業的成長：護理計畫提供一個分享知識和經驗的機會，可增加經驗不足之護理人員的臨床技能。目前國內各醫院的基層專業能力訓練，即考核護理人員運用護理過程的能力，藉由進階制度的實施，幫助我們落實護理過程並展現護理專業能力。
5. 協助人員的指派：護理計畫協助護理管理者辨識病人需要護理的程度，以作為人員調配之參考。

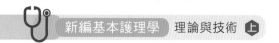

6. 問題解決能力的提升：經由護理過程思維的訓練，培養系統性、組織性、客觀性、批判性思考的能力，察覺問題所在，能運用專業知識與技能有效處理及評值。

伍 執行護理過程需具備的知識與技能

護理過程是一種**蘊含知識與技能的過程**，護理人員必須統整過去所學的各項知識與技能，依循一定的步驟，以病人為中心，以目標為導向，因護理知識可協助護理人員正確的描述病人健康狀況改變的情形，並促進護理人員間良好的溝通。表6-3為執行護理過程需具備的知識與技能，護理人員愈能將這些知識與技能融會貫通、純熟運用，則愈能有效解決病人的問題，展現護理能力。

▼ 表6-3　執行護理過程需具備的知識、技能及其目的

步驟	知識	技能	目的
評估	1. 病人的生理、心理、社會、靈性健康 2. 病人的文化、價值觀、調適機轉 3. 病人的發展、家庭運作情形	1. 觀察、溝通及傾聽技巧 2. 身體檢查與評估技巧 3. 建立信任的治療性人際關係	此時護理人員需要知識來決定哪些資料是要收集的？哪些方法、技術可以幫忙收集正確而又完整的資料？然後運用這些知識與技能，分辨與組織資料
診斷	病人之健康問題、導因、症狀	1. 評估主、客觀資料、認知問題 2. 思考、組織資料並正確判斷	此時護理人員需要運用專業知識來連結片段的資料，解釋資料，判斷是否有現存或潛在性健康問題
計畫	1. 了解人格、個性、價值觀、信念對病人的影響 2. 了解其他醫療小組成員工作範圍	1. 掌握解決問題的方法 2. 訂定可測量的目標 3. 選擇可行的活動 4. 與病人、相關人員合作	此時護理知識使得護理人員能作有效的預測，能依據病人的個別性需求有效地運用資源來選擇合宜的護理措施，表現出創造性
執行	1. 考慮病人的權利、護理倫理 2. 了解操作程序、安全無菌技術 3. 認知改變理論的應用過程	1. 教導自我照顧、作為支持與諮詢者 2. 進行系統觀察、有效溝通 3. 有效執行醫囑	此時護理人員需要懂得執行護理活動的法律權責，以及如何提供安全溫馨的環境和正確的操作護理技術等
評值	1. 認知達到目標應有的標準 2. 清楚病人對護理活動可能有的反應	1. 獲得結果資料與目標比較 2. 重新評估護理計畫	此時更必須具備專業知識，才能正確判斷目標是否達成

護理過程的步驟

護理過程包含五大步驟：**評估、診斷、計畫、執行及評值**。

1. **評估(assessing)**：是護理過程的第一步，藉由有結構、有系統的方式，收集、組織、確認並記錄病人完整健康資料，以作為正確護理診斷、計畫、執行及評值之基礎。

2. **診斷(diagnosing)**：此時護理人員分類、彙總和分析所獲得的資料並思考，「病人有哪些現存或潛在性的健康問題需護理人員的協助？」、「哪些因素導致此問題的產生？」，依這些問題的反應建立護理診斷。

3. **計畫(planning)**：是包含一系列的步驟，此時護理人員與病人共同設定優先次序和目標，以達病人問題解決或降至最低影響程度。在與病人合作中，護理人員需針對每一護理診斷，發展其個別性的護理活動。

4. **執行(implementing)**：確認護理計畫的可行性後，將護理計畫付諸行動。此時護理人員執行所設計的護理活動或委託適宜的人員來完成。

5. **評值(evaluating)**：是評估病人對護理措施的反應，並將此反應與目標做比較，以確定目標達成程度，此期要重新評估護理計畫，對於護理過程的每個步驟作全部或部分之改變。

護理過程的五大步驟並非各自獨立，而**是重疊且持續性的次過程**，比如說評估雖是護理過程的第一個步驟，但在執行和評值也都持續不斷的在收集資料。同時護理過程的每一個步驟都影響著其他的步驟，它們是**相互關聯**的，如果評估期所獲得的資料不真實，便可能下錯護理診斷，因而反映到計畫、執行及評值。錯誤之評估必然造成有問題的評值，病人的健康問題也就無從解決了。

 動動腦

1. 護理過程的步驟為何？
2. 護理過程的特點為何？

一、評　估

評估(assessing)是護理過程的第一步，藉由有結構、有系統的方式，收集、歸類、確認並記錄病人完整健康資料，以作為正確護理診斷、計畫、執行及評值之基礎。

評估＝收集資料（觀察＋會談＋檢查）、歸類資料、確認資料、記錄資料

（一）評估的目的

1. 了解病人目前的健康狀況及其生活型態是否有需要改進之處。

2. 發現危險因子以找出潛在性或現存性的健康問題。

3. 了解病人的能力與潛能，以及過去曾使用的因應策略和相關經驗。

4. 評估病人的家庭狀況、環境因素、可利用的資源與支持系統。

範例說明

範例：王太太50歲，為一家庭主婦，身高150公分，體重68公斤，喜食蛋糕甜點、高油脂、高膽固醇食物，平常除了煮飯、洗衣等家事外，不喜歡運動。近日來常感覺口渴、多尿且吃得很多，至醫院檢查診斷為：糖尿病合併高血脂症。她認為罹患糖尿病是一件很不好意思的疾病，而且認為自己並沒有那麼嚴重，醫師開的口服降血糖藥並沒有按時服用，每天除了三餐外，總喜歡吃紅豆芋頭糕、鳳梨酥等甜點，先生催促其作運動也推說早上爬不起來，有一天她覺得人很不舒服，呼吸很喘、滿臉通紅、嘴唇乾裂、不斷的喝水、四肢無力、有噁心、嘔吐情形，被送至急診後入院治療。

分析：由上述的資料中整理出評估的重點包括：

1. 50歲的王太太，已婚，是個家庭主婦，身高150公分，體重68公斤－**乃病人的基本資料**。

2. 家庭主婦，喜食蛋糕甜點、高油脂、高膽固醇食物，平常除了煮飯、洗衣等家事外，不喜歡運動－**乃病人的生活型態**。

3. 喜食蛋糕甜點、高油脂、高膽固醇食物，不喜歡運動－**乃病人的危險因子**。

4. 糖尿病合併高血脂症－乃病人的醫學診斷，並非護理問題，因**「糖尿病合併高血脂症」這個診斷所帶給病人的身、心、社會、家庭、經濟等各層面的影響，才是護理評估的重點**，而評估的目的就是要找出病人的個別需求。

5. **了解病人的能力與潛能，及過去如何使用因應策略和相關經驗，也是評估的重點**。案例中的王太太是個自我意識很強又很愛面子的家庭主婦，對糖尿病這個診斷有一些刻板印象，故採取逃避、否認的態度，以致於病情未獲得很好的控制。如果我們評估到病人有這樣的人格特質與因應策略，便能加以運用到計畫之中，協助病人對糖尿病及高血脂症的防治有更正確的認知，進而採取合宜的健康促進策略。

6. **此外評估病人的家庭狀況、環境因素、可利用的資源與支持系統也很重要**。許多時候病人反覆進出醫院就是因為她（他）在醫院控制好了，但出院後家庭無法配合，又回到過去的情境，預後當然不佳。如果案例中的王先生（案夫）也能了解飲食控制與運動的重要性，監督其按時服藥及飲食內容，並陪伴其持之以恆的運動，這樣的環境，再加上病人本身的努力，其糖尿病及高血脂症才能控制良好。

（二）評估的過程

評估的過程包括：**收集資料、歸類資料、確認資料及記錄資料。**

⊃ 收集資料

通常護理人員會先對病人整體外觀和健康狀況有一概括性的印象，例如：年齡、體態胖瘦、營養狀態、語言和行為等，**然後以工具或儀器測量病人的生命徵象、身高、體重，接著運用觀察、會談、檢查等技巧，收集病人的過去病史、目前健康狀況及需要的護理與協助。**

1. **收集資料的範圍**

    收集資料必須系統性和持續性地進行，以免忽略有意義的資料，並可即時反應病人健康狀況之改變。收集資料的範圍包括病人的生理、心理、社會、靈性及發展階段，可參考戈登11項功能性健康型態(Gordon's functional health patterns)、歐倫自我照顧模式(Orem's self care model)、羅氏適應模式(Roy's adaptation model)、紐曼系統模式(Neuman's system model)等內容架構（表6-4），**幫助自己做有系統而完整的評估。透**過護理理論的評估架構，能呈現出最多的主客觀資料，亦能將病人的問題呈現的最清楚，若能選用合宜的護理模式，將不失為一快速有效率的方法。現將常用的護理模式及適用情況簡要敘述如下：

    (1) **調適不佳者：**可選用**羅氏適應模式，**評估其不適應行為與各項刺激，並透過刺激的處理，增強其適應行為與促進健康。

    (2) **長期與疾病共存的慢性患者：**可選用**歐倫自我照顧模式，**逐步幫助病人增強其自我照顧能力。

▼ 表6-4　常用的護理模式

戈登的11項功能性健康型態	羅氏適應模式	歐倫自我照顧模式	紐曼系統模式
• 健康－知覺－健康處理型態 • 營養與代謝型態 • 排泄型態 • 活動與運動狀態 • 認知與感受型態 • 睡眠與休息型態 • 自我感受與自我概念型態 • 角色與關係型態 • 性與生殖型態 • 因應壓力與耐受力型態 • 價值與信念型態	• 生理需求 • 自我概念 • 角色功能 • 相互依賴	• 自我照顧能力 • 自我照顧需求 • 自我照顧能力缺失 • 完全代償系統 • 部分代償系統 • 支持與教育系統	• 第一級預防：減少壓力的產生、增強彈性防禦線 • 第二級預防：早期發現、早期治療 • 第三級預防：再適應、再教育以預防傷害發生、維持穩定性

(3) **當壓力來得又急又大時**：**紐曼系統模式**可直接切入核心，並透過第一、二、三級預防措施，維持健康。

2. **收集資料的方法**

收集資料的方法主要有**觀察、會談及檢查**。在收集資料前宜先與病人建立信任性的治療性人際關係，方能收集到可信且豐富的資料。

(1) **觀察(observing)**：任何與病人或照顧者接觸的時機都是觀察的好時機，護理人員使用感覺功能（視覺、聽覺、觸覺、嗅覺等）來獲取資料。它是一種高層次的護理技能，藉由不斷的練習才能增加其純熟與敏感度。**觀察時除了觀察病人本身的言行舉止外，尚須觀察其所使用的設備、周圍環境以及病人與其有意義他人間互動的情形。**護理人員在描述觀察所得的症狀或行為時，需避免下結論或作判斷。

(2) **會談(interviewing)**：會談是有計畫的溝通或有目的之會話。會談開始之初，護理人員須先作合宜的自我介紹，並說明會談的目的與時間，在表達同理心並尊重病人隱私及舒適的情況下，運用溝通技巧，鼓勵病人針對特定訊息做表達或討論其所關注的事項。

(3) **檢查(examing)**：

① 身體評估：護理人員藉由**視診→聽診→叩診→觸診**等技術，**從頭至腳**(cephalocaudal approach)（如：頭、頸、前胸、後胸、腹部、四肢）就**身體各系統**（如：呼吸、循環、神經系統等）順序逐項檢查，以收集病人健康資料。

② 實驗室或診斷性檢查：實驗室檢查包括血液、尿液、糞便、痰液、其他分泌物及病理切片等之生化檢查；診斷性檢查則有X光攝影、內視鏡、超音波、電腦斷層攝影及掃描等檢查項目。

3. **資料的型態**

(1) **主觀資料(subjective data, S)**：主觀資料是指**病人內在的看法與感受**，包含知覺感受、價值觀、態度信念、對個人健康狀態的認知及生活型態等資料，如覺得很冷、很痛、很癢、很喘、很討厭、很害怕等。通常**以病人的描述為主要的主觀資料來源**，但當病人無法提供充分的資料時，**照顧者或家屬所提供的資料亦可視為主觀資料**，而且主觀資料還需有客觀資料佐證，才能構成完整的病人資料。

(2) **客觀資料(objective data, O)**：客觀資料是指顯現於外，**護理人員運用感官功能（視、聽、叩、觸、嗅覺）觀察**，或利用儀器檢查等所得的資料。如觀察到病人臉部表情痛苦扭曲、皮膚飽滿有彈性；如體溫、脈搏、呼吸、血壓、紅血球、白血球的數值。客觀資料可以作為支持主觀資料的依據，如病人主訴：「三天未解便，腹脹不舒服」，經護理人員運用身體檢查與評估的技巧後發現：「病人腹部叩診呈鼓音；聽診腸蠕動音為2次／min」，這時我們就有比較充分的依據說病人有「便祕」的問題。

　　此外，在記錄資料時要**注意維持資料的原始意義**，在描述主觀資料時宜**簡潔扼要**，盡量按照病人所說的話寫下，也就是要「忠於原味」；客觀資料則應將所見、所聽、所觸摸、所嗅的性狀確實記錄下來，**避免使用籠統的字眼或任意妄下結論、加入個人的判定**。例如聽到病人說：「我的肚子好痛」可以照實記錄為**「我的肚子好痛」**，而護理人員觀察的結果應記錄為：**「觀察到病人抱著肚子捲縮在一起哭泣吶喊」**、**「血壓160/90mmHg」**，不可寫：「病人痛得死去活來」，因為「痛苦」是屬於個人感受，應將病人的表情、症狀、反應呈現出來，使之具體化；又如「傷口好大」並不是好的主觀或客觀資料的描述，因為「傷口好大」一詞，加入了護理人員本身的主觀判斷，且不夠客觀和具體，我們之前說主觀資料要忠於原味，所以說「我的傷口好大」是正確的主觀資料描述，而「薦椎處有一個$2\times5cm^2$公分的傷口，外觀紅腫，有黃色膿性分泌物」是具體的客觀資料。正確主客觀資料的描述請見表6-5。

▼ **表6-5　主觀資料與客觀資料的實例說明**

主觀資料	客觀資料
1. 我覺得胃很不舒服	1. NG tube引流出100c.c.墨綠色帶有雜質的液體
2. 我已經三天沒有解大便了	2. 腹部堅硬且有輕微腹脹
3. 我怕麻醉後再也醒不過來	3. 腸蠕動音(bowel sound)：10次／min
4. 快點幫我打止痛針，我快痛死了	4. 淚流滿面，雙手緊抱著肚子
5. 案妻：「他今天看起來很傷心。」	5. 一天飲水2,000c.c.

動動腦

　　以下有幾個不是很正確的主客觀資料描述，請將下列資料以主客觀資料方式呈現。

1. 看見病人痛得死去活來　　　　→主觀：

　　　　　　　　　　　　　　　　　客觀：

2. 病人表達他的腹部有絞痛情形　→主觀：

　　　　　　　　　　　　　　　　　客觀：

3. 病人食慾良好　　　　　　　　→主觀：

　　　　　　　　　　　　　　　　　客觀：

4. 大量小便　　　　　　　　　　→主觀：

　　　　　　　　　　　　　　　　　客觀：

5. 病人顯得很憂鬱　　　　　　　→主觀：

　　　　　　　　　　　　　　　　　客觀：

4. 資料的來源

資料的來源包括：**病人、重要親友（主要照顧者、家屬、親密朋友）、醫療小組成員及病歷**。

(1) **病人**：**病人是最佳的資料來源**，因為唯有自己最了解自己的感受和需要。然而此資料卻容易受到病人健康狀態、情緒、文化背景、語言限制、生長與發育階段、過去經驗等因素的影響，而限制了其陳述與表達。

(2) **重要親友**：除了病人本身，其他與病人有關的重要人物，如：主要照顧者、家屬、親密朋友等也都是護理人員獲得資料的來源，能提供或證實有關病人的資料。他們可傳達病人對疾病的反應、病人生病前所經歷到的壓力、家屬對疾病和健康的態度及病人居家環境等。對於太年輕、意識不清或混亂的病人，支持者的資料尤為重要。

(3) **醫療小組成員**：其他醫療小組成員是指共同或曾經參與照護的醫療人員，包括醫師、其他護理人員、營養師、復健師或社工人員等，都可提供他們對這位病人的照護經驗。

(4) **病歷**：通常在未接觸病人之前，醫護人員要獲得病人的基本資料都會先查閱病歷。病歷中包括醫療記錄、其他健康專業人員的治療記錄及實驗室檢驗檢查報告等。

① 醫療記錄：包含病人的過去病史、過敏史及目前的疾病健康狀態（如：疾病史、身體檢查、病情進度和結論等）。

② 其他專業人員，如：社工人員、營養師、物理治療師的治療記錄，可幫助護理人員獲得相關資料。例如：社工人員有關病人居住環境的報告，或居家護理師記錄病人在家調適狀況，都有助於護理人員之評估。

③ 實驗室檢驗檢查報告，例如：血糖值可監測口服降血糖藥物治療狀況。

⊃ 歸類資料

每一次的觀察、會談及與病人接觸的機會，都會收集到許多的資料，這麼多的**資料必須加以歸類、組織及分析，才能成為有用的資料，以幫助下一階段問題的確立**。同時在**進行資料歸類時，可再次檢視資料有無缺漏、不明確或是相互矛盾之處**。

護理人員可依據護理模式與學理加以分類資料，值得注意的是，**有時同一筆資料可用於支持不同的護理問題**，舉例說明如表6-6所示。

▼ 表6-6 資料歸類的實例說明

資　料	分　類
S：「**每天晚上三、四點都會痛醒**。」 S：「怎麼不趕快來打針，我都快痛死了！」 O：病人蜷臥著身軀，不敢動。	疼痛
S：「**每天晚上三、四點都會痛醒**。」 S：「我已經三天沒有好好睡覺了。」 O：病人無法集中注意力，不斷的打哈欠。	休息與睡眠
S：「聞到那個味道就覺得很噁心，根本沒有辦法吃。」 O：「生病後體重下降10公斤。」 O：albumin值為2.8。	營養

⊃ 確認資料

　　確認是雙重檢查的行動，是證明資料為精確且事實的。確認資料可幫助護理人員：(1)確認評估資料是完整的；(2)確認客觀資料與主觀資料之間是相互呼應的；(3)獲得被遺漏之有關資料。

　　並非所有資料皆需作確認，例如：身高、體重及檢驗等數值，乃經由正確儀器所測得，應為可接受的真實資料。然而有時我們會發現，病人在不同時段有不同的陳述，或會談時所得的主觀資料與身體檢查所得的客觀資料間有差異，此時就需要進一步的確認資料。

⊃ 記錄資料

　　將經過組織歸類及確認後的資料以書面文字呈現，以便進行護理過程的下一步驟－診斷。

 動 動 腦

【練習一】

　(一) 收集資料

　　1. 35歲之女性。

　　2. 結婚4年。

　　3. 育有20個月大的健康男嬰。

　　4. 是某小學教師。

　　5. 住院作乳房切片檢查。

　　6. 左乳外上四分之一處有一2×2cm²硬塊。

　　7. 組織切片已作，有癌症跡象，無淋巴轉移。

　　8. 施行改良式乳房切除術。

　　9. 先生從商，案夫說：「若需做任何檢查或治療，不必考慮金錢的問題。」

10. TPR & BP：36^8、90、22、130/76mmHg。

11. 「護理師，我的傷口很痛。」

12. 有放置存留導尿管。

13. 換藥時拒絕看傷口。

14. 主訴：「現在都沒有適合我穿的衣服。」

15. 主訴：「不知道怎麼跟我的朋友們再見面。」

16. 哭泣著說：「我怕他們沒拿乾淨，會像我朋友一樣死去。」

17. 主訴：「我怕當我回家時，我的孩子不認得我了。」

18. 主訴：「我不知道我先生是否能忍受看見我。」

(二) 歸類資料：運用羅氏適應模式進行之（生理需求、自我概念、角色功能及相互依賴）。

(三) 確認資料：依所得資料，若有疑問之資料則需進行此步驟。

(四) 記錄資料：上述資料以書面文字呈現，以便進行護理過程的下一步驟－診斷。

【練習二】

情況資料

1. 某專科學校的新生。

2. 16歲。

3. 女性。

4. 身高160公分，體重48公斤。

5. 家住台中市，排行老三，上有二個姊姊，還有一個弟弟，父母非常疼愛她。

6. 平時不喜歡吃蔬菜、水果。

7. 從未離家，第一次住宿學校，非常想念家人，常躲在棉被裡哭泣。

8. 主訴：「我覺得腹脹，已有三天未解大便，想解但又解不出來，胃口不好。」

9. 主訴：「大家都住在一起且陌生，共用一間浴廁，要大便又怕臭味四溢，好尷尬！我都忍著到教室附近的廁所，但上課時間緊湊。唉！回到自己家才是最放鬆的時刻。」

(一) 請依身、心、社會三方面歸類資料。

(二) 妳認為病人的健康問題有哪些？原因為何？

(三) 在所歸納出來的問題中，妳認為最主要的問題是什麼？原因為何？要解決此健康問題，還要收集哪些資料？

 重點提示

1. 何謂主觀資料？客觀資料？

2. 資料收集的方法有哪些？

3. 資料收集的來源為何？

二、診　斷

診斷(diagnosing)是護理過程的第二步驟。學者對「診斷」的看法如下：(1)是護理人員分析資料與發現問題的過程；(2)是調查的過程，使護理人員能判斷現存的健康狀況並作決策(Orem)；(3)是護理人員根據其所受的教育和經驗，有能力且被合法認定可以處理的現存的潛在的健康問題(Gordon)；(4)是護理人員運用批判性思考將之前所收集的資料加以分析後所作成的結論。

護理診斷在護理過程中是一樞軸，在此步驟之前的所有活動都為了構成護理診斷，而此步驟之後的所有活動，也都根據護理診斷而定。若診斷錯誤將導致不適當的處置，不但無助於病人，甚至對其健康有所危害。

（一）護理診斷的定義

診斷在字典上的定義是：「謹慎精密的研究事物，以發覺其本質真象」。護理診斷便是本著這樣的精神，藉由周詳、有系統的資料收集，試圖將感受到的困難和需要加以命名，使其具體化，以作為了解並採取行動解決此問題的依據。

1. 國際北美護理診斷學會(North American Nursing Diagnosis Association International, NANDA-I)對護理診斷所下之定義為：「護理診斷是有一個關於個人、家庭或社區面對現存性或潛在性的健康問題或人生過程所呈現的反應所作的臨床判斷。護理診斷提供選擇護理措施的基準，以完成護理人員職責內必須達成的成果。」（1990年第九次研討會中通過）。

2. 國際護理實務分類(International Classification of Nursing Practice, ICNP)對護理診斷所下之定義為：「護理人員為自己認為需要做某護理措施的特定情況或病人反應，所做的敘述或定下的名稱。」

3. 專業註冊護理人員有責任訂立護理診斷，美國護理學會(ANA)鼓勵護理人員對護理診斷負責，而健康照顧機構鑑定聯合委員會(JCAHO)亦要求護理診斷需呈現於病歷中。

4. 護理診斷的範圍是護理人員有能力且許可去處理的健康狀況。如：「診斷及治療糖尿病」是醫師的職責與權利，但護理人員可以診斷和處理伴隨著糖尿病而來的「知識缺失（特定的）」、「個人因應能力失調」或「營養狀況改變」等。

（二）護理診斷的發展史

1950年代，維吉尼亞‧弗賴伊(Virginia Fry)首先提出護理診斷是擬訂護理計畫的必須步驟，然而此建議並未被當時的美國護理學會業務行為模範(ANA's Model Practice Act)所支持，大多數的護理人員及其他的醫療專業人員對於使用「診斷」一詞仍意見分歧。直到萊斯特‧金(Lester King, M.D)在美國醫學雜誌發表了「什麼是診斷」一文，反駁只有醫生能使用

診斷的說法，並指出下診斷必須包含三要素：(1)必須有先前就存在的分類系統以作為診斷的參考；(2)必須有一個等待被診斷的特定事物；(3)必須經過審慎的判斷，評估該現象或反應屬於哪一個分類。

1973年ANA將「診斷」一詞列入護理過程的第二步驟。同一年，聖路易大學(St. Louis University)兩位護理教師傑比(Gebbie)及拉溫(Lavin)收集各地護理人員在照顧病人時所決定的護理診斷並予以分類，而獲得了許多護理人員的認同，於是成立了「全國護理診斷分類小組」並決定每兩年召開一次護理診斷分類會議，同年第一次全美護理診斷分類會議召開，會議的目的在於「確認護理的角色功能，並希望能討論出一套可輸入電腦的分類系統及制定護理診斷名稱。」（NANDA-I自1982年成立以來，持續不斷地對護理診斷進行著審查與分類，截至2017年為止，協會已認同了235個護理診斷進行臨床的測試和修訂。）

（三）護理診斷的種類

1. **問題焦點性護理診斷**：是對病人健康問題之反應的診斷，有明顯的症狀、徵候及導因，已影響到病人的健康。例如：低效性呼吸型態、活動無耐力和焦慮等。

2. **潛在危險性護理診斷**：是病人處在與他人相同或類似的情境當中，但卻比他人更容易出現健康問題，雖然尚未有症狀出現，**但具有危險因素存在**，此類診斷的確立，可作事先的預防。例如：一位罹患糖尿病的老先生，不小心跌倒，右膝處有一傷口，護理人員可對他的健康狀況寫下「潛在危險性感染」，因為病人處於易被微生物侵犯的危險狀況中，藉由無菌的換藥技術及相關護理措施，可預防傷口感染的發生。

3. **健康促進護理診斷**：健康促進反應可能存在於一個個體、家庭、群體或社區。是一項增進全人健康及實現健康潛能意圖或慾望之臨床判斷，以增進特定健康行為的準備度，可應用於任何健康狀態。例如：增進健康識能的準備度(NANDA International, 2021)。

（四）確認護理診斷的過程

將所收集的資料加以分類、組織及分析，以便識別病人的健康問題，並賦予診斷名稱。因此，確認護理診斷的過程，其實就是護理人員作決定的過程。

護理診斷＝分析資料＋識別健康問題＋形成護理診斷

⇒ 分析資料

護理人員運用所學的學理、知識及經驗，將評估期已做好分類與確認的資料，進一步的解釋及分析。**首先必須將資料與所謂的標準（常模）做比較**，這個標準是普遍被接受的規則、模式、型態或測量，同時也具有適切性和可靠性，例如：正常的健康型態、正常的生命徵象、檢驗數值、基本食物群、正常生長與發育過程等。

護理人員將病人資料與標準做比較後，可**識別有意義與相關聯的線索**。如正常人解便很順暢，一天一次，解便時不需很用力，也不會腹脹、噁心、吃不下。如果病人已三天未解便而且解便時需要很用力、又有腹痛、噁心、吃不下情形，此時集結了這些資料，**心中便產生了「便祕」這個實驗性假設的護理診斷**。當然如果此時就貿然下診斷是有失科學求證的精神，因為吃得少且胃口差，很可能是正常的情況，而噁心、腹痛會不會是其他的健康問題呢？都需要**進一步的探討求證**，另外，需注意的是單一症狀或徵象並不足以構成一項診斷，必須再評估。

➲ 識別健康問題

在形成護理診斷之前，護理人員必須分辨出哪些是現存性的健康問題？哪些是潛在危險性的問題？又病人本身是否也意識到這個問題？如：一個長期臥床不動的病人將來可能會出現「身體活動功能障礙」、「皮膚完整性受損」、「便祕」及「呼吸道清除功能失效」等問題。

➲ 形成護理診斷

在確認問題之後，最後一個階段便是要把病人的健康問題與造成此問題的相關因素連結起來，形成一個診斷陳述，以作為計畫期的依據。診斷陳述的書寫方式將於以下的內容做介紹。

（五）護理診斷的組成要素

護理診斷包含三個組成要素：**問題敘述、導因及定義特徵**。

➲ 問題敘述

問題敘述(problem, P)是指個體、家庭或社區的健康問題或狀態，用一個簡短清楚而精確的詞或句子來表達，護理診斷名稱可包括潛在性或現存性的健康問題。診斷名稱可用來指引病人目標的形成，同時也建議一些護理措施。如：「活動無耐力」、「慢性疼痛」等。而為了達到臨床的實用性，護理診斷需有其個別性，如：知識缺失（藥物）或知識缺失（飲食調適）。

➲ 導 因

導因(etiology; related factors, E)是識別健康問題形成的原因，任何影響個人、家庭或社區造成健康問題之存在或持續的內外在因素，與護理診斷存有某種關係。**一個健康問題可能由單一因素或多個原因交織而成**，是涵蓋環境、生理、心理、靈性、社會及其他層面。例如：造成便祕的原因，可能是功能方面的因素－活動量不足、腹部肌肉無力、飲水量太少、纖維攝取不夠；藥物方面－止痛劑、鎮定劑或缺乏隱密的環境所致。每個人的情況不同，因此，護理人員必須針對導因來設定個別性的護理目標與護理活動，才能有效解決病人問題，增進其健康。

辨別護理診斷之導因很重要，因為每一項導因都需要不同的護理措施，NANDA-I使用「相關因素」來描述現存性診斷的導因；「危險因素」來描述潛在危險性護理診斷之導因。

⊃ 定義特徵

定義特徵(signs & symptoms; defining characteristics, S)是一群主觀的症狀與客觀的徵象，顯示病人的狀況與某一護理診斷相符合，**可作為確認病人健康問題的線索**，指示特定診斷名稱之存在。現存性護理診斷之定義特徵為病人的**症狀和徵象**，是**可觀察得到的或／和可測量得到的病人行為**，可作為反應狀況的線索，如：便祕－糞便含鮮血、腹脹、排便次數減少；潛在危險性護理診斷之定義特徵，則因尚未出現，故沒有主觀或客觀症狀。

（六）護理診斷的書寫方式

護理診斷書寫的方式是陳述「問題與導因之相關性」，**常見的書寫方式**如下：

⊃ 單段式陳述

僅將診斷名稱寫出，不包含定義特徵及導因，如：創傷後壓力症，已明確呈現其個別性，可採用單段式陳述。

⊃ 兩段式陳述

1. 兩段式陳述使用於現存性、潛在危險性的護理診斷，其內容包含：
   (1) 問題(P)：陳述病人的健康問題。
   (2) 導因(E)：造成此問題的原因。
2. 兩段式的敘寫使用「與……有關」或「與……相關聯」來描述問題與導因間的相互關係。
3. 陳述的方法有兩種：
   (1) 不遵從（糖尿病飲食）與否認罹患此疾病有關。
   　　　　　　　　　(P)　　　　　　(E)
   (2) 不遵從（糖尿病飲食）／否認罹患此疾病。
   　　　　　　　　　(P)　　　　　(E)

⊃ 三段式陳述

1. **適用性**：現存性護理診斷因為具有可確認的症狀與徵象，因此可使用三段式陳述，而潛在危險性診斷，因為病人並無診斷的症狀與徵象呈現，故不適用。其內容包括：
   (1) **症狀與徵象(S)**：確認此健康問題的定義特徵。
   (2) **問題(P)**：陳述病人的健康問題。
   (3) **導因(E)**：造成此問題的原因。

2. **書寫格式**：思考的邏輯順序是先收集到病人的主客觀資料，加以分析證實後，確認病人的健康問題，然後識別導因，再根據導因來設立個別性的目標與護理措施，因此三段式的書寫格式是S-P-E。

3. **缺點**：會有一個很長的問題陳述，但是因為症狀與徵象有助於計畫護理措施，因而能接受。例如：

(S)：S1：「我每天晚上都痛到睡不著！」

　　　S2：「好不容易睡著了，兩點多一定會痛醒。」

　　　O1：觀察到病人出現嗜睡、無精打采情形。

　　　O2：與病人會談時發現病人無法集中注意力。

<u>睡眠型態紊亂</u> 與 <u>疼痛</u> 有關

　　　(P)　　　　　(E)

📎 **動動腦**

　　林老太太罹患肺癌，長期服用麻醉性止痛藥，因虛弱無法下床活動，平日不喜歡喝水，主訴：「我已經五天沒有解大便，想解又解不出來。」、「滿肚子都是大便，怎麼會吃的下去？」主護護理人員予以腹部聽診腸蠕動音為2次／min，經深入評估後，下了護理診斷－便祕，請依單段式、兩段式及三段式陳述，分別書寫護理診斷格式。

📎 **重點提示**

1. 護理診斷屬於問題解決法的哪一階段？
2. 護理診斷組成要素有哪些？
3. 多少導因才能確立一個診斷？
4. 多少定義特徵才能確立一個診斷？
5. 護理診斷書寫的注意事項有哪些？

（七）護理診斷書寫時的注意事項

1. 每個護理診斷都**需根據病人的資料，若事實資料尚無法識別某一護理診斷，則須繼續收集資料**，如病人入院兩天，未解便，病人主訴有點想解但又解不出來，若要成立「便祕」這個護理診斷則仍須待收更多的資料，才能確立診斷。

2. 若無法按已通過的護理診斷確立（NANDA-I所發展的），則可書寫**簡潔扼要的護理問題**取代之。

3. 盡量使護理診斷簡潔扼要、有特殊性，每一個問題的定義特徵與導因都要區隔清楚。

4. 護理診斷**不是醫學診斷**：如：「乳癌」是醫學診斷，「身體心像紊亂與施行乳房根治手術有關」是護理診斷。

5. 護理診斷**不是症狀與徵象**：如：「呼吸困難、發紺」是症狀，「呼吸道清除功能失效與支氣管阻塞有關」是護理診斷。

6. 護理診斷**不是檢查或治療**：如：「放射線治療」是治療，「口腔黏膜障礙與施行頸部放射線治療有關」是護理診斷。

7. 護理診斷**不是護理目標**：如：「建立規則的排便型態」是護理目標，「便祕與體能活動量不足、缺乏隱密性環境有關」是護理診斷。

8. 護理診斷**不是反應護理人員所遭遇的問題**：如非「不合作」、「不配合」，而是「不遵從（糖尿病飲食）與否認罹患此疾病有關」。

9. 護理診斷**不是需要**：如：非「休息與睡眠的需要」，而是「睡眠型態紊亂（困難入睡）與睡眠環境及睡前儀式改變有關」。

動動腦

以下有幾個書寫方式，請分析其是否為護理診斷或問題？若不是正確的護理診斷書寫，請修正之。

書寫方式	是否為護理診斷或問題	修　正
1. 乳癌	為醫學診斷	乳癌手術前，病人可能出現「焦慮／害怕手術」、「哀傷／癌症的診斷」。 乳癌手術後，病人可能出現「急性疼痛／手術傷口」、「潛在危險性感染／第一道防線不完善」、「身體心像紊亂／失去一側乳房」。
2. 因近視眼而視力很差		
3. 因手術後引起的疼痛與害怕		
4. 因手術後虛弱而行走不易		

書寫方式	是否為護理診斷或問題	修正
5. 因開放傷口引流易感染		
6. 排便型態改變：便祕／臥床休息		
7. 因失去乳房而傾向於改變與先生的性生活及朋友的社交活動		
8. 因不習慣排便場所而便祕		

（八）護理診斷與醫學診斷的區別

1. 護理診斷是一項護理判斷的聲明，護理人員法中明定：護理診斷為護理人員職責之一。醫學診斷著重的是「**疾病過程**」，特別是生理病理反應，所有病人皆同一標準。而護理診斷則是**描述病人對疾病或潛在性健康問題之生理、心理、社會、文化和靈性的反應**，此反應是非常**具有個別性**的。

2. 醫學診斷是**只要病人此疾病過程存在則持續存在**，而護理診斷**會隨病人反應改變而改變**，例如：75歲的康太太與20歲鄧小姐都是關節炎病人，她們疾病過程相當，X光照射呈現發炎範圍和侵犯關節部位也類似，她們皆有持續性疼痛。康太太對自己情境認為是年齡之過程而能接受，但鄧小姐則感到她的疾病威脅到她自我認同、角色履行和自尊。

3. 護理診斷和醫學診斷都是病人問題，護理人員對兩者皆具有責任。**關於醫學診斷，護理人員有義務執行醫療處方及治療，屬於非獨立性護理功能**。例如：肺癌末期且併有骨轉移的林先生，其護理診斷之一為「疼痛」，護理人員依醫囑給予止痛藥物即為「非獨立性護理功能」，但持續的評估疼痛的部位、性質與強度，給予背部按摩，教導鬆弛技巧及轉移注意力的運用等，則是護理人員的「獨立性護理功能」。護理診斷與醫學診斷的比較請見表6-7。

▼ 表6-7 護理診斷與醫學診斷的比較

護理診斷	醫學診斷
1. 描述病人對疾病過程或健康問題的反應	1. 描述疾病和病理過程
2. 以病人為中心	2. 以疾病病理為導向
3. 護理人員對此診斷負責	3. 醫生對此診斷負責
4. 以護理措施來預防和處理	4. 以治療措施來預防和處理
5. 護理焦點：預防和處理	5. 護理焦點：處理醫師所開的處方和監測情況進度
6. 獨立性護理功能	6. 非獨立性護理功能
7. 隨時因病人反應作修正	7. 當疾病呈現時維持原診斷
8. 目前分為13個領域並依據其領域，分為2~6項類別	8. 分類系統發展完善，為醫療專業所認同
9. 舉例： (1) 活動無耐力與氧氣供需不平衡有關 (2) 身體活動功能障礙 (3) 急性疼痛	9. 舉例： (1) 心肌梗塞 (2) 腦中風 (3) 闌尾炎

三、計　畫

　　計畫(planning)是護理過程的第三步驟，當護理診斷確立後，便開始著手進行一連串的計畫活動。此期需發展出具個別性且以目標為導向的護理計畫，以解決病人的健康問題。此期內容包括：設定健康問題的優先次序、訂立護理目標、計畫護理活動及書寫護理計畫等。雖然計畫期是護理人員的責任，但病人及照顧者的支持才是計畫有效的主要原因。

　　計畫期＝設定健康問題的優先次序＋訂立護理目標＋計畫護理活動＋書寫護理計畫

（一）設定健康問題的優先次序

　　每個確立出來的健康問題都關係著病人的健康，都是不容輕忽的，然而在眾多的問題當中，護理人員需藉由批判性思考來評估哪一個健康問題對病人來說是最重要、最急迫、最需要優先處理，以便能夠有效率的恢復與促進其健康。護理人員可依據下列原則設定健康問題的優先次序：

⊃ 依問題對病人健康危害程度而定

　　嚴重危害威脅生命的情況應設為最優先處理的問題；其次是雖會造成病人身心健康的危害，但不會直接威脅生命的情況；最後才是那些與疾病或預後無直接相關的問題，像是正常發展或調適疾病及生活改變時所遭遇的問題。如呼吸道清除功能失效、顱內調適能力降低、心輸出量減低等有可能立即威脅生命的情況，必須列為最優先處理的問題；而疼痛、腹瀉、

便祕、營養狀況改變、身體活動功能障礙、焦慮等不會直接威脅生命的問題,則列為次優先考量;而像娛樂活動缺失等與疾病無直接相關的問題,則列為最後考量。

⇒ 依 Maslow 的人類需要階層論而定

Maslow的人類基本需要包括:生理需求的需要、安全與安全感的需要、愛及歸屬感的需要、自尊的需要、自我實現的需要。**優先次序的設定是先滿足病人的生理需要,依次再談到更高層次的心理需要的滿足。**

⇒ 依病人考量的優先次序而定

一個好的護理應是以病人為中心的護理,因此病人的主觀意志往往也是問題的焦點,所以**在不影響醫療效果及生命威脅的情況下,可依病人自覺最重要、最急迫的健康問題優先處理。**

當然,所設定的先後順序也非不可改變,實際運作時應隨著病人疾病進展、治療計畫更動與成效、病人的價值觀及可茲運用的資源等作改變,才可達事半功倍之效。例如:病人一直有腹瀉的問題,但突然發燒了,此時體溫過高的問題,可能需要優先處理。

> **動動腦**
>
> 請列出以下護理診斷之優先次序並說出理由。
> 1. 體液容積缺失與持續腹瀉有關
> 2. 營養不均衡:少於身體需要與缺乏飲食知識有關
> 3. 焦慮對侵入性檢查與缺乏相關知識有關

(二) 訂立護理目標

在設定優先次序後,護理人員需為每項護理診斷訂立護理目標。目標是**針對問題的解決而設定,目標的達成即意味著問題的解決**。目標的訂立使護理人員和病人能夠了解彼此於限定時間內該完成的事項,以及確定問題的解決,更可經由成功感,引發病人和護理人員朝目標努力的動機,同時也作為病人進度評值的標準。

⇒ 訂立護理目標的原則

1. 以病人的立場來考慮所要達成的目標,因此是**建立在病人能力所及的範圍內**,如果目標訂得太高無法達成,則易使病人產生挫折感。
2. 根據**導因**訂定**具體可行、可評量**的目標。
3. 敘述的內容包括:**特定時間+以病人為主詞+行為動詞+表現的標準+情況(需要時)。**

4. 應包括**長程與短程目標**。

   (1) **長程目標**：是指預期需較長時間才能達成的目標，通常需一星期以上或數週，甚至數個月的時間，因此通常會設立幾個短期目標目來達到長期目標。**較適合於病人出院後問題的解決或是慢性疾患，以及居住在護理之家的病人等。**

   (2) **短期目標**：是指預期在短時間內可達成的目標，**通常是立即或一星期內可完成**，因此能夠使護理人員評值病人進度更為精確。如在急性照顧情境中，護理人員需處理病人危急的需要，因而大多數目標屬於短程。長程與短程目標的比較請見表6-8。

▼ 表6-8　長程與短程目標的比較

長程目標	短程目標
住院期間病人能恢復正常的排便型態一天一次。	1. 衛教後(2/21)病人能說出三種促進排便的方法。 2. (2/23)病人能每天飲水3,000c.c.。 3. (2/23)病人能每日運動達30分鐘。 4. (2/23)病人能每日攝取高纖蔬果5份。
出院後病人能維持血壓在140/90mmHg以內。	1. 衛教後(10/8)病人能說出高血壓的原因和危險因子。 2. (10/9)病人能說出高血壓防治的自我照護方法至少三種。 3. (10/9)病人能說按時服藥的重要性。 4. (10/12)病人能主動攝取低鈉高纖食物。 5. (10/12)病人家屬能正確執行血壓測量。

5. 應包含三個層次的目標：

   (1) **認知**目標(knowledge objective, K)：是指病人知識或智能行為的增加。經常用來描述的語彙為：**說出、舉出、列出、選出、識別、敘述**。例如：「病人能<u>列舉</u>三項壓傷形成的原因」、「病人能<u>說出</u>按時注射胰島素對糖尿病的重要性」。

   (2) **情意**目標(attitude objective, A)：是描述病人在價值觀、信念及態度等方面的改變。經常用來描述的語彙為：**樂意、願意主動、感受到**。例如：「病人<u>願意主動</u>與先生討論乳房切除手術後的擔心」、「病人<u>樂意</u>與家人分享罹患糖尿病後的心中感受」。

   (3) **技能**目標(practice objective, P)：是描述病人學會新的技能。經常用來描述的語彙為：**執行、操作、示範、測量**。例如：「病人<u>能正確操作</u>無菌技術於傷口換藥」、「病人<u>能正確執行</u>胰島素皮下注射」。

⊃ 護理目標的組成要素

1. **特定的時間**：期望病人於何時能執行該行動。如「**3/23前**病人能自行運用助行器於病房前走道來回兩趟」、「**三天後**病人能採用肌肉鬆弛法緩解疼痛」。

2. **主詞**：是以**病人**為主詞的目標述寫法，舉凡**病人、病人的任何部分或病人的態度都可列為主詞**。如：「**病人能說出高蛋白飲食對傷口癒合的重要性**」、「24小時<u>尿液的排出量</u>達2,000c.c.以上」。通常在目標敘寫時可省略「病人」兩字。

3. **動詞**：是指**要達成該目標，病人必須去執行的一項行動**，而且是直接可觀察到的具體行為。如：「病人能**說出**三種預防便祕的方法」、「病人能**以無菌技術正確操作**換藥技術」、「病人能**感受到**家人朋友的關心」。

4. **情況**：是指在何種情境下來執行該行動。如：「<u>在教導步行器使用方法後</u>，病人能步行50公尺」、「<u>在上完糖尿病團體課程後</u>，病人能列出糖尿病的症狀和徵象」、「<u>在打過止痛藥後</u>，病人能表示疼痛緩解」。如果執行的標準很明確的標示預期結果，則不需有情況之敘述。

5. **具體可評量的標準**：此標準指示病人執行特殊行為的程度和被評值的標準。這些標準可能是特定的時間、速度、準確、距離及品質。如「多久」？「多好」？「多遠」？以及「期望的標準為何」？如：

    在<u>四月時</u>體重可減為75公斤（時間）

    <u>一週後</u>能說出<u>三項</u>高蛋白飲食的重要性（時間和標準度）

    <u>每日</u>能步行<u>200公尺</u>（時間和距離）

    使用<u>無菌技術</u>注射胰島素（品質）

➲ 護理目標書寫的注意事項

1. 用**病人行為**的字眼書寫目標：標準的重點要放在病人能完成的部分，而不是護理人員能做的。例如促進、協助、允許、容許等類似的動詞，是指護理人員如何去幫助病人，而不是病人能做什麼。所以「協助病人每2小時做深呼吸和咳嗽」是護理措施而不是護理目標，正確的目標書寫應該是「病人能每2小時做深呼吸和咳嗽至少10下」。

2. 確定目標的陳述是**考量病人的能力、限制、資源、經費及時間，同時此目標的達成也確能協助病人解決問題**。例如一位腿上有沉重石膏的老婦，評估其有身體活動功能障礙的問題，較合適的護理目標是：「病人能在協助下使用拐杖，自床邊走到浴室」。又如照顧一位因白內障而視力差的糖尿病人者，如果所下的目標是「病人能自行抽取胰島素執行皮下注射」，就不是適合此病人的目標陳述了。

3. 確定**病人能了解目標的重要性**。特別是與病人自尊、親職關係和溝通等相關之問題，護理人員必須了解病人的價值觀並與其共同討論、確認問題及設立目標，以激發其動機，使其願意努力去達成他們認為的重要目標。

4. 確定目標**與其他專業成員之治療和工作是一致性的**。例如：照顧心肌梗塞患者，其醫囑需絕對臥床休息，若護理目標是：「病人能每日下床活動15分鐘」則與醫療小組的治療決策相違背。

5. 確定每個目標是**針對單一的護理診斷**。例如：「病人能增加飲食攝取量及自我餵食能力有進步」，就不是一個好的目標述寫，因裡面包含了「營養不均衡：少於身體需要／厭食」與「自我照顧能力缺失／餵食與神經肌肉功能喪失」二項護理診斷；應該將其書寫成兩個目標：「病人能增加飲食攝取量達一天2,000卡」及「病人於協助下能增進自我餵食能力」。如此一項目標陳述只與一項護理診斷有關，除了便於日後的評值外，更可依據確定的目標發展直接相關的護理措施。

6. **目標的書寫宜避免使用含糊不清、需要經由觀察者去解釋或診斷的字句。**例如：「增加每日運動量」、「增加營養的知識」，因不同人有不同的意義解讀。

7. **目標的書寫需具有時效性：**因病人的健康問題是有時效性的，所以時間的掌控更顯得重要，如病人此時此刻腹部絞痛如刀割，在經過必要的評估診斷之後便應立即採取緩解疼痛的護理措施，此時較合適的目標為：「在服用止痛藥後一小時，病人能表示疼痛已緩解」，而非「病人能說出緩解疼痛的三種方法」或「三天後病人能採用肌肉鬆弛法緩解疼痛」。

 動動腦

選出正確的目標寫法，若有錯誤請修正之。

目標	修正
1. 病人的脫水現象會改善	1. 目標敘述缺少時間和評值的標準。 2. 應先評估造成病人脫水的導因為何？再針對導因設立目標。 3. 若造成病人脫水的導因為腹瀉，合適的目標書寫如下： 　(1) 一週內(3/23)病人能主訴排便型態恢復正常，一天一次。 　(2) (3/23)病人能每日攝水達3,000c.c.。
2. 護理人員會降低病人的焦慮	1. 此為護理措施，非正確目標敘寫，合適的目標書寫為： 　(1) (3/23)病人主訴焦慮程度減輕。 　(2) (3/23)病人能說出2種減輕焦慮的方法。
3. 一小時內，病人會表達其疼痛已減輕	
4. 病人可以下床活動	
5. 4/6病人會採無菌技術執行傷口換藥	
6. 上完此課程，護生能了解護理過程	
7. 病人的抑鬱可獲改善	
8. 病人學會良好的營養知識	

目 標	修 正
9. 教導病人關節運動	
10. 足踝水腫會消退	

（三）計畫護理活動

護理活動(nursing action)與護理措施(nursing intervention)**可視情況交替使用，二者都是指護理人員協助病人解決健康問題時所執行的活動**。護理人員根據目標擬訂可以解決健康問題的護理活動，計畫的焦點要放在消除或降低導因及高危險因素上，才能發揮獨特性功能。因此診斷期若能正確識別導因，則能擬訂正確有效的護理措施。

⊃ 擬訂護理措施的原則

1. 去除引起健康問題之相關因素，例如病人因纖維質攝取不足引起便祕時，可衛教病人漸進式增加富含纖維質的食物，包括糙米、菇類、木耳、紅蘿蔔及葉菜類等。
2. 減少健康問題的定義特徵，例如病人便祕且出現腸蠕動音過慢時，可教導病人以順時針方向按摩結腸部位，增進腸道蠕動。
3. 增進病人舒適、預防合併症發生，例如病人因便祕感到腹脹不適時，可以鼓勵病人下床走動，或依醫囑於腹部擦拭薄荷油或黃花油，以預防病人因腹脹不適引發噁心嘔吐之合併症。
4. **根據目標分別擬訂護理措施，通常一組措施完成一個目標。**
5. 計畫護理活動時，**盡量考慮到5W(when, what, where, how, who)。**
6. **需與健康小組相配合，**參與擬訂計畫的人包括病人、家屬、醫師、護理人員及其他醫療小組成員。
7. **需具個別性及具體可行。**
8. **文字敘述簡單明瞭。**
9. **隨時因應需要作修正。**
10. **應注意先後順序。**

⊃ 計畫護理活動的注意事項

護理活動的產生乃基於護理人員的知識與經驗，設計最適合病人的照顧活動，照護標準需依循法律、專業團體及機構政策，如護理人員法與醫療院所的護理標準。同時尋求可利用資源，考量病人健康、年齡，發展安全、適宜且與病人價值觀、信念一致的護理活動，才能真正有效解決病人問題。

⊃ 護理措施的種類

1. **依護理措施是否為護理人員所能獨立執行來分**

   (1) **獨立性護理措施**：包括身體評估、提供舒適安全措施、情緒支持、衛教、諮詢、轉介等。例如：照顧肝癌末期患者，每天協助其身體清潔、翻身以促進其舒適與活動；每天評估其腹水、測量體重及四肢水腫情形，教導營養攝取並給予傾聽、支持與陪伴等。

   (2) **非獨立性護理措施**：需在醫師處方或督導下完成，或需依循特別常規。醫囑通常包括藥物的處方、診斷性檢驗、治療、飲食及活動。護理人員有責任解釋、評估需要並執行醫療處方。非獨立性護理措施通常直接與病人疾病有關，而且是重要不容被忽視的。例如：by order 給予Morphine 2# qid PO、O₂ nasal cannular 2L/min。

   (3) **合作性（協同性）護理措施**：是護理人員與其他健康小組成員合作完成的活動，如：醫師開立處方，物理治療師教導病人使用拐杖步行，護理人員則提供訊息給物理治療部門，並協調病人的照顧與物理治療練習的時間。

2. **依病人問題需要來分**

   (1) **評估性護理措施**：例如：**每8小時肺部聽診；每2小時觀察薦骨發紅範圍；持續評估病人疼痛的強度、性質、範圍、增強或減弱因子。**

   (2) **預防性護理措施**：是著重在預防合併症或降低危險因素。常用於潛在性護理診斷，也可能出現在現存性護理診斷。例如：**每2小時翻身、咳嗽及深呼吸。**

   (3) **治療性護理措施**：藉由治療性護理措施來預防或完成治療活動，例如：**9AM及3PM於病人單位協助病人執行全關節被動運動30分鐘；對於非急性期腦中風偏癱的病人，擬定每天二次與家屬一起協助病人執行下床練習走路。**

   (4) **健康促進措施**：當病人並無健康問題時，護理人員可設定一個促進健康的護理診斷，幫助病人達到更高層次的健康並發揮潛能。例如：**討論每日運動的重要性、教導乳房自我檢查的方法或探討育兒技巧。**

   (5) **諮商性護理措施**：當問題的解決需要護理措施以外的處理時，此計畫需與專家磋商或轉介給其他適當的健康照顧成員。例如：**聯繫並與營養師討論促進病人傷口癒合的每日飲食配置、聯繫並與社工人員一起討論如何解決病人的經濟困境。**

⊃ 護理措施的書寫內容

在擬訂護理措施之後，護理人員必須將它書寫下來，讓所有的護理人員都清楚此項護理計畫該如何進行。書寫護理措施時文字需**具體**且有**個別性**，用詞要簡明扼要。其項目包括：

1. **行為動詞**：實際執行護理活動的行為。
2. **受詞**：病人（通常可省略）或家屬。

3. **內容範圍**：包括在哪裡及做什麼。

4. **時間要素**：要包括何時、多久或多常呈現。

5. **簽名**：必須簽全名及頭銜，以示負責。

　　綜歸上述內容，方法上**必須考慮5W**：即when（何時執行）、where（何處執行）、how（如何執行）、what（執行的內容是什麼）、who（對象是誰）。

例一：　<u>每日三次</u>　<u>引導</u>　<u>王先生</u>　<u>作呼吸鬆弛技巧</u>　<u>15分鐘</u>／<u>N2張曉珩</u>

　　　　時間要素　動詞　受詞　　內容範圍　　　時間要素　簽名

例二：　<u>3/18 9AM</u>　<u>於病人單位</u>　<u>示教及回示教</u>　<u>減少身體活動時，牽扯手術傷口的方法</u>／N2張曉珩

　　　　When　　　　Where　　　　How　　　　　　　　What

　動動腦

　　妳認為以下護理活動合宜嗎？如何修正呢？

護理活動	修正
目標：能於手術後第一天下床走動。 護理活動： 1. 評估傷口疼痛的部位。 2. 教導病人下床時要按住傷口。 3. 衛教病人早期下床活動的好處。	提示：病人於3/17入院、3/19手術、3/20為術後第一天，請依據5W詳細書寫護理活動

　重點提示

1. 計畫的內容包括哪些？ 　　　2. 設定健康問題的優先次序原則為何？
3. 訂定目標的原則為何？ 　　　4. 護理目標書寫的注意事項為何？
5. 護理措施的種類有哪些？ 　　6. 護理措施的書寫項目有哪些？

四、執　行

　　執行(implementating)是護理過程的第四步驟，主要是**將護理計畫化為實際的行動**。成功的執行有賴於精確的評估、診斷及計畫。護理人員必須發揮智慧、建立人際關係、運用豐富學理及熟練護理技術，才能促使計畫成功執行。

（一）執行的過程

➲ 執行前的注意事項

1. **重新檢視護理計畫**的正確性及再次評估是否仍有其需要性：病人的情況往往是瞬息萬變的，因此在執行任何的護理計畫時，都應重新檢視與再一次的評估，看看病人的問題是否仍然存在？假使病人的情況有變化，也許問題便不存在，所訂的計畫及措施就不再是病人的需求，例如：原本病人有睡眠的問題，但在查房時發現病人已睡著，就無需再執行背部按摩這項護理措施。

2. **準備**執行護理措施的**知識與技術**：在確認計畫的正確性與需要性之後，便應自我檢視，考量自己是否足以勝任，將必要的知識與技術再一次的複習與熟練，以便能夠對病人及自己的專業負責，有需要時則應主動尋求協助。例如：抽痰技術、呼吸照護知識、病人服用藥物的名稱、作用、副作用與注意事項等都應預先做準備。

（二）執行時的注意事項

1. 執行時**應維護病人的安全、隱私、尊嚴及自主權**：在執行任何護理活動時，都應審慎安排環境，務求維護病人隱私及尊嚴，隨時隨地注意病人安全並尊重病人自主意願。例如：協助肥胖且行動不便的病人下床活動時，應主動尋求協助，以維護病人安全。

2. 密切**觀察病人反應，以作為評值之用**：護理人員在執行護理活動時須運用敏銳的觀察力，了解病人接受護理措施後的反應，根據此資料判斷是否需要改變問題的先後次序或護理策略。例如：護理人員教導病人注射胰島素(Insulin)，教導過程中發現病人並未集中注意力聽講，與其討論後了解病人擔心其眼睛會失明。護理人員察覺病人目前正處於極度焦慮，會影響學習成效，因此結束衛教活動，改以支持性會談協助病人緩解壓力，並建議醫師安排眼科會診。

3. **須與健康小組成員配合**，共同合作，以滿足病人的需求：例如：照顧一位無法自咳且痰多的肺炎患者，護理診斷為：呼吸道清除功能失效，除了鼓勵病人每日攝水3,000c.c.、教導有效深呼吸咳嗽等獨立性護理活動外，更可與呼吸治療師配合，教導病人正確使用噴霧治療，以及叩擊震顫和姿位引流的方法，並監測其成效。

4. 鼓勵**病人及家屬**共同參與計畫的執行，並讓病人負起部分自我照顧的責任：病人及家屬參與活動的主動性越高、合作性越大、達成目標的成效越好。例如：鼓勵肢體偏癱的病人，在其能力範圍內做主動與被動運動，讓病人及家屬共同擔負起自我照顧的責任，也為出院做準備。

5. 執行過程**隨時檢討成效**，並**觀察評估有無新的健康問題**出現：護理人員在執行護理活動時，應持續不斷的收集資料，以確實掌握病人情況的變化。例如：為老年病人沐浴以增進其清潔舒適時，護理人員觀察到病人薦骨處有發紅現象，此時應進一步收集資料並採取預防性措施，以防皮膚完整性受損問題產生。

6. **完整的交班**，使病人獲得持續性的護理照護：提供完整資料給協同照顧的醫療小組成員，才能使病人獲得持續且完整的照護。

（三）執行後的注意事項

1. **書寫護理記錄**，呈現病人反應，使相關人員都能了解：執行活動後須記錄執行的原因、過程及病人反應，除了是法律上的證明文件，更有助於相關醫護人員間的溝通。例如：病人需注射10mg Morphine，但護理人員在注射前發現病人有呼吸抑制等Morphine的副作用產生，護理人員必須停藥並報告醫師和記載在護理記錄上。有時護理人員也會發現某項計畫活動無法執行，例如：病人拒絕、病人太軟弱而無法活動、在放置肛管時有阻塞等各種情況也都必須確實記錄。

2. **繼續收集資料**，一旦病人資料有所改變，需重新檢視，並修正護理計畫：護理過程是一個持續不斷的過程，護理人員需不斷的評估病人的情況、重新檢視及修正護理計畫，才能真正滿足其需求。

動動腦

護理目標：病人能每日攝入液體3,000c.c.。
護理活動：
1. 予解釋飲水的重要性。
2. 與病人討論病人喜愛的飲料種類。
3. 與病人共同擬訂每日飲水3,000c.c.計畫表。
4. 提醒並協助病人確實執行計畫表。
5. 與病人共同記錄攝入量。
6. 視需要與病人共同修改計畫表。

請問：
1. 如何執行此計畫？
2. 10/5 2PM時，妳發現此病人對妳的講解未做任何反應，只是很焦慮望著門口，妳怎麼辦？
3. 執行此計畫，宜觀察及收集的方向為何？

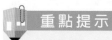
重點提示

執行前、中、後的注意事項為何？

五、評　值

　　評值(evaluating)是一種有計畫、有目的、持續性的判定和評價，其狹義目的在於評價病人經由護理措施的執行後，行為反應是否達到目標。就廣義目的而言，則是**護理人員透過護理過程所提供給病人的健康照護的一種成效探討，也就是進行護理品質保證的一種檢視。**因此評值並非護理過程的最後步驟，而是存在於護理過程的每個步驟之中。它提供護理過程中重要的方向，幫助護理人員決定護理措施是否需要改變、終止或繼續下去。

（一）評值的特性與目的

1. 評值的特性：評值具有**連貫性**，是一個**持續性**的過程，從一開始的評估、診斷確立、計畫擬訂、計畫執行，到最後的評值都是環環相扣、相互關聯的。評值也是一個**系統性**的分析過程，呈現護理人員與病人及其他照護小組成員間互動的質與量，它是一種**動態、不斷改變**的過程，經由資料的輸入、輸出與回饋的過程，不斷的進行著。藉由不斷的再評估、再檢視、再修正來確保病人的照護品質，並追蹤病人目標達成的程度。

2. 評值的目的：
   (1) 檢視病人對於護理活動的**行為反應**。
   (2) 判斷病人**目標達到**的程度。
   (3) 了解病人、家屬**參與自我照顧**的情形。
   (4) 評值護理人員**與其他健康照顧成員合作**情形。
   (5) 提供護理人員對所執行的護理作一個**判斷和改進的依據**。
   (6) 監測護理照護品質與病人健康狀態**成效**。

（二）評值的種類

　　評值並非僅止於護理活動之後，而是在整個護理過程中隨時進行著。評值可分為進行性評值、間歇性評值及終期評值。

1. **進行性評值**：在執行護理活動當時或完成後立即進行評值，可幫助護理人員在措施進行中針對重點作修正。

2. **間歇性評值**：每隔一段時間進行評值（例如：每週），評價病人行為是否朝目標前進及其進度成果，使護理人員在必要時能夠糾正任何缺失或修正護理計畫。

3. **終期評值**：在病人出院時，評定目標達成情況與病人自我照顧能力，大多數機構對終期評值有其特別的出院記錄。

（三）評值的形式

　　護理評值是評值護理計畫的品質、病人的進展及護理計畫執行的結果，若健康狀況沒改變或是更糟的話，則須重新評估、修訂目標、計畫，因此每個階段都是相互關聯的，評值的形式分別以**過程評值**及**結果評值**作說明。

○ 過程評值

　　在護理過程的每個階段均加以評值。檢視的重點如下：

1. 評估：檢視資料可靠性如何？資料是否真能反映現實情況？資料是否確實涵蓋病人所關心的問題？資料是否足以確認病人的問題？資料收集的方法恰當嗎？是否遵循理論架構，有系統、有組織的收集資料嗎？

2. 診斷：問題陳述是否實際反映病人需要？是以病人為中心嗎？能明確找出相關因素嗎？是護理可以處理的嗎？

3. 計畫：是否以病人為導向，訂定具體可行的目標？護理措施是否配合目標的達成？是否具體可行？病人是否共同參與擬訂？

4. 執行：是否依計畫確實執行？執行時是否維護病人安全、舒適及隱私？是否與醫療團隊確實合作執行計畫？依所定時間如期進行嗎？有無確實記錄病人的反應？

○ 結果評值

1. **評值護理目標達成程度**
   (1) **檢視評值的標準**：結果評值乃根據病人執行護理目標中所提及之行為能力作評值，而非針對護理活動評值。
   (2) 收集執行護理措施後病人的行為反應。
   (3) 將病人的行為反應與護理目標做比較。
   (4) 判斷病人的行為反應是否達到預期成果。
   (5) 記錄病人達到目標或未達成目標的具體行為及依據，不宜只寫「目標已達成」或「目標未達成」。若目標未達成，則要說明原因及改善的措施，心理層次的評值則描述與病人的互動過程。

2. **判斷計畫將繼續執行、修正或終止**
   若目標達成則表示問題已解決，便可終止護理計畫執行；若目標部分達成或目標未達成，則需重新再評估，分析未達目標的原因：是問題訂立不對？目標過高？導因方向不正確？還是準備措施不夠徹底？**然後根據病人的新資料，重新修正護理計畫。**

動動腦

【練習一】

　　王先生入院治療前每天正常排便，維持一天一次，此次因癌細胞轉移至骨頭，入院接受疼痛控制及化學治療。請針對排便型態改變的護理目標及護理活動做評值。

護理目標：3/25病人能恢復正常的排便型態一天一次。

護理活動：

1. 3/20於病人單位與病人說明預防便祕的方法。

2. 3/20於病人單位與病人討論喜愛的高纖食物種類。

3. 3/20與病人共同擬訂每日飲水3,000c.c.的計畫表。

評值：3/25雖然病人能了解要預防便祕要多吃蔬菜水果等高纖食物，但病人因接受化學治療後噁心、食慾不振，連日來進食量很少，每天的飲水量也僅有800~1,200c.c.，仍表示已三天未解便，故無法達成目標。

分析：分析此目標無法達成的可能原因有：(1)造成病人便祕的導因護理人員並沒有確認清楚；(2)沒有以病人為中心，提出具個別性的護理措施；(3)病人的情況在化學治療及疼痛控制後，產生了新的護理問題，如：噁心、食慾不振、活動量減少以及止痛藥物，這些因素對排便的影響，也都要重新做考量，重新擬訂計畫、目標及活動，才能協助解決病人排便問題。

　　針對分析的指引，請您重新擬訂此病人的目標與活動。

【練習二】

　　請依下述情況書寫護理評值：

護理目標：病人每日攝入液體3,000c.c.。

護理活動：

1. 予解釋飲水的重要性。

2. 與病人討論病人喜愛的飲料種類。

3. 與病人共同擬訂每日飲水3,000c.c.計畫表。

4. 提醒並協助病人確實執行計畫表。

5. 與病人共同記錄攝入量。

6. 視需要與病人共同修改計畫表。

重點提示

1. 評值的特性為何？

2. 評值的狹義目的為何？廣義目的為何？

3. 何謂進行性評值？何謂間歇性評值？何謂終期評值？

4. 何謂過程評值？何謂結果評值？

▼ 附件6-1　護理計畫書寫原則

有關資料	資料分析	診斷問題／導因	護理目標	護理措施	護理評值
1. 註明收集日期及資料發生日期 2. 具體詳細描述資料與護理診斷相關之行為特徵及導因 3. 主客觀資料若與基本資料重複，仍應呈現於有關資料中 4. 主觀資料(S)若為病人或家屬所訴，當用當事者原意 5. 客觀資料(O)不要加上自己的主觀意見及想法 6. 於此欄可加上欲待收之資料，但是待收資料必須與資料分析相關	1. 描述重要之定義特徵(S/S) 2. 依據定義特徵確立護理問題或診斷，並敘述診斷的定義(P) 3. 配合有關資料分析導因(E) 4. 描述重要導因的相關學理與機轉(M)	1. 陳述的方法有兩種： 　(1) 診斷問題與導因有關 　(2) 診斷問題／導因 2. 導因描述應具體且根據資料分析而來，勿抄課本	1. 描述以病人為主詞的成果目標，書寫之公式為：特定時間＋主詞＋行為動詞＋表現標準＋情況（需要時） 2. 具體、可測量、可評價、有時間性 3. 根據問題、導因及病人需要訂定 4. 要有長短程目標 5. 宜有先後順序	1. 根據目標分別擬訂護理措施 2. 配合有關資料計畫護理活動，宜有個別性及具體可行 3. 盡量考慮到when, who, where, how, what	1. 按目標評值並簡單敘述達成狀況 2. 若未達到宜說明原因或宜改善措施 3. 心理層次之評值宜描述病人互動過程

資料來源：許麗齡、曹麗英、陳敏麗、孫淑惠、周利娜、于桂蘭(2000)．護理過程的運用—護理計畫之批閱．*長庚護專學報，2*，231-244。

▼ 附件6-2 護理計畫書寫實例

基本資料：

姓名：魏○○	性別：女	出生年月日：XX年11月16日
身高：155公分	體重：58公斤	職業：電子業代工
語言：國語、台語	教育程度：國小	婚姻：已婚　宗教：佛教
抽菸：無　喝酒：偶爾		
住院期間：20XX/9/7~20XX/9/14		主要照顧者：案夫
診斷：left breast cancer		手術：MRM (Modified Radical Mastectomy)

過去病史：G₂P₂

現在病史：病人於一個月前覺得左腋下老是有痠痛的感覺，但都不以為意，直到一星期前不小心走路跌倒，意外摸到左胸前有一小腫塊，至醫院做乳房攝影及乳房切片，為惡性腫瘤，醫師建議做進一步治療。

有關資料	資料分析	護理診斷／導因	護理目標	護理措施	護理評值
S1：(9/8)我咳嗽時感覺傷口好痛。 S2：(9/8)我傷口痛的時候感到胸口悶悶的，很難過，有時會喘不過氣來。 S3：(9/8)傷口痛的時候，好像有好多針一直在刺。 S4：(9/8)我痛起來的時候，坐也不是，躺也不是，真不知如何是好。	S： 1. 口頭表示疼痛：S1, S2, S3, S4, S5, S6 2. 保護性行為：O4 3. 疼痛時的外在行為：S4, O3, O4 4. 表達疼痛的姿勢：O5 P： 由以上的定義特徵可知，病人有疼痛方面的問題，所謂疼痛是一種感官上及情緒上不愉快的經驗，因現存或潛在的組織損傷所引起的，感覺是	急性疼痛： 1. 身體的／手術後傷口切開 2. 身體的／咳引起手術傷口牽扯	1. 9/10病人能說出疼痛已緩解，疼痛指數可降至3分以下。 2. 9/10病人不再出現疼痛外在行為：皺眉、呻吟、不斷改變姿勢、睡眠障礙。	1-1 持續評估疼痛強度、性質與持續時間。 1-2 教導病人咳嗽時，以小枕或束腹帶壓住傷口，以免傷口牽扯，造成疼痛。 1-3 依醫囑給予相關止痛藥物，並評值其藥效及確實反應。 1-4 協助病人翻身、背部護理、背部按摩以減輕疼痛。	1. 9/9病人主訴疼痛有改善，疼痛指數為5分。 2. 9/10疼痛指數為3分。 3. 9/10觀察病人不再出現皺眉、呻吟、不斷改變姿勢的情形，且表示睡眠情形良好。

有關資料	資料分析	護理診斷／導因	護理目標	護理措施	護理評值
S5：(9/8)我感覺吃藥也沒什麼效，痛還是痛。 S6：評估疼痛指數為9~10分。 O1：9/2診斷為Breast Ca.；9/7行MRM手術。 O2：(9/8)左胸有一7×15cm^{2}傷口，宜拉膠布覆蓋。 O3：(9/8)病人一直呻吟、眉頭緊閉，一隻手一直按著傷口。 O4：(9/8)見病人精神疲倦無法入睡。 O5：(9/8)見病人不斷的更換姿勢，一下子側臥，一下子屈膝。	突然或緩慢引起的感覺，強度則自輕度到中度，預期疼痛會有一個結束，且疼痛時間不超過6個月。 E： 1. 身體的／手術後傷口切開：O1 2. 身體的／咳嗽引起手術傷口牽扯：S1 M： 急性疼痛是短暫的，少於6個月，常由於外傷急性期及手術後疼痛產生，其部位侷限，疼痛性質為銳痛，疼痛強度為強度，但對治療的反應良好，疼痛時交感神經興奮、血壓高、心跳快、出汗、蒼白、瞳孔放大、肌肉張力增加、焦慮、虛弱。			1-5 安排舒適臥位，協助手術後身體清潔，並維持床單的清潔與平整。 1-6 評估病人的興趣，採取合宜的轉移注意力措施，如聽音樂、看電視、看報紙或與家人、朋友聊天。 1-7 利用肌肉鬆弛技巧、冥想等方法，來促進肌肉鬆弛與增進休息。 1-8 鼓勵表達疼痛感受，並對病人的反應給予同感接受。	

課後活動

林小平是你的好友，最近她常主訴：「我實在吃不下飯，已有三天未解便，肚子脹脹的，每次解便時要花很多時間蹲廁所，但住宿舍又不好意思占廁所太久……」你發現她身高150公分，體重38公斤，不愛吃水果，又挑食，不喜歡運動，不愛喝開水，每天的水分攝取約800c.c.，聽診其左下腹部的腸蠕動音為2次／min，肚子摸起來硬硬的，叩診其左下腹部為鼓音。小平是第一次離家住宿舍，要和其他3人住一間寢室，對團體生活頗不適應，主訴：「每天晚上宿舍內都很吵，常常都凌晨2、3點才可以睡覺，早上6點多就要起床，我都睡不飽。」快期中考了，她很緊張，常熬夜，每天只睡3、4小時。但嘆氣說：「我實在唸不下書，每次考試成績都在及格邊緣，不如休學好了。」今日她主訴：「月經來潮，肚子很痛！」你看著她抱著肚子喊痛，常是皺眉的表情，呼吸為28次／min，心跳118次／min。

請依上述之資料分析：
1. 小平可能有哪些健康問題？
2. 哪一項問題需優先協助，原因為何？
3. 請以一問題練習護理過程。

有關資料	資料分析	護理診斷／導因	護理目標	護理措施	護理評值

自 | 我 | 評 | 量　　　　　　　　　　　　　　　EXERCISE

( )1. 有關護理診斷的描述，下列何者錯誤？(A)護理診斷的確立須包含健康問題、健康目標、徵象和症狀三要素　(B)健康問題指的是護理對象本身健康問題　(C)護理診斷名稱又分成問題焦點性、潛在危險性、健康促進性三種　(D)健康促進性護理診斷，就是指於護理診斷前加「增進的準備度」

( )2. 學校護理師指導女學生乳房自我檢查的方法，是下列哪一種護理措施？(A)預防性護理措施　(B)治療性護理措施　(C)評估性護理措施　(D)健康促進護理措施

( )3. 護理診斷及其導因之書寫，下列敘述哪些正確？(1)潛在危險性皮膚完整性受損／脊髓損傷　(2)不遵從（高血壓服藥）／缺乏護理指導　(3)口腔黏膜改變／因化療抵抗力低(4)睡眠型態紊亂／因治療造成不適。(A) (1)(2)　(B) (3)(4)　(C)(1)(3)　(D) (2)(4)

( )4. 王先生身體外觀瘦弱，右小腿有一處2×3公分的傷口，左側偏癱無法行走，無法自行進食，有中度脫水情形。王先生的問題，下列何者應最優先處理？(A)皮膚完整性受損(B)活動功能障礙　(C)體液容積缺失　(D)營養少於身體需要

( )5. 陳女士，50歲，罹患糖尿病多年，下肢現有5×3×2公分潰瘍性傷口，傷口分泌物惡臭有腐肉，入院進行傷口清創手術，其護理目標之訂定，下列何者最適當？(A)一星期內傷口可完全癒合　(B)二個星期後傷口可縮小至3×2×1公分　(C)可攝取適當營養　(D)自述高熱量、低蛋白飲食的重要性

( )6. 病人同時有下列護理問題，何者須優先處理？(A)無效性呼吸型態　(B)睡眠型態紊亂(C)便祕　(D)身體心像紊亂

( )7. 有關護理評值的敘述，下列何者錯誤？(A)在查看擬定之成果目標是否已達成　(B)評估護理活動執行後，病人的行為反應　(C)護理師需依護理評值結果修訂護理診斷　(D)是護理過程的最後一個步驟

( )8. 依據馬斯洛(Maslow)的人類需求理論，下列護理問題之優先順序何者排列最適宜？(1)社交互動障礙　(2)低效性呼吸型態　(3)靈性困擾　(4)身體心像改變。(A) (2)(4)(1)(3)　(B)(2)(1)(3)(4)　(C) (2)(1)(4)(3)　(D) (2)(3)(4)(1)

( )9. 針對一位「營養狀況改變：營養少於身體需求」的病人，其護理目標之擬訂，下列何者最適當？(A) 5/29提供高熱量高蛋白飲食　(B) 5/29衛教家屬準備病人喜好之食物　(C)5/29病人體重達到理想範圍　(D) 5/29病人能攝取2,000大卡熱量／天

( )10. 林老先生主訴晚上睡不好，白天沒精神，護理師評估林老先生有「睡眠型態紊亂」的健康問題，有關此健康問題的鑑定性特徵，下列何者錯誤？(A)晚上醒來3次　(B)病房太吵(C)日間常打瞌睡　(D)反應遲鈍

解答

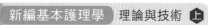

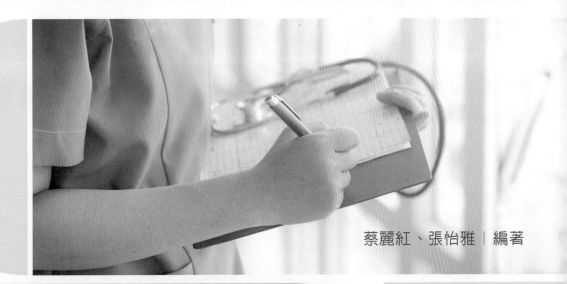

蔡麗紅、張怡雅 | 編著

舒適的需要
The Need of Comfort

07 CHAPTER

 學習目標 Objectives

1. 了解舒適的意義與重要性。
2. 了解造成不舒適的原因。
3. 了解清潔的定義與目的。
4. 了解口腔、皮膚、頭髮、指（趾）甲
   及眼耳鼻清潔的要點與注意事項。

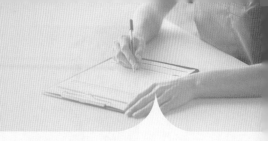

舒適的概念 ── 舒適的定義

　　　　　　── 舒適的重要性

　　　　　　── 導致不舒適的原因－生理上、心理上、環境上

身體清潔的 ── 身體清潔的目的
概念
　　　　　　── 身體清潔的種類－依身體部位區分、依時間區分

身體部位清潔 ── 口腔護理 ── 口腔組織的結構與功能
的護理方法
　　　　　　　　　　　　── 口腔護理的目的

　　　　　　　　　　　　── 護理評估

　　　　　　　　　　　　── 護理診斷（健康問題）

　　　　　　　　　　　　── 護理目標

　　　　　　　　　　　　── 護理措施－普通口腔護理、特別口腔護理、假牙護理

　　　　　　　── 皮膚護理 ── 皮膚組織的結構與功能

　　　　　　　　　　　　── 皮膚護理的目的

　　　　　　　　　　　　── 護理評估

　　　　　　　　　　　　── 護理診斷（健康問題）

　　　　　　　　　　　　── 護理目標

　　　　　　　　　　　　── 護理措施－沐浴、背部護理

　　　　　　　── 指（趾）甲 ── 指（趾）甲的組織結構與功能
　　　　　　　　護理
　　　　　　　　　　　　── 指（趾）甲護理的目的

　　　　　　　　　　　　── 護理評估

　　　　　　　　　　　　── 護理診斷（健康問題）

　　　　　　　　　　　　── 護理目標

　　　　　　　　　　　　── 護理措施－指（趾）甲護理、足部護理

身體部位清潔 ──┬── 頭髮護理 ──┬── 頭髮的組織結構與功能
的護理方法　　│　　　　　　　├── 頭髮護理的目的
　　　　　　　　│　　　　　　　├── 護理評估
　　　　　　　　│　　　　　　　├── 護理診斷（健康問題）
　　　　　　　　│　　　　　　　├── 護理目標
　　　　　　　　│　　　　　　　└── 護理措施－梳髮、床上洗髮
　　　　　　　　│
　　　　　　　　├── 眼睛、耳朵 ──┬── 眼睛、耳朵及鼻腔的組織結構與功能
　　　　　　　　│　　及鼻腔護理　├── 眼睛、耳朵及鼻腔護理的目的
　　　　　　　　│　　　　　　　├── 護理評估
　　　　　　　　│　　　　　　　├── 護理診斷（健康問題）
　　　　　　　　│　　　　　　　├── 護理目標
　　　　　　　　│　　　　　　　└── 護理措施－眼睛護理、耳朵護理及鼻腔護理
　　　　　　　　│
　　　　　　　　├── 會陰護理 ──┬── 會陰的組織結構與功能
　　　　　　　　│　　　　　　　├── 會陰護理的目的
　　　　　　　　│　　　　　　　├── 護理評估
　　　　　　　　│　　　　　　　├── 護理診斷（健康問題）
　　　　　　　　│　　　　　　　├── 護理目標
　　　　　　　　│　　　　　　　└── 護理措施－會陰沖洗
　　　　　　　　│
　　　　　　　　├── 協助病人穿脫衣服（更衣）－目的、注意事項
　　　　　　　　│
　　　　　　　　└── 疼痛評估－疼痛的部位及反射的部位、疼痛的性質或量、嚴重度、
　　　　　　　　　　　　疼痛的增強或緩解因子、疼痛開始時間及持續的時間、
　　　　　　　　　　　　疼痛的反應

技　術 ──┬── 技術 7-1　特別口腔護理
　　　　　├── 技術 7-2　協助病人更衣
　　　　　├── 技術 7-3　床上沐浴
　　　　　├── 技術 7-4　背部護理
　　　　　├── 技術 7-5　會陰沖洗
　　　　　└── 技術 7-6　床上洗髮

　　舒適(comfort)為人類的基本生理需要之一，不舒適的狀態下會影響到個體的健康。在正常狀態下，每個人都能滿足自己身體的舒適需要，一旦生病時則必須靠他人的協助才能完成，護理人員是與病人接觸時間最長的工作人員，故護理人員在照顧病人時，應利用護理過程的方法去評估、了解其舒適的需要，進而提供適當的護理措施，使病人能達到身體的舒適及心理的安寧愉快。

7-1 舒適的概念

一、舒適的定義

　　「舒適」是指一個人身心處在一種輕鬆、沒有痛苦、焦慮或壓力的狀態下。在正常狀態下，每個人都能於日常生活中滿足自己身體方面的舒適需要，一旦生病而使得自我照顧能力降低，如腦中風或肢體嚴重骨折者，因其肢體活動功能發生障礙，而無法自行滿足身體的清潔及舒適的需要，進而影響其生理及心理狀態，所以護理人員應維持病人基本的身體清潔及舒適，使病人能獲得更高層次的健康。

二、舒適的重要性

　　舒適對個人的重要性包括：(1)促進身體的健康，維持正常的生理功能；(2)預防疾病的發生；(3)預防畸形的產生；(4)增進個人的安全感；(5)維護心理健康，使人感覺輕鬆愉快。

　　另外，護理人員為了要滿足病人的清潔及舒適的需要，必須了解病人的社會文化背景、喜好、生活型態、身體狀況、情緒狀況及照顧者的態度，而給予適當的個別性護理措施。

三、導致不舒適的原因

　　在臨床上導致病人不舒適的原因有很多，可依生理、心理及環境上來區分，以下分別介紹。

（一）生理上

1. 不良的姿勢：如長期臥床導致垂足、四肢缺乏適當的支托，導致關節過度的屈曲或伸展。
2. 身體的不清潔：如長期臥床、昏迷、無照顧者或無法執行個人衛生者，而造成身體不清潔。

3. 皮膚長期受到壓迫：如：長期臥床者沒有定時翻身，使得皮膚長期受到壓迫，影響到局部的血液循環而易產生壓傷。

4. 不當的約束：如：約束帶過緊而妨礙血液循環，或骨突處受到摩擦致皮膚受損。

5. 疾病造成的症狀及徵象：如：疼痛、噁心、嘔吐、發燒、皮膚搔癢等。

6. 因治療而引起活動受限：如：上石膏、夾板固定肢體、牽引等。

（二）心理上

1. 生活習慣改變：如：可能需配合醫院的常規活動而需常臥床休息。

2. 害怕或焦慮：如：擔心疾病產生的傷害，或對治療及檢查的程序不清楚而產生焦慮。

3. 缺乏隱私感：可能因治療或檢查時需暴露身體某些部位時，病人會感到困窘。

4. 失去自我照顧的能力：病人可能因疾病而無法自我照顧，需依賴他人的照顧導致病人困擾不安。

5. 缺乏支持系統：如：無照顧者、親友未關心或缺乏宗教的慰藉等。

6. 對經濟或工作的憂慮：如擔心因生病住院需花龐大的醫藥費，以及擔心可能因住院太久或疾病造成身體功能的損傷而失去工作。

（三）環境上

1. 對新環境尚未適應：由於生病住院，對醫院的環境不熟悉而產生壓力。

2. 周圍環境過度的刺激：如：不適當的光線、溫度、噪音或氣味。

3. 病人單位髒亂：如：床單不平整、病房地板不乾淨或潮溼都會使病人不舒適。

7-2 身體清潔的概念

「清潔(hygiene)」可使個體覺得舒適、心情愉快及有安全感，是維持身心安寧最基本的需要。而身體的清潔是指清除身體的分泌物、排泄物及有利於細菌繁殖的物質。健康的人有能力滿足身體清潔的需要，一旦生病時可能就需要靠他人的協助，護理人員應利用護理過程的方法評估病人身體清潔的需要，以計畫如何協助病人或教導家屬執行有關身體清潔的活動來維持病人良好的身體清潔。

協助病人身體清潔之前應了解：(1)病人對清潔身體的知識、習慣與方法；(2)病人的皮膚、口腔黏膜狀況；(3)病人的身體一般狀況及病情；(4)病人目前的治療措施及用藥情形；(5)病人自我照顧能力的程度與活動限制的程度。

一、身體清潔的目的

1. 抵抗外在細菌的侵入，降低感染的機會。
2. 促進血液循環及放鬆肌肉，以增進舒適並促進良好的睡眠。
3. 增進知覺的刺激。
4. 身體清潔時協助病人翻身、移動，可維護病人關節肌肉的活動。
5. 增進身體心像以滿足個人的自尊，此有助於建立良好的人際關係。如外表的修飾或除去不愉快的味道，能使病人維持其自尊、避免困窘。
6. 藉此可增進護病關係的建立，並可評估病人生理及心理的需要。

二、身體清潔的種類

（一）依身體部位區分

1. 口腔護理：包括普通口腔護理、特別口腔護理、牙線使用法、假牙護理等。
2. 皮膚護理：包括床上沐浴、背部護理、會陰沖洗、協助更衣等。
3. 頭髮護理。
4. 眼、耳、鼻腔護理。
5. 指（趾）甲護理。

（二）依時間區分

1. 早餐前晨間護理(early morning care)：又稱「清晨護理」，指大夜班或白班護理人員於病人進食早餐前提供的護理活動，包括使用便盆、口腔護理、洗臉、洗手、協助病人進食早餐。
2. 晨間護理(morning care)：於病人吃完早餐後執行，依清潔身體部位的多寡可分為：
   (1) 完全性晨間護理(complete morning care)：指於晨間提供病人全身性、所有部位的清潔護理活動，包括床上沐浴、背部護理、床上使用便盆、口腔護理、洗臉、洗手、洗髮、梳理頭髮、更換衣服及床單、整理病人單位等。
   (2) 部分性晨間護理(partial morning care)：指依病人的需要及護理人員的觀察、判斷而決定於晨間提供病人某些身體部位的清潔護理活動。
3. 下午護理(evening care)：協助病人洗臉、口腔護理、整理床鋪或依病人的需要給予護理等。
4. 寢前護理(bed time care)：睡前協助病人口腔護理、洗臉、洗手、更換擺位姿勢、背部護理、足部護理、整理床鋪等以提供病人良好的睡眠。

動動腦

病人已一星期沒有洗澡了，而你也發現其身體有異味產生，你想要協助他床上沐浴，但他還是不肯，此時你該怎麼辦呢？想想看喔！

7-3 身體部位清潔的護理方法

一、口腔護理

口腔是消化道的一部分，其不僅可幫助食物的消化，乾淨的外觀與清新的口氣亦會影響個體身體心像的完整性，護理人員在進行口腔護理(mouth care)時應考慮個人的喜好、生理及心理狀況，再予協助病人維持其良好的口腔衛生，使病人達到清潔、舒適及無感染的現象。

（一）口腔組織的結構與功能

口腔是由嘴唇、頰、硬腭、軟腭、懸壅垂及舌頭所組成的，硬腭位於口腔前面的頂部；軟腭形成口腔後面的頂部；舌頭是由橫紋肌所組成的，覆有舌乳頭；舌頭有味覺（圖7-1）及協助咀嚼、說話、吞嚥等功能。

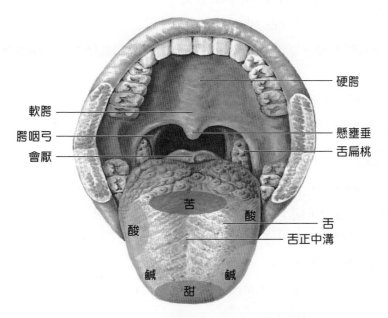

✤ 圖7-1　口腔的構造及舌頭的味覺敏感區

圖片來源：徐國成、韓秋生、霍琨(2004)．*系統解剖學彩色圖譜*．新文京。

口腔內含有三對唾液腺，分別為腮腺(parotid gland)又稱耳下腺、頷下腺(submadibular gland)及舌下腺(submaxillary gland)，其開口在口腔內，會分泌唾液，具有溼潤、清潔、攪拌及初步消化食物的功能，並有輕微的殺菌作用。

口腔的構造還包括牙齒及牙齦。而成人的牙齒共有32顆，其主要功能為正常發音、咀嚼食物並可維持美觀容貌，其構造包括牙冠、頸部、牙根（富含血管、神經（CN V，三叉神經），是提供牙齒營養的重要來源）（圖7-2）。

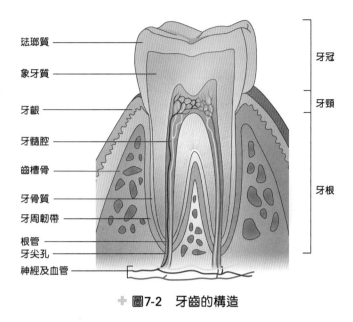

圖中標示（由上到下）：琺瑯質、象牙質、牙齦、牙髓腔、齒槽骨、牙骨質、牙周韌帶、根管、牙尖孔、神經及血管；右側標示：牙冠、牙頸、牙根。

➕ 圖7-2　牙齒的構造

（二）口腔護理的目的

1. 評估口腔狀況，早期發現疾病、早期治療。
2. 協助無法自行執行口腔護理者維持口腔的清潔。
3. 教導病人執行口腔保健及清潔的方法。
4. 保持口腔的舒適與美觀，以增進食慾，並避免病人因口腔衛生不佳而影響自尊或身體心像。
5. 預防口腔內細菌繁殖，減少口腔黏膜與感染發炎的機會。
6. 促進口腔黏膜破損的修復。

（三）護理評估

1. 病人自我照顧的能力，包括：(1)健康狀況，如張口呼吸、口腔手術後等；(2)身體能力，如肢體軟弱無力或行動不便；(3)情緒狀況，如精神障礙等。
2. 病人的口腔衛生習慣與相關嗜好，如：每天刷牙的次數、假牙的護理、定期檢查口腔的狀況、使用牙線及漱口水的習慣。
3. 病人在執行口腔衛生技巧有無錯誤或知識不足的問題，如：牙線的使用方法、刷牙的技巧。
4. 病人口腔的狀況，包括：(1)觀察嘴唇及口腔黏膜的顏色、溼潤度、潰瘍、結節或任何的病變；(2)觀察牙齒及牙齦，如：有無蛀牙、牙齒有無鬆動、假牙的情形、牙齦腫脹、牙

齦出血或牙齦炎；(3)觀察舌頭顏色、有無破損或任何的病變；(4)觀察味蕾的顏色、斑點及完整性；(5)觀察懸壅垂的活動度及扁桃腺的狀況。

5. 病人咀嚼及吞嚥的能力。

6. 了解病人過去相關的口腔健康問題，如：口腔潰瘍、牙痛、鼻咽癌做放射線治療等。

（四）護理診斷（健康問題）

1. 潛在危險性感染。

2. 口腔黏膜障礙。

3. 知識缺失（口腔衛生）。

4. 進食自我照顧能力缺失。

（五）護理目標

1. 病人能了解口腔護理的目的、原理及步驟。

2. 病人能正確執行口腔衛生。

3. 病人口腔黏膜完整、溼潤。

4. 病人口腔牙齒、牙齦及嘴唇清潔，沒有食物碎屑殘留。

（六）護理措施

　　針對不同的病人有不同的口腔護理措施，以下分別介紹普通口腔護理、特別口腔護理及假牙護理。

⊃ 普通口腔護理 (General Mouth Care)

　　適用於能自行執行口腔清潔者，護理人員從旁指導或協助其執行口腔的清潔。正確執行口腔清潔包括牙刷、牙膏（粉）、牙線、漱口劑的選擇、使用方法及黏膜溼潤的維持。

1. 執行時間：**可在早晨起床、飯後5分鐘內及晚上睡前執行**。由於飯後5分鐘內食物發酵最強、酸度最酸、破壞力最強，故給予口腔護理可提高口腔內的pH值、預防蛀牙並保持口腔的溼潤度；而早晨起床及睡前的口腔護理可以降低因唾液減少對口腔的影響。

2. 所需用物：

　　(1) 牙刷：

　　① 刷毛應軟硬適中，軟毛牙刷對牙齦有按摩功能及較易進入牙齦溝刷洗殘留物，若用太硬毛的牙刷易傷害琺瑯質及牙齦；刷毛長度約0.5吋（約1.25公分）；約2~3排，**每排6~7束**，每束毛中間應有空隙；刷頭短約1吋（2.54公分），刷牙時易於打轉，不會傷及口腔組織。

　　② **牙刷應2~3個月更換一次**，避免刷毛散開、分叉，以及黴菌或其他菌叢孳生。

③ 牙刷使用前後需用冷水沖洗,再置於通風處自然晾乾。

(2) 牙膏或牙粉:含氟製品最好,因為氟可增加琺瑯質抗拒酸溶解及抗脫鈣、並能使牙齒表面光滑、不易沾粘東西及減少蛀牙。

(3) 漱口水:**生理食鹽水是最好的漱口劑。**

(4) 牙線:不含蠟質的牙線較細,且比含蠟的牙線更易吸附雜質。

(5) 潤滑劑:若病人的嘴唇有龜裂、疼痛時,必要時可塗抹潤滑劑,常見的有凡士林、石蠟油、冷霜、嬰兒油、**甘油(與水比例為1:1)** 及橄欖油或直接塗擦市面上的護唇膏。

3. 執行方法:

(1) 刷牙法(貝氏刷牙法):

① 刷毛與齒面呈45~60度並涵蓋部分牙齦(圖7-3a)。

② **每次來回刷2~3顆牙齒**(圖7-3a)。

③ 將牙刷壓入牙齦與牙齒之縫隙,將縫隙清除乾淨(圖7-3b)。

④ 牙齒內面與外面每部位至少刷10次(圖7-3c)。

⑤ 清除咬合面時,刷毛與牙齒平行來回刷(圖7-3d)。

⑥ 刷完牙後,再刷舌面以去除舌苔。

⑦ 右邊開始,右邊結束。

⑧ 頰側及咬合面用同側手刷,舌側用對側手刷。

⑨ 刷牙順序:以右手刷右頰側→以右手或左手刷中間牙齒→以左手刷左頰側→以左手刷左咬合面→以右手刷左舌側→以左手刷右舌側→以右手刷右咬合面。

(2) 牙線使用法:正確使用牙線可清除食物殘渣、去除牙齒間的牙菌斑並預防牙周病。

① 截取牙線(約45公分),並纏繞在兩手中指上。接著通過一手食指及另一手拇指指腹處,兩指間保有1公分牙線的距離(圖7-4abc)。

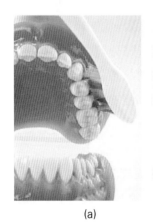 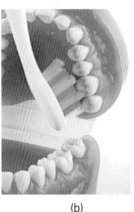 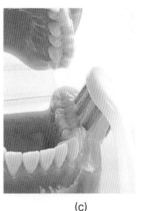 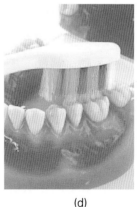

(a)   (b)   (c)   (d)

✚ **圖7-3　貝氏刷牙法**

② 兩手指打直並使指甲相對，把牙線置入牙縫處。利用雙手拇指及食指，將牙線拉成C型繃緊牙線的鄰接面，沿著牙齦線由牙冠的頂部向牙齦處清除上排牙齒齒縫的食物殘渣（圖7-4d）。

③ 使用雙手之食指將牙線拉直，清除下排牙齒齒縫間的食物殘渣或牙垢（圖7-4ef）。至上排牙齒的後牙區時，一手食指將嘴角及臉頰稍微撐開，清除上排牙齒後牙區的食物殘渣（圖7-4g）。

④ 當牙線磨損或髒汙時，需再取另一段牙線繼續使用。

⑤ 使用完畢後，以清水漱口。

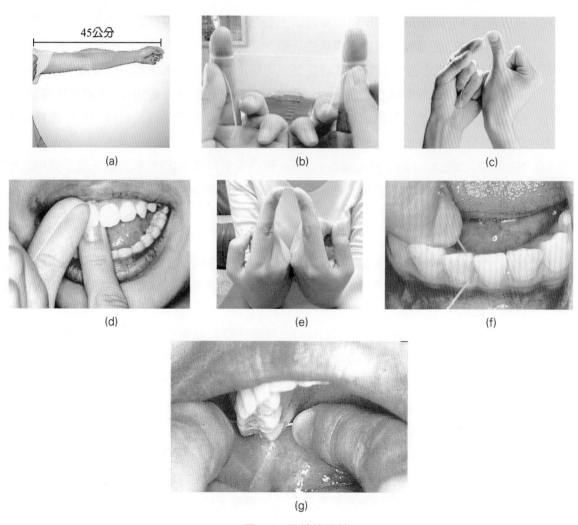

🟦 圖7-4　牙線使用法

 動 動 腦

　　想想看，你的牙刷有否合乎標準？刷牙方法及使用牙線的技巧是否正確呢？

● 特別口腔護理 (Special Mouth Care)

為病情較嚴重而不能自行刷牙的病人維持口腔的清潔、溼潤及舒適，或預防口腔黏膜受損所做的口腔清潔措施，護理人員可能需準備特殊的溶液及用物來達到口腔清潔的目的。

1. 適應症：病情嚴重或軟弱無力者、**意識不清者、發高燒者、口腔手術術後者**、禁食者、鼻胃管留置者、營養不良者、**接受頭頸部放射線治療或化學治療者**、服用碘或鐵製劑者、**張口呼吸或患有呼吸系統疾病而發生異常口臭者**。

2. 常用溶液：

    (1) 溫開水(warm water)。

    (2) **生理食鹽水(Normal saline)：**為臨床上較方便、安全、經濟的漱口水，可清潔溼潤口腔，**預防口腔潰瘍及促進黏膜再生**，但無殺菌作用，**可用於化學治療的口腔疼痛**。

    (3) 1%H_2O_2：雙氧水是一種氧化性殺菌劑，可與血液、組織內的催化酶接觸，藉著釋出氧氣泡與水，而達機械性清洗、去除舌苔及殺菌之作用，一般用在完整的口腔黏膜以避免對黏膜的刺激。長期使用可能會干擾口內正常菌落的生長及破壞口腔組織造成不適，故現已不建議使用。

    (4) Hibitane(Chlorhexidine gluconate)：是一種抗菌漱口劑，0.1%可去除牙斑，適用於牙周病病人，0.02~0.05%適用一般病人的漱口劑，可減少口內菌落數目，市售產品如：李施德霖(Listerine)、德恩奈(Day and Night)等漱口水、漱可淨(Scodyl)、Oral-B，即含有此成分。

    (5) Mycostatin(Nystatin)：是一種抗黴菌性抗生素漱口劑，為粉劑，加蒸餾水製成懸浮液，一次使用2~5c.c.，含漱3~5分鐘後吞下，可治療口腔及消化道的**黴菌（如白色念珠菌）**感染。

    (6) 新鮮檸檬水(fresh lemonade solution)：檸檬汁有刺激唾液分泌的作用，但若使用頻繁，反而會抑制唾液分泌、造成牙齒脫鈣及刺激黏膜損傷處，故臨床上少用。

    (7) 重碳酸氫鈉(sodium biocarbonate solution)：一般是用2.5公克蘇打粉加上240c.c.蒸餾水或開水製成，重碳酸氫鈉有助於口內黏液、乾痂皮、剝落物的鬆脫，此劑味苦，使用時有灼熱感，所以臨床很少使用。

    (8) **麻醉劑(Xylocaine solution)：口腔黏膜破損或潰瘍者可在飯前用此溶液漱口**，以減輕疼痛。

    (9) Sucralfate solution：可以在潰瘍表面形成保護膜，故對口腔黏膜潰瘍有治療與減輕疼痛的效果。

    (10) **多貝爾氏溶液(Dobell's solution)：**由硼酸鈉(sodium borate)15c.c.、重碳酸氫鈉(sodium bicarbonate)15c.c.、甘油(glycerin)35c.c.、液化酚(liquid phenol)3c.c.加蒸餾水至1,000c.c.組成之溶液，雖較不具刺激性，但有毒性，故最好少用。

(11) **水溶性優碘溶液(Aq. beta-iodine solution)**：優碘與水溶液比例為1：30，用於口腔清潔及預防感染。

3. 注意事項：

(1) **剛進食完後不要為病人執行特別口腔護理，以免發生嘔吐的現象。**

(2) **白天每2小時執行一次**，張口呼吸者因黏膜易於乾燥故每小時執行一次；夜間則配合治療或病人清醒時執行。

(3) 若病人有**口腔黏膜破損**的情形則需**以棉枝取代牙刷清潔**，並**增加口腔清潔的次數**。

(4) 如果以無菌棉枝清潔牙齒、舌頭、上下腭、雙頰時，每支棉枝只能使用一次。

(5) 舌頭、雙頰及口腔頂部可以壓舌板包紗布沾漱口液清洗；嘴唇可用潤滑劑以避免乾裂。

(6) 如果病人無法吸吐漱口水時，可用**代金氏吸管(Dakin's syringe)**（圖7-5）或以抽痰管協助之，避免發生吸入性肺炎。

(7) 為昏迷病人執行口腔護理時，應採側臥且床頭搖高的姿勢，以預防造成吸入性肺炎，並可利用張口器（圖7-6）協助張口，以及利用拖舌鉗（圖7-7）拉出舌頭以清潔舌苔。

　　註：使用拖舌鉗需將鉗尖接觸病人的部分以紗布包好，以免造成口腔損傷。

(8) **在無特殊禁忌下每天至少攝取3,000c.c.的水分**，保持口腔溼潤；避免刺激性食物如辛辣或粗糙食物，以免刺激口腔黏膜；不吸菸、喝酒，因會造成口腔黏膜的乾燥及口腔狀況更惡化。

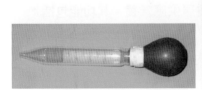 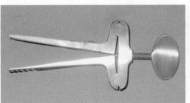 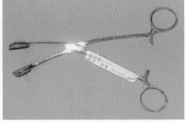

✛ 圖7-5　代金氏吸管　　　　✛ 圖7-6　張口器　　　　　✛ 圖7-7　拖舌鉗

⇨ 假牙護理

　　假牙護理主要的目的在維護假牙的清潔、預防假牙變形或損壞、預防合併症及教導病人正確的清潔及裝取假牙的方式。

1. 活動假牙：

(1) 吃完食物要立刻刷洗，每天早晚兩次徹底用牙膏清洗，以免發生牙結石或牙齦發炎。

(2) **清潔假牙時不可用熱水，以防假牙變形。**

(3) 晚上睡覺前應將假牙取下，以預防壓迫牙床及口腔組織。

(4) 每天應至少取下假牙6~8小時，以免發生紅腫、潰瘍。

(5) 不戴假牙時應妥善保存，如牙托材質為**硬橡皮**時應**泡在有水的容器**，以**避免假牙因乾燥而變形**；牙托材質若為**合成樹脂**時應**放在乾燥的容器內**。

(6) 協助病人取下假牙時，利用拇指及食指墊紗布（或戴手套），抓住上排牙齒輕輕鬆開與牙床的接觸面，另一手同時向上拉開上嘴唇後再緩慢取出假牙。

(7) **每次戴假牙前應先潤溼（泡水）以減少摩擦及易於配戴。**

(8) 鼓勵病人平時需配戴假牙以增加自我心像及說話清晰有助於溝通。

(9) 若病人病情不允許裝上假牙，應註明病人床號、姓名加以妥善保存。

2. 固定假牙：

(1) 固定假牙的清潔和一般牙齒一樣，都需要用牙刷及牙線才能徹底清潔。

(2) 刷牙方法與真牙清潔一樣。

(3) 陶瓷義齒雖硬但較脆，若咬到太硬的食物（如：甘蔗、骨頭）會斷裂，故須避免過大的咬合力，以免造成陶瓷破裂。

二、皮膚護理

　　皮膚是人體的第一道防禦線，可抵抗外來的入侵，因此藉由皮膚護理(skin care)除了可增加個體的舒適外，也可維持皮膚的完整性進而增進個體的抵抗力。

（一）皮膚的組織結構與功能

　　皮膚包括表皮、真皮及皮下組織三層構造（圖7-8），以下分別敘述：

1. 表皮(epidermis)：位於皮膚最外層，沒有血管分布，由真皮層供應營養。其功能包括：

(1) 可當做是一保護屏障，保護體內器官不受外物侵害。

(2) 氣體及揮發性物質除了一氧化碳外可通過表皮進入體內。

(3) 可防止水分、電解質的流失。

(4) 於紫外線照射下可合成維生素D_3。

2. 真皮(dermis)：位於表皮之下，主要由結締組織構成的，內含有血管、淋巴管、神經、皮脂腺及部分毛囊。其功能包括：

(1) 因含有大量血管，故可調節血壓及體溫。

(2) 因含有感覺神經及游離末梢神經，故具有觸（壓）覺、溫覺及痛覺的知覺感受。

(3) 皮脂腺可分泌油脂，除手掌與腳底外，以臉及頭皮分布最多。

3. 皮下組織(subcataneous)：位於皮膚最下層，含有脂肪、汗腺及部分毛囊。其功能包括：

(1) 因脂肪的堆積而有體溫的隔絕及儲存熱量的作用。

(2) 汗腺可協助維持體溫及排泄廢物，以手掌及腳掌分布最多，而汗腺最大者為腋下及腹股溝。

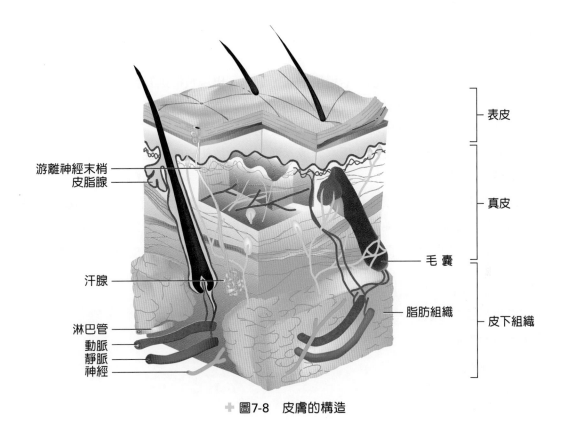

游離神經末梢
皮脂腺
汗腺
淋巴管
動脈
靜脈
神經

表皮
真皮
毛囊
脂肪組織
皮下組織

➕ 圖7-8　皮膚的構造

（二）皮膚護理的目的

1. 去除汗垢，增進舒適。
2. 促進血液循環，使肌肉放鬆。
3. **維持皮膚正常功能，降低受感染的機會。**
4. **增進關節活動，減少長期臥床的合併症。**
5. 預防壓傷的形成。
6. 提供護理人員與病人間的溝通管道，並藉機觀察病人皮膚是否完整、有無皮膚病或壓傷等情形。

（三）護理評估

1. 病人自我照顧的能力：如：了解視覺狀況、四肢關節活動能力、協調及平衡狀況、活動耐受性等，以了解是否能完成自我照顧的活動。
2. 病人執行衛生習慣的情形：如：每天沐浴的時間及次數。
3. 病人對皮膚照顧的相關資訊之了解程度。
4. 環境中是否有接觸過多的放射線或曬傷的機會。

5. 造成皮膚過敏的情況或物品。

6. 皮膚的狀況：

(1) 顏色：正常皮膚呈粉紅色，若過度潮紅、蒼白、出現黃疸則為異常情形。

(2) 溫度：正常皮膚應感覺微溫，若有發熱或冰冷則為異常情形。

(3) 溼度：正常皮膚不會出現出汗過多或過度乾燥。

(4) 飽滿度（彈性）：當皮膚缺乏水分或水腫時都會致使皮膚彈性不佳。

(5) 結構：正常皮膚是光滑的，當皮膚缺乏水分時皮膚會變得較粗糙。

(6) 完整性：觀察有無潰瘍或任何病灶，注意病灶組成或排列的情形（如：線狀、環狀或沿著皮膚感覺神經根範圍分布），並確認其型態（如：色斑、丘疹、小泡等）。

7. 了解病人過去的皮膚健康問題或治療，如：皮膚癢、紅疹、接觸性皮膚炎或皮膚病變。

（四）護理診斷（健康問題）

1. 沐浴自我照顧能力缺失。

2. 皮膚完整性受損。

3. 潛在危險性感染。

（五）護理目標

1. 病人及家屬能正確執行皮膚護理的方式。

2. 病人皮膚完整，沒有感染的症狀或徵象。

（六）護理措施

⊃ 所需用物

1. 水：以病人習慣為主，一般約為41~43℃。

2. 肥皂：**可降低水的表面張力及與部分不溶化的鹽類產生乳化作用，以吸附皮膚上的汙垢而達清潔作用**，以中性肥皂為佳。

3. 潤滑劑：**具有潤滑及柔軟作用**，包括乳液、冷霜、乳膏等，適用於乾燥皮膚、嬰幼兒及老年人於沐浴後擦拭潤滑劑。

4. 粉劑：**可保持皮膚的乾燥、減少摩擦**，如：爽身粉，通常用於腋下、腹股溝、乳房下、腳趾間。**使用時避免與潤滑劑或酒精併用，會形成粉塊刺激皮膚，影響皮脂和汗腺的排泄。**

5. 50%酒精：可促進血液循環、使皮膚散熱讓皮膚感覺涼爽舒適、**收斂使皮膚變硬（表皮角質蛋白凝固）而增加對壓力之承受力的作用，但不適於老年人、小孩、皮膚乾燥及皮膚過敏病人。**

6. 盥洗用具：洗臉巾、洗澡巾、浴巾、大毛巾及臉盆。

◌ 執行方法

1. 沐浴：護理人員可利用在協助病人沐浴時評估全身的皮膚狀況，並藉此方式與病人增進良好的護病關係。其方式可分為：

   (1) 床上沐浴(bed bath)：適於活動受限、身體虛弱、意識不清或長期臥床者。

   (2) 盆浴(tub bath)：適於病情較穩定、可下床活動者。

   (3) 淋浴(shower bath)：適於可下床活動者，此方式較不易感染。

   (4) 治療性沐浴(therapeutic bath)：通常用以治療局部炎症反應的患者，如：坐浴適於產後、會陰手術或痔瘡手術後者。**用溫水(41~43℃)可促進骨盆腔的血液循環及減輕發炎、疼痛；用0.01~0.05%的高錳酸鉀溶液(P.P. solution)可促進骨盆腔的血液循環、收斂傷口、抑菌、減輕發炎及疼痛的作用。**

   (5) 部分沐浴(partial bath)：只清潔身體的局部，如：臉、手、腋下、背部、臀部、會陰部、熱水足浴等。

   (6) 全身沐浴(complete bed bath)：即為平常清潔身體的方式。

2. 背部護理：包括背部的清潔及背部按摩，可用於沐浴後或睡前，有放鬆背部肌肉及促進背部血液循環的作用，並藉此機會觀察病人皮膚完整性。背部按摩的方法如下（詳見技術7-4）：

   (1) 按撫法(stroking)：護理人員兩手掌平按在尾骶骨部，由**臀部**沿著脊椎骨以平穩的力量用長而慢的節律之方式推向頸肩轉向兩側上臂，兩手再由**頸肩**轉向肩部，沿著**背部**兩側向下回到尾骶部（圖7-9a）。應用於**背部按摩的開始及結束時**。

   (2) 揉捏法(kneading)：護理人員以兩手拇指與其餘四指有節律的捏緊和放鬆大塊肌肉，常用在**臀部及頸背部**（圖7-9b）。

   (3) **重擦法(friction)：護理人員用拇指沿著脊椎骨每一關節處做環形施壓**（圖7-9c）。

   (4) 叩擊法(tapotement)：護理人員用手掌小指側，以快速切剁之動作輕叩**臀部、背部及肩部**等部位（圖7-9d）。

◌ 注意事項

1. 沐浴：

   (1) 沐浴的次數及時間可隨病人習慣及需要而定，但以飯前或飯後1小時為宜。

   (2) **維護病人隱私，予以適當的覆蓋，並注意其安全。**

   (3) 如病人有傷口時，勿將傷口敷料弄溼，若弄溼了應馬上更換傷口敷料，以免傷口感染。

   (4) 維持室溫在22~27℃(70~80℉)之間。

   (5) **保持水溫在41~43℃之間。若為皮膚乾燥者，其水溫宜保持在46℃以下，以免皮膚水分散失。**

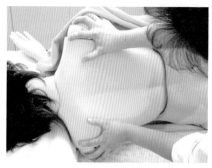

(a)按撫法

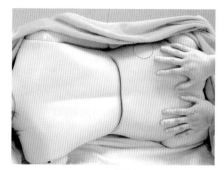

(b)揉捏法

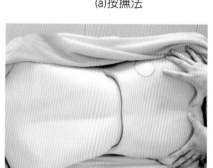

(c)重擦法

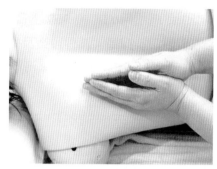

(d)叩擊法

✚ 圖7-9　背部按摩的方法

(6) **皮膚乾燥及易過敏者**，視情況決定是否使用肥皂或清潔劑。

(7) **清潔四肢時**，須由肢體遠端往近心端方向以**長而有力**的按摩法擦洗，以促進血液回流。此外，清潔時**需予以合宜的支托**。

(8) 執行時應遵守內科無菌技術。

(9) 沐浴時為避免病人困窘不適，視情況可讓病人自行清潔會陰部。

(10)護理人員儀表應整潔、態度端莊、動作溫柔熟練。

2. 背部護理：

(1) 一般於沐浴後或睡前執行，可採側臥或俯臥的姿勢。

(2) **維護病人的隱私並予以適當的覆蓋**。

(3) 每次按摩持續時間約3~5分鐘，或每個按摩部位約3~5次。

(4) 按摩時施力應大小適中，並**可使用潤滑劑以減少摩擦**。

(5) **老年人、小孩、皮膚乾燥、脫水或營養不良者不宜以50%酒精進行背部按摩**。

(6) 背部按摩的禁忌症：心臟病、背部受傷（如：肋骨骨折）、背部手術後、皮膚病、皮膚損傷、靜脈炎、靜脈血栓症。

(7) 罹患**惡性腫瘤**的病人、**虛弱、有背部疾病及老人**因為有骨質疏鬆的問題所以**不執行叩擊法**。

三、指（趾）甲護理

因指（趾）甲易積聚汙垢形成潛在性感染的來源，且指（趾）甲太長易造成病人的抓傷，故護理人員需注意病人指（趾）甲的護理。另足部是人體最遠端的部位，因此影響到個體的血液循環，且足部的健康關係著指（趾）甲的完整性，故護理人員為病人執行指（趾）甲護理(nail care)的同時也需做好足部的護理。

（一）指（趾）甲的組織結構與功能

指（趾）甲是真皮過度生長及硬化而形成的，主要結構為甲基質、指（趾）甲板、指（趾）甲床及指（趾）甲游離緣（圖7-10），指（趾）甲板因較透明能呈現指（趾）甲完全貼合的甲床顏色，因此常用於觀察周邊血液的氧合狀態。指甲的生長速度較趾甲快，平均每週可長長1mm，右手指甲比左手指甲長得快且夏季比冬季長得快。指（趾）甲主要功能是增強手指及腳趾抵抗外來的壓力，具有保護的作用。

（二）指（趾）甲護理的目的

1. 保持指（趾）甲的乾淨、整齊及美觀，避免汙垢堆積。
2. 避免指（趾）甲嵌入(ingrowing nails)、生長過度、產生肉刺(hangnail)、雞眼(corns)及香港腳(athletes foot)等問題。
3. 預防感染及發炎。

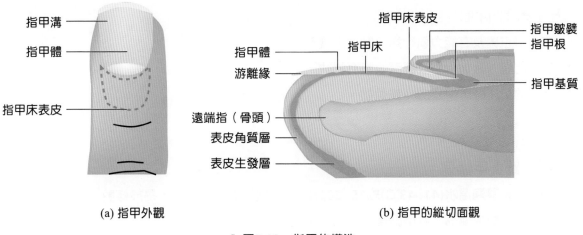

(a) 指甲外觀　　　　　　　　　　(b) 指甲的縱切面觀

✛ 圖7-10　指甲的構造

（三）護理評估

1. 病人自我照顧指（趾）甲的能力：如：是否因視力狀況、手部顫抖情形而無法執行指（趾）甲的護理。

2. 病人執行指（趾）甲清潔的習慣及嗜好：如：清潔指（趾）甲的頻率、使用清潔用物及潤滑物品等。

3. 病人對指（趾）甲照顧的相關資訊之了解程度：如：(1)指（趾）甲的修剪及保護原則；(2)鞋襪的清潔、舒適度及合宜的大小。

4. 指（趾）甲的顏色、外形、長度和結構（脆性、厚度）：健康的指（趾）甲應透明、突起、平滑、指（趾）甲床呈粉紅色。

5. 指（趾）甲周圍皮膚的狀況：如有無發炎、浮腫、病變等。

6. 手腳的溫度：血液循環佳手腳則溫暖，若血液循環差可能會有發紫、冰冷的現象。

7. 病人的生理狀況：是否有因糖尿病、周邊神經病變或感覺神經受損等而影響其足部的護理需要。

（四）護理診斷（健康問題）

1. 穿著自我照顧能力缺失。

2. 潛在危險性皮膚完整性受損。

3. 潛在危險性周邊神經血管功能失常。

（五）護理目標

1. 病人可正確及有能力執行指（趾）甲護理。

2. 病人的指（趾）甲整齊清潔、沒有異味。

3. 病人的指（趾）甲皮膚完整柔軟。

（六）護理措施

⊃ 指（趾）甲護理

1. 修剪前先浸泡溫水(41~43℃)約15~30分鐘，以軟化指（趾）甲，易於修剪。

2. 指甲應修剪成弧形、趾甲應修平，以避免嵌甲的產生。

3. 修剪指（趾）甲時，不要用尖銳的刀片來修剪，且勿修剪過短。此外，修剪時要保護眼睛，不要被彈跳的指（趾）甲碎片戳傷。

4. 如有肉刺時，將其剪掉後應消毒治療；勿咬肉刺以免在指甲周圍留下深痕而引起感染。因產生肉刺的原因是由於皮膚中角質的水分和脂肪減少，所以修剪指甲後可用乳霜由指甲周圍向外按摩，預防肉刺產生。

5. 糖尿病或血液循環障礙之病人應特別注意預防創傷。

⊃ 足部護理

1. 雙足浸泡在37℃的溫水中，**15~30分鐘**後擦乾，以促進血液循環。如有傷口、水泡時則不泡腳。

2. 取少許乳液由腳趾向大腿處塗抹，同時做按摩以促進血液循環。

3. 若有硬痂，不可剪除，可將雙腳泡軟後擦乾腳底，用乳液或凡士林使硬痂部位軟化。

4. 天冷時可穿襪子保暖，但勿將熱水袋、熱墊或電毯放在腳上。

5. 穿著合腳、舒適且能提供足夠支撐的鞋子，應避免長時間穿著太硬或太軟的鞋子，且避免穿太高或太窄的鞋跟。

6. 穿著乾淨而尺寸大小合適的襪子，避免使用環狀襪帶，以防襪子太緊阻礙血液循環。

7. 皮膚乾燥者或老年人可每日於足部適量塗抹潤滑劑以預防乾裂，但如腳趾之間容易潮溼時，則勿塗抹潤滑劑。

8. 腳部容易流汗者，可用爽身粉吸收腳部的溼氣或穿著通氣之鞋襪，以預防孳生黴菌。

9. 穿鞋時應事先檢查鞋內有無異物如碎石，以避免可能的傷害。

10. 外出或在家時，要穿覆蓋腳部前端的鞋子，以防趾頭踢傷，且避免打赤腳。

 動動腦

同學們，你每天都怎麼保養你的指（趾）甲及足部呢？想想看！

四、頭髮護理

頭髮的整齊清潔影響個人的舒適狀態，良好的頭髮護理(hair care)不僅促進毛髮及頭皮的清潔健康，也可避免頭髮糾結、增進舒適及維持個人自尊，所以護理人員應協助不能自行清潔頭髮的病人予以頭髮的護理。

（一）頭髮的組織結構與功能

毛髮的構造包括髮幹(shaft)及髮根(root)，前者是指突出皮膚表面的部分；後者是指皮膚表面底下的部分，毛髮的營養來源來自根部的毛囊。毛髮分三類：(1)分布於軀幹、臉及耳鼻的毳(lanugo)，其髮幹短細；(2)眼睫毛及眉毛的短毛(short hair)；(3)分布於頭部、鬍鬚、腋毛及陰毛的長毛(long hair)。

毛髮顏色與色素有關，平均每月長1吋，健康狀況不佳時會影響生長的速度及髮質改變。毛髮主要的功能為保護作用，如：頭髮可預防頭皮受傷及陽光的照射、睫毛可預防異物進入眼睛、鼻孔及外耳道的毛髮可預防昆蟲及灰塵進入。

（二）頭髮護理的目的

1. 清潔頭髮與頭皮，去除汙垢及頭皮屑，且避免頭髮糾結。
2. 促進頭部的血液循環。
3. 促進頭髮生長，預防掉髮。
4. 保持頭髮的美觀，進而維護身體心像及自尊。

（三）護理評估

1. 病人自我照顧頭髮的能力：如：關節活動受限、肌肉張力減輕或意識障礙可能無法自行清洗頭髮。
2. 病人執行頭髮清潔的習慣及嗜好：如：清洗頭髮的頻率、使用清潔及染髮的用物（不當的使用洗髮精及染髮劑易致頭髮乾燥或頭皮過敏）。
3. 病人執行頭髮衛生的方法是否正確。
4. 觀察頭髮的顏色、光澤、結構、有無過度乾燥或油膩及頭髮分布情形（如：濃密或稀疏）。
5. 觀察有無頭蝨卵、頭皮屑等。
6. 觀察頭皮有無鱗屑脫皮、囊腫或其他病變。
7. 是否有因營養狀況、荷爾蒙改變、壓力、老化、感染或疾病影響頭髮的生長及髮質。
8. 了解過去相關的健康問題或治療，如：頭皮炎症問題或放射線治療、化學治療而造成掉髮。
9. 病人對於本身外觀的看法，如：掉髮或白髮對其身體心像的影響。

（四）護理診斷（健康問題）

1. 沐浴自我照顧能力缺失。
2. 潛在危險性皮膚完整性受損。
3. 身體心像紊亂。

（五）護理目標

1. 病人能正確及有能力執行頭髮清潔。
2. 病人的頭髮整齊清潔無雜亂的現象。
3. 病人頭皮無感染及過敏的現象。
4. 病人能主訴對頭髮外觀滿意及舒適。

（六）護理措施

⊃ 梳　髮

1. 每位病人應有一把專用的梳子且要保持乾淨。

2. 每日應至少梳髮2次，以預防頭髮打結。

3. 避免使用鐵齒梳子梳頭以預防頭皮損傷。

4. 梳髮時應每次梳一小撮，先梳開髮尾，再由髮根梳向髮尾，避免用力拉扯而傷害頭髮及頭皮。

5. **頭髮糾結梳不開時可先用50%酒精、水或潤髮油塗抹於頭髮上再梳。**

6. 必要時可將頭髮編成辮子，但不得過緊以免阻礙血液循環及造成疼痛。

⊃ 床上洗髮

1. 洗髮時應以**指腹**進行清洗，若用指尖易致頭皮受損。

2. 洗髮次數視病人需求而定。

3. 水溫宜維持在41~43℃之間。

4. 姿勢應以平躺為宜，但心臟病、呼吸道功能障礙及氣喘患者宜採半坐臥式。

5. **頭髮若染有血跡時，可用50%酒精加以擦洗。**

6. 若發現有頭蝨應採內科隔離技術，並依醫囑給予1.5%B.H.C.(Benzene hexachloride)滅蝨，因其只能殺死成蟲及幼蟲而不能殺死卵，故需1週後再進行滅蝨方可見效；其使用方法是將1.5%B.H.C.粉劑撒於髮際間並以毛巾將頭包住，8~12小時後再清洗乾淨。或可使用含Hexachloride及Gama benzene之滅蝨洗髮精，使用前先洗髮，再塗抹於髮上，按摩4分鐘後沖洗，1星期後再滅蝨一次。

7. 可使用洗頭機、開蘭氏墊(Kell's pad)或可以**浴毯**捲成水槽形及**橡皮中單**代替。

五、眼睛、耳朵及鼻腔護理

　　為病人執行沐浴時也應注意眼睛、耳朵及鼻腔的護理(eyes, ears and nose care)，以預防感染、促進舒適及美觀，同時也應觀察可能發生的病變或異常的現象。

（一）眼睛、耳朵及鼻腔的組織結構與功能

⊃ 眼　睛

1. 眼球外部的構造：主要為眼瞼、結膜、睫毛及淚器。

   (1) 眼瞼：睡覺時可遮蓋眼睛，防止過多光線照入眼睛及防止異物進入眼睛，並協助推動淚液使角膜保持溼潤。

(2) 結膜：分為覆蓋眼瞼後表面的瞼結膜及蓋於鞏膜上的球結膜。

(3) 睫毛：可防止異物、汗水進入眼睛及防止陽光對眼睛的直接照射。

(4) 淚器：可分泌含有溶解酶（具殺菌作用）的淚液，可潤溼整個眼球表面。

2. 眼球內部的構造：主要分為三個房室及水晶體，水晶體是一個雙凸且有彈性的結構、透明及無血管。

3. 眼球的分層：眼球由外至內可分為纖維層（包括角膜與鞏膜）、血管層（分為脈絡膜、睫狀體）、虹膜（調節進入眼睛的光線）及視網膜層。

○ 耳 朵

耳朵分為外耳、中耳及內耳。

1. 外耳：包括耳廓、外耳道及鼓膜，外耳道內的汗腺特化成為耳垢腺（耵聹腺），可分泌耳垢，耳垢太多時會阻塞外耳道而影響聽覺。

2. 中耳：有鎚骨、鑽骨、鐙骨三塊聽小骨，可進行聲波的傳導，另外中耳有一耳咽管（歐氏管），可平衡鼓膜兩邊的壓力，預防鼓膜破裂及保護內耳避免受到過強的震動。

3. 內耳：包括半規管、耳蝸及前庭神經，可傳遞聲音並維持個體的平衡狀態。

○ 鼻 腔

鼻腔有三對鼻甲，分別為上鼻甲、中鼻甲、下鼻甲，其上覆蓋著血管纖毛的黏膜稱為鼻黏膜，鼻黏膜含有嗅覺接受器，此外可將吸入的空氣過濾、溼潤及加溫。

（二）眼睛、耳朵及鼻腔護理的目的

1. 維持眼睛、耳朵及鼻腔的清潔並預防感染。

2. 評估眼睛、耳朵及鼻腔的狀況並維持正常的功能。

（三）護理評估

1. 病人自我照顧眼睛、耳朵及鼻腔的能力：如：肢體活動障礙、視力減弱、意識不清者可能無法自行照護眼睛、耳朵及鼻腔的清潔。

2. 病人執行護理眼睛、耳朵及鼻腔的習慣：如：眼鏡、隱形眼鏡、人工義眼或助聽器的護理。

3. 病人對眼睛、耳朵及鼻腔照顧的相關資訊之了解程度：如：(1)隱形眼鏡或人工義眼之護理知識及技術是否有不足；(2)使用助聽器之能力及維護方法是否正確；(3)清潔耳朵的方法有否正確；(4)鼻腔黏膜的保護有否正確。

4. 眼睛的評估：

   (1) 應注意雙眼有無對稱，眼瞼閉合的程度、眼瞼的顏色、眼瞼水腫、分泌物或眼瞼的病灶。正常雙眼應對稱、眼瞼閉合時可遮住眼球、眼瞼為粉紅色、無水腫及無任何分泌物或病灶。

   (2) 觀察結膜和鞏膜的顏色及有無異常分泌物，正常結膜為粉紅色、鞏膜為白色、無異常分泌物。

   (3) 觀察瞳孔的大小、形狀及對稱性。

   (4) 觀察淚囊有無腫脹、淚水分泌情形、內眼角（內眥）有無結節等。

   (5) 眼球的運動狀況與視力。

   (6) 是否有配戴眼鏡、隱形眼鏡或義眼等情形。

   (7) 了解過去相關健康問題及治療，如：視力不良（夜盲、色盲）、視力減退、白內障、青光眼或接受眼部手術等。

5. 耳朵的評估：

   (1) 觀察外耳結構有無受傷、發炎、腫脹、分泌物過多或疼痛情形。

   (2) 聽力是否有缺失。

   (3) 是否有配戴助聽器以輔助聽力。

   (4) 了解過去相關健康問題及治療，如：耳鳴、眩暈或耳部手術。

6. 鼻腔的評估：

   (1) 鼻部有無外傷、潰瘍、腫脹。

   (2) 檢查鼻黏膜有無發炎、出血、溼潤或乾燥及分泌物的性質。

   (3) 了解過去相關健康問題及治療，如：鼻竇炎、過敏、不正常出血或分泌物、使用藥物治療等。

（四）護理診斷（健康問題）

1. 潛在危險性感染。

2. 身體心像紊亂。

（五）護理目標

1. 病人能正確執行眼睛、耳朵及鼻腔的清潔。

2. 病人能維持眼睛、耳朵及鼻腔的清潔及正常生理功能。

3. 病人的眼睛、耳朵及鼻腔沒有感染的現象。

（六）護理措施

⊃ 眼睛護理

1. 眼睛因為有淚水的清潔及眼瞼、睫毛的保護，平常不需特殊的護理。

2. 意識不清、眼睛外科手術後或結膜炎等病人應予以特殊的護理，必要時依醫囑用藥。

3. 若病人意識不清眼瞼無法閉合時，可用眼罩和紗布塊將眼睛蓋住，或依醫囑點眼藥水，以預防眼角膜過於乾燥。

4. 清潔眼睛時，用清潔的毛巾沾水由內眼角往外眼角擦洗。

5. 若乾燥的分泌物多時，可先溼敷再去除，以預防病人疼痛不適。

6. **病人眼睛若有感染情形，應使用兩條毛巾，以預防交互感染；洗臉時應先洗健側臉再洗患側臉，以預防交互感染。**

7. 病人若有配戴隱形眼鏡應每天清潔保養，每天配戴時間不超過12~14小時。

8. 義眼(artificial eyes)不用時應放在清水中，避免放在酒精等化學製劑中，可用肥皂水及溫水清洗後再用軟布或面紙擦乾，眼眶可用生理食鹽水注入眼窩邊緣清洗。

⊃ 耳朵護理

1. 教導病人勿用尖銳物品（如：髮夾）清除耳垢。

2. 清洗耳朵時可用溼毛巾包裹手指後再清洗耳廓。

3. 若有昆蟲不小心進入耳道可以光線照射誘導其爬出，或滴入油使之浮出。

4. 病人如有配戴助聽器時，應注意以下事項：
   (1) 視廠牌及情況需要，依指示以肥皂水浸泡耳膜後用清水沖洗，使用時需用軟布或面紙擦乾。
   (2) 應避免助聽器的管子扭結。
   (3) 勿存放在高溫處以預防耳膜變形。
   (4) 配戴前應注意音量，是否有足夠的電池、維持配戴舒適。

⊃ 鼻腔護理

1. 清潔鼻腔時可用溼毛巾或小棉枝沾生理食鹽水或清水清潔。

2. 擤鼻可清除鼻內之分泌物但勿太用力，以免鼻黏膜受損或導致中耳炎。

3. 若鼻腔分泌物過多時，必要時可使用抽吸器抽吸。

4. 若病人有插鼻胃管時，應每天更換膠布重新固定並注意鼻腔的清潔。

六、會陰護理

會陰護理(perineal care)包括外陰部及其周圍部位的清潔，當病人有：(1)存留導尿管；(2)施行肛門、會陰或陰道手術後；(3)產後；(4)大小便失禁時更需執行會陰護理，其有清潔、增進舒適及促進傷口癒合的作用。

（一）會陰的組織結構與功能

女性的外生殖器官又稱外陰部（圖7-11），包括：

1. 陰阜：位於恥骨聯合之上，表面具有陰毛覆蓋的脂肪墊。
2. 大陰唇：由陰阜延伸至會陰，由脂肪建構形成兩片弧狀的皮膚皺摺。
3. 小陰唇：位於大陰唇內側，由富含血管的結締組織所構成。
4. 前庭：位於小陰唇之間的一舟狀凹陷。
5. 尿道口：位於前庭上，介於陰道口與陰蒂之間，尿道口後面有兩個尿道旁腺（史氏腺，Skene's gland），陰道口則為巴索林氏腺（巴氏腺，Bartholin's gland）。
6. 會陰：指陰道口與肛門之間的區域。

陰道分泌物呈酸性(pH3.8~4.4)，主要是由於陰道細菌分解陰道上皮細胞之肝醣而形成乳酸，可增加陰道的抵抗力，預防外來細菌的感染，其分泌量的多寡和荷爾蒙改變有關。

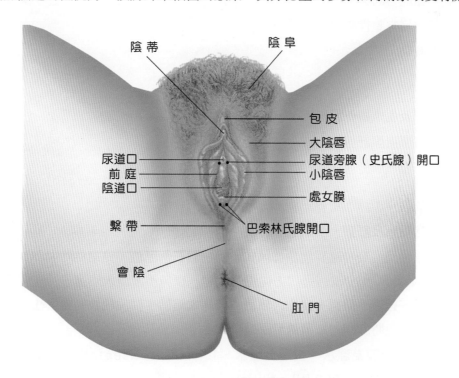

＋ 圖7-11　女性外生殖器的構造

（二）會陰護理的目的

1. 清潔外陰部以減少異味、促進舒適。

2. 清除過多的分泌物，**降低受感染的機會**。

3. 如會陰部及肛門周圍有傷口時，可促進傷口癒合。

4. 可做為誘尿的方法之一。

（三）護理評估

1. 病人自我清潔會陰的能力。

2. 病人執行清潔會陰習慣的情形，例如：何時清潔會陰、清潔會陰的用物。

3. 病人會陰部皮膚的狀況，有無發紅、破皮、水腫、潰瘍的情形。

4. 病人是否有陰部搔癢感或不適感。

5. 病人有無尿道、陰道或肛門的分泌物，要注意分泌物的顏色、量、味道及性狀。

6. 病人是否有大小便失禁情形。

7. 病人是否曾接受會陰部或生殖系統的手術或治療。

（四）護理診斷（健康問題）

1. 沐浴自我照顧能力缺失。

2. 潛在危險性皮膚完整性受損。

3. 潛在危險性感染。

（五）護理目標

1. 病人的會陰部及生殖器乾燥、清潔、無分泌物及無異常味道。

2. 病人主訴會陰部清潔舒適。

3. 會陰部皮膚完整。

（六）護理措施：會陰沖洗

1. 需維護病人的隱私及舒適，予以適當的披覆。

2. 女性進行會陰沖洗的姿勢應採**屈膝仰臥式**或**膀胱截石術臥位**（見第8章的圖8-16, 8-19），合宜水溫為**41~43℃**。沖洗壺壺口方向需朝**床尾**，以免溶液流入陰道。沖洗順序為**陰道口→遠側小陰唇→近側小陰唇→遠側大陰唇→近側大陰唇**。沖洗棉枝需**由上往下擦一次**，不能來回擦拭，以免將肛門的細菌帶至尿道口及陰道口。

3. **常用的會陰沖洗溶液為溫水、生理食鹽水、1:1,000 Antiseptol、1:5,000~1:10,000 Zephiran、1:4,000~1:5,000 P.P. solution。**

4. **若病人有存留導尿管、會陰部發炎或接受手術時，需採外科無菌技術。**

5. 為減輕產後會陰傷口腫痛，可給予冰敷使用。

七、協助病人穿脫衣服（更衣）

（一）目　的

當病人身體虛弱、肢體受傷或注射靜脈點滴時，多半無法自行穿脫衣服，因此護理人員需協助更換清潔衣褲，使病人感到舒適，並減少其穿脫衣服之困難。

（二）注意事項

1. 需維護病人的隱私。

2. 四肢健全者，**脫衣服時先脫近側再脫遠側，穿衣服時先穿遠側再穿近側**；脫褲時請病人抬高臀部往下拉，先脫近側的褲管再脫遠側的褲管，穿褲時先穿遠側褲管再穿近側褲管，再請病人抬高臀部一起往上拉。

3. **肢體受傷或注射靜脈點滴時，脫衣服時先脫健側或未注射點滴的衣袖，再脫另一側，穿衣服時先穿患側或注射點滴的衣袖再穿另一側的衣袖**；脫褲時請病人抬高臀部往下拉，先脫健側的褲管再脫患側的褲管，穿褲時先穿患側褲管再穿健側褲管，再請病人抬高臀部一起往上拉。

4. 如骨折、燒傷時無法脫衣時可用剪刀順著縫線將衣褲剪開。

5. 脫下的衣褲不可棄置地面。

八、疼痛評估

疼痛是一種令人不愉快的感覺和情緒上的感受，也是個人主觀的感受。臨床上，疼痛是引起病人不舒適最常見的原因，因此，當病患有疼痛的問題時，護理人員要詳細評估其主客觀資料，以下描述護理人員如何執行完整性的疼痛評估：

（一）疼痛的部位 (Region, R) 及反射的部位 (Radiation, R)

可以請病人指出疼痛的部位，如：「您可以告訴我您哪裡痛嗎？」；另外也應該詢問病人有無輻射痛，如：「您的疼痛會轉位到別的地方嗎？」或「您這個痛會痛到別的地方嗎？」、「疼痛是否會放射到手臂、背部…」。

（二）疼痛的性質 (Quality, Q) 或量 (Quantity, Q)

了解病人疼痛的性質，我們可以詢問病人：「您的疼痛像什麼？」或「痛起來的感覺像什麼？」，可以允許病人用自己的字彙描述疼痛的性質。如果病人無法描述，可以用引導的

方式，例如：「您疼痛的感覺是像鉗子夾住的感覺、還是被咬的感覺、或是灼熱感、鈍痛、尖銳痛、被擊中的感覺、刺痛、針刺感等？」

為了了解病人疼痛的強度，有時候會用量化來表示其疼痛的強度，例如用10分量表來作描述，我們可以詢問病人：「如果0分不痛，而10分會讓您無法忍受，您最痛是幾分？最不痛是幾分？目前是幾分？」。

（三）嚴重度 (Severity, S)

指的是疼痛對日常生活的影響，我們可以詢問病人「疼痛會不會影響到您的日常生活？」、「疼痛會不會影響到您的睡眠？」、「疼痛會不會影響到您的食慾？」、「疼痛會不會影響到您的活動？」。有些文章會把10分量表歸在此項目。

（四）疼痛的增強或緩解因子 (Provocative / Palliative factor, P)

導致其疼痛的促發因素以及讓病人緩解疼痛的因素，可以詢問病人：「什麼情況會讓您的疼痛更嚴重？」、「活動會使疼痛加劇嗎？」、「吃東西會使疼痛加劇嗎？」「什麼情況會讓您的疼痛較緩解？」、「您曾用什麼方法來處理疼痛？」、「使用冰敷或熱敷會緩解您的疼痛嗎？」。

（五）疼痛開始時間及持續的時間 (Timing, T)

了解疼痛發作的時間及持續的時間，可以詢問病人：「您什麼時候開始疼痛？」、「疼痛已經有多久了？」、「疼痛是間歇性或持續性的？」、「二次疼痛間隔多久？」、「每次疼痛時都痛多久？」、「多久痛一次？」。

（六）疼痛的反應

1. 生理徵象：
   (1) 輕度、中度、急性的疼痛：常出現交感神經興奮的反應，脈搏及呼吸速率會增加、血壓會上升、流汗增加（盜汗）、臉色會蒼白、骨骼肌肉緊張度增加、瞳孔會放大。
   (2) **重度或慢性疼痛**：有時會出現副交感神經反應，脈搏及呼吸速率會變慢（或正常）、血壓下降（或正常）。
2. 行為表現：如哭泣、皺眉、雙眼無神、失眠、不安、注意力集中於自己、採取避免疼痛的姿勢等。
3. 心理反應：憤怒、憂鬱等。

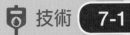

技術 7-1　特別口腔護理
Special Mouth Care

先備知識

1. 了解正確的牙線使用步驟。
2. 了解正確的刷牙步驟。

應用目的

1. 協助昏迷、口腔手術後的病人執行口腔護理，以維護病人的口腔清潔。
2. 預防細菌在口腔內繁殖，減少口腔黏膜感染及發炎的機會。
3. 保持口腔的舒適與美觀，以避免病人因口腔衛生不佳而影響自尊或身體心像。

操作步驟與說明

操作步驟	說明
工作前準備	
1. 至病人單位核對床頭卡及手圈，詢問病人全名及出生年月日。	
2. 向病人及家屬解釋執行目的及過程。	2-1. 昏迷的病人也可能聽得到，所以可藉由解釋給予刺激。
3. 洗手：採內科無菌洗手法。	
4. 準備用物：治療巾及治療盤、丟棄式治療巾、壓舌板、紗布、口腔棉枝、彎盆、清潔手套、衛生紙、漱口水、開水（或生理食鹽水）、凡士林（或護唇膏）、筆燈、牙線、紗布、拖舌鉗、張口器、吸管（代金式吸管或抽吸管）（見圖7-5~7-7）、海綿牙刷（圖7-13）。	4-1. 生理食鹽水適用於口腔內有傷口者使用。
	4-2. 代金式吸管或抽吸管適用於意識不清者。
	4-3. 張口器適用於意識不清者或無法持續張嘴者。
	4-4. 丟棄式的海綿牙刷可取代棉枝，刷頭含牙粉，可清潔口腔，保持口腔衛生。
5. 攜帶用物至病人單位。	

操作步驟	說明

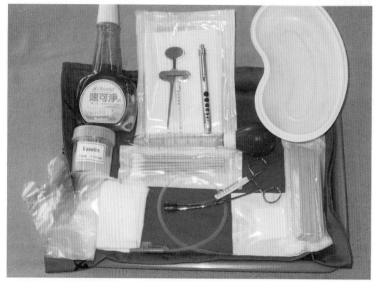

✚ 圖7-12　所需用物

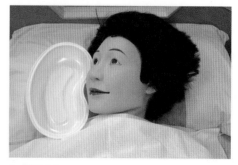

✚ 圖7-13　海綿牙刷

工作過程

1. 再次核對床頭卡及手圈,詢問病人全名及出生年月日。

2. 環境布置:固定床輪、圍上床簾。

3. 協助病人採半坐臥或側臥,並將側向護理人員。

    3-1.　將頭側向一邊可避免造成吸入性肺炎。

4. 將丟棄式治療巾鋪於病人胸前。

    4-1.　**油面朝下**可達到**防水**的目的,避免弄溼衣服。

5. 將彎盆置於病人的嘴巴下(圖7-14)。

6. 戴上清潔手套。

✚ 圖7-14

7. 以紗布包住壓舌板輕撥病人口腔,以筆燈檢查其口腔情形。

    7-1.　壓舌板可由上下排牙齒的縫隙撐開牙齒,以進入口腔內。

8. 以牙線去除牙齒間的牙菌斑、清潔口腔內的食物碎屑。

    8-1.　牙線也可以在刷完牙後使用,只要正確使用,都可預防蛀牙。

操 作 步 驟	說 明
9. 以口腔棉枝沾漱口水清洗牙齒及舌部。	9-1. 若病人無法持續張嘴，可使用張口器使嘴巴張開，以利清洗口腔。
	9-2. 必要時可以紗布包拖舌鉗夾住舌部以利清洗，以免因舌苔而造成口腔異味。
(1) 清潔牙齒的頰面和舌面時，刷上腭牙齒時刷毛朝上，刷下腭牙齒時刷毛朝下。	(1)-1. 刷毛與齒面呈45~60度，涵蓋一點點牙齦。每次刷兩顆牙齒，每部位至少刷10次。
(2) 清潔咬合面時，刷毛與牙齒平行來回刷。	
(3) 刷完牙後，再刷舌面以去除舌苔。	
10. 協助病人以吸管吸清水漱口，可視病人之需求使用漱口水。	10-1. 若口腔內有傷口宜用生理食鹽水漱口。若意識不清無法吸吸管，則改以代金式吸管或針筒將清水置入病人口腔後，再以代金式吸管或抽痰用的抽吸管將水抽出，重複清洗至乾淨為止。
11. 以衛生紙擦乾病人嘴巴，並以棉枝沾少許凡士林（或護唇膏）塗於唇上。	11-1. 塗凡士林（或護唇膏）於嘴唇上可以**避免嘴唇乾裂**。
12. 移除丟棄式治療巾。	
13. 恢復病人舒適的姿勢，並整理病人單位。	
工作後處理	
1. 用物處理。	1-1. 接觸過病人的丟棄式治療巾、壓舌板、牙線、紗布、口腔棉枝、彎盆、清潔手套、抽吸管，均屬於感染可燃性的垃圾。
2. 洗手：採內科無菌洗手法。	
3. 記錄：執行時間、病人口腔情形、病人反應及執行效果。	

記錄範例

時　間	用藥及治療	生命徵象	護理記錄
09：30			口腔散發少許臭味，舌頭上有少許白色的舌苔，口腔黏膜完整無破損，予特殊口腔護理後，口腔已無異味。／N1陳美

掃描

技術 7-2 協助病人更衣
Assisting Patient to Change Gown

觀看技術影片

先備知識

1. 熟知護理人員應站的位置。
2. 熟知穿脫衣褲的正確順序。

應用目的

1. 協助臥床或行動不便者更換衣褲,以維護其清潔及舒適。
2. 保持病人的舒適與美觀,以增加其自尊。

操作步驟與說明

操作步驟	說明
工作前準備	
1. 至病人單位核對床頭卡及手圈,詢問病人全名及出生年月日。	
2. 向病人及家屬解釋執行目的及過程。	
3. 洗手:採內科無菌洗手法。	
4. 準備用物:乾淨衣褲一套。	4-1. 需檢查衣帶是否完整。
5. 攜帶用物至病人單位。	
工作過程	
1. 再次核對床頭卡及手圈,詢問病人全名及出生年月日。	
2. 環境布置:固定床輪、調整空調及圍上屏風或布簾,拉起病人未注射點滴側的床欄。	2-1. 拉起病人未打點滴側的床欄可避免護病人更衣移動時墜落。
3. 協助病人脫衣:	
(1) **站於病人的注射點滴側**,調低點滴架高度。	(1)-1. 若病人無注射點滴,可選擇站於病人活動不方便的一側。
(2) 掀開被蓋至腰部。	(2)-1. 避免過度暴露病人。
(3) 解開病人衣服上的帶子。	
(4) 協助病人脫下未注射點滴側的衣袖。	(4)-1. 協助脫衣時,應先脫**簡單側(健側或未注射點滴側)**。
(5) 協助病人微側臥,將脫下的一側衣袖平整地塞入背下。	

操 作 步 驟	說　　明

(6) 協助病人微側向另一側，將塞入背下的衣服輕輕拉出。

(7) 協助病人脫下注射點滴側的衣袖，以衣服就點滴（圖7-15ab）。

(7)-1. 若將點滴放低以方便拉出衣袖，時間過久會造成回血。故應將衣袖拉至與點滴相同高度後，再快速將點滴穿越出衣袖，可避免回血。

(8) 將脫下的衣服置於床旁椅背上。

(8)-1. 脫下的衣服不可置於地上。

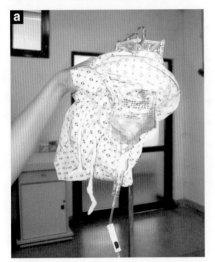

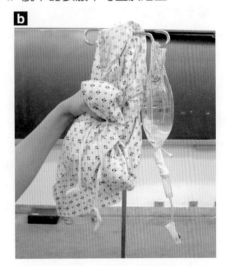

✚ 圖7-15

4. 協助病人穿衣：

(1) 協助病人穿上注射點滴側的衣袖，以衣服就點滴（圖7-16），並調回點滴架高度。

(1)-1. 協助穿衣時，應先穿**困難側（患側或注射點滴側）**。

(2) 協助病人微側臥，將未穿上的一側衣服平整地塞入背下。

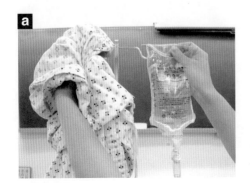

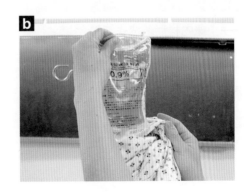

✚ 圖7-16

操　作　步　驟	說　　　明
(3) 協助病人微側向另一側，將塞入背下的衣服輕輕拉出。	
(4) 協助病人穿上未注射點滴側的衣袖。	(4)-1. 可將此側的手往肩膀處舉起，以易於套入衣袖中。
(5) 繫上帶子並將衣服拉平整。	
5. 協助病人脫褲：	
(1) 掀開被蓋至大腿處，解開病人褲頭處的帶子。	(1)-1. 過程中應注意病人保暖及隱私。
(2) 請病人抬高臀部，護理人員兩手抓住褲頭將褲子往下拉。	
(3) 先脫近護理人員側的褲管，再脫遠側的褲管並將脫下的褲子置於床旁椅背上。	(3)-1. 協助脫褲時，應先脫**簡單側（近側、健側或未注射點滴側）**。
6. 協助病人穿褲：	
(1) 將乾淨的褲子套在手上。	
(2) 協助病人穿上遠護理人員側的褲管後，再穿上近側的褲管。	(2)-1. 協助穿褲時，應先穿**困難側（遠側、患側或注射點滴側）**。
(3) 護理人員手持褲頭，將褲子拉近病人臀部。	
(4) 請病人抬高臀部或協助其抬高臀部，將褲子拉至腰部。	
(5) 將褲帶拉緊，並繫上帶子。	
(6) 將穿好的衣服及褲子拉平整。	
7. 恢復病人舒適的姿勢，並蓋上被蓋。	
8. 放下病人未注射點滴側的床欄，並整理床鋪及病人單位。	

工作後處理

1. 用物處理：將換下的衣褲置於汙衣室。
2. 洗手：採內科無菌洗手法。
3. 記錄。

記錄範例

時　間	用藥及治療	生命徵象	護理記錄
14：30			主訴因喝湯不慎，將衣褲弄溼，協助更換乾淨衣褲後，外觀整齊乾淨。／N1陳美

技術 7-3 床上沐浴
Bed Bath

先備知識

1. 了解擦澡的正確順序。
2. 了解修剪指甲和趾甲的正確形狀。

應用目的

1. 可維持身體清潔並增加舒適。
2. 可增加血液循環及肌肉和關節的活動。
3. 可維護病人的自尊。

操作步驟與說明

操 作 步 驟	說 明
工作前準備	
1. 至病人單位核對床頭卡及手圈，詢問病人全名及出生年月日。	
2. 向病人及家屬解釋執行目的及過程。	
3. 檢查病人單位用物。	
4. 詢問病人是否需要使用便盆。	4-1. 因床上擦澡時間較久，避免病人無法忍住尿意。
5. 洗手：採內科無菌洗手法。	
6. 準備用物：治療盤及治療巾、水溫計、浴毯、擦臉巾、擦澡巾、大毛巾、香皂、臉盆、清潔手套及乾淨衣物一套（圖7-17）。	
7. 攜帶用物至病人單位。	

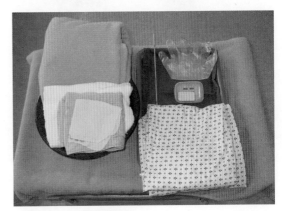

➕ 圖7-17 所需用物

操 作 步 驟	說 明

工作過程

1. 將用物置於病人單位合宜處，再次核對床頭卡及手圈，詢問病人全名。
2. 臉盆裝水2/3滿，水溫約41~43℃（圖7-18）。
3. 將臉盆放在床旁椅上。

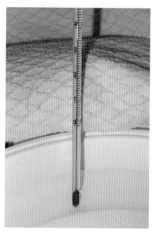

➕ 圖7-18

4. 環境布置：固定床輪、調整空調、圍上屏風或床簾。

4-1. 調整適合的病床高度，以便執行床上擦澡，避免發生工作傷害。

5. 以浴毯替代被蓋：

   (1) 將浴毯的散邊朝病人的下頜，將浴毯置於胸部被蓋上（圖7-19a）。

   (2) 將浴毯的散邊上層拉起塞於雙肩下（圖7-19b）。

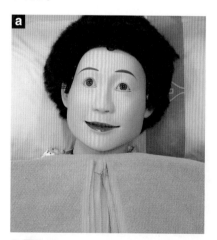

➕ 圖7-19

   (3) 將浴毯的散邊下層連同被蓋的頭端，一起往床尾的方向拉，直到浴毯完全覆蓋病人為止。

   (4) 將被蓋摺好置於病人腳下。

(3)-1. 過程中不暴露病人，以維護其保暖。

操 作 步 驟	說　　明

6. 清洗臉部：

   (1)　以大毛巾鋪於枕頭上。

   (2)　以**手腕內側**測試水溫（圖7-20），戴上清潔手套。

6-1.　臉部清洗的順序：**眼睛**→額頭→臉及頸部→兩側**鼻孔**→**雙耳**。

(1)-1.　避免枕頭弄溼。

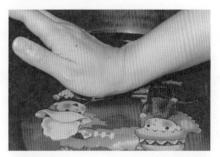

➕ 圖7-20

   (3)　將擦臉巾沾溼擰乾後包裹於手上（圖7-21）。

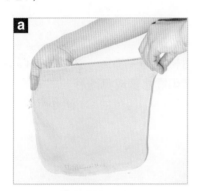

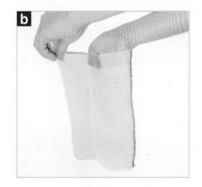

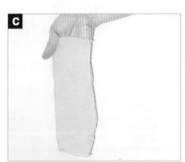

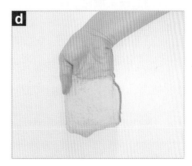

➕ 圖7-21

   (4)　清潔眼睛：由遠至近側擦拭，由**內眼眥向外眼眥**擦拭。

   (5)　清潔額頭、鼻樑、面頰、臉及頸部。

   (6)　以擦臉巾四角分別清潔兩側鼻孔和雙耳。

(4)-1.　左右眼不可使用擦臉巾同一部位擦拭。

操 作 步 驟	說　　　明

7. 清潔上肢：

  (1) 協助病人脫下上衣。

      (1)-1. 協助脫衣時，應**先脫**簡單側（**近側**、健側或未注射點滴側）。

  (2) 將大毛巾墊於遠側手臂下。

      (2)-1. 先擦遠側，再擦近側。

  (3) 擦澡巾沾溼擰乾後包裹於手上（見圖7-21）。

  (4) 護理人員一手抓住病人的手肘，以長而平穩的方式由其**遠心端往近心端**方向擦拭（由手掌往頸肩部方向）。

      (4)-1. 由**遠心端往近心端**方向擦拭，以利**靜脈回流**。

      (4)-2. 擦洗的順序：先以清水擦拭身體，再將香皂塗於擦澡巾上清洗身體，最後以清水擦拭身體至乾淨為止。

  (5) 將病人手臂高舉以擦拭腋下。

  (6) 以大毛巾擦乾整個手臂，並視情況更換溫水。

  (7) 以相同的方式擦拭近側手臂與腋下。

  (8) 將大毛巾墊於臉盆下，將雙手置於臉盆內清洗，再以大毛巾擦乾雙手。

      (8)-1. 可檢視指甲情形，並視需要修剪指甲，**指甲需修剪成橢圓形**。

  (9) 視情況更換溫水。

8. 清潔胸腹部：

  (1) 將大毛巾墊於胸腹部，擦澡巾沾溼擰乾後包裹於手上（見圖7-21）。

  (2) 適度掀開浴毯，擦拭胸部。

      (2)-1. **乳房需以環狀擦拭**（圖7-22），以免造成病人不適，並需注意乳房下皺摺處之清洗。

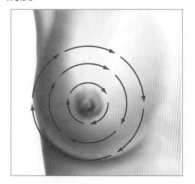

✚ 圖7-22

  (3) 適度掀開浴毯，擦拭腹部。

      (3)-1. 需注意肚臍之清潔。

  (4) 以大毛巾擦乾胸腹部。

操 作 步 驟	說　　明

9. 清潔下肢：

  (1)　協助病人脫褲。

          (1)-1.　協助脫褲時，應先脫簡單側（近側、健側或未注射點滴側）。

  (2)　將大毛巾墊在遠側下肢，擦澡巾沾溼擰乾後包裹於手上（見圖7-21）。

          (2)-1.　先擦遠側，再擦近側。

  (3)　請病人屈膝以利擦拭下肢後側，擦澡巾以長而有力的方式擦拭小腿及大腿。

          (3)-1.　**由遠心端往近心端擦拭**，以利**靜脈回流**。

  (4)　以大毛巾擦乾下肢。

  (5)　以相同的方式擦拭近側下肢。

  (6)　將大毛巾墊於臉盆下，將兩腳浸泡在臉盆裡清洗腳踝。

          (6)-1.　可檢視趾甲情形，並視需要修剪趾甲，**趾甲需修剪成平形**。

  (7)　以大毛巾擦乾雙腳。

  (8)　視情況更換溫水。

10. 清潔背部：

  (1)　協助病人翻身：將病人移向近護理人員側。

          (1)-1.　可採兩段式移動法：一手置於頭頸下，另一手置於臀部，先移上半身。再將一手置於臀部下方，另一手置於兩腿的膝蓋下，以移動下半身。

  (2)　將病人手腳擺於適當位置。

          (2)-1.　將一手置於胸腹部，另一手置於頭頸間，一腳跨於另一腳之上。

  (3)　拉上近側床欄。

  (4)　協助病人採俯臥姿（圖7-23）。

          (4)-1.　護理人員可將右手置於病人左肩上，並將左手置於右肩上，以利翻轉病人。

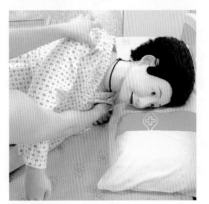

✚ 圖7-23

操 作 步 驟	說　　明
(5) 將大毛巾取代浴毯覆蓋在背部。	(5)-1. 先將大毛巾蓋於浴毯之上，再將浴毯由大毛巾下抽出，可避免暴露病人，以達保暖之功能。
(6) 擦澡巾沾溼擰乾後包裹於手上（見圖7-21）。	
(7) 擦澡巾以長而有力的方式擦拭，由頸部往肩及背部擦拭至臀部。	
(8) 以大毛巾擦乾整個背部。	(8)-1. 背部清潔後可依病人情形予以背部護理（技術7-4）。
11. 清潔會陰及臀部：	
(1) 協助病人平躺，將大毛巾墊於臀部下。	
(2) 清潔女性會陰處，由恥骨聯合往肛門擦拭，並擦拭腹股溝。而男性的清洗順序為清洗陰莖前端、冠狀溝、陰莖及陰囊皺摺處。	(2)-1. 由於會陰部屬於較隱私的部位，若病人意識清醒可詢問是否要以毛巾自行擦拭或清洗會陰部。 (2)-2. 男性包皮未割時，應先將包皮往後推，於清洗後擦乾再推回。
12. 脫下清潔手套，協助病人穿上乾淨衣服，視情況更換床單。	12-1. 協助病人穿衣（褲）的步驟請見技術7-2。
13. 以被蓋更換浴毯。	13-1. 先將被蓋蓋於浴毯之上，再將浴毯由被蓋下抽出，可避免暴露病人，以達保暖之功能。
14. 恢復病人舒適的姿勢，並整理病人單位及環境。	

工作後處理

1. 用物處理。	1-1. 依醫院規定分類處理。
2. 洗手：採內科無菌洗手法。	
3. 記錄：執行時間、皮膚評估情形、病人反應及執行效果。	

記錄範例

時　間	用藥及治療	生命徵象	護理記錄
09：00			協助病人床上沐浴，觀察全身皮膚完整無壓傷，沐浴後於皮膚上塗上乳液，主訴身體清爽，很舒服。／N1陳美

技術 7-4 背部護理
Back Care

先備知識

1. 了解不宜執行背部護理的情況。
2. 了解正確擦澡的方式。
3. 正確執行各種按摩方法。

應用目的

1. 可促進病人放鬆。
2. 可促進病人的睡眠。
3. 可促進血液循環及減少壓傷的形成。

操作步驟與說明

操 作 步 驟	說 明
工作前準備	
1. 至病人單位核對床頭卡及手圈,詢問病人全名及出生年月日。	
2. 向病人及家屬解釋執行目的及過程。	
3. 檢查病人單位用物。	
4. 詢問病人是否需要使用便盆。	4-1. 因背部護理的時間較久,避免病人無法忍住尿意。
5. 洗手:採內科無菌洗手法。	
6. 準備用物:治療巾及治療盤、大毛巾、彎盆、擦澡巾、香皂、浴毯、臉盆(圖7-24)。	6-1. 視需要準備50%酒精、乳液、嬰兒油、嬰兒爽身粉或粉劑。
7. 攜帶用物至病人單位。	

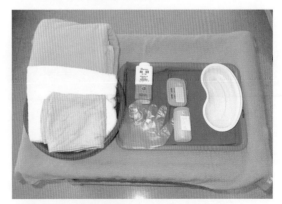

➕ 圖7-24　所需用物

操 作 步 驟	說 明
工作過程	

1. 將用物置於病人單位合宜處，再次核對床頭卡及手圈，詢問病人全名及出生年月日。

2. 臉盆裝水1/2~2/3滿，置於床旁桌或椅子上。
   - 2-1. 水溫約為41~43℃。

3. 環境布置：固定床輪、調整空調、圍上屏風或床簾。

4. 以浴毯替代被蓋（見圖7-19）：
   (1) 將浴毯的散邊朝病人的下頷，將浴毯置於胸部被蓋上。
   (2) 將浴毯的散邊上層拉起塞於雙肩下。
   (3) 將浴毯的散邊下層連同被蓋的頭端，一起往床尾的方向拉，直到浴毯完全覆蓋病人。
   (4) 將被蓋摺好置於腳下。

5. 協助病人翻身：
   (1) 協助病人移向近護理人員側（ex：病人的右側）。
      - (1)-1. 可採兩段式移動法：一手置於頭頸下，另一手置於臀部，先移上半身。再將一手置於臀部下方，另一手置於兩腿的膝蓋下，以移動下半身。
   (2) 解開病人的衣服及褲頭的帶子。
   (3) 將病人手腳擺於適當位置。
      - (3)-1. 將一手置於胸腹部，另一手置於頭頸間，一腳跨於另一腳之上。
   (4) 拉上近側床欄。
   (5) 護理人員站在病人欲翻向的一側（ex：病人的左側），並翻轉病人呈側臥、半俯臥或俯臥。
      - (5)-1. 護理人員可將右手置於病人左肩上，並將左手置於右肩上，以利翻轉病人。
   (6) 拉上遠側床欄（ex：病人的左側），放下近側床欄。

6. 清潔背部：
   (1) 協助脫下病人的上衣，以大毛巾覆蓋背部。
      - (1)-1. 協助脫衣時，應先脫簡單側（近側、健側或未注射點滴側）。
   (2) 褪去浴毯整齊拉下，並反摺至褲帶，將褲子拉下露出尾骨。

操 作 步 驟	說 明
(3) 以手腕內側測試水溫。	
(4) 掀開大毛巾，露出背部並觀察皮膚狀況。	
(5) 將擦澡巾沾溼擰乾後包裹在手上（見圖7-21），擦拭於背部，詢問對水溫的感受。	
(6) 以長而平穩的方法擦淨整個背部，方式為：頸部→肩部→背部→臀部。	
(7) 清潔步驟為先以清水擦拭，再以香皂清洗，最後以清水擦拭至乾淨。	(7)-1. 過程中注意病人保暖及隱私。
(8) 用大毛巾將未蒸發的水分輕輕按乾。	

7. 背部按摩：（以50％酒精為例）

操 作 步 驟	說 明
(1) 在彎盆上倒50％酒精於手掌心，拉開大毛巾，將50％酒精輕拍於背部。	(1)-1. **50％酒精可促進皮膚角質化。老年人、脫水、營養不良者**及皮膚乾燥者不宜使用50％酒精，可用**乳液、嬰兒油**或**嬰兒爽身粉**代替。
(2) 以大毛巾將未蒸發的酒精輕輕按乾。	
(3) 在彎盆上倒乳液於手掌心，拉開大毛巾，將乳液平均分布於背部，開始進行按摩。	(3)-1. 每種按摩法必須做3~5次。
① 按撫法(stroking)：手部與皮膚完全接觸，以長而慢的方式稍用力按撫，由臀部沿脊椎骨兩側至肩部，再往下經背部回到尾骨（見圖7-9a）。	①-1. **需以按撫法開始按摩並以按撫法結束**，其餘按摩法的順序可自行搭配。
② 揉捏法(kneading)：於臀部及肩胛處以拇指與其他四指指腹抓起肌肉組織（見圖7-9b）。	
③ 重擦法(friction)：由尾骨沿脊椎骨至頸椎的每一關節，以雙手拇指按壓脊柱兩側作環形按摩（見圖7-9c）。	
④ 叩擊法(tapotement)：於臀部、背部兩側及肩部，以兩手掌相握或其小指側，運用腕部力量輕輕叩擊，以交替動作由上到下或由下到上來回數次（見圖7-9d）。	④-1. 避免叩擊腎臟和脊椎。

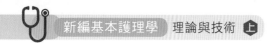
操 作 步 驟	說 明
8. 結束按摩後，詢問病人是否要將背部的乳液擦掉。	
9. 移去大毛巾、整理病人衣服及褲子，並協助病人平躺。	
10. 蓋上被蓋，移去浴毯，整理床鋪，拉下床欄並整理病人單位。	

工作後處理

1. 用物處理。	1-1. 依醫院規定分類處理。
2. 洗手：採內科無菌洗手法。	
3. 記錄：執行時間、皮膚評估情形、病人反應及執行效果。	

記錄範例

時 間	用藥及治療	生命徵象	護理記錄
09：30			病人長期臥床且活動量少，觀察背部皮膚完整無破損，予背部護理後，主訴身體較暖和，很舒服。／N1陳美

掃描

觀看技術影片

技術 7-5 會陰沖洗
Perineal Care

先備知識

1. 了解會陰部的解剖位置。
2. 了解會陰部的清洗順序。

應用目的

1. 清潔會陰部的分泌物以避免異味的產生。
2. 增加病人舒適及預防感染。
3. 促進會陰部傷口的癒合。

操作步驟與說明

操 作 步 驟	說 明
工作前準備	
1. 至病人單位核對床頭卡及手圈,詢問病人全名及出生年月日。	
2. 向病人及家屬解釋執行目的及過程。	
3. 詢問病人是否需要使用便盆。	3-1. 因會陰沖洗會刺激尿意感的產生。
4. 洗手:採內科無菌洗手法。	
5. 準備用物:治療巾及治療盤、沖洗棉枝1包、彎盆、便盆、丟棄式治療巾(有油布中單者則免)、衛生紙數張、沖洗壺(或沖洗瓶)(裝水)、清潔手套(圖7-25)。	5-1. 沖洗壺(瓶)內的水量約為300~500c.c.,水溫宜維持在41~43℃。 5-2. 若使用不鏽鋼材質的便盆需以熱水溫熱2分鐘,以避免便盆太冰冷而造成病人不適。
6. 攜帶用物至病人單位。	

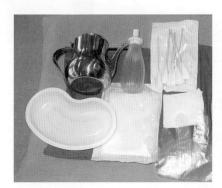
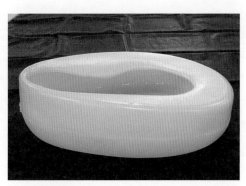

➕ 圖7-25 所需用物

操作步驟	說明

工作過程

1. 再次核對床頭卡及手圈，詢問病人全名。

2. 環境布置：固定床輪、調整空調及圍上屏風或床簾。

3. 置丟棄式治療巾於臀下。

    3-1. **油面朝下**可達到**防水**的目的，避免弄溼床單。

4. 解開病人褲頭上的帶子。

5. 請病人抬高臀部，將內、外褲一起往下拉，脫去一褲腳。

    5-1. 脫去褲子後，護理人員可觀察會陰部的皮膚狀況，並詢問病人會陰部是否有癢或疼痛之情形。

6. 將一手置於病人的腰部以支托其腰部，另一手持便盆，請病人抬臀且將便盆置於臀下並詢問其感受。

    6-1. **便盆較高處朝床尾放**（圖7-26）。若病人無法自行抬臀，則可協助採側臥，將便盆平貼於臀部後（圖7-27），再協助平躺。

    6-2. 詢問病人的感受主要目的在於確認病人是否坐於便盆上。

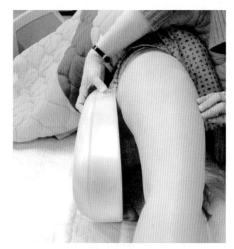

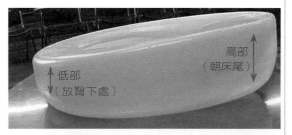

高部
（朝床尾）

低部
（放臀下處）

✛ 圖7-26

✛ 圖7-27

7. 協助病人採**屈膝仰臥姿**，並將脫下的褲子繞於遠側的腳（圖7-28）。

    7-1. 採屈膝仰臥的姿勢主要在於可更明顯露出會陰部，以方便護理人員沖洗。

8. 將被蓋反摺露出會陰部。

9. 置彎盆於近便盆處。

操 作 步 驟	說　　明

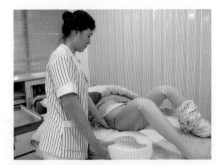

✚ 圖7-28

10. 於恥骨聯合處墊上2~3張衛生紙。

10-1. 目的是吸收水分，防止水流向腹部而弄溼衣服或床單。

11. 進行會陰沖洗：

★ **女性會陰沖洗**

(1) 打開棉枝包，以非慣用手持所有沖洗棉枝及沖洗壺。

(1)-1. 沖洗壺不可放在病人身上。

(2) 於**大腿內側測試水溫**並詢問病人對水溫的感覺。

(3) 手持沖洗壺（或會陰沖洗瓶），**壺口朝向床尾**，慣用手持一支沖洗棉枝，將溶液緩緩未間斷地由恥骨聯合處往會陰部沖洗。

(3)-1. 壺口朝向床尾以避免水沖進陰道內。

(3)-2. 使用會陰沖洗瓶進行會陰沖洗時，需擠壓沖洗瓶，利用水流進行沖洗。

(4) 清洗順序及方法：因各家醫院護理標準流程不盡相同，需秉持由上往下，由中間→遠側→近側的原則，並視病人實際狀況（會陰部的清潔度）來增加棉枝數量及清洗次數，便能維持病人的清潔舒適。以下示範兩種方式：

(4)-1. 以平穩的方式倒完沖洗溶液。

(4)-2. 清洗過程中隨時注意病人反應及分泌物的性狀。

① 清洗順序及方法一（圖7-29）：

A. 第一枝棉枝：以**轉動棉枝**方式由尿道口往陰道至肛門口的方向清洗。

A-1. **棉枝不可來回擦拭**，以保持清潔。

A-2. 用過的棉枝需置於彎盆內。

B. 第二枝棉枝：撥開遠側大陰唇，以**轉動棉枝**的方式由上而下清洗大陰唇與小陰唇之間。

C. 第三枝棉枝：撥開近側大陰唇，以**轉動棉枝**的方式由上而下清洗大陰唇與小陰唇之間。

操作步驟	說明

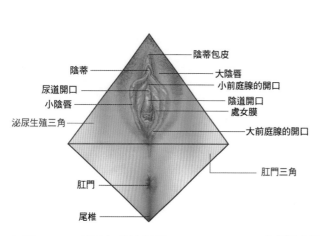

＋圖7-29a　外陰部的解剖圖

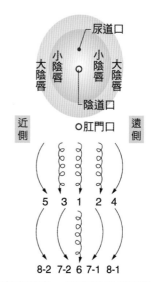

＋圖7-29b　清洗順序，以右手慣用者為例：直線箭頭表示不需旋轉棉枝，而螺旋箭頭表示需要轉動棉枝

D. 第四枝棉枝：**棉枝不轉動**，由上而下清洗遠側大陰唇外側。

E. 第五枝棉枝：**棉枝不轉動**，由上而下清洗近側大陰唇外側。

F. 第六枝棉枝：以**轉動棉枝**方式，擦乾尿道口往陰道至肛門口的方向。

G. 第七枝棉枝：撥開遠側大陰唇，**棉枝不轉動**，由上而下擦乾遠側大陰唇與小陰唇之間。再將棉枝換另一面，撥開近側大陰唇，由上而下擦乾近側大陰唇與小陰唇之間。

H. 第八枝棉枝：**棉枝不轉動**，由上而下擦乾遠側大陰唇外側。再將棉枝換另一面，由上而下擦乾近側大陰唇外側。

② 清洗順序及方法二（圖7-30）：

　　A. 第一枝棉枝：由尿道口往陰道至肛門口的方向清洗。

　　B. 第二枝棉枝：由上而下清洗遠側小陰唇內面。

　　C. 第三枝棉枝：由上而下清洗近側小陰唇內面。

　　D. 第四枝棉枝：由上而下清洗遠側大陰唇與小陰唇之間。

D-1. 大陰唇外側有陰毛，若以轉動棉枝的方式清洗會造成病人的不適。

H-1. 若仍未擦乾，可再使用第二包棉枝，直至擦乾。

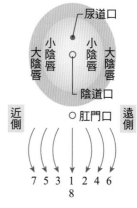

＋圖7-30　清洗順序，以右手慣用者為例

操 作 步 驟	說　　明
E. 第五枝棉枝：由上而下清洗近側大陰唇與小陰唇之間。 F. 第六枝棉枝：由上而下清洗遠側大陰唇外側。 G. 第七枝棉枝：由上而下清洗近側大陰唇外側。 H. 第八枝棉枝：由尿道口往陰道至肛門口的方向擦乾。	H-1.　若仍未擦乾，可再使用第二包棉枝，直至擦乾。

★ **男性會陰沖洗**

(1) 將包皮往後推，使龜頭露出。
(2) 慣用手持沖洗棉枝及沖洗壺。
(3) 於大腿內側試水溫，並詢問病人對水溫的感覺。
(4) 沖洗壺由上往下沖洗尿道口，並以沖洗棉枝清洗龜頭分泌物。
(5) 以乾棉枝擦乾龜頭並將包皮推回。
(6) 再以棉枝清洗陰莖、陰囊。
(7) 撥開陰囊清洗兩側鼠蹊部至肛門口。
(8) 以乾棉枝擦陰莖、陰囊及兩側鼠蹊部。

12. 以衛生紙拭乾臀部後取出便盆。
13. 蓋上被蓋，協助病人穿上褲子。
14. 取出丟棄式治療巾，整理床鋪及病人單位。

工作後處理

1. 用物處理：將使用過的棉枝及丟棄式治療巾丟至**感染可燃性**垃圾桶。
2. 洗手：採內科無菌洗手法。
3. 記錄：執行時間、使用的沖洗溶液、會陰部分泌物的量、味、顏色及病人反應。

記錄範例

時 間	用藥及治療	生命徵象	護理記錄
09：00			視診會陰部有少量淡黃色且無臭味的分泌物，協助病人會陰沖洗後，會陰部乾淨，主訴舒服。／N1陳美

技術 7-6 床上洗髮
Shampooing Hair in Bed

先備知識

1. 正確鋪設橡皮中單及布中單。
2. 了解正確的梳髮方式。
3. 了解正確的洗髮方式。

應用目的

1. 可刺激頭皮的血液循環。
2. 可維持病人的清潔及舒適。
3. 可保持病人的美觀，以避免影響其自尊或身體心像。

操作步驟與說明

操作步驟	說明
工作前準備	
1. 至病人單位核對床頭卡及手圈，詢問病人全名及出生年月日。	
2. 向病人及家屬解釋執行目的及過程。	
3. 詢問病人是否需要使用便盆。	3-1. 因洗髮的時間較久，避免病人無法忍住尿意。
4. 洗手：採內科無菌洗手法。	
5. 準備用物（圖7-31a）：治療巾及治療盤、橡皮中單、布中單、浴巾及小毛巾、棉花、梳子、漱口杯、洗髮精、潤髮乳（視情形準備）、吹風機、臉盆、水桶、清潔手套、開蘭氏墊（圖7-31b）或洗頭槽（圖7-31c）。	5-1. 水桶盛水2/3滿，水溫宜維持41~43℃（可視天氣及病人耐受性而定）。
6. 攜帶用物至病人單位。	5-2. 若以洗頭機（圖7-31d）協助病人洗頭，則不需準備開蘭氏墊或洗頭槽、臉盆及水桶

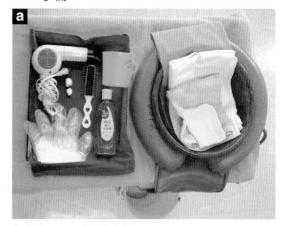

➕ 圖7-31a　所需用物

操　作　步　驟	說　　　明

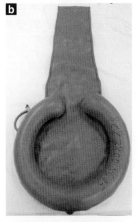

＋ 圖7-31b　開蘭氏墊

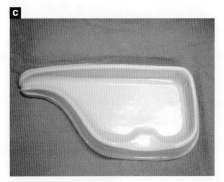

＋ 圖7-31c　洗頭槽

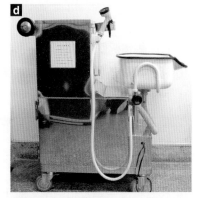

＋ 圖7-31d　洗頭機

工作過程

1. 將用物置於床旁桌上，再次核對床頭卡及手圈，詢問病人全名及出生年月日。

2. 環境布置：移開床旁桌椅、固定床輪、調整空調及圍上屏風或床簾。

3. 將床頭板拆下。

4. 移走枕頭，協助病人平躺並將頭往床緣處靠近。

    4-1.　若有**肺疾病、腹水嚴重**或**心臟疾病**患者有呼吸較喘之情形可採**半坐臥姿**。

5. 鋪橡皮中單及布中單於床頭。

6. 於病人胸部放一條乾毛巾並於頸部圍上另一條乾毛巾。

    6-1.　乾毛巾可避免將衣服弄溼。

7. 將開蘭氏墊（洗頭槽或洗頭機）置於病人頭下，以利水及泡沫能流至床旁的水桶內。

    7-1.　開蘭氏墊的開口朝向床邊；洗頭槽的排水端需超過床緣。

8. 以棉花塞住耳朵，並以小毛巾保護眼睛。

9. 進行洗頭：

   (1)　戴上清潔手套，以梳子梳通頭髮。

    (1)-1.　由**髮尾往髮根**方向梳通頭髮，若遇頭髮糾結可以50％酒精梳開。

   (2)　弄溼頭髮，詢問病人水溫是否合適。

   (3)　倒適量洗髮精於手掌心、並使洗髮精搓揉起泡，以雙手**指腹**輕輕按摩頭皮、搓揉頭髮。

操 作 步 驟	說 明
(4) 以溫水徹底沖淨，必要時再重複清洗一次。	(4)-1. 沖洗耳朵附近的頭髮時，可將耳朵往臉部方向摺或將頭轉向另一側，可避免弄溼耳朵。
(5) 視情況使用潤髮乳後至沖洗乾淨。	
10. 移走開蘭氏墊（洗頭槽或洗頭機）。	10-1. 可將開蘭氏墊置於床旁椅上。
11. 以浴巾包住頭髮並擦乾。	
12. 協助病人坐起或平躺，以吹風機吹乾頭髮。	
13. 依病人喜好梳理髮型。	13-1. 長髮病人可紮馬尾或綁辮子。
14. 移去橡皮中單及布中單，脫下清潔手套。	
15. 將床頭板放回，協助病人採舒適臥位並將枕頭放回頭部下方。	
16. 整理病人單位及環境。	

工作後處理

1. 用物整理。	1-1. 依醫院規定分類處理。
	1-2. 若使用洗頭機，需歸回原位。
2. 洗手：採內科無菌洗手法。	
3. 記錄：執行時間、頭髮評估情形及病人反應。	

記錄範例

時 間	用藥及治療	生命徵象	護理記錄
09：00			病人有染髮情形，協助床上洗髮，於清洗頭髮時發現有染劑褪色及少許掉髮的情形，主訴洗髮後頭皮已不癢，感覺很舒服。／N1陳美

情境模擬案例分析

陳先生，55歲，做健康檢查時發現腎盂結石，5月28日行腎盂結石截石術，脇腹部有一條約15公分之縫線傷口及一條penrose引流管，禁食中。術後第一天（5月29日）病人主訴：「傷口好痛，有8分痛，痛得都睡不著，只要一翻身就覺得好痛喔！」病人訴說時臉部有皺眉情形，手按著腹部傷口處，兩眼無神；TPR & BP：37℃, 88, 24, 160/94mmHg。

有關資料	資料分析	護理診斷	護理目標	護理措施	護理評值
S1：(5/29)「傷口好痛。」 S2：(5/29)「只要一翻身就覺得好痛喔！」 S3：(5/29)「有8分痛。」 S4：(5/29)「痛得都睡不著。」 O1：(5/29)病人訴說時臉部有皺眉情形。 O2：(5/29)病人訴說時手按著腹部傷口部位。 O3：(5/29)病人兩眼無神。 O4：(5/29)TPR & BP: 37℃, 88, 24, 160/94 mmHg。 O5：5月28日行腎盂結石截石術，脇腹部有一條約15公分之縫線傷口及一條penrose引流管。	**定義特徵：** 1. 表示疼痛：S1, S2, S3 2. 保護性行為：O2 3. 疼痛的面部表情：O1 4. 睡眠紊亂：S4, O3 5. 自主神經反應：O4 **問題（定義）：** 現存的或潛在性的組織損壞所引起的一種感官上及情緒上不愉快的經驗，或以這些組織的損害來描述，其疼痛強度從輕度至重度是突然或緩慢發生，且預期六個月內結束。 **相關因素：** 傷害物質（生物性、化學性、物理性、心理性）：O5 **機轉：** 病人因接受腎盂結石截石術，導致組織受損，進而釋放出bradykinin, prostaglandin等化學物質至游離的神經末梢，以傳遞訊息給末梢神經，此疼痛訊息經由周邊神經往上傳導至脊髓再到大腦，病人即感覺到疼痛而出現其相關症狀及徵象。	急性疼痛／傷害物質（物理性）	1. 6/1病人下床活動走護理站三圈不會有疼痛的主訴。 2. 6/2病人疼痛指數由8分轉為3分。	1. 教導深呼吸及咳嗽時按住傷口，以避免肌肉受到牽扯。 2. 協助病人翻身。 3. 教導下床活動時按住傷口且採漸進式，一次不要走太久，以避免肌肉牽扯。 4. 教導多下床活動以促進血液循環，進而增進傷口的癒合。 5. 以無菌技術予傷口換藥，以促進傷口癒合。 6. 予換藥時動作輕柔。 7. 教導當能進食時，多攝取高蛋白及維生素之食物（如魚、肉、水果等）以促進傷口癒合。 8. 必要時依醫囑予止痛劑使用。	1. 6/1早上病人下床活動走護理站三圈時，主訴「稍感疼痛約有4分痛。」 2. 6/2病人主訴「比較不痛了約有2分痛，可以到處走走了。」

記錄範例

時 間	用藥及治療	生命徵象	護理記錄
09:00	Demerol 50mg IM st	37℃, 88, 24, 160/94mmHg	主訴:「傷口好痛,有8分痛,痛得都睡不著,只要一翻身就覺得好痛喔!」病人訴說時臉部有皺眉情形,手按著腹部傷口處,兩眼無神;測量生命徵象(TPR & BP):37℃, 88, 24, 160/94mmHg。教導深呼吸咳嗽時按住傷口及多下床活動,依醫囑給予Demerol 50mg IM st。續觀察疼痛緩解情形。/N1王小美

課後活動

請同學各自拿自己平常用的牙刷、牙膏及牙線,兩人為一組,互相評估同學刷牙及使用牙線的方法。

自 | 我 | 評 | 量　　　　　　　　　　　　EXERCISE

( ) 1. 護理師為老年病人執行背部護理時，下列何者錯誤？(A)可以預防長期臥床之皮膚合併症　(B)開始與結束時使用敲擊法　(C)臀部及頸背部使用揉捏法　(D)以拇指及手掌心執行重擦法

( ) 2. 下列何種溶液適用於口腔潰瘍的病人？(1)生理食鹽水　(2)檸檬水　(3)雙氧水(H_2O_2)　(4)麻醉劑溶液。(A) (1)(2)　(B) (3)(4)　(C) (1)(4)　(D) (2)(3)

( ) 3. 黃先生為糖尿病病人，血糖控制不佳住院，右足背有一傷口，外觀紅腫，有關足部護理措施，下列何者最適當？(A)先浸泡溫水15~30分鐘再行修剪趾甲　(B)腳趾甲應修成圓形，避免形成嵌趾甲　(C)腳趾甲旁的肉刺應協助剪除並進行消毒　(D)由大腿往腳趾方向塗抹乳液並同時按摩

( ) 4. 為老年病人執行背部護理時，下列何者不適當？(A)重擦法(friction)　(B)按撫法(stroking)　(C)敲擊法(tapotement)　(D)揉捏法(kneading)

( ) 5. 王女士，罹患腦瘤，頭部曾接受放射線照射治療，協助其洗髮時，下列敘述何者最適當？(A)若頭髮梳不開，可用90%酒精梳理　(B)吹風機直吹頭皮，加速頭皮與髮絲乾燥　(C)梳髮時先梳髮尾再梳髮根　(D)儘量以指尖洗頭皮兼止癢

( ) 6. 林女士，診斷淋巴癌，化學治療期間有噁心嘔吐、口腔出現疼痛、紅斑合併多處潰瘍，其口腔護理措施，下列何者適當？(A)建議宜採用Dobell's solution清潔口腔　(B)減少口腔清潔頻次以降低疼痛　(C)病人進食後，應立即執行特別口腔護理　(D)採用生理食鹽水清潔口腔，可促進黏膜再生

( ) 7. 林小姐因腦血管損傷住院中，靜脈注射在右手背，欲幫林小姐更衣，正確的順序為何？(A)右手先脫先穿　(B)右手後脫先穿　(C)左手先脫先穿　(D)左手後脫先穿

( ) 8. 執行背部護理之開始與結束時，最常採用下列何種按摩法？(A)重擦法(friction)　(B)揉捏法(kneading)　(C)按撫法(stroking)　(D)敲擊法(tapotement)

( ) 9. 為一位76歲罹患乳癌並有骨轉移之病人進行床上沐浴及背部護理時，下列方式何者較適宜？(A)沐浴水溫宜保持在46.5~48℃，以促進血液循環　(B)應由肢體遠心端往近心端按摩擦洗四肢　(C)以50%酒精進行背部按摩　(D)以扣擊法進行背部及肩頸部的按摩

( ) 10. 病人使用Nystatin (Mycostatin)含漱後吞服，主要是治療口腔何種細菌感染？(A)金黃色葡萄球菌　(B)大腸桿菌　(C)白色念珠菌　(D)綠膿桿菌

( ) 11. 林女士腸道手術後，靜脈留置針位於左前臂，護理師應如何協助林女士更衣？(1)先脫右側 (2)先脫左側 (3)先穿右側 (4)先穿左側。(A) (1)(3)　(B) (1)(4)　(C) (2)(3)　(D) (2)(4)

( ) 12. 為老年人執行床上沐浴，下列何者正確？(A)以50%酒精擦拭皮膚，促進皮膚清爽舒適　(B)不建議以清水擦拭身體，因無法去除體味　(C)沐浴後建議使用乳液，防止皮膚乾燥　(D)鼠蹊部同時塗抹嬰兒油及爽身粉，以減少摩擦

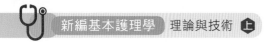

（　）13. 王老太太，80歲，護理人員為王老太太做背部護理時，開始與結束時常用下列何種方法？(A)按撫法(stroking)　(B)揉捏法(kneading)　(C)重擦法(friction)　(D)敲擊法(tapotement)

（　）14. 協助王老先生執行床上擦澡，下列敘述何者正確？(A)先脫靠近護理師側之衣袖，再脫護理師遠側衣袖　(B)以同一條濕毛巾擦拭兩耳孔後再擦拭兩眼及鼻孔　(C)毛巾由病人肢體近心端往遠心端進行擦拭　(D)沐浴後，以少許50%酒精輕拍頸、背、臀部皮膚

（　）15. 進行疼痛評估時，詢問病人「什麼情況會讓您的疼痛更嚴重？」此為收集下列何項評估資料？(A) R: Region/ Radiation　(B) Q: Quality/Quantity　(C) P: Provocative/Palliative factor　(D) T: Timing/Temporal factor

解答

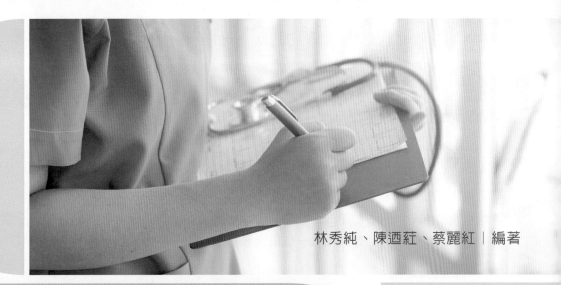

林秀純、陳迺葒、蔡麗紅｜編著

活動與運動的需要
The Need of Activity and Exercise

08 CHAPTER

學習目標 Objectives

1. 說出活動與運動的定義及重要性。
2. 說出活動的生理機轉。
3. 說出活動的種類與應用。
4. 了解並正確執行全關節運動。
5. 說出制動對身體各系統的影響及預防方法。
6. 說出鼓勵病人早期下床的目的。
7. 協助病人維持正確的姿勢。
8. 說出協助病人翻身及移位的原則。
9. 了解約束的意義與目的。

10. 正確操作約束技巧。
11. 了解滿足病人活動與運動需要的護理過程。

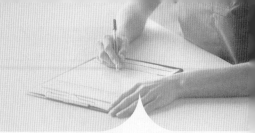

活動與運動 ─┬─ 定義與重要性
的概念　　　├─ 活動的生理機轉－正常的生理構造與功能、良好的姿勢與平衡
　　　　　　└─ 活動的種類－依肌肉收縮狀態來分、依關節活動來分

全關節運動 ── 定義、執行目的、關節的運動方向、全關節運動的方向及角度

影響活動的 ── 發展因素、健康因素、營養狀態、精神及心理因素、藥物使用、
因素　　　　　　生活型態、個人價值觀、支持系統與環境設施

制動對身體 ─┬─ 活動能力改變的徵象
的影響　　　├─ 制動的定義與目的
　　　　　　└─ 制動對身體各系統的 ── 皮膚系統、肌肉骨骼系統、心臟血管系統、
　　　　　　　　影響及其護理措施　　　呼吸系統、營養及代謝、腸胃系統、泌尿系
　　　　　　　　　　　　　　　　　　　統、睡眠型態、感覺知覺功能、心理社會層面

如何協助病人 ── 協助病人維持正確的姿勢、協助病人翻身及移位的原則、
進行活動　　　　協助病人進行活動的原則

約　束 ─┬─ 約束的意義與目的
　　　　├─ 約束的適用對象
　　　　├─ 約束時的注意事項
　　　　└─ 約束的種類 ── 床欄約束法、被單約束法、波氏夾克約束法、波氏腰帶
　　　　　　　　　　　　　約束法、手腕及足踝約束法、手套約束法、手肘約束法

滿足活動與 ——— 護理評估 —— 健康史、身體評估、日常生活活動執行能力、
運動需要的　　　　　　　　 其他影響活動的因素
護理過程　　 ——— 護理診斷 —— 與活動有關的主要護理診斷（健康問題）、護理診
　　　　　　　（健康問題）　 斷（健康問題）之間的鑑別、其他活動方面的護理
　　　　　　　　　　　　　　 診斷（健康問題）、制動合併症造成的健康問題

　　　　　　 ——— 護理目標
　　　　　　 ——— 護理措施
　　　　　　 ——— 護理評值

技　　術 ——— 技術 8-1　移動病人至床邊
　　　　　 ——— 技術 8-2　協助病人由平躺翻成側臥
　　　　　 ——— 技術 8-3　圓滾木翻身法
　　　　　 ——— 技術 8-4　協助病人移向床頭
　　　　　 ——— 技術 8-5　協助病人由床上坐起及下床行走
　　　　　 ——— 技術 8-6　協助病人坐入椅子（輪椅）及由椅子（輪椅）返回病床
　　　　　 ——— 技術 8-7　拐杖使用法
　　　　　 ——— 技術 8-8　協助病人由病床移至推車或由推車移至病床
　　　　　 ——— 技術 8-9　協助病人執行患肢全關節被動運動

人類自胎兒起就開始有活動，活動力是健康與生命力的展現。一個人有正常的活動功能，就可以操作日常活動(activities of daily living, ADL)，滿足個人基本需要，如食、衣、住、行、育、樂，也可以隨個人意志做自己想做的事情及工作。然而臨床上卻有許多病人因為生理或心理因素產生活動功能受限的問題，各器官系統因缺乏活動而出現合併症，影響身體健康與疾病復原。因此，護理人員必須了解影響活動的因素，擬訂適當的活動計畫，協助病人預防制動的合併症及恢復活動功能。

8-1 ➿ 活動與運動的概念

一、定義與重要性

(一) 定 義

1. **活動(activity)**：指在環境中隨意移動，是一種消耗能量的行動。
2. **運動(exercise)**：是指規律且重複合宜的身體活動，為達到促進身體健康、強化生理功能及學習特定的活動技巧。

(二) 活動的重要性

1. **提升各系統生理功能：**
   (1) 消化系統：促進腸胃蠕動，幫助消化、吸收，預防便祕。
   (2) 心血管系統：強化心肌，增加心輸出量，改善靜脈回流。
   (3) 呼吸系統：增加肺活量、呼吸肌的力量，提升換氣效率。
   (4) 肌肉骨骼系統：增加肌力，強化體能，提供生理壓力以促進骨骼生長，改善骨質密度。
   (5) 新陳代謝系統：協助血糖控制，降低血中膽固醇、三酸甘油酯的濃度。
   (6) 免疫系統：改善免疫能力。
2. **維持理想體重**：運動可消耗熱量，有助於維持理想體重。
3. **抒解壓力**：規律的運動可以刺激腦部產生類嗎啡(endorphin)，使人產生輕鬆愉悅的感覺。
4. **正向的自我概念**：個體從活動中感受自己有良好的活動功能及體力，有助於降低依賴感，增加對環境的控制力與自主性，提升自信與自尊。

二、活動的生理機轉

身體正常活動的條件是必須要有健全的骨骼、肌肉、神經、呼吸及循環系統，而且各系統之間要能互相協調，才能使動作順暢、平穩、安全、有效率。

（一）正常的生理構造與功能

⊃ 骨骼肌肉系統

任何活動都需要靠骨骼、關節及附著於骨骼上的肌肉彼此間互相合作而產生。骨骼是建構身體的支架，而關節是兩塊骨骼或骨骼與軟骨接觸的部位，大部分的肌肉至少橫跨過一個關節，因此當肌肉收縮時，會改變關節的角度，使肢體產生動作及移位。

肌肉骨骼系統的功能主要靠「運用」與「運動」來維持，而關節周圍的肌腱、韌帶等結締組織，其主要成分是膠原纖維，也需靠每日的活動得以維持彈性與伸張功能。

⊃ 神經系統

1. 大腦皮質：大腦皮質啟動隨意動作，體神經系統將神經衝動由中樞傳到骨骼肌，引發骨骼肌的收縮。當中樞神經系統受損時，控制穩定狀態的機制會受到破壞，例如：大腦皮質的損傷會造成對側肢體活動功能障礙、肌肉力量降低、肌肉張力及反射程度卻增加的情況；但如果是脊髓以下的周邊神經系統受損，則肌肉張力與反射程度都會降低。總之，肌肉與神經間的傳導系統障礙，皆會影響肌肉的收縮與活動。

2. 神經肌肉反射：例如：迷路感覺、本體感覺、伸張反射、蹠反射等，能協助維持肌肉、骨骼及神經系統間的訊息傳遞與協調，使動作平穩、順暢的進行。

3. 小腦與內耳：小腦與內耳負責協調身體所有活動及姿勢的平衡狀態。

⊃ 呼吸及循環系統

肌肉有神經血管分布於上，肌肉的收縮需要消耗能量，當氧氣的供應充足，就能使有氧代謝的過程產生足夠能量。因此，正常的心、肺及造血功能可使人體動脈血氧濃度穩定，良好的周邊血液循環可確保組織的攝氧量充足，並且隨著活動量的增加，心跳、血壓、呼吸也會隨之生理性增加。如此一來，人體可以從事有效率的活動，不易疲勞，也不致產生耐力不足的不良反應。

（二）良好的姿勢與平衡

⊃ 良好的姿勢

良好的姿勢是指身體各部位之間的排列位置正確，互相平衡，關節、肌肉與肌腱沒有不適當的張力，骨骼肌維持著輕微收縮。健康者要維持良好的姿勢，應是輕鬆不費力的，且有

助於正常生理功能的運作。反之,不良的姿勢可能造成肌肉疲勞、關節變形、神經受壓迫、血循受阻等情況,甚至影響呼吸功能及身體外觀。總之,良好的姿勢是維持活動功能的基礎。

動動腦

　　同學們曾有跪坐或俯臥一段時間的經驗嗎?說說看你的感覺!

⊃ 平　衡

　　平衡是指活動時身體的穩定狀態,如果身體愈穩定,活動的安全性愈高。**要達到身體平衡的基本原則是重心要低、底面積要大、身體中心線要盡量靠近底面積的中心點**。當身體以正常功能位置站立時,重心點是在骨盆腔的位置,而中心線落在底面積的中心點,因此身體的前後左右可以平衡,不需太大底面積即可站立得穩,如圖8-1所示。

　　但是活動時,身體中心線不斷改變,如果能加大底面積、降低重心,例如:**雙腳分開站立,彎曲髖、膝關節**;並使中心線和重心位置能在底面積範圍內,例如:**肢體前後、左右對稱擺置,或將拿取的重物靠近身體,就能維持活動中身體的平穩**,如圖8-2所示。

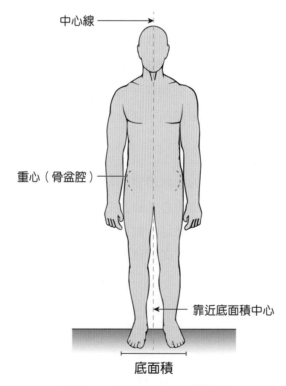

中心線

重心(骨盆腔)

靠近底面積中心

底面積

✚ 圖8-1　正確的站立平衡姿勢

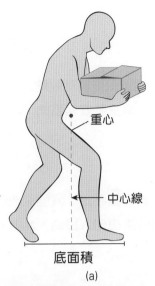
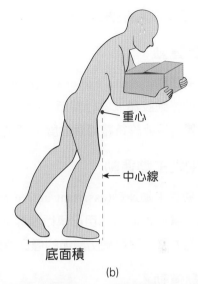

圖8-2 活動平衡姿勢：(a)正確姿勢：中心線和重心位置在底面積範圍內；(b)錯誤姿勢：中心線和重心位置在底面積範圍外

三、活動的種類

活動的種類主要可依據肌肉收縮狀態與關節活動作區分：

（一）依肌肉收縮狀態來分

⮑ 等張運動

等張運動(isotonic exercise)是指肌肉收縮變短，但肌肉張力不變，可產生力量以移動關節的主動運動。在日常活動中大部分的活動方式都屬此類，例如：拿東西、走路、跑步、騎車、打籃球等。等張運動可以增加肌肉力量，維持關節活動度，促進局部及全身的血液循環，改善心肺功能。

⮑ 等長運動

等長運動(isometric exercise)是指肌肉收縮，張力及強度均增加，但關節角度與肌肉長度皆不變的主動運動。例如：石膏固定下的肢體做肌肉收縮及放鬆的動作、手伸直推牆的動作及凱格爾氏運動等。等長運動可維持肌肉張力及力量、促進末梢靜脈血液回流，預防血栓性靜脈炎，但由於沒有移動關節，故無法維持關節的功能。

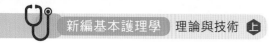

（二）依關節活動來分

⊃ 被動運動

被動運動(passive exercise)是指病人虛弱、肌肉無收縮力或只能輕微收縮，完全需要藉助外力協助移動肢體或執行關節活動。在被動運動中，病人並**未主動收縮肌肉**，所以**無法增強肌肉力量**，只能**維持關節活動度，預防關節僵硬、攣縮**。

⊃ 協助性主動運動

協助性主動運動(assistant active exercise)是指病人肌肉力量不足，只能完成部分身體活動。此時**讓病人盡可能自己執行肢體活動，無法完成的部分則由他人協助**。此運動方式**可以增強肌肉力量，又可預防關節的僵硬攣縮**。

⊃ 主動運動

主動運動(active exercise)指病人有足夠的肌肉力量可以獨立完成肢體活動，不需外力協助。進行主動運動不但**可以增強病人的肌肉力量，也可以預防關節攣縮**。

⊃ 加阻力運動

加阻力運動(resisitive exercise)是指在病人進行主動運動時，施加相反的力量，使病人必須花更大的力氣來克服阻力，可達到訓練與增強肌肉力量的目的，例如：舉砂袋或啞鈴等。

8-2 全關節運動

一、定 義

個體要自行改變肢體或身體的位置，需有神經的良好協調、正常的肌肉群收縮並帶動關節彎曲。**全關節運動(range of motions, ROM)是指身體各個關節在正常範圍內向各方向移動的最大活動度**。每個關節的結構及周圍軟組織不同，最大活動度也不相同。

二、執行目的

協助制動的病人執行全關節運動，可維持其關節的活動度，**預防攣縮**、僵硬及畸形，並**維持肌肉的力量**與張力，增進自我照顧能力。

三、關節的運動方向

1. 內收(adduction)：肢體向軀幹中線移動。
2. **外展(abduction)：肢體自軀幹中線移離。**
3. 屈曲(flexion)：彎曲關節使關節角度變小。
4. 伸展(extension)：伸直關節使關節角度變大。
5. 過度伸展(hyperextension)：伸展關節超過正常的範圍。
6. 旋前(pronation)：旋轉前臂，使掌心向下。
7. 旋後(supination)：旋轉前臂，使掌心向上。
8. 旋轉(rotation)：骨骼繞著軀幹中心軸轉動。
9. 內旋(inward rotation)：旋轉肢體，朝向軀幹中線。
10. 外旋(outward rotation)：旋轉肢體，遠離軀幹中線。
11. 迴轉(circumduction)：關節近端骨骼不動，遠端進行360度畫圓動作。
12. 內翻(inversion)：踝關節向內翻轉，使腳掌朝向軀幹中線。
13. 外翻(eversion)：踝關節向外翻轉，使腳掌背向軀幹中線。
14. 前伸(protraction)：下頜骨沿著水平方向向前伸出。
15. 後縮(retraction)：下頜骨由前伸位置縮回。
16. 上舉(elevation)：身體部位向上移動，如：聳高肩膀。
17. 下放(depression)：身體部位向下移動，如：放下肩膀。

四、全關節運動的方向及角度

身體各個關節可執行的運動方向及角度，請見表8-1。

▼ 表8-1　全關節運動

關節部位	運動方向	活動角度	
頭頸關節	屈曲： 彎曲頸部向下看	45度	
	伸展： 頭頸由屈曲回到直立	回到中線	
	過度伸展： 頭頸盡量向後仰，超過身體中線	50度	

▼ 表8-1　全關節運動（續）

關節部位	運動方向	活動角度	
頭頸關節（續）	側屈： 面朝前，頭朝左或右側肩膀彎曲	40度	
	旋轉： 臉盡量轉向左側或右側	70度	
	前伸： 下頜骨沿著水平方向向前伸出	30度	
	後縮： 下頜骨由前伸位置縮回	回到中線	

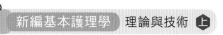

▼ 表8-1　全關節運動（續）

關節部位	運動方向	活動角度		
肩關節	屈曲： 手臂伸直，由前方向上舉至頭側邊	180度	(a)	(b)
	伸展： 上舉的手臂由前方放下回到身體側邊	180度	(a)	(b)
	過度伸展： 手臂由身體側邊向後舉	向後偏離 50度		

▼ 表8-1　全關節運動（續）

關節部位	運動方向	活動角度		
肩關節 （續）	外展： 手臂伸直，由身體側邊上舉至頭側	180度	(a)	(b)
	內收： 手臂由側邊放下，並盡量接近中線	超過中線50度	(a)	(b)
	水平內收： 手臂向前伸直，與肩同高，盡可能向身體內側水平移動	130度	(a)　(b)　(c)	
	水平外展： 將水平內收的手臂水平移動至原位，並再向後至同側外邊	向後偏離中線45度	(a)　(b)　(c)	

▼ 表8-1 全關節運動（續）

關節部位	運動方向	活動角度	
肩關節 （續）	內旋： 手臂舉起與肩同高，肘彎曲呈90度，下移前臂使掌心朝後	90度	
	外旋： 手臂舉起與肩同高，肘彎曲呈90度，上移前臂使掌心朝前	90度	
	迴轉： 手臂伸直，做全臂畫圓動作	360度	
	上舉： 肩關節向上移動		
	下放： 肩關節向下移動		

▼ 表8-1　全關節運動（續）

關節部位	運動方向	活動角度	
肘關節	屈曲： 彎曲肘部，使手接近肩	160度	
	伸展： 完全伸直肘部	160度	
	旋前： 手肘彎曲，旋轉前臂使掌心朝下	90度	
	旋後： 手肘彎曲，旋轉前臂使掌心朝上	180度	

▼ 表8-1　全關節運動（續）

關節部位	運動方向	活動角度	
腕關節	屈曲： 彎曲腕部，使掌心朝向前臂內側	80~90度	
	伸展： 伸直原本彎曲的腕部	80~90度	
	過度伸展： 彎曲腕部，使手背朝向前臂外側	70~80度	
	外展（橈側偏斜）： 腕部向拇指側彎	30度	

▼ 表8-1　全關節運動（續）

關節部位	運動方向	活動角度	
腕關節 （續）	內收（尺側偏斜）： 腕部向小指側彎	30~50度	
指關節	屈曲： 彎曲每個掌指關節及指指關節，呈握拳狀	90度	
	伸展： 將手指由握拳狀態伸直	90度	
	過度伸展： 盡量伸直每一手指，並微傾向手背	30度	

▼ 表8-1 全關節運動（續）

關節部位	運動方向	活動角度	
指關節 （續）	外展： 張開手指，使 手指彼此分開	20度	
	內收： 由外展狀態併 攏手指	20度	
拇指關節	屈曲： 伸直拇指，彎 曲掌指關節， 使拇指接近手 掌	90度	
	伸展： 伸直掌指關 節，使拇指離 開手掌，與其 他四指併攏	90度	

▼ 表8-1　全關節運動（續）

關節部位	運動方向	活動角度	
拇指關節（續）	外展： 伸直手掌，將拇指朝掌心面與其他四指分開	45度	
	內收： 將拇指與其他四指併攏	45度	
	對指： 使拇指分別碰觸其他四指指尖		
	迴轉： 手指伸直分別做360度畫圓動作	360度	

▼ 表8-1　全關節運動（續）

關節部位	運動方向	活動角度	
軀幹	屈曲： 軀幹向前彎曲	90度	
	伸展： 軀幹由屈曲向後伸直恢復直立	90度	
	過度伸展： 軀幹後仰	20度	
	側屈： 軀幹向左或右側彎曲	35度	

▼ 表8-1　全關節運動（續）

關節部位	運動方向	活動角度	
軀幹 （續）	旋轉： 髖部不動，轉動上半身使臉面向左邊或右邊	45度	
髖關節	屈曲： 彎曲髖部，使大腿靠近腹部	120度	
	伸展： 由屈曲狀態伸直大腿	120度	
	過度伸展： 大腿向後伸	向後偏離 30~50度	

▼ 表8-1　全關節運動（續）

關節部位	運動方向	活動角度	
髖關節（續）	外展：腿伸直並向軀幹外側移動	50度	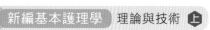
	內收：腿由軀幹外側向內側移動	越過中線20~30度	
	外旋：腿部向外旋轉，足尖偏離軀幹中線	90度	
	內旋：腿部向內旋轉，足尖朝向軀幹中線	90度	
	迴轉：腿部伸直做畫圓動作	360度	

▼ 表8-1 全關節運動（續）

關節部位	運動方向	活動角度	
膝關節	屈曲： 彎曲膝關節，使腳跟靠近大腿後方	120度	
	伸展： 膝關節由屈曲回到伸直狀態	120度	
踝關節	屈曲（足背屈曲）： 彎曲踝關節，使足背向上	30度	
	伸展： 使彎曲的踝關節伸直，回復功能位置	30度	

▼ 表8-1 全關節運動（續）

關節部位	運動方向	活動角度	
踝關節（續）	過度伸展（足蹠屈曲）：完全伸直踝關節，腳掌盡量朝下	45度	
	內翻：踝關節向內翻轉，腳掌朝向軀幹中線	30度	
	外翻：踝關節向外翻轉，腳背朝向軀幹中線	15度	
趾關節	屈曲：腳趾向下彎曲朝向足底	60度	

▼ 表8-1　全關節運動（續）

關節部位	運動方向	活動角度	
趾關節 （續）	伸展： 腳趾伸直回復 功能位置	60度	
	過度伸展： 腳趾向上，朝 足背翹起	60度	
	外展： 張開腳趾，每 一腳趾彼此分 開	15度	
	內收： 將腳趾併攏	15度	
	迴轉： 腳趾伸直分別 作畫圓動作	360度	

8-3 影響活動的因素

1. 發展因素：嬰幼兒時期，因為神經系統尚未成熟，肌肉的控制及協調能力不足，影響到粗動作與精細動作的執行；成年期的肌肉力量與動作精熟度都達到高峰；老年期的各項生理機能逐漸減退，例如：心、肺在活動增加時的代償能力降低，肌肉逐漸萎縮而力量衰退，骨鈣流失造成骨質疏鬆容易骨折，神經傳導變慢使反應時間延長，平衡感變差等，使得老年人的活動能力受到一些限制，且在活動中發生意外傷害的機會增加。若能鼓勵及協助老年人在安全範圍內做活動，則對於各項生理功能的維持有很大幫助。

2. 健康因素：
   (1) 疾病：有些疾病會直接影響活動的型式與範圍，如：骨骼肌肉系統疾病（骨折、關節炎、截肢等）及神經系統疾病（中風、腦性麻痺、脊髓損傷等）；有些疾病則會影響活動的耐力，如：心肺疾病可能造成活動時氧氣供應不足；而手術及外傷引起的疼痛，使病人活動的意願降低。
   (2) 醫療限制：臨床有些情況是病人有執行活動的能力，但醫囑會指示限制病人的活動以促進組織修復，或避免疾病惡化，例如：剛接受植皮手術的部位、有流產徵兆的孕婦、急性心肌梗塞患者等。另外有些病人接受靜脈注射、石膏固定、骨骼或皮膚牽引等醫療處置，也會影響其活動的能力及範圍。

3. 營養狀態：飲食中醣類、脂肪能提供身體活動時所需要的熱量，而蛋白質、鈣質、維生素D、維生素B群可提供神經細胞、骨骼及肌肉生長與修復所需的物質，因此均衡的營養是維持活動能力不可或缺的要素。

4. 精神及心理因素：
   (1) 精神疾病：憂鬱症患者會出現活動量降低、動作遲緩、冷漠，甚至是木僵狀態，無法自我照顧；而躁症的患者呈現的是活動量大增，動作很多，甚至不斷重複某些行為。
   (2) 心理因素：憂鬱、悲傷的負面情緒會使活動的動機下降，而壓力往往也會消耗一個人的能量，變得沒有精力完成日常活動。而適當的活動有助於壓力的緩解，並使心情舒暢愉悅。

5. 藥物使用：使用某些藥物可能會影響正常的活動狀況，例如：降血壓藥物可能使病人有姿位性低血壓的現象；鎮靜劑、安眠藥、抗焦慮劑、抗精神病藥物會使病人出現嗜睡、步態不穩、動作不協調的副作用；利尿劑及輕瀉劑可能導致病人體液電解質不平衡而虛脫無力。上述原因都可直接或間接影響病人的活動能力及安全性。

6. 生活型態：生活方式與工作性質會影響個人的姿勢、活動耐力與健康狀態。例如：長時間的站姿易造成腰痠背痛的現象；經常搬重物則容易出現髖、膝關節磨損，以及脊椎損傷、脊髓神經受壓迫，進而影響活動功能並造成疼痛；此外，活動量過少的靜態生活及工作，易出現肌肉無力、心肺功能減退的活動無耐力現象。

7. **個人價值觀**：個人對於活動與運動的了解和重視程度會影響其活動狀況，例如有人認為勞碌命的人才需要活動，也有人以忙碌為活動量不足的理由。但重視健康的人卻會以額外的運動來增進體能及促進健康。

8. **支持系統與環境設施**：活動的意願往往受外在環境的影響，如果有很好的支持系統，像家人、朋友的鼓勵和陪伴，以及可近性與方便性高的活動場所和設備，則執行活動的可能性就大為提高。此外針對活動功能障礙者，活動空間的設施與設備若能有適當的配合和補強，如：電梯、扶手、輪椅、助行器等，則更有助於其活動與復健。

8-4 制動對身體的影響

一、活動能力改變的徵象

1. **肌肉收縮力量降低**：如：無法握緊護理人員的手、下肢無法完全承受身體重量、站起及行走需要輔助物或他人協助。

2. **動作缺乏協調性**：如：步態不穩、出現不自主的抽搐或顫抖、無法順利完成粗動作或精細動作。

3. **步態改變**：如：步態搖晃不穩、不持續的步伐、患肢拖行而無法完全離地、兩側步伐長度不對稱。

4. **易跌倒**：尤其是有跌倒的經驗或跌傷的病史者，更易發生跌倒的意外。

5. **關節活動度減少**：如：無法有效執行ROM、執行ROM時感到有阻力或疼痛。

6. **疼痛**：活動時出現肌肉、骨骼或關節疼痛。

7. **活動無耐力**：活動時出現疲倦、軟弱無力、異常的心跳、血壓、呼吸困難、頭暈、胸悶等不適。

二、制動的定義與目的

　　一個人無法活動稱為制動(immobility)，可分為不同的程度，如果病人完全無法自行活動，日常生活的自我照顧均需依賴他人，例如：喪失意識者，我們稱為**完全的制動**(completely immobility)；如果病人只有某部分肢體的活動受限，而身體其他部分仍可以執行活動，例如：腿部受傷骨折者，我們稱為**部分的制動**(partially immobility)。**不活動雖然可以減輕疼痛、降低身體的新陳代謝率與耗氧量、促進傷口的癒合及疾病的復原，但是時間稍久便可能出現各組織器官的合併症，影響健康甚鉅**。因此護理人員必須了解各項制動合併症產生的原因及預防方法。

三、制動對身體各系統的影響及其護理措施

（一）皮膚系統－壓傷

⊃ 壓傷的定義

活動受限者因無法隨意移動肢體而造成皮膚或皮下組織長時間受到壓迫，此壓力若超過該處微血管的壓力，血流供應則受阻或中斷，超過一定的時間，細胞即因缺乏氧氣及養分而**壞死**，影響所及可能是局部皮膚發紅、破皮、潰瘍，甚至皮下組織或肌肉層壞死。美國國家壓瘡諮詢委員會(National Pressure Ulcer Advisory Panel, NPUAP)考量部分受壓處皮膚外觀是完整的，因此於2016年將過去所稱壓瘡(pressure sore)改為壓傷(pressure injury)（圖8-3）。

⊃ 形成壓傷的主要原因

形成壓傷的主要原因是外在的力量施加在皮膚上，造成組織血流的中斷。此力量可分為三種：

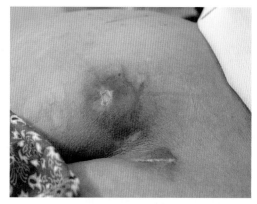

✚ 圖8-3 壓傷

1. **壓力(pressure)：是垂直往下的力**，對組織傷害的程度取決於下列因素：
   (1) **壓力大小**：壓力愈大，組織缺氧及廢物堆積情況愈嚴重，所造成的傷害愈明顯。
   (2) **受壓面積**：相同施力大小，受壓面積愈小，局部壓力愈大。
   (3) **受壓時間**：皮膚短時間的受壓，壓力解除後血管會反應性的擴張充血，以增加氧氣供應及排除廢物，皮膚暫時呈現發紅的現象，短時間就會消失，如果沒有消失就表示有組織受損。**皮膚長時間受壓，即使壓力不大，但靜脈塌陷、血液回流受阻，使得動脈灌流也受阻。因此，長時間低壓力會比短時間高壓力對組織的傷害大。**總之，壓傷的嚴重度與受壓時間成正比的關係。
   (4) 組織敏感度：肌肉組織對缺血的敏感度比皮膚高，因此有時壓傷已經造成肌肉壞死，但從皮膚表面觀察卻似乎不嚴重。

2. **摩擦力(friction)：是指皮膚與接觸的物體表面有平行方向的移動所產生的力量**，通常會造成表皮有類似擦傷的傷口。臨床上常發生在護理人員協助活動受限病人移位時，因力量有限而以拖、拉方式，造成皮膚與床面的摩擦、受傷。如果皮膚表面潮溼，也會增加摩擦力及損傷程度。

3. **剪力(shearing force)：壓力與摩擦力同時存在就稱為剪力。**原理是有上下兩層組織往相反方向移動，使原本延伸於兩層組織之間的血管產生牽扯、扭曲、斷裂，影響血流的供

應。常見於半坐臥的病人，因其身體受重力影響向床尾下滑，此時深部的髖骨及鄰近組織向下移動，但該區的皮膚表面與床單或衣物之間有摩擦力，故沒有隨著髖骨移動，造成兩層組織朝不同方向移位拉開，組織因血流中斷而受損（圖8-4），細胞亦可能因此壞死。

⊃ 壓傷的誘發因子

1. **活動能力降低**：活動受限的病人，因缺乏正常的肌肉收縮，影響了局部皮膚的血循；且皮膚受壓時也無法立即自行移位緩解壓力，因此**是壓傷的主要危險因子**。

2. **營養不良**：
   (1) 體型瘦弱：因皮下組織少，易造成**骨突處明顯，容易受壓**；相反的，**過於肥胖也會增加局部承受的壓力**，提高壓傷發生的危險性，因此維持適當體重是必要的。
   (2) 水分不足：致使皮膚缺乏彈性且太乾燥，較易受損。
   (3) 蛋白質及維生素C攝取不足：**蛋白質**及**維生素C可促進受傷組織的修復**及皮膚的健康。蛋白質若攝取不足，會使血液中的白蛋白減少，病人出現**水腫**的現象，皮膚細胞與微血管之間的距離加大，影響氧氣與養分的供應，皮膚變得更不健康而沒有抵抗力。

3. **大小便失禁**：失禁者發生壓傷的機率是沒有失禁者的3倍，主要原因為：
   (1) 長期的潮溼環境使皮膚被浸潤、軟化，抵抗力下降。
   (2) 糞便中含有腸道的消化酶會侵蝕表皮，造成表皮破損。糞便中的細菌則進一步造成傷口感染不易癒合。
   (3) 尿液中含有代謝廢物（如：尿素、尿酸等）會對皮膚造成刺激引起破損。

4. **意識程度降低或感覺功能受損**：昏迷、中風、頭部外傷患者，或使用麻醉劑、安眠劑的病人，因為意識程度下降，對於疼痛及不適當壓力的感受降低，所以無法對於壓迫部位的不舒適做出立即的反應，直到造成損傷才察覺。有些人因為神經系統疾病而癱瘓，雖然意識清楚，但也有同樣的問題。

5. **體溫升高**：體溫升高加速身體新陳代謝率，細胞的耗氧量增加，使皮膚受壓部位的缺氧情況更形嚴重。

6. **皮膚的健康狀況不良**：
   (1) 脫水使皮膚乾燥，失去彈性，容易損傷。
   (2) 水腫、局部血循環不良（如糖尿病）、貧血，均會造成皮膚細胞缺氧、彈性減少，對傷害的抵抗力降低。

7. **老年人**：
   (1) 皮膚正常的老化現象包括：皮下脂肪減少、膠原纖維減少、皮下組織的血管分布減少、皮脂腺的分泌減少等，這些原因使得皮膚變得乾燥、失去彈性，容易受損。

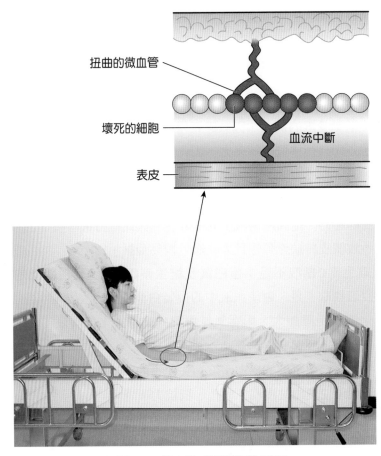

扭曲的微血管

壞死的細胞

血流中斷

表皮

+ 圖8-4　剪力造成組織細胞受損

(2) 老年人的皮下組織感覺神經末梢減少，對壓力及疼痛較不敏感，可能皮膚已受損卻不自知。

　　壓傷評估工具是一項能有效評估壓傷風險的篩檢工具，依據形成壓傷的危險因子所制定，通常在病人入院時進行評估，評估後為高風險的病人執行適當的預防措施，以下為Braden壓傷評估表（表8-2），此為目前臨床上常用的壓傷評估表。其評量總分為6~23分，分數愈低代表發生壓傷的危險性愈高：19~23分無危險；15~18分代表輕度危險，約有50%~65%會罹患壓傷；13~14分為中度危險，有65~90%的壓傷罹患率；10~12分代表高危險群，有90%以上會產生壓傷；評分低於9分則為非常高危險群。

▼ 表8-2　Braden 壓傷傷口危險因子評估表

項目	1 分	2 分	3 分	4 分
知覺感受－對於皮膚受壓產生不舒服反應且是有意義的反應	完全喪失：因意識不清或鎮靜下，對疼痛刺激完全無反應或幾乎整個軀體都對疼痛刺激無反應	嚴重喪失：僅對疼痛刺激有反應，且僅可用呻吟不安來表示其不舒服或有一半以上的軀體對疼痛、不適感無反應	輕度喪失：對言語刺激有反應，但僅偶爾可以口頭表示其不舒服，需翻身或有部分知覺缺損，1~2個肢體對疼痛、不適感無反應	正常：無感覺缺損的問題
皮膚潮濕度－皮膚暴露於潮濕環境中的程度	皮膚總是潮濕	皮膚經常潮濕	皮膚偶爾潮濕	皮膚很少潮濕
活動情況－身體活動程度	絕對臥床	坐輪椅或椅子	偶爾可行走	可經常下床活動
移動程度－評估身體移動及姿勢	完全受限：無人協助時，完全無法移動身體或肢體	嚴重受限：偶爾可稍微移動身體或肢體，但無法獨立作姿勢上的改變	輕度受限：經常可獨立的稍做身體或肢體姿勢上的改變	正常：可獨立地移動身體或肢體
營養狀態－評估進食狀況	非常差：進食量不超過正常餐量1/3或NPO、清流質、點滴營養超過5天	可能不足：進食量約為正常餐量1/2或清流質管灌進食之量不足	足夠：進食量超過正常餐量1/2以上或管灌進食、TPN量可滿足其營養需要	非常充足：每餐吃完，從不拒絕用餐
摩擦力及剪力	常會發生：需要中度到完全的協助翻身且無法配合抬起身軀。坐在床上或椅子上時身體常會下滑。有痙攣、攣縮、躁動等現象，常有摩擦產生	可能發生：需要少許的協助才能移動身體，移動時可能有摩擦的產生。當坐在床上或椅子時大多能維持良好的姿勢，但偶爾會有下滑的情形	不易發生：可獨立的移動身體，在移動身體時有足夠的肌肉強度可提起身軀。在床上或椅子上時總可維持良好的姿勢	

資料來源：周繡玲、楊立華、馮容芬(2009)·建立傷口照護標準－以壓瘡傷口為例·*亞東學報*，29，243-256。

⤷ 壓傷的好發部位

　　通常與床面或椅子接觸的骨突處皮膚最容易受壓，因而阻礙皮下組織的血流供應。當病人以不同姿勢臥床休息時，就會有一些特定部位容易受壓，照護時需要加以保護支托。

1. 平躺時：枕骨、肩胛骨、肘關節、薦骨、足跟（圖8-5a）。

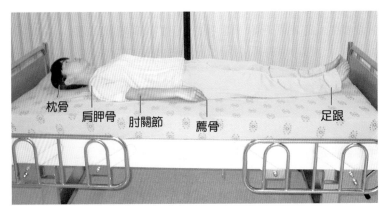

枕骨　肩胛骨　肘關節　薦骨　足跟

✚ 圖8-5(a)　平躺時易受壓的部位

2. 側臥時：頭的側邊（顳骨）、耳朵、肩峰突、肋骨下緣、髖骨側邊、股骨粗隆、膝部側邊
   （股骨內、外上髁）、內踝及外踝（圖8-5b）。

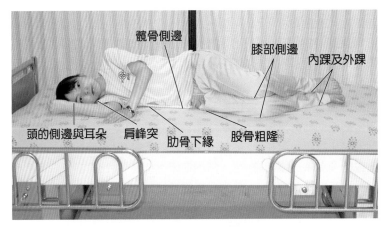

髖骨側邊　膝部側邊　內踝及外踝

頭的側邊與耳朵　肩峰突　肋骨下緣　股骨粗隆

✚ 圖8-5(b)　側臥時易受壓的部位

3. **俯臥時**：額頭、臉頰、耳朵、肩峰突的前面、女性乳房、男性陰囊、膝關節前面、腳趾
   （圖8-5c）。

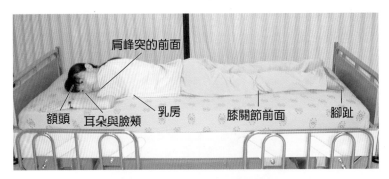

肩峰突的前面

額頭　耳朵與臉頰　乳房　膝關節前面　腳趾

✚ 圖8-5(c)　俯臥時易受壓的部位

4. **坐臥及半坐臥時**：**肩胛骨、薦骨、坐骨結節、足跟**（圖8-5d）。

5. **其他**：在**皮膚皺摺**處，如：女性的乳房下、男性的生殖器、腹股溝等處，也應隨時檢視，小心預防。

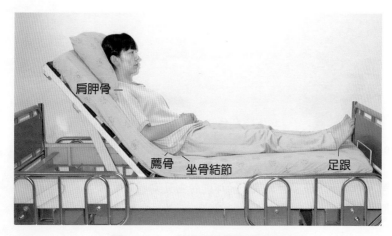

肩胛骨

薦骨　坐骨結節　　　　　　　　　足跟

✛ 圖8-5(d)　半坐臥時易受壓的部位

⊃ 壓傷的分期

依據組織缺血受損的情況，壓傷可分為四期：

▼ **表8-3　壓傷的分期**

第1期壓傷(stage 1)：皮膚外觀完整，但局部有指壓時不會消失的紅斑，皮膚較黑的患者上可能會看不到變化。這是因為組織缺氧後產生代償性的擴張造成。此皮膚顏色的變化並不包括紫色或栗色	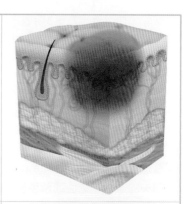
第2期壓傷(stage 2)：部分表皮缺損，真皮層露出，可看到傷口床呈濕潤的粉紅或紅色，因神經末梢曝露，病人會感覺疼痛；亦或許是水泡，裡面充滿著漿液。此期約發生於皮膚受壓後2~6小時。要強調的是，這時不會出現肉芽組織、腐肉及痂皮，也看不到脂肪或更深層的組織	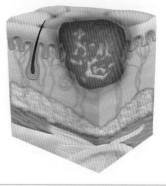

▼ **表8-3 壓傷的分期（續）**

第3期壓傷(stage 3)： 表皮、真皮及皮下組織缺損，可看到脂肪組織，也可能見到肉芽組織及捲邊(epiboly)、腐肉或痂皮，或者出現潛行性傷口及瘻管，但是不會看見筋膜、韌帶、肌肉、軟骨及骨頭	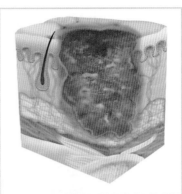
第4期壓傷(stage 4)： 全層皮膚缺損，傷口直接露出筋膜、韌帶、肌肉、軟骨或骨頭，或許可見到腐肉、黑色壞死組織、痂皮、捲邊、潛行性傷口及瘻管等。通常滲出液多且有異味，可能產生感染，嚴重者甚至可能引發敗血症或死亡	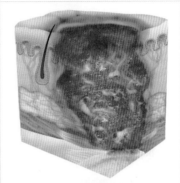
無法分期的壓傷(unstageable)： 全層皮膚並組織缺損，但因為整個被腐肉或痂皮覆蓋導致其受傷的程度無法被確認，假如腐肉或痂皮能被移除，便可確認為第3期或第4期壓傷。穩定痂皮（如乾的、黏很緊的、完整的、沒有發紅或摸起來沒有水樣感覺的），應禁止被移除	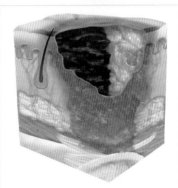
深層組織壓傷(deep tissue pressure injury)： 持久並且給予指壓時不會消失的深紅、栗色或紫色斑塊。形成原因為剪力或持續的受壓，作用在深層的骨頭與肌肉的交界處，由裡向外侵犯。此傷害可以快速惡化為實質的組織受損，也可能在及時去除導因下逐漸回復正常	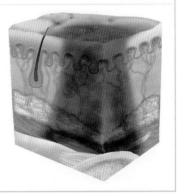

資料來源：National Pressure Ulcer Advisory Panel (NPUAP) (2016). *NPUAP Pressure Injury Stages*. Retrieved from http://www.npuap.org/resources/educational-and-clinical-resources/npuap-pressure-injury-stages/

◎ 壓傷的護理措施

壓傷是反映照護品質的重要指標，通常很容易疏忽而發生，但其肯定是可以預防的。

1. **減少皮膚受壓：**

   (1) **定時翻身(change position)**：至少**每2小時翻身一次**，輪流採用不同姿勢以分散受壓時間。對於皮膚健康狀況不佳的病人，則可縮短翻身的間隔時間，盡量30分鐘即改變身體重心位置。姿勢的擺置以平躺、左側臥及右側臥為主，半坐臥姿因為重心落於臀部及足跟等較小的面積範圍，長時間壓迫易造成壓傷，需特別注意皮膚護理，最好不持續超過15~30分鐘。

   (2) 使用防護設備（圖8-6）：配合各種姿勢的擺置，可以在易受壓部位鋪設透氣柔軟的防護用具，如：氣墊床、棉圈、棉墊、足跟保護器等，以減緩組織受壓缺氧的狀況，也可以枕頭或摺疊的床單來隔開身體彼此壓迫的部位或做成適當支托，都可有效預防壓傷的產生。要注意的是，**使用防護用具，或許可稍延長翻身間隔，但絕不可取代翻身。**

   (3) 保持衣服及床單的平整，避免皺摺造成皮膚的壓力。

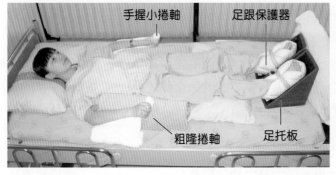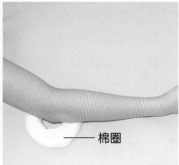

手握小捲軸　足跟保護器　粗隆捲軸　足托板　棉圈

✚ 圖8-6　常見的防護設備

2. **避免摩擦力及剪力：**

   (1) 不以拖或拉的方式移動病人，若一個人力量不足，**應請他人協助以抬高的方式移動之。**

   (2) 協助病人採半坐臥姿時，應**先搖高床尾**，使髖膝關節彎曲不下滑，**再搖高床頭。**

   (3) 協助病人清潔皮膚時，擦拭盡量輕柔，或以水沖洗，按壓拭乾。

3. **提供適當的營養：**適當的熱量可維持適當體重，**攝取足夠的蛋白質、維生素C及水分。**

4. **促進血液循環：**

   (1) 執行肢體的主動運動，藉由肌肉的收縮促進血循。

   (2) 過去認為按摩可以促進皮膚溫度上升，增進血液循環使傷口癒合，但目前並未有研究證實；卻有學者提出皮膚溫度每增加1℃組織細胞代謝耗氧量也會上升，使皮膚壞死的情形更加嚴重，因此，目前國內外多個指引皆建議應避免按摩骨突出或發紅部位（張，2010）。

5. **保持皮膚清潔乾爽：**
   (1) 失禁者的衣物、床單及紙尿褲應定時檢視，隨時更換維持乾淨。
   (2) 使用中性肥皂清潔皮膚，**老年人或皮膚較乾燥脆弱者，用清水即可。避免使用酒精或過熱的水。**
   (3) 塗抹嬰兒油或乳液以維持皮膚的溼潤度。

6. **鼓勵增加身體活動：**鼓勵並協助病人執行全關節運動，且**盡早下床活動**，一方面可促進血液循環，更可恢復活動能力以減少皮膚受壓。

7. **壓傷傷口的護理：**
   (1) 第一期：避免發紅部位的皮膚再受壓，且不可按摩避免損傷加重。
   (2) 第二期：避免受壓，並以無菌生理食鹽水清洗後，依傷口情況，選擇以優碘塗擦、生理食鹽水鬆散紗布溼敷或膜性密閉敷料（op-site或duoderm）覆蓋等方式處理，目的在保護傷口、預防感染、維持傷口適當溼度、促進組織生長。
   (3) 第三、四期：通常先以外科擴創手術清除壞死的組織，再依醫囑給予局部外用藥或生理食鹽水鬆散紗布溼敷等方式護理傷口。必要時做傷口分泌物或血液的細菌培養，以了解感染狀況，配合以適當的抗生素治療。當感染情況獲得控制後，視傷口癒合情形，考慮是否進行皮膚移植。

8. **衛教病人及照顧者相關知識：**預防壓傷必須從多層面的護理措施著手，也很可能是一項長期的任務，因此有賴病人的配合及照顧者、家屬的共同合作才能達成。透過完整的衛教，讓病人及所有照顧者了解壓傷的預防及照顧知識，是絕對必要的。

（二）肌肉骨骼系統

1. **肌肉無力及萎縮：**是指肌肉的大小、張力及力量強度減弱。肌肉的大小、強度是靠活動時不斷的收縮所造成，若肌肉完全失去活動，則肌肉質塊出現分解作用，肌肉細胞會萎縮變小，**每天將失去3%的強度**，以上肢與下肢最明顯。長期臥床病人，若其肌肉完全失去活動，兩天以後肌肉便開始萎縮。若能**及早進行主動運動的復健**，可以有較好的恢復程度。

2. **關節僵硬及攣縮：**肌纖維長時間未縮短及拉長，關節也固定在某一位置太久，便會引起**屈肌異常縮短、肌腱及韌帶纖維化**的**廢用性攣縮**現象（圖8-7a）。關節內的組織則被密度較大的結締組織取代，造成**關節僵硬、疼痛**，活動度受限。這些情況若沒有盡快給予適當處理，繼續惡化下去，將會造成無法恢復的結果。

3. **手足廢用：**長期臥床、肢體沒有維持在正常功能位置上，加上重力的因素、被蓋的壓迫，某些特定**關節容易造成攣縮畸形**的情況，例如：**垂足(foot drop)**（圖8-7b）、**垂腕(wrist drop)**、**髖關節外旋(external rotation of the hip)**，若未即時矯正，將使病人無法進行自我照顧、站立及行走。

4. **骨質疏鬆**：骨質的新生須藉由負重及運動來引發，長期臥床不動，骨骼缺乏負重機會，破骨細胞的活性大於成骨細胞，造成**鈣質從骨骼中大量流失**，骨質密度降低，即所謂骨質疏鬆症(osteoporosis)，容易引發病理性骨折。而血液中的鈣離子增加形成高血鈣，故鈣離子容易在體內形成結石，如：**腎結石、膀胱結石及膽道結石**等。

⮑ 護理措施

1. 預防骨質疏鬆：
   (1) 為避免高血鈣造成鈣質沉積於泌尿道或關節，應採**低鈣高磷飲食**。
   (2) **早期下床及運動**才是防止骨質疏鬆最好的方法。各種形式的運動都可，尤其是簡單的負重運動，每天數次，效果很不錯。

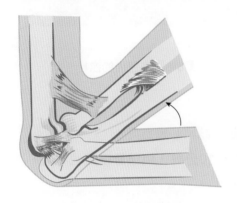

✛ 圖8-7(a)　肘關節攣縮
（隱線為正常功能位置）

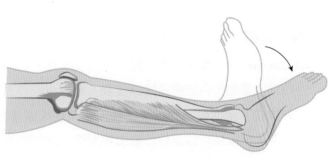

✛ 圖8-7(b)　垂足
（隱線為正常功能位置）

2. **執行全關節運動**：被動運動可維持關節活動度，預防關節僵硬攣縮。主動運動可維持或增強肌肉力量，防止萎縮。
3. 維持正確的姿勢，並**利用各種輔具**適當**支托**以預防攣縮畸形，例如：以粗隆捲軸預防髖關節外旋；垂足板可預防垂足。
4. 處理病人的疼痛問題，以增加其下床活動的意願。

（三）心臟血管系統

1. **心臟負荷增加**：躺臥的姿勢使靜脈回流增加，必須**增加心跳速率及心臟收縮力**以排出血液，因此造成心臟工作負荷增加，心肌耗氧量增加，容易引起心絞痛。
2. **閉氣用力的機會增加**：臥床病人在床上移動身體、使用便盆或大小便用力時，常會有閉氣用力的情形。此時病人會**摒住呼吸**，造成胸內壓增加，**靜脈回心血量減少**，於是心輸量減少，**冠狀動脈血液灌流不足，心肌呈現缺氧狀態**；一旦恢復正常呼吸，胸內壓驟減，大量靜脈血湧入心臟，頓時心臟負擔增加，心跳及收縮力均大增，心肌缺氧更嚴重，此又稱為**伐爾沙瓦操作法**(Valsalva maneuver)。對於心臟功能不佳者，這種情況**可能導致心跳停止**。

3. **姿位性低血壓(orthostatic hypotension)**：臥床時間較久的病人，交感神經調節血管收縮及血液分布的功能減弱，如果突然下床站立，會造成下半身的血管未能立即收縮，血液因重力原理多分布於下半身，無法快速回流到心臟及腦部，於是血壓降低、腦部缺血，病人會感到虛弱、頭暈、眼冒金星，甚至昏倒。

4. **血栓形成**：正常人可藉由活動時骨骼肌的收縮，壓迫周圍附近的靜脈血回流。長期臥床或不動者，常有肌肉萎縮的現象，無法得到肌肉收縮的協助，易造成**靜脈血滯留**，加上**血液的黏稠度增加、靜脈血流速度變緩慢**，如果有**受損的血管壁**，將容**易形成血栓**（圖8-8）。血栓一旦自血管壁脫落進入血流，可能在肺血管、冠狀動脈或腦血管造成栓塞，組織器官因而缺血、壞死。

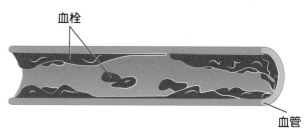

血栓

血管

➕ 圖8-8　血管內的血栓

⮕ **護理措施**

1. 避免長期臥床，盡早下床活動。
2. 定時更換姿勢，有適當時間採坐姿，可減少回心血量，減輕心臟負荷。
3. 採漸進式下床活動，先緩慢搖高床頭，**在床緣坐約5~10分鐘，無頭暈或其他不適，再協助其下床**，以預防因姿位性低血壓而產生跌倒的意外。
4. **穿著小腿彈性襪或使用彈性繃帶**，以促進下肢靜脈血回流，預防下肢水腫、靜脈血栓及姿位性低血壓。
5. **協助病人做各種關節運動**，以維持肌肉張力、促進血循。
6. **預防便祕**，以避免閉氣用力的機會。需要用力或移動身體時，給予適當的協助。

（四）呼吸系統

1. **肺擴張幅度減少**：臥床病人因為受到重力與姿勢的影響，**胸廓擴張的角度變小**；橫膈也因為腹腔內器官向上推擠而**減少了下降的動作**。肺臟擴張的幅度因此變小，**影響氧氣的交換**。

2. **分泌物滯留**：姿勢的改變減少，造成呼吸道分泌物沉積；呼吸肌及腹肌無力，影響病人執行有效咳嗽的能力；水分攝入不足，使痰液黏稠不易排除。上述原因造成**分泌物排出困難**，蓄積在呼吸道及肺泡，**肺臟的通氣量因而減少**，進而造成部分的**細支氣管塌陷及肺擴張不全，影響氣體的交換**（圖8-9）。

3. **墜積性肺炎與二氧化碳滯留**：肺部分泌物的堆積有助於細菌生長，進而產生呼吸道感染。一旦感染，分泌物的製造量更多，氧與二氧化碳的交換更加困難。最終可能導致器官缺氧及呼吸性酸中毒（二氧化碳滯留），甚至造成心肺衰竭而死亡。

➲ 護理措施

1. 定時改變姿勢，促進痰液引流。

2. 適當時間採坐姿，可促進肺部擴張。

3. 充足飲水以稀釋痰液。

4. 協助拍背、深呼吸、咳嗽，加速痰液排除。

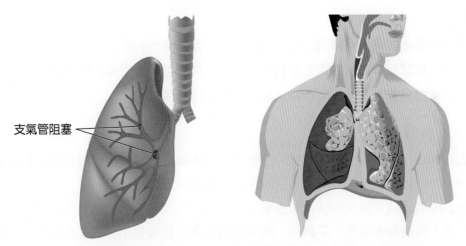

支氣管阻塞

➕ 圖8-9　呼吸道分泌物滯留，易致肺通氣量減少、肺擴張不全或塌陷

（五）營養及代謝

1. **基礎代謝率(basic metabolic rate, BMR)降低**：臥床病人的活動減少，甲狀腺素及腎上腺素的分泌量減少，新陳代謝的速率減慢，**能量的產生減少**，可能不足以應付一些額外的**能量需求**，如：**修補受損的組織、傷口的癒合**等。

2. **食慾降低**：由於活動減少，造成BMR降低、能量需求減少、腸胃蠕動變慢、消化液分泌變少（食物的消化吸收速率降低），以及精神壓力的影響，都可能使病人的食慾降低，出現營養攝取不足的現象。

3. **負氮平衡(negative nitrogen balance)**：一般正常的成年人，體內蛋白質的合成與分解速率是呈現動態平衡的狀態。制動的病人，**體內蛋白質的分解速率大於合成速率，因而產生較多的含氮廢物，稱為負氮平衡**。分解的蛋白質主要來自於肌肉組織，病人因此呈現**肌肉萎縮**的現象。若未攝取適當的蛋白質，體內蛋白質可能因為分解消耗過多而不足，**影響疾病的復原及傷口的修復**。

➲ 護理措施

　　採**高碳水化合物、高蛋白質、高維生素飲食**，以預防負氮平衡現象，促進組織及傷口修復。

（六）腸胃系統

　　臥床不動的病人，因為腸胃道的蠕動減慢、攝取的食物量（包括纖維質及水分）減少、腹部肌肉張力減弱用力困難、躺臥的姿勢缺乏重力的推擠且病人可能不習慣等因素，造成**糞便排出困難**，在腸道停留的時間增加，水分更多被吸收，**糞便變得乾硬而無法自然解出**，即「糞便嵌塞(fecal impaction)」。

⇒ **護理措施**

1. **依據病人的排便習慣**，安排適合的排便時間、姿勢、隱蔽的環境。
2. **盡快下床活動或安排適當的床上運動**，可促進腸胃蠕動，並增強腹肌力量。
3. 給予病人**高纖維飲食**，多食用蔬菜水果，並**補充足夠的水分**。

（七）泌尿系統

1. **尿滯留(urine retention)**：尿滯留（圖8-10a）是指尿液過多積存於膀胱，無法完全排空的問題。對於長期臥床病人而言，造成尿滯留的主要原因如下：

　(1) **重力因素**：站立時，尿液可藉由重力作用的引流及輸尿管、膀胱的收縮，從腎臟流至膀胱，再從膀胱排空。**平躺時**，因重力的關係，尿液集中在較低的位置，而**輸尿管及尿道開口的位置較高**，膀胱及輸尿管的收縮必須能克服重力作用，因此造成**尿液無法完全排空**，餘尿量增加。

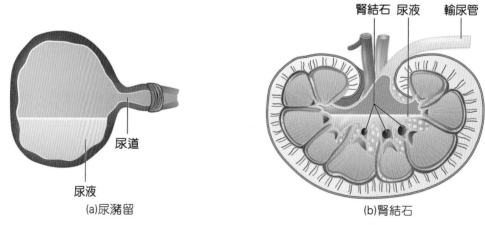

(a)尿滯留　　　　　　　　　　　　(b)腎結石

腎結石　尿液　輸尿管

＋ 圖8-10　制動（長期臥床）對泌尿系統的影響

　(2) 平躺姿勢造成會陰底肌肉及尿道外括約肌放鬆困難，**尿液滯留**。

　(3) **逼尿肌收縮無力**：長期臥床使逼尿肌的張力減弱，滯留膀胱的尿液增加，逼尿肌因而過度伸張，造成收縮無力更嚴重，形成尿滯留。一旦膀胱過度膨脹，就會有尿液不自主溢流出來的失禁現象產生。

2. **泌尿道感染**：尿液長時間滯留於膀胱、膀胱壁黏膜因為逼尿肌過度伸張而受損，加上尿液的鹼化等因素，細菌很容易孳生，形成泌尿道感染(urinary tract infection, UTI)，如：膀胱炎、尿道炎、腎盂腎炎等。若病人長期有導尿管留置，在醫療措施及護理不恰當的情況下，將更容易增加泌尿道感染的機會。

3. **泌尿道結石**：長期不動後，負氮平衡過程中蛋白質的過度分解，使尿液中的磷酸鹽含量增加，成為結石成分之一。此外，骨鈣游離使尿液中出現大量鈣鹽，更是結石的核心成分。上述現象如果再加上飲水量少、尿瀦留、尿液鹼化等因素，則很容易在泌尿道形成結石，如：腎結石（圖8-10b）、輸尿管結石、膀胱結石等，造成尿路阻塞及疼痛。

⮑ 護理措施

1. **每日水分攝取不得少於2,000c.c.，**以稀釋尿液，預防結石，並促進排尿，避免細菌在積聚的尿液中孳生。

2. 避免尿液滯留，應有個別性的膀胱訓練計畫，教導誘尿及促膀胱排空的方法。

3. 多變換姿勢以促進尿液引流。

4. **維持尿液正常酸鹼值，預防細菌孳生，應多吃酸性食物，如：肉、魚、穀類、酸梅汁、蔓越莓汁、維生素C等。**

5. 保持尿道口清潔，非必要勿使用留置導尿管，並應注意無菌技術。

6. 訂定活動計畫，如：會陰及腹部肌肉運動，可協助排尿的進行，並鼓勵盡早離床活動。

（八）睡眠－睡眠型態混亂

由於缺乏活動，能量耗損少，病人不覺得疲倦，但因為缺乏有意義的知覺刺激及活動，病人常出現白天打瞌睡的情況，卻無法進入深睡狀態，造成晚間睡眠受到干擾（REM及NREM第四期的睡眠減少），睡眠品質差，白天睡得更多。長期惡性循環的結果，影響正常的生理功能及健康。

⮑ 護理措施

1. 提供適當的感覺知覺刺激，減少日間小睡的情況。

2. 白天安排規律的活動，藉由增加活動消耗部分體力，促進夜間睡眠。

（九）感覺知覺功能－知覺剝削

知覺剝削(sensory deprivation)是指活動範圍變狹窄，與外界互動減少，各種感覺（如：視、聽、觸、嗅）及知覺（如：人、時、地、物的訊息）的刺激量減少，使病人智能開始退化，反應變得遲緩，思考、判斷及處理問題的能力降低，甚至產生混亂的情況，出現錯覺及幻覺。

⊃ 護理措施

1. 經常提供人、時、地、物的定向感訊息，並利用環境安排各種視、聽、觸、嗅覺等感官刺激的活動。

2. 適當的休息與睡眠。

（十）心理社會層面

1. 角色功能及角色關係改變：喪失活動能力使病人原本的學習、工作、照顧家庭、社交活動等角色功能都無法正常執行，必須重新調整及適應。

2. 負向的自我概念：除了無法發揮社會角色功能之外，無法自我照顧，需要依賴他人才能滿足自己基本需要的事實，使病人覺得自己沒有價值、沒有地位，有低自尊的傾向。出現恐懼、憤怒、焦慮、憂鬱及挫折感等情緒，並且可能逐漸缺乏學習動機及生命力。

⊃ 護理措施

1. 指導及協助病人進行各項復健運動，重新學習自我照顧的技巧，增進活動的能力。

2. 指出進步狀況，提供情緒支持。

8-5 如何協助病人進行活動

一、協助病人維持正確的姿勢

協助病人維持正確的姿勢可促進其舒適，並減輕病人因不當姿勢所造成骨骼肌肉傷害。此外，當病人需做特殊檢查治療時，也需教導正確姿勢的擺位，以協助檢查治療順利進行。在維持病人正確舒適的姿勢時需注意以下的原則：

1. 維持骨骼、關節在正常的解剖位置，保持關節微彎的姿勢。

2. 關節應稍微彎曲，以預防因長時間伸張而引起肌肉緊張。

3. 同一姿勢最好不超過2小時，故需經常協助病人翻身，改變姿勢。

4. 每次改變姿勢時應協助病人做全關節運動，以預防關節僵硬及攣縮

5. 為維持良好的姿勢及促進病人舒適，視需要使用支持性或防護性的設備予以支托。

6. 更換姿勢時應予病人適當的覆蓋及注意病人的安全。

以下對各種檢查治療或病人經常使用的姿勢做一介紹。

⊃ 站姿 (Standing Position)

1. 目的：骨骼肌肉及脊椎檢查時採用。此外，病人姿勢可反映出健康狀況，例如：虛弱或疼痛的病人可能彎腰駝背，無法輕鬆採正確站姿。

2. **正確擺位：**

(1) 膝蓋伸直、直立、脊柱挺直、兩肩膀同高。

(2) 抬頭、收下巴、兩眼平視前方。

(3) 內縮臀部及腹部的肌肉。

(4) 兩手臂自然垂放在身體的兩側，手肘微彎曲，手掌面朝內，指關節微彎曲。

(5) 兩腳掌微分開，腳趾尖朝外前方。

⊃ 坐姿 (Sitting Position)

1. **目的：**

(1) 可使橫膈下降、胸廓較易擴張，減少呼吸困難的現象，適於肺部疾病者。

(2) 可降低回心血量，減少心臟的負荷，適用於充血性心衰竭者。

2. **正確擺位：**

(1) 抬頭，背部伸直，自然的靠在椅背上。

(2) 彎曲髖關節及膝關節呈90度。

(3) 兩手自然放在椅子扶手或平放在膝蓋上。

3. **注意事項：** 椅子高度應低於小腿長度約2公分，不宜太高或太低，太高兩腳無法平放在地上會使大腿後側膝膕窩承受較大的壓力；太低易造成髖、膝關節過度彎曲，均會影響腿部血液循環。

⊃ 仰臥 (Supine Position)

仰臥是最常用且舒適、省力的臥位。

1. **目的：** 病人休息睡眠、**腰椎穿刺後**，以及胸腹部檢查或手術時採用。

2. **正確擺位**（圖8-11ab）：

(1) 平躺在床上，頭、頸及脊椎成一直線。

(2) 兩手臂自然放在身體的兩側或放在胸腹部。

(3) 大腿伸直、稍微分開。

3. **支托：**

(1) 頭、頸、肩下墊一枕頭於適當高度，不可過高造成頸部屈曲。

(2) 必要時可在腰部下墊小枕以維持舒適。

(3) 兩手臂自然置於身體兩側，前臂可置小枕以使肘關節彎曲。

(4) 兩手各握一捲軸，以吸收汗液，並預防手指屈曲攣縮。

(5) 長期臥床者於兩腿外側可用粗隆捲軸或枕頭從腰部到膝蓋加以固定、支托以預防髖關節外旋；於足部使用足托板、足跟保護器，必要時以枕頭或砂袋抵住床尾，維持足背屈曲以預防垂足及壓傷。

(6) 大腿近膝膕處下可墊一小枕，使小腿微彎曲以放鬆腹肌，但**勿直接放在膝膕處，避免壓迫膕動脈、膕靜脈及脛神經**。

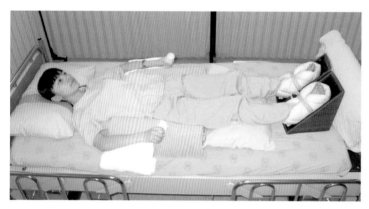

✛ 圖8-11(a)　仰臥－側面觀

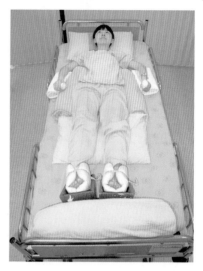

✛ 圖8-11(b)　仰臥－正面觀

⊃ 俯臥 (Prone Position)

1. **目的**：引流口鼻分泌物、進行背部檢查或手術、執行背部護理及鬆弛背部的肌肉，以及**預防髖關節外旋**與股四頭肌的**攣縮**時採用。

2. **正確擺位**（圖8-12）：
   (1) 胸腹部面向床面。
   (2) 頭側一邊。
   (3) 雙手彎曲放在頭兩側，維持肩部外展姿勢。

3. **支托**：
   (1) 頭、頸、肩予墊枕頭以預防受壓。
   (2) 女性病人腹部橫膈下墊枕頭以預防乳房受壓。
   (3) 男性病人可使用丁字帶支托陰囊以預防受壓。
   (4) 小腿下墊一合宜高度的枕頭使膝蓋彎曲，可預防腳趾頭頂到床面造成受壓及鬆弛背部肌肉。
   (5) 必要時可在大腿下墊一枕頭以預防膝蓋受壓。

4. **注意事項**：此姿勢擺位易影響肺部的擴張及造成脊柱過度伸展，故**心肺疾病功能欠佳、脊椎有異常**者及孕婦**不適合維持此姿勢**。

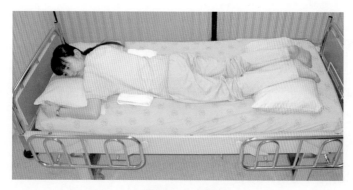

➕ 圖8-12　俯臥

● 側臥 (Lateral Position)

1. **目的**：執行背部護理、灌腸或肛門檢查時採用。可促進病人睡眠與休息，使薦骨突處的受壓獲得緩解，也可促進背部傷口的局部組織得到休息。

2. **正確擺位**（圖8-13ab）：

    (1) 身體的側面臥於床面。

    (2) 下側手臂可上舉到頭側（圖8-13a）或雙手均放在前胸（圖8-13b），**下側肩膀往外撥，確認下側手臂及肩膀無受壓狀況**。

    (3) 上側髖關節及膝關節較下側的髖關節及膝關節彎曲。

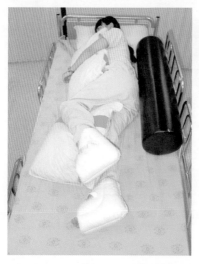

➕ 圖8-13(a)　側臥－下側手臂置頭側

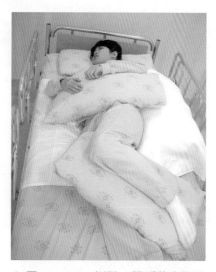

➕ 圖8-13(b)　側臥－雙手放在胸前

3. **支托**：

    (1) 頭下墊一枕頭，以維持頭頸及脊柱成一直線。

    (2) 胸前可放一枕頭以支托上手臂。

(3) 於兩腿間放一枕頭以避免上側腿壓迫到下側腿。

(4) 可於背部放一大枕頭或翻身枕以支托背部,協助維持側臥姿勢。

4. 注意事項:

(1) 檢查臀部與床面的夾角,須至少有兩指寬的距離,以確認臀部騰空。

(2) 依病人情況需於採左側臥式或右側臥式。

(3) 使用足跟保護器以避免踝關節外側受壓。

⊃ 坐臥式 (Fowler's Position)

1. 目的:

(1) 可使橫膈下降、胸廓較易擴張,**減少呼吸困難的現象**,適於**肺部疾病**及**腹水**患者。

(2) **可降低回心血量**,減少心臟的負荷,適於充血性心衰竭者。

(3) 胸腔手術後促進引流管的引流。

(4) 腹腔或骨盆腔感染時使感染局部化。

(5) **放鬆腹肌**以減輕腹痛或腹部傷口之疼痛。

(6) 用於**病人進食、讀書、看電視、接待訪客**時。

2. 正確擺位(圖8-14):

(1) 將床頭搖高所需的高度:

① **半坐臥式**(semi-Fowler's position):約30度。

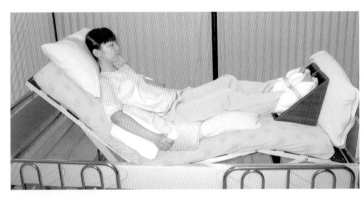

✚ 圖8-14　坐臥

② **坐臥式**(Fowler's position):約45~60度。

③ **高坐臥式**(high-Fowler's position):約90度。

(2) 病人臀部在床的彎曲點。

(3) 手臂放在身上或身體兩側。

3. 支托:

(1) 頭、頸及肩下墊一枕頭以維持姿勢;腰下墊一小枕,維持腰椎屈曲及脊柱平直。

(2) 如手臂放在身體兩側，可在前臂下各放一枕頭支托。兩手視需要握捲軸以利吸收汗液並預防屈曲攣縮。

(3) 長期臥床者可在大腿兩側各放一枕頭，以**預防髖關節外旋**；足部可使用足托板、足跟保護器、木箱、枕頭或砂袋維持足背屈曲，以預防垂足。

(4) 協助病人採半坐臥式時先搖高床尾使髖、膝關節彎曲以避免病人滑下床尾，再搖高床頭。

4. 注意事項：

(1) **因坐臥式的重心在薦骨、臀部及足跟，故時間不宜太長，且需注意預防此處的皮膚產生壓傷的現象。**

(2) 因為此姿勢會造成血液鬱積在下肢，故移動病人時速度不能太快，以預防姿位性低血壓的發生。

○ 辛氏臥位 (Sim's Position)

1. **目的**：肛門、會陰部檢查或治療；引流意識不清或吞嚥困難者之口鼻分泌物；鬆弛背部的肌肉。

2. **正確擺位**（圖8-15）：

(1) 採3/4之俯臥姿（介於側臥及俯臥之間）。

(2) 上面的手臂肘關節彎曲，放在頭側。下面的手臂微彎曲，自然放在身體的背側，或者雙手彎曲置於頭兩側。

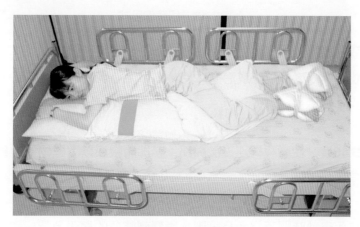

+ 圖8-15　辛氏臥位

(3) 上側腿的髖膝關節彎曲角度比下側腿的大。

3. **支托**：

(1) 頭、頸、肩下墊一枕頭以維持頭頸部的姿勢。

(2) 胸腹間墊一枕頭以支托腹部避免懸空。

(3) 兩腿之間墊一枕頭以預防上側腿壓迫到下側腿，也可預防髖關節之內旋轉及內收。

(4) 長期臥床者足部可使用足托板固定支托，以預防垂足產生。

屈膝仰臥式 (Dorsal Recumbent Position with Knee Flexed)

1. **目的**：會陰沖洗、導尿、床上使用便盆、肛門會陰部的檢查、產前的陰道檢查時採用。

2. **正確擺位**（圖8-16）：

   (1) 平躺在床上，頭下墊枕頭。

   (2) 兩腳彎曲及分開，平踏在床上。

   (3) 兩手放在身體兩側或胸前。

   (4) 為避免暴露病人，維持隱私，可拉上床簾及使用浴毯或大單菱形覆蓋，使下角垂於會陰部，需要時再予以掀開。

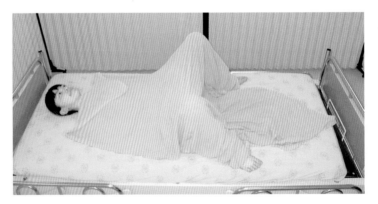

➕ 圖8-16 屈膝仰臥式

垂頭仰臥式或川德倫氏臥姿 (Trendelenburg's Position)

1. **目的**：促進下肢血液回流，**預防或治療休克**。亦可促進痰液之姿位引流。

2. **正確擺位**（圖8-17）：

   (1) 平躺在床上。

   (2) 將床尾搖高45度，使腳與臀部高於肩部；亦即將腰部以下整個下半身抬高。

   (3) 兩手放在身體的兩側或胸前。

3. **支托**：腰部墊一枕頭，以免腰部懸空。

4. **注意事項**：維持此姿勢時間不宜過長，因會影響到肺部的擴張及造成腦部充血。頭部手術及外傷者禁止使用此姿勢。

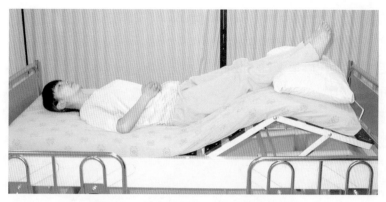

✤ 圖8-17　垂頭仰臥式（川德倫氏臥姿）

➲ 膝胸臥式 (Knee Chest Position)

1. **目的**：改善因子宮後傾所引起的經痛、矯正胎位、促進產後子宮復原、肛門或**腸道檢查**時採用。

2. **正確擺位**（圖8-18）：

    (1) 跪在平穩的床面。

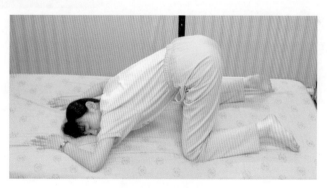

✤ 圖8-18　膝胸臥式

    (2) 雙腿打開與肩同寬。

    (3) 髖關節彎曲使胸部緊靠床面，臉側向一邊靠床面。

    (4) 大腿與床面垂直，膝關節呈90度。

    (5) 兩手放在頭的兩側，完成時**腹肌呈收縮狀態**。

3. **支托**：女性病人為了避免胸部壓迫可放一軟枕頭。

⮑ 膀胱截石術臥位 (Lithotomy Position)

1. **目的**：會陰部、陰道、子宮頸等**生殖道 檢查**、產婦自然**生產**、陰道灌洗、**泌尿 道檢查**時採用。

2. **正確擺位**（圖8-19）：

    (1) 仰臥於檢查檯上或產檯。

    (2) 臀部靠近檢查檯的底緣。

    (3) 雙腿分別放在腳蹬上。

    (4) 頭下放枕頭。

3. **注意事項**：維持此姿勢時間不宜過長， 因易造成膝膕處神經及血管受損。

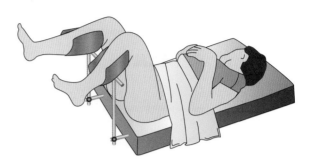

✚ **圖8-19　膀胱截石術臥位**

⮑ 截刀式臥位 (Jack-knife Position)

1. **目的**：肛門或直腸檢查、**痔瘡切除術**時採用。

2. **正確擺位**（圖8-20）：

    (1) 站立在地面。

    (2) 彎曲上半身使髖關節彎曲90度。

    (3) 上半身俯臥在檢查檯上。

    (4) 頭側一邊，雙手放在頭的兩側。

3. **支托**：為了讓病人舒適可在乳房下方及頭、肩下 墊枕頭。

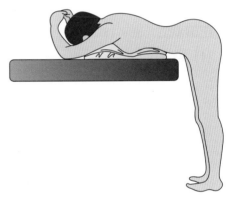

✚ **圖8-20　截刀式臥位**

二、協助病人翻身及移位的原則

為了預防制動的合併症，護理人員應隨時協助活動受限的病人翻身及移動。協助的過程中，有些原則及注意事項必須遵守，才能夠提供病人舒適、安全性高的移動及搬運技巧，並且省時、省力，不至於造成工作人員本身的傷害。

1. **評估病人情況**：包括生命徵象、活動能力、體重，以**了解病人是否適合移動**，應使用何種 方式移動。

2. **運用省力的方法**：

    (1) **使用大肌肉施力**：不要使用腰背部肌肉，而是手臂、臀肌、腹肌、大腿的大塊肌肉， 較不會疲勞，且事半功倍。

    (2) **利用重心轉移的方式**：移動病人時，護理人員將腳分開成一前一後，利用重心由前腳 轉移至後腳或後腳轉移至前腳的方式帶動病人移位。

(3) **使病人或重物愈靠近身體愈省力**：護理人員的身體重心盡量接近病人或重物，如此可達省力、穩定的效果。

(4) **減少抗重力作用**：少用抬、舉的方式，改利用滾動的方法，或者藉由拉動墊在病人身體下面的床單、枕頭來達到省力的目的，並預防照顧者肌肉拉傷。

(5) **利用輔助物**：如移位板、翻身單，既方便又省力，也能預防病人皮膚的損傷。

(6) **鼓勵病人自己出力**：例如：翻身時可讓病人抓住對側床欄用力，既可增加其活動量，並可藉由目標的達成，增強自信心。

(7) 尋求其他人員的協助。

3. **安全、穩定的原則：**

(1) **面對將移動的部位**：護理人員或照顧者移動病人時，應面對將移動的部位，避免自己脊柱不當扭曲而受傷。

(2) **降低重心**：搬運病人時，護理人員應盡量彎曲髖、膝關節以降低重心，雙腳分開增加底面積；調整床在適當高度，以增加安全及穩定度，並預防護理人員脊椎受傷。

(3) **注意病人安全**：搬運前應固定床輪。若病人離床緣較近，應拉起該側床欄，防止其跌落。

三、協助病人進行活動的原則

（一）一般性的原則

1. 應先評估病人的活動能力、疾病因素、醫療限制，再設計符合個別性的活動。例如：關節炎、骨折、脫臼、脊椎損傷等，必須依據復原狀況決定活動內容。

2. 增加執行活動的動機與意願：

(1) 向病人解釋活動的目的、重要性和過程。

(2) 考慮病人的喜好、感覺，與病人共同討論與設計活動內容。

(3) 活動前依醫囑提供必要的止痛劑以減輕不適。

(4) 護理人員、家屬等支持系統的鼓勵及陪伴。

3. 確保活動的舒適安全：

(1) 安排合適的環境，例如空間寬敞無障礙物、光線明亮、有必要的輔助設施及器具。

(2) 病人應穿著舒適的衣物，不脫落且可保護足部的鞋子。

(3) 配合病人身體狀況，溫和、少量開始，逐漸增加活動的量與時間。

(4) **運動過程中隨時觀察病人表情、呼吸及脈搏速率，若有不適或疼痛，應立即停止。**

(5) 運動後呼吸、心跳速率應逐漸恢復正常，若無法恢復或造成不適，表示活動的時間或強度超過病人的負荷，應重新評估及調整。

動動腦

　　林先生近端右肱骨骨折已接受石膏固定後之運動，下列何者最不適當？
(1)右前臂旋前旋後　(2)右手指屈曲伸展　(3)右手腕過度伸展　(4)右肩關節水平內收。

解答：(4)

（二）協助全關節運動 (ROM) 的原則

1.　運動量：**一般情況為每日至少2~3次**，每個關節的每個動作均操作5~10下，次數多、每次時間短，效果較好。臨床因應特定科別的常規或個別性的醫囑有所不同時，運動量應另做調整；若病人在活動後產生心肺代償，表示活動量過大，應再調整。

2.　步驟：

(1)　有一定的順序，且由簡單的動作**進展到複雜**的動作；**由近端關節開始，漸至遠端**。

(2)　被動運動宜**盡量每個關節分別進行，避免同時做數個關節而使動作不完整**。

(3)　每個關節的活動都由正常功能位置開始，結束時也應回到功能位置。

3.　操作動作：

(1)　盡量溫和、平穩、**有節律**的進行，**勿過度用力或太快**。

(2)　給予關節**適當的支托**，可使動作確實完整，也可避免其他關節被牽扯而受傷。支托關節有杯吸法(cupping)及支撐法(cradling)兩種（圖8-21）。

(3)　保持病人運動部位盡可能**靠近操作者**，使操作者能給予適當支托且較省力。

4.　運動範圍與程度：

(1)　**每個關節盡量做完整的活動度**，但若感覺到關節有阻力，或有疼痛的現象，就不可過**於勉強，且不應超過正常關節的活動度**。

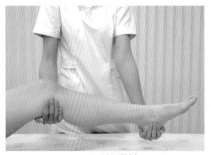
(a)杯吸法

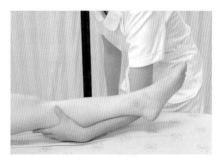
(b)支撐法

✚ 圖8-21　支托關節的方式

(2)　依據病人活動能力，由被動運動、協助性主動運動、主動運動、加阻力運動，循序漸進調整活動內容，**鼓勵其執行能力可及的最大活動程度**。

(3)　**健側肢體應與患側執行同樣內容和次數的活動**。

(4)　**可指導病人以健肢協助患肢做運動**，不足的活動度再由護理人員協助完成。

8-6 約 束

一、約束的意義與目的

　　約束(restraint)是指運用某些設備或器具限制病人全身或部分肢體的活動，主要目的是為了治療疾病及維護病人安全以免自我傷害或傷害他人。

二、約束的適用對象

1. 有全身或局部發癢的症狀：過敏、傳染性皮膚病或燒燙傷的癒合過程，病人會有局部或全身發癢的症狀，藉由限制其雙手的活動，可避免抓傷皮膚而造成感染。
2. 意識不清者：麻醉未醒或意識不清者可能會因不舒服或其他原因，不自主的拔除氣切、鼻胃管、靜脈注射導管、導尿管及各式傷口引流管等，或者移動身體干擾治療、汙染傷口。適當約束其雙手或身體可避免上述情況造成的傷害。
3. 易跌落床者：身體癱瘓、意識不清、躁動不安、認知功能不佳者，行動控制力較差，為避免自床上跌落造成骨折或頭部外傷的危險，必要時應給予適當的約束。
4. 精神病人：部分精神病人因有自我傷害及攻擊他人的危險，故需暫時限制其活動。

三、約束時的注意事項

1. 約束應有正當的原因及目的，千萬不可以約束作為威脅或懲罰病人的手段，也不可為了減少探視病人的頻率而約束之。
2. 使用約束需有醫囑。
3. 應向病人、家屬或照顧者解釋約束的目的及原因，並簽署同意書才能進行約束。
4. 鬆緊度應以能伸入1~2指為原則，才不致妨礙病人的血液循環。約束期間應**每 15~30分鐘觀察一次血循**，包括肢體末梢的顏色、溫度、活動及感覺(color, temperature, motion and sensory, CTMS)；如果有蒼白、發紺、冰冷、活動力減退、麻木或感覺異常的情況，即應立刻解除約束，針對導因改善後再重新約束。
5. 在病人的手腕或足踝使用約束時，應先以棉墊或紗布包裹約束部位，以保護皮膚及骨突處避免磨損；再以雙套結套住肢體，防止拉扯時造成緊束，影響血循。
6. **每2小時應鬆開約束一次**，改變病人的姿勢，並協助受約束的肢體運動，以促進血循，預防制動的合併症。
7. 在顧及安全且不影響約束效果的情況下，**盡可能保持被約束肢體的關節有適當的活動度**。
8. 約束期間應**隨時評估病人的健康狀況，滿足其營養、排泄等生理需求**，維持正常的生理功能，並**給予心理支持**以穩定其情緒。

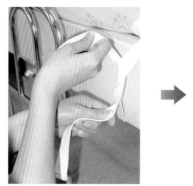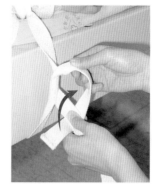

➕ 圖8-22　打平結的方法

9.　紅燈應置於病人隨手可及之處，以便反應緊急需要。

10.　約束帶應打平結（圖8-22），勿打死結，以免緊急狀況時解不開。

11.　約束帶不可綁在床欄上，應綁在床的本體上較為穩固。

四、約束的種類

可根據病人的情況及需要妥善及靈活的運用合適的約束法。

（一）床欄約束法 (Bedside Rail Restraint)

1.　目的：預防臥床病人跌落。

2.　方法：拉起兩側床欄，將枕頭分別置於床的四周，預防跌落及撞傷（圖8-23）。

3.　注意事項：須經常探視病人，必要時可併用其他約束方法，如：手腕或手肘約束法。

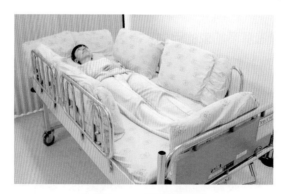

➕ 圖8-23　床欄約束法

（二）被單約束法 (Sheets Restraint)

又稱木乃伊約束法(mummy restraint)或軀幹約束法。

1. 目的：預防躁動及意識不清者跌落床下，適用於成人或較大兒童（圖8-24）。

2. 方法：以兩條大單的斜對角對折成適當寬度，一條橫放於病人的胸部，另一條橫放於大腿與膝部上方，再將大單兩端穿過床本體的下方打平結。

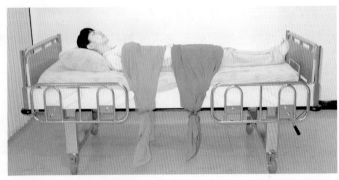

✚ 圖8-24　被單約束法

3. 注意事項：

   (1) 胸部束縛不可太緊，以免妨礙病人正常呼吸，並隨時評估呼吸情況。

   (2) 定時鬆開約束，協助翻身及肢體活動以預防壓傷產生。

（三）波氏夾克約束法 (Posey Jacket Restraint)

1. 目的：預防病人自床上或輪椅跌落。

2. 方法：

   (1) 病人坐、臥於床上時，將波氏夾克穿上後，兩側帶子以平結綁於床架上。

   (2) 病人坐於輪椅時，兩側帶子以平結綁於靠背的椅架上，或用大單摺疊成適當長度，其中央橫放於胸腹部，鬆緊度適當，再繞至椅背後方以平結固定於椅架上（圖8-25）。

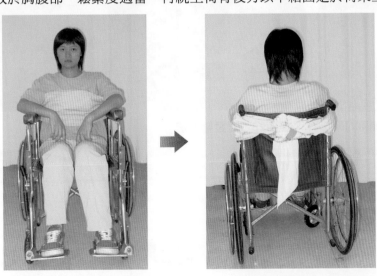

✚ 圖8-25　將大單中央橫放於胸腹部，再繞至椅背後方打平結固定

（四）波氏腰帶約束法 (Posey Belt Restraint)

1. 目的：將病人固定於床上，但仍能自由地左右翻身或坐起。

2. 方法：將波氏腰帶較寬處置放於前面腹部，環繞於背側面穿過細孔交叉後，以平結綁在床架上（圖8-26）。

3. 注意事項：注意鬆緊度，以免影響腰部以下血循及造成不適。

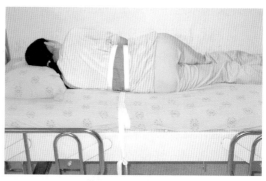

✛ 圖8-26 波氏腰帶約束法

（五）手腕及足踝約束法 (Wrist and Ankles Restraint)

1. 目的：限制病人手、腳的活動，以保護其安全，或預防其攻擊他人。

2. 方法：

   (1) 棉布繃帶約束（圖8-27）：將棉墊環繞於手腕或足踝上方後，以膠布固定。將棉布繃帶做成**雙套結**（圖8-28）套於手腕或足踝上方，先打普結再以**平結固定於床架**上。

   (2) 波氏手腕固定器（圖8-29）：棉墊環繞固定於手腕或足踝上方後，將固定器寬處置於手腕背部，環繞於腕部掌面穿過細孔交叉，再環繞於手腕背部打一普結，最後以平結固定於床架上。

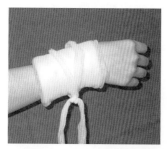

✛ 圖8-27 棉布繃帶約束法

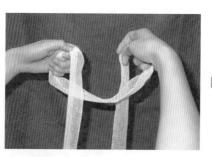

✛ 圖8-28 雙套結打法

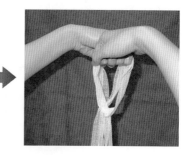

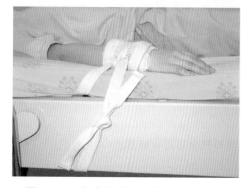

✛ 圖8-29 波氏手腕固定器

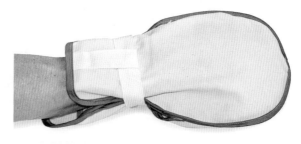

✛ 圖8-30 約束手套

圖片來源：http://www.medline.com/product/Hand-Protectors-Personal-Safety-Devices/Mitt-Restraints/

（六）手套約束法 (Mitt Restraint)

1. 目的：限制病人手指的活動，預防其拔除各種引流管、抓傷皮膚、移除傷口敷料、破壞傷口組織影響癒合等。

2. 方法：

   (1) 約束手套（圖8-30）：手握小捲軸以預防屈曲攣縮並幫助吸汗，戴上約束手套後，將帶子固定於床架上或輪椅扶手上。

   (2) 三角巾包裹：三角巾對折，手掌向上握住小捲軸，朝頂角方向置於三角巾上（圖8-31a）。將頂角蓋下後（圖8-31b），再交叉兩等角（圖8-31c），於手掌背面打平結（圖8-31d）。

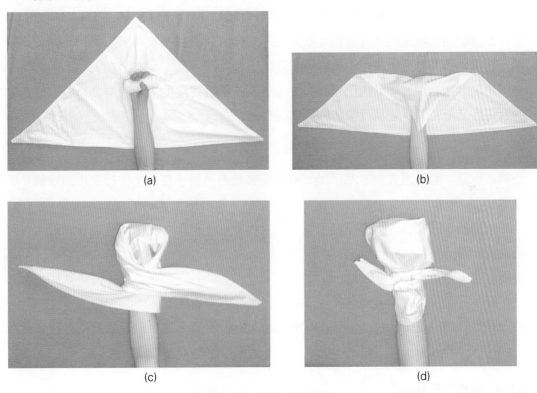

(a)　　　　　　　　　　　　　(b)

(c)　　　　　　　　　　　　　(d)

✚ 圖8-31　三角巾包裹法

（七）手肘約束法 (Elbow Restraint)

1. 目的：限制病人手肘彎曲，以預防觸及臉部或上身傷口。

2. 方法：將固定板置於手肘內側面（圖8-32），運用繃帶從手臂遠端向近端纏繞包裹，再加以黏貼固定，注意鬆緊度合宜。

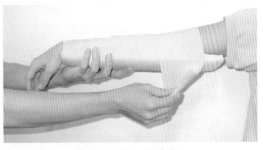

✚ 圖8-32　手肘約束法：固定板

8-7 ❤ 滿足活動與運動需要的護理過程

一、護理評估

藉由完整的護理評估，護理人員得以了解病人活動的能力、影響因素，及其對活動的反應，作為活動設計及評值成效的參考，期使病人能維持、重建或是發展最佳的活動狀態。

（一）健康史

1. 有無影響病人活動功能的過去病史及現在病史：如：骨折、肌腱韌帶受傷、關節炎、心臟病、肺部疾病、中風、癌症、神經系統疾病、憂鬱症、疼痛等。
2. 是否為活動功能障礙的高危險群：嬰幼兒、老年人、營養不良、服用藥物（如：鎮靜安眠劑、抗精神病藥物、止痛劑、抗組織胺等）。
3. 是否出現臥床合併症：臥床已經多久？是否為制動合併症的高危險群？是否已經產生制動的合併症？是否了解並執行預防合併症的措施？

（二）身體評估

1. 姿勢、步態：觀察病人走、站、坐、躺的姿勢是否平穩、自然？跛行？垂頭喪氣？肌肉緊繃？
2. 骨骼及關節：外觀有否變形？紅、腫、熱、痛的發炎現象？比較兩側是否對稱？各關節的活動度為何？
3. 肌肉質塊與力量：
   (1) 觸摸肌肉質塊的大小與堅實度，觀察有無肌肉萎縮現象。
   (2) 評估肌肉力量(muscle power)：要求病人抬起肢體，並活動關節抵抗護理人員施加的反方向阻力。正常情況下，應該可以完全抵抗此反方向力量（表8-4）。

▼ 表8-4　肌肉力量分級表

等級	意義	說明	運動
5	正常(normal)	可活動關節對抗重力及完全的阻力	加阻力運動
4	良好(good)	可活動關節對抗重力及部分阻力	**加阻力運動**
3	普通(fair)	可活動關節對抗重力（可抬起肢體），但完全無法對抗阻力	**主動運動**
2	不良(poor)	無法對抗重力（無法抬起肢體）及阻力，只能做平行移動	**協助性主動運動**
1	微弱(trace)	無法移動肢體關節，只看到肌肉收縮	**被動運動**
0	無反應(zero)	無任何肌肉收縮現象	被動運動

4. 神經血管功能：評估肢體皮膚的顏色、溫度、感覺、活動、脈搏、血管充填速度、是否水腫、疼痛。

5. 活動耐受力：病人活動中及活動後是否出現心臟血管及呼吸功能的不良反應，包括：

 (1) 心跳過度加快、心律不整、脈搏減弱。

 (2) 血壓異常的上升或下降。

 (3) 呼吸困難、呼吸急促或不規律、胸痛。

 (4) 皮膚蒼白、發紺、大量出汗。

 (5) 疲倦、頭暈、暈眩。

6. 其他生理狀況：評估身體其他系統的狀況，以協助確立是否有制動合併症的產生，如：臥床期間皮膚狀況、體重變化、生命徵象變化、心電圖檢查、尿液及血液檢驗值（包括生化、全血球計數、電解質等）。

（三）日常生活活動執行能力

1. 日常生活功能評估：評估項目包括進食、儀容修飾（洗臉、刷牙、梳頭）、穿脫衣服、轉位（床、椅子、輪椅間移位）、進出盥洗室、洗澡、步行、上下樓梯、如廁等。

2. 評估方式：考慮完成活動時是否可獨立完成？哪些項目需要依賴他人？是部分依賴還是完全依賴？是否在合理的時間內完成？是否需要輔助工具？是否需要給予接觸性協助？是否需要非接觸性的協助（如：監督、暗示、環境安排、器具準備）？

（四）其他影響活動的因素

1. 日常生活習慣及工作型態：生病前的如何安排生活？是否都從事靜態的活動？工作性質是否須長時間維持同一姿勢？經常搬重物？有無固定運動的習慣？

2. 環境的限制：生活環境的設施是否造成病人活動不方便或不安全？例如：住在沒有電梯的樓房、空間狹小、走道或浴室沒有扶手、缺乏輪椅活動的無障礙空間等。

3. 支持系統：病人的家人、朋友及社會能否提供適當的協助以促進病人活動的意願及可能性，例如：情緒的支持及鼓勵、日常生活的照顧、復健運動、購買活動輔助器材、建構安全的環境等。

二、護理診斷（健康問題）

（一）與活動有關的主要護理診斷（健康問題）

⊃ 身體活動功能障礙

1. 定義：個人獨自執行身體活動的能力受到限制。

2. 定義特徵：

(1) 在物理環境中沒有能力作有目的的活動，包括在床上翻身、從床上移動到另一張床或椅子、下床行走。

(2) 肌肉的張力、控制力或肌肉塊減少。

(3) 肌肉協調能力障礙。

(4) 被迫限制活動，包括機械性或醫療性的活動限制。

(5) 關節活動度受限制。

(6) 不願意活動。

⊃ 活動無耐力

1. 定義：個體處於缺乏足夠的生理或心理能量，以持續或完成必要或想要的日常活動的狀態。

2. 定義特徵：

(1) 活動（自我照顧、運動或休閒）減少。

(2) 避免活動。

(3) 口頭表示疲憊或軟弱無力。

(4) 心臟血管系統對活動的不良反應：心搏徐緩、不正常的心搏過速、心律不整、脈搏強度減弱、血壓異常的上升或下降。

(5) 呼吸對活動的反應：呼吸困難、呼吸急促或不規則。

(6) 皮膚對活動的反應：蒼白、發紺、潮紅、大量出汗或劇烈活動時皮膚乾燥。

(7) 姿勢：肩部或頭部下垂，或是肌肉張力與強度減少。

(8) 平衡感改變：如：運動失調、頭暈、暈眩、昏厥。

(9) 情緒狀態：憂鬱、對活動缺乏興趣、害怕活動或害怕活動後反應。

⊃ 潛在危險性廢用症候群

1. 定義：指個人處於因醫囑或不可避免的骨骼肌肉活動受限，而導致身體系統惡化的危險狀態。

2. 相關因素／危險因子：癱瘓、嚴重疼痛、機械性固定不動、醫囑須固定不動、意識程度改變。

（二）護理診斷（健康問題）之間的鑑別

⊃ 活動無耐力與身體活動功能障礙的區別

「活動無耐力」是發生在病人生理及心理能量不足以完成日常活動的狀態，例如：病人有貧血，造成身體細胞氧氣供需不平衡，無法產生足夠的能量完成活動，易導致此問題。而

「身體活動功能障礙」是病人身體操作活動的功能有限制所導致的問題，例如：骨折。前者有如汽車沒有油，缺乏能源可活動，後者就像汽車爆胎，零件損壞無法活動。以上無論是哪一類型的活動問題，都可能影響病人的自我照顧能力。

◎ 潛在危險性廢用症候群與身體活動功能障礙的區別

「身體活動功能障礙」的診斷不用來形容完全不動的病人。當有完全不動的情形，「潛在危險性廢用症候群」才是可選擇的適當診斷。

（三）其他活動方面的護理診斷（健康問題）

包括：沐浴自我照顧能力缺失、穿著自我照顧能力缺失、進食自我照顧能力缺失、如廁自我照顧能力缺失、床上移動功能障礙、輪椅移動功能障礙、移位能力障礙、步行障礙、潛在危險性跌倒、潛在危險性損傷、潛在危險性活動無耐力。

（四）制動合併症造成的健康問題

包括：潛在危險性皮膚完整性受損、呼吸道清除功能失效、低效性呼吸型態、氣體交換障礙、尿滯留、功能性尿失禁、急迫性尿失禁、睡眠型態紊亂、潛在危險性感染等。

三、護理目標

1. 病人能說出活動與運動的目的和必要性。
2. 病人能依照共同協議的時間、次數確實執行活動運動計畫。
3. 病人能正確執行活動內容、正確運用輔助器材，且未發生任何跌傷意外。
4. 病人在活動中或結束後沒有疲憊、軟弱或任何生理不良反應。
5. 病人每日能攝入適當的營養及充足的水分。
6. 病人能維持各系統正常生理功能，未出現制動的合併症：
   (1) 病人能維持健側的肌肉力量；患側的肌肉沒有萎縮，肌肉力量能維持或者漸進的恢復。
   (2) 病人全身關節的活動度均維持正常。
   (3) 能有效清除呼吸道分泌物並維持正常的呼吸型態。
   (4) 能維持適當的體液電解質平衡：每日的攝入及排出量平衡、血液電解質濃度正常、沒有水腫現象。
   (5) 沒有感染發生：生命徵象在正常範圍、白血球數目正常、細菌培養結果為陰性。
   (6) 皮膚彈性、顏色正常且完整，無發紅、破皮、潰爛的現象。
   (7) 肢體末梢的顏色(Color, C)、溫度(Temperature, T)、感覺(Sensory, S)、活動(Motion, M)正常。

(8) 能維持正常的排便型態，無便祕的現象。

(9) 能維持膀胱適時排空，沒有尿液滯留、泌尿道感染、結石等問題。

7. 病人情緒平穩，並能維持適當的溝通與社交。

8. 病人能維持日常活動功能，並（或）逐漸增加獨立性。

四、護理措施

對於固定不動或活動障礙病人的護理措施重點在於預防制動的合併症及意外傷害的發生，並能維持或增進日常活動功能。

1. 衛教病人、家屬或照顧者活動的重要性及各種協助活動的方法。

2. 鼓勵並協助病人執行全關節運動每日至少2~3次。

3. 及早開始漸進式下床活動，小心預防姿位性低血壓，並依據病人的忍受程度，逐漸增加活動的量及時間。

4. 定時翻身，至少2小時一次。

5. 教導並協助使用適當的支托器具及防護設備，如：手握捲軸、粗隆捲軸、足托板、翻身枕、氣墊床、水床等。

6. 教導並協助使用適當的輔助器具以協助行走並增加活動的安全性，如：拐杖、助行器及輪椅。

7. 鼓勵病人每2~4小時做深呼吸、有效咳嗽動作，並協助背部叩擊，以促進肺部擴張及痰液引流，必要時依醫囑採取其他措施，如：抽痰。

8. 維護皮膚健康，加強皮膚保護，如：避免潮溼、壓力、摩擦力及剪力傷害。

9. 營養方面採低鈣、高磷酸、高蛋白、高維生素C、高纖維飲食。並在無禁忌下攝取充足的水分，每日至少2,000c.c.。

10. 穿著彈性襪或運用彈性繃帶以促進靜脈回流。

11. 經常探視病人，隨時提供人、時、地、物等定向感訊息。

12. 提供病人心理支持、諮商，使能接受及調適活動障礙，並重新建立目標與信心。

13. 提供可利用的醫療機構與社區資源相關訊息。

14. 受約束的病人，需每15~30分鐘評估末梢循環及CTMS。

五、護理評值

當護理措施執行完畢後，護理人員依據各項護理目標是否達成，評值護理措施的成效，並重新檢討及修改護理計畫。

技術 8-1 移動病人至床邊
Moving a Patient to Side of Bed

先備知識

1. 協助病人維持正確的姿勢－仰臥。
2. 熟悉協助病人翻身及移位的原則。

應用目的

協助無法自行活動的病人移至床的一側，以便準備換床單、執行護理活動或繼續翻成側臥。

操作步驟與說明

操 作 步 驟	說　　　明
工作前準備	
1. 脫錶洗手：採內科無菌洗手法。	
2. 核對床頭卡及手圈，詢問病人全名及出生年月日，並向病人及家屬解釋執行目的與過程。	2-1. 評估病人是否適合移動，有無安全上的顧慮。
工作過程	
（一）一人執行時	
1. 固定病床床輪。	
2. 護理人員站在病人預備移至的一側床緣，並面對著病人上半身。	
3. 將病人雙手交叉置於腹部。	3-1. 以免移動病人時，雙手晃動或拉扯到。
4. **將枕頭自病人頭部下移至肩下與上背部**（圖8-33a）。	4-1. 可作為挪往床邊的助力。

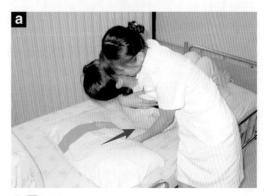

➕ 圖8-33a

操 作 步 驟	說 　 明

5. 護理人員雙腳分開，一腳在前，一腳在後，距離約30公分，稍微彎曲髖關節和膝關節，使重心降低。

5-1. 利用人體工學原理，節省護理人員的體力及避免傷害。

6. 護理人員**平穩抓握枕頭兩側，用枕頭將病人上半身移向床邊**（圖8-33b）。

6-1. **不需抬起病人**，可減少摩擦力及重力影響，達省力及減少病人不適的目的。

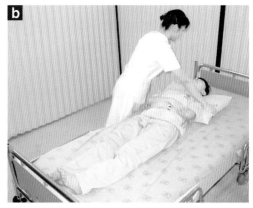

+ 圖8-33b

7. 護理人員轉為面向病人腰部，同時分開雙腳，一前一後，彎曲髖關節及膝關節（圖8-33c）。

8. 護理人員一手伸入病人近側腰臀下，將床墊下壓，另一手繞過病人，**兩手環抱其腰臀部**（圖8-33c）。

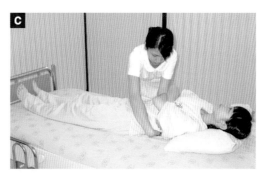

+ 圖8-33c

9. 護理人員以半蹲的姿勢將身體重心由前腳往後腳移動，同時**將病人的下半身移至近側床緣**（圖8-33c）。

10. 護理人員將**兩手分別伸入病人膝及小腿下，將兩腿移至床邊**（圖8-33d）。

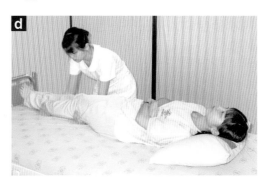

+ 圖8-33d

11. 將枕頭歸回原位。

操 作 步 驟	說　明

（二）二人執行時

1. 固定病床床輪。

2. 將枕頭立於床頭。

3. 兩位護理人員同時站在病人需移向之床側，面向病人。

4. 兩位護理人員同時分開雙腳，一前一後，彎曲髖關節及膝關節。

5. 甲護理人員將**一隻手伸入病人頸肩下，另一隻手伸入其腰臀部**；乙護理人員將一手**伸入病人臀部下；另一手置於大腿下接近膝蓋處**（圖8-34）。

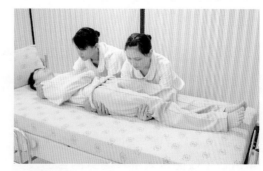

➕ 圖8-34

6. 由甲護理人員喊口令，同時合力將病人移至近側床緣。

7. 將枕頭回歸原位。

工作後處理

1. 整理病人的被蓋、床單及病人單位，必要時拉上床欄。

2. 洗手：採內科無菌洗手法。

技術 8-2　協助病人由平躺翻成側臥
Turning a Patient from Supine to Side Lying Position

先備知識

1. 協助病人維持正確的姿勢－側臥。
2. 熟悉協助病人翻身及移位的原則。

應用目的

1. 改變病人姿勢，以促進舒適並預防因長時間平躺所造成的合併症。
2. 方便部分護理技術的執行。

操作步驟與說明（以協助病人翻向左側為例）

操作步驟	說明
工作前準備	
1. 核對床頭卡及手圈，詢問病人全名及出生年月日，並向病人解釋翻身的目的及過程。	1-1. 評估病人是否適合移動並取得病人的合作。
2. 詢問病人是否需使用便盆。	2-1. 以免翻身後不久病人想上廁所又必須立即翻成平躺，而增加其體力的消耗。
3. 脫錶洗手：採內科無菌洗手法。	
4. 準備用物：枕頭。	4-1. 視單位可提供枕頭的量，準備1~3個枕頭。
5. 將枕頭攜至病人單位。	
工作過程	
1. 再次以床頭卡核對病人及手圈，詢問病人全名及出生年月日。	
2. 將所準備的枕頭置於床旁椅上。	
3. 固定病床床輪。	
4. 假設欲將病人翻向左側，護理人員先依技術8-1的操作步驟**將病人移至右側**。	4-1. 如病人**欲左側臥則移向右側床緣，欲右側臥則移向左側床緣**。
5. **將右側的床欄拉起**。	5-1. **預防病人跌落**。

操　作　步　驟	說　　明
6. **回到左側將左側的手臂向上舉至頭側並稍微彎曲**，右側的**手臂橫放於胸前**，右側的**大腿交叉放在**左側的**大腿上**（圖8-35）。	6-1. 避免遠側手臂被壓迫，影響血循；並有利於重心轉移向左側。 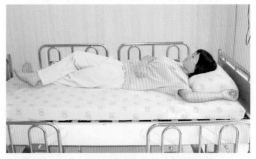 ➕ 圖8-35　病人翻成側臥前的姿勢擺位
7. 護理人員雙腳前後分開站立，膝蓋及髖部微彎曲，**雙手分別扶在病人**右側的**肩部與**右側**的臀部**（圖8-36）。	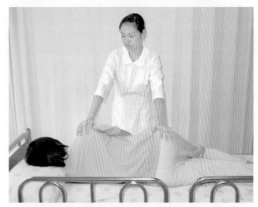 ➕ 圖8-36　護理人員雙手分別扶在對側（右側）肩部與臀部，將病人翻向左側
8. 護理人員將身體的重心由前腳移至後腳，同時將病人的身體翻向左側（圖8-36）。	8-1. **護理人員應站在病人欲側臥的那一側，將病人翻向自己，而不可以站在對側向外推，以免發生跌落之危險。**
9. 於病人的背部、兩腿間及胸前各置放一個枕頭。	9-1. 背部置枕的目的是為了協助病人維持側臥的姿勢，兩腿間和胸前置枕是為了支托大腿和手臂，以免壓迫，可使病人較為舒適。
10. 拉起近側床欄。	10-1. 預防病人跌落。

工作後處理

1. 整理病人的被蓋、床單及病人單位。
2. 洗手：採內科無菌洗手法。

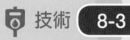

技術 8-3 圓滾木翻身法
Logrolling Technique

先備知識

1. 正確協助病人維持側臥姿勢。
2. 熟悉協助病人翻身及移位的原則。

應用目的

協助脊椎損傷或脊椎手術後病人於翻身時能保持脊柱平直，預防脊髓神經再度受損。

操作步驟與說明（以協助病人翻向左側為例）

操 作 步 驟	說 明
工作前準備	
1. 核對床頭卡及手圈，詢問病人全名及出生年月日，向病人解釋目的及過程。	
2. 詢問病人是否使用便盆。	
3. 脫錶洗手：採內科無菌洗手法。	
4. 準備用物：	
(1) 翻身單（或中單或大單）一條	
(2) 枕頭3或4個	
5. 將用物攜至病人單位。	
工作過程	
1. 再次以床頭卡及手圈核對病人，詢問病人全名及出生年月日。	
2. 固定床輪，放下病床兩側床欄。	
3. 移除枕頭，調整或移除被蓋，整理衣服。	3-1. 移除枕頭使脊柱維持一直線。
4. **將病人雙手交叉置於腹部。**	
5. 兩位護理人員分別站於左、右兩側床緣，捲起病人身體兩側翻身單，**雙手分別抓緊靠近病人肩膀及大腿處的翻身單，由一位護理人員喊口令，同時合力將病人移至右側**（圖8-37ab）。	5-1. **運用翻身單將病人移至床邊的方式，可在移位過程中維持脊柱平直。** 5-2. **抬起及放下病人的動作應輕柔且平穩，使病人所受震動降至最低。**
6. 拉上右側床欄。	6-1. 確保病人安全。

操　作　步　驟	說　　明

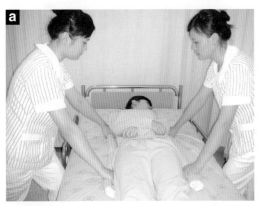

➕ 圖8-37a

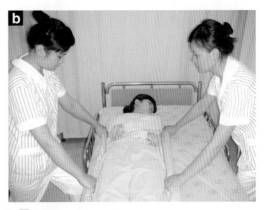

➕ 圖8-37b

7. 將病人左側的手臂向上舉至頭側並稍微彎曲，右側手臂橫放於胸前（圖8-38）。

8. 兩位護理人員同時站立於左側床緣，第一位護理人員雙手分別抓緊靠近病人右側肩膀及腰背處的翻身單；第二位護理人員則抓緊靠近病人右側臀部及大腿處的翻身單（圖8-39）。

7-1. 避免翻身後左側手臂被壓迫，影響血循；且有利於重心轉移。

8-1. 護理人員藉由翻身單支托於肩、腰背、臀、腿，使脊柱維持平直。

8-2. 告知病人過程中避免用力或扭動腰椎。

8-3. 當只有一位護理人員執行翻身時，則雙手抓緊靠近右側肩部及臀部的翻身單。

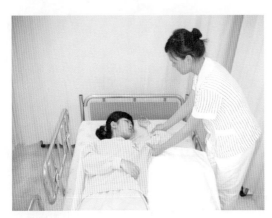

➕ 圖8-38

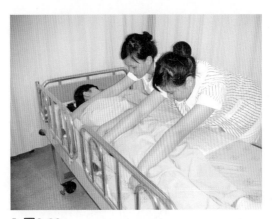

➕ 圖8-39

9. 由一位護理人員喊口令，動作一致將病人翻向左側，過程中病人脊椎及雙腿須保持平直（圖8-40）。

9-1. 翻身過程應觀察病人表情變化，以評估是否有不適的反應。

操作步驟	說明

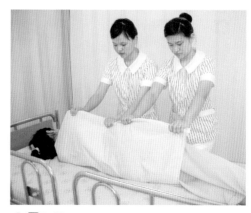

+ 圖8-40

10. 協助維持正確及舒適臥姿：

(1) 一位護理人員雙手分別抓緊靠近病人肩膀及大腿處的翻身單以支托病人；另一位護理人員協助於**背腰處放一大枕頭，並稍微向下壓，塞入病人背腰處**（圖8-41a）。

(1)-1. 背腰處的枕頭可協助病人維持側臥。

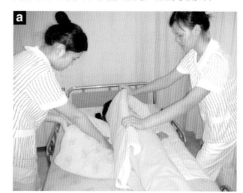

+ 圖8-41a

(2) **於頭部置一較小枕頭，雙手放在胸前，胸前置一枕頭以支托手臂；雙腿間放一枕頭，且上（右）側腿的髖、膝關節應較下（左）側腿彎曲**（圖8-41b）。

(2)-1. 頭部置枕頭可維持頭頸部及脊柱成一直線。

(2)-2. 雙手置胸前可避免手臂及肩部受壓迫。

(2)-3. 雙腿間放枕頭，可避免上側腿壓迫到下側腿。

(2)-4. 上側腿較彎曲有利於維持側臥姿並使病人較舒適。

操作步驟	說明

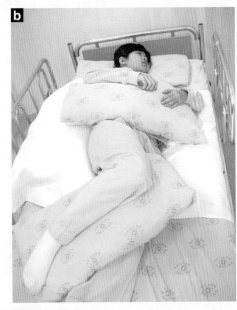

✚ 圖8-41b

11. 整理病人衣服、被蓋及床單。	
12. 拉上兩側床欄。	12-1. 預防病人跌落。

工作後處理

1. 洗手：採內科無菌洗手法。
2. 記錄：翻身時間、臥位（左或右）、病人反應及生命徵象等。

記錄範例

時 間	用藥及治療	生命徵象	護理記錄
10:00			病人生命徵象穩定，依醫囑臥床休息中，能正確維持脊柱平直；協助以圓滾木翻身由平躺翻向左側臥，過程無任何不適主訴，予以適當支托維持舒適。／N1陳美

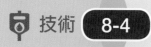

技術 8-4 協助病人移向床頭
Moving a Patient up in the Bed

先備知識

熟悉協助病人翻身及移位的原則。

應用目的

協助因為半坐臥於床上而下滑至床尾的病人移向床頭。

操作步驟與說明

操 作 步 驟	說 明
工作前準備	
1. 核對床頭卡及手圈，詢問病人全名及出生年月日，並向病人解釋移動的目的及過程。	1-1. 評估病人是否適合移動，選擇合宜的移動方式。
2. 脫錶洗手：採內科無菌洗手法。	
3. 準備用物：枕頭數個。	
4. 攜帶用物至病人單位。	
工作過程	
1. 將床頭搖平。	1-1. 較為省力。
2. 取一枕頭立於床頭。	2-1. 以免移動時用力過猛，使病人頭部撞到床頭欄杆。
3. 以**部分自助法（一人協助法）**協助病人移向床頭：	3-1. 二人協助法請依步驟4.操作。
(1) 將病人雙手交叉於腹部。	
(2) **協助病人彎曲膝蓋，腳平踏於床面**，若病人昏迷或下肢無力，就以枕頭墊在其雙膝下（圖8-42）。	(2)-1. 挪移病人時，可減少負擔其雙腿重量。
(3) 將**枕頭自頭部下移至肩下與上背部**，以抬高病人（圖8-43）。	(3)-1. 可增加往床頭移動之助力。

操　作　步　驟	說　　　明

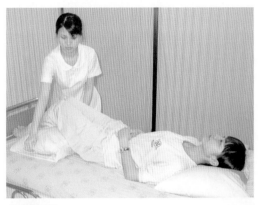

✚ 圖8-42

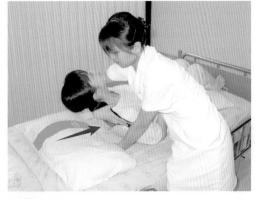

✚ 圖8-43

(4) **護理人員站在床側邊**，兩手分別拉枕頭兩側之斜對角（圖8-44）。

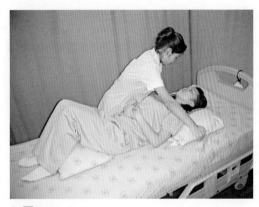

✚ 圖8-44

(5) **護理人員拉枕頭將病人往床頭方向移動**。若病人下肢有力，則同時請病人雙腳用力蹬。

(6) 將枕頭置回病人頭頸部（圖8-45）。

(7) 協助病人採取舒適的臥位。

(5)-1. 護理人員和病人同時用力。

(5)-2. **不要抬起病人**，減少摩擦力及地心引力，達到省力且舒適之目的。

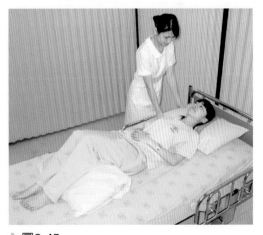

✚ 圖8-45

操 作 步 驟	說 明
4. 以**二人協助法**協助病人移向床頭：	4-1. 用於無法自行用力的病人。

4. 以**二人協助法**協助病人移向床頭：

  (1) 協助病人彎曲膝蓋，腳平踏於床面。

  (2) 兩位護理人員分別站在病人的左右兩側。

  (3) **二人均以近側前臂支托病人腋下，另一隻手抓緊病人褲子腰帶**（圖8-46）。

4-1. 用於無法自行用力的病人。

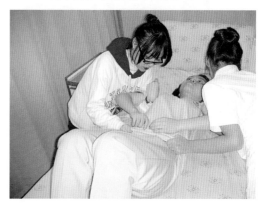

✛ 圖8-46　協助病人移向床頭：二人協助法

  (4) 二人**雙腳前後分開，彎曲髖關節和膝關節使手臂和床面高度一致**。

  (5) 由其中一位**護理人員喊口令，兩人將身體重心由後腳移至前腳**，同時將病人移向床頭。

  (6) 將枕頭置回病人頭頸部。

  (7) 協助病人採取舒適的臥位。

(4)-1. **避免彎曲腰部。**

(5)-1. **利用重心的轉移以達省力之效。**

工作後處理

1. 測量生命徵象。

2. 調整病床高度。

3. 整理病人的被蓋、床單及病人單位。

4. 洗手：採內科無菌洗手法。

1-1. 評估呼吸和脈搏有無不規律或異常增減的情形。

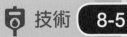

協助病人由床上坐起及下床行走
Assisting a Patient for Dangling at the Bed and out of the Bed for Walk

技術 8-5

先備知識

1. 了解制動對身體的影響－心臟血管系統。
2. 熟悉協助病人翻身及移位的原則。

應用目的

協助臥床病人由床上坐起並下床行走。

操作步驟與說明

操 作 步 驟	說 明
工作前準備	
1. 核對床頭卡及手圈，詢問病人全名及出生年月日，並向病人解釋執行目的及過程。	1-1. 評估病人是否適合下床，並取得病人的合作。
2. 脫錶洗手：採內科無菌洗手法。	
3. 準備用物：	
(1) **防滑**的拖鞋或鞋子1雙	
(2) 腳凳1個（視需要）	
4. **測量脈搏及呼吸，並視情況測量血壓。**	4-1. **作為病人是否適合下床之參考。**
5. 詢問病人是否需要使用便盆。	5-1. **若便盆椅不用時，勿放床邊。**
6. 協助病人將服裝穿著妥當。	6-1. 避免起床後暴露。
7. 準備好病人的鞋子並放在合宜位置。	7-1. 以備站立時使用。
8. 固定床輪，調整病床高度，若病床過高需準備腳凳。	8-1. **病床高度最好以病人坐於床緣時腳能接觸地面為佳。**
工作過程	
1. 將病人的被蓋扇形摺疊至床尾，並將雙腳放在被單外。	1-1. 避免床單影響病人活動。
2. **協助病人翻成側臥（健側），面向欲下床側。**	2-1. 側臥時，可以讓病人稍微偏向床緣，以方便下床，但須注意病人的安全。
	2-2. **協助病人由健側下床。**
3. 拉起健側床欄。	3-1. 避免病人跌落。

操 作 步 驟	說 明
4. 將床頭搖高30度，速度勿太快，並詢問病人有無不適。	4-1. 節省起床時所需花費的力氣。
5. 護理人員站回床側，兩腳分開，放下床欄。	
6. 將病人的雙腳移向床緣。	6-1. 便於協助坐起。
7. 將**病人的雙手放在護理人員的肩膀上**（圖8-47a），**或以健側（及患側，視情況）手臂支撐床面**。	7-1. 可適度讓病人自行用力。
8. 護理人員**將接近床頭側的手伸入病人頸肩下**，另一隻手放在對側膝窩處，病人足尖朝床尾（圖8-47a）。	
9. 以病人的臀部為軸心，**置於頸肩處的手向上用力，置於膝窩處的手向下用力**（圖8-47a），同時也鼓勵病人的雙手用力，使病人坐起，雙腿垂在床緣（圖8-47b）。	9-1. 以臀部為圓心，畫一個圓，將病人扶起。 9-2. 護理人員的**重心由前腳移至後腳**。

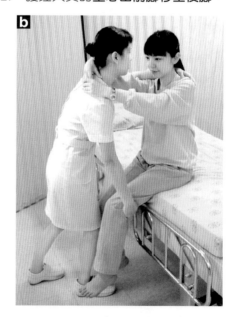

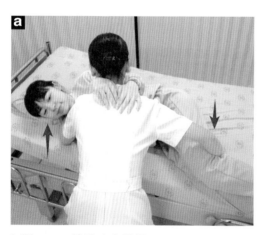

✚ 圖8-47　協助病人坐起

10. 拉上床欄，請病人手扶床欄，以**維持坐姿5~10分鐘**，並詢問其感覺。	10-1. 詢問**是否有頭暈或其他不適**，預防因姿位性低血壓而跌倒。
11. **測量生命徵象**。	11-1. 主要是測量呼吸、脈搏及血壓，評估是否有不規律或異常增減的情況。

操 作 步 驟	說 　 明
12. 協助病人穿上保暖的衣物及防滑鞋子，並將腳凳放在合宜位置。	
13. 護理人員站在病人前方，將病人的雙手放在護理人員的肩膀上，**護理人員的雙手環抱其腰部**（圖8-48），**或抓住其腰部褲帶**（圖8-49）。	13-1. 視病人的體重選擇使用的方法。 13-2. 將病人撐起而非抬起，故雙手是作為固定與協助之用。

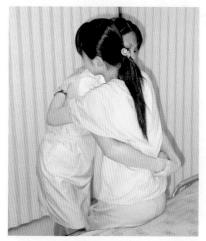

✛ 圖8-48　環抱病人腰部，手臂夾住側腰以協助站起

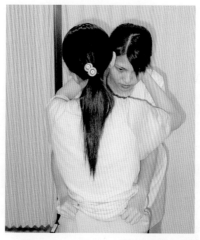

✛ 圖8-49　抓住病人腰部褲帶以協助站起

14. **護理人員採半蹲姿勢，一腳置於患側腳前方，一腳置於患側腳側方**（圖8-50）**以雙膝頂住病人膝關節。此時護理人員身體微向後傾，膝關節伸直，即可協助病人站起，在確定站穩後，才可移開。**

14-1. 頂住病人的膝蓋是為了預防其站起後不自主的彎曲而跌倒。

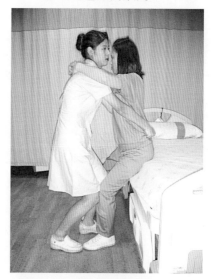

✛ 圖8-50　支撐患側膝蓋以協助站起

操 作 步 驟	說　　　明
15. 護理人員移至病人的患側。	15-1. 護理人員站病人患側，以防跌倒。
16. 將病人靠近護理人員的手橫搭在護理人員的肩膀上，護理人員則用靠近病人側的手抓住病人的遠側褲頭，另一隻手抓住病人的手（圖8-51），協助病人站立一下，並觀察其反應。	16-1. 請病人**先站一下**，**觀察其反應**，有無出現頭暈、臉色蒼白等，如果**沒有不適的反應才安排下一步的行走**。
17. 教導並協助病人行走。	

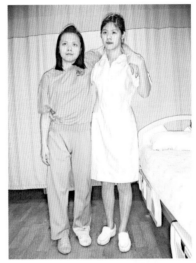

＋ 圖8-51　站在病人患側協助其行走

工作後處理

1. 整理病人單位。
2. 洗手：採內科無菌洗手法。
3. 記錄：病人下床活動的時間、活動內容、病人反應及生命徵象等。

記錄範例

時　間	用藥及治療	生命徵象	護理記錄
09：00		36^5, 72, 20, 120/80mmHg	病人今為手術後第4天，生命徵象穩定，尚未下床活動。協助其起身坐於床緣，主訴微感頭暈，休息10分鐘後改善。穿著束腹，在攙扶下於室內步行約10公尺，速度慢、步態平穩，呼吸微喘，主訴傷口輕微疼痛，可忍受，無其他不適。／N1陳美

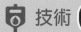

技術 8-6　協助病人坐入椅子（輪椅）及由椅子（輪椅）返回病床
Assisting a Patient into a Chair or Wheelchair and Back to the Bed

先備知識

熟悉協助病人翻身及移位的原則。

應用目的

1. 改變病人姿勢，預防因長時間臥床所造成的合併症。
2. 增加病人的活動範圍，促進體力的恢復。

操作步驟與說明

操作步驟	說明
工作前準備	
1. 核對床頭卡及手圈，詢問病人全名及出生年月日，並向病人解釋執行目的及過程。	1-1. 評估病人情況是否適合下床活動，並取得病人的合作。
2. 脫錶洗手：採內科無菌洗手法。	
3. 準備用物：	
(1) 保暖衣物（視需要）	
(2) 防滑的拖鞋或鞋子1雙	
(3) 椅子或輪椅1張	
(4) 腳凳1個（視需要）	
4. 測量呼吸及脈搏，並視情況測量血壓。	4-1. 評估病人活動前身體狀況並可作為活動後的比較。
工作過程	
（一）協助病人由床上坐入椅子（輪椅）	
1. 依前一技術的操作步驟協助病人坐於欲下床側的床緣。	1-1. 見技術8-5「工作過程」步驟1.~12.。
2. 將**椅子（輪椅）置於與床尾之間呈45度角或平行處，使病人的健側靠近椅子（輪椅）**。	2-1. 為了病人安全，一般而言由健側來移位。
3. 固定輪椅並收起腳踏板。	
4. 協助病人下床及行走至椅子（輪椅）前面。	4-1. 見技術8-5「工作過程」步驟13.~16.。

操 作 步 驟	說　明

5. 病人以未扶住護理人員的手（健側）扶住椅子（輪椅）手把，並轉身背對椅子（輪椅），同時將另一手也扶住另一椅把，護理人員則同時轉身面對病人，將雙手夾住病人腰部並環抱於背後或拉住其褲頭（圖8-52）。

5-1. 動作宜穩定、緩慢，以免病人跌倒。

5-2. 選擇使用環抱於背後或拉其褲頭是以病人體重或護理人員身高做考量。

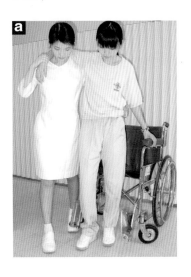
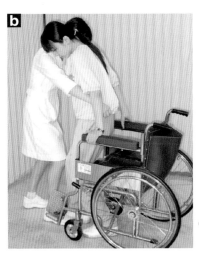

✚ 圖8-52
協助病人坐入輪椅

6. 若病人無力行走，則可利用技術8-5「工作過程」步驟13.~14.**協助病人自床緣站立後，立即藉助護理人員轉身的力量將病人移入椅子**（輪椅）（圖8-53）。

6-1. **教導病人在坐下前，先將身體微前傾，再緩慢彎曲膝關節，使重心下降，當坐定後，才將病人背部向後靠入椅背，避免快速放下而造成病人受傷。**

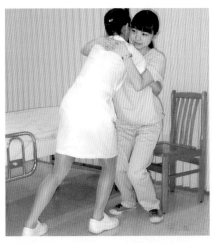

✚ 圖8-53　協助病人直接坐入椅子

操 作 步 驟	說　　明
7. 緩緩使病人就坐，並注意舒適姿勢的支托。	
8. 放下輪椅腳踏板或使用腳凳，將病人的腳安置妥當。	8-1. 腳凳視椅子高度需要時使用，腳踏板可支托病人的腳部，使其感到舒適。

（二）協助病人由椅子（輪椅）返回病床

1. 將輪椅推回病人單位，**使輪椅和床尾平行或呈45度角**，使病人健側靠近床，固定輪椅。	
2. 將病人的腳置於地面，收起輪椅腳踏板。	
3. 護理人員面對病人，將**病人的手放在兩側椅把上**，或**環抱於護理人員肩後，鼓勵病人站起時也自行用力將身體撐起**。	
4. 護理人員兩腳分開站立，一腳在前、一腳在後，彎曲膝蓋，兩手同時夾住病人腰部，環抱於身後或抓住褲頭。	4-1. 一腳在前、一腳在後，彎曲膝蓋可降低重心位置，使護理人員更為穩定。
5. 一起用力使病人站立。	5-1. 見技術8-5「工作過程」步驟13.~16.。
6. 待病人站穩後，護理人員站到病人的身側，同協助病人行走的方式將病人移至床邊。	
7. 若病人無力行走，則護理人員在協助其站立後，即利用身體轉向的力量，將病人移位至床緣。	
8. 定位後，讓病人健側手扶著床，護理人員將手撐住病人的腋下或夾住腰部或抓住褲頭，將病人轉為背對床緣。	
9. 使病人的腿後部頂住床，護理人員的腳一前一後，以慢慢的彎曲膝蓋方式來控制病人坐到床緣的速度。	9-1. 病人後腿頂住床可以使其容易坐下，且較有安全感。
10. 病人平穩的坐到床緣後，護理人員的手才可離開病人。	
11. 協助病人脫掉外套及鞋子。	
12. 協助病人採舒適的姿勢。	

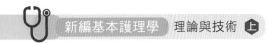

操 作 步 驟	說 　 明
工作後處理	
1. 測量生命徵象。	1-1.　主要測量呼吸、脈搏和血壓。
2. 整理病人的被單及病人單位。	
3. 洗手：採內科無菌洗手法。	
4. 記錄：下床活動時間、持續時間、有無不適的身心症狀、生命徵象等。	

記錄範例

時 間	用藥及治療	生命徵象	護理記錄
11：00			病人雙下肢肌肉力量均為4分，協助下床站立後，安全移位至輪椅，以輪椅繞行病房活動30分鐘，無任何不適主訴，目前已返回病床休息。／N1陳美

技術 8-7 拐杖使用法
Usage of Crutches

先備知識

1. 了解指導病人執行強化肢體肌肉力量的運動方法，包括上、下肢等長運動、主動運動及加阻力運動。
2. 熟悉協助病人由床上坐起及下床站立的方法。
3. 了解指導病人維持正確平衡站姿的原則。

應用目的

輔助下肢受損病人安全平穩的行走，減輕或避免患肢負荷體重。

操作步驟與說明

操 作 步 驟	說 明
工作前準備	
1. **確立醫囑。**	1-1. **需有醫囑才可使用。**
2. **加強肢體肌肉力量：**	2-1. 依據醫師開立的運動訓練處方，協助病人進行強化肢體肌肉力量的運動，以確保拐杖行走的安全性。
(1) 上肢運動：可執行雙手撐起上半身（圖8-54）、舉啞鈴、拉彈簧、握橡皮球等加阻力運動。	(1)-1. 可加強肩膀、肱二頭肌、肱三頭肌及闊背肌的力量。

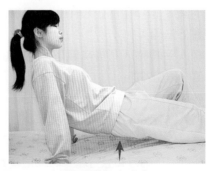

✚ 圖8-54　以雙手撐起上半身

操 作 步 驟	說　　明

(2) 下肢運動：可執行股四頭肌收縮（壓膝）運動（圖8-55ab）、直舉腿運動（圖8-56）及抬臀運動（圖8-57）等。

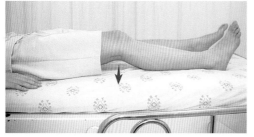

+ 圖8-55a　股四頭肌收縮（壓膝）運動

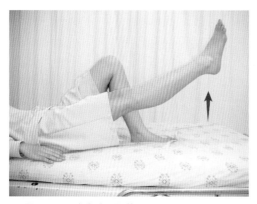

+ 圖8-56　直舉腿運動

3. 協助病人練習站立。

4. 準備用物：標準型的拐杖一付。**拐杖長度的測量方法有：**
  (1) **病人平躺時，測量其腋下至腳跟的長度，再加2吋。**
  (2) **站立之身高減去16吋（約40公分）。**
  (3) **病人站立時，拐杖腋橫把與腋窩間留約二橫指（1.5吋）的空隙；拐杖底部置於腳尖正前方10公分處，再90度垂直向外10公分的位置（圖8-58ab）。**

5. 協助病人穿著適當服裝。

(2)-1. 可加強臀肌及股四頭肌的力量。

(2)-2. 所有運動均收縮肌肉5秒後放鬆。

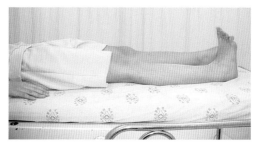

+ 圖8-55b　股四頭肌收縮（壓膝）運動

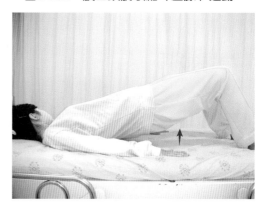

+ 圖8-57　抬臀運動

3-1. **站立時應抬頭、挺胸、兩眼平視前方、內縮骨盆及腹部肌肉、兩腳掌微分開。**

4-1. **拐杖頂端的腋橫把及扶手把應有軟質橡膠包裹以保護腋下及手掌心（必要時可加鋪棉墊），拐杖底部須加裝橡皮墊以防滑。**

4-2. **拐杖長度應適中，過長容易壓迫腋窩的臂神經叢及血管，造成麻痺；過短則容易造成步態不穩及跌倒。**

4-3. **扶手把的高度應調整至手肘與手腕接近完全伸展，肘關節微彎曲約30度（圖8-58a）。**

5-1. **應穿著適當長度的褲子（不可過長）及防滑的鞋子（不可只穿襪子，或穿拖鞋及高跟鞋），避免絆倒或滑倒。**

操 作 步 驟	說　明
6. 測量病人的生命徵象。	6-1.　作為病人是否適合下床的參考。

工作過程

1. **拐杖行走的起始步態：**

   (1)　病人持拐杖站立時，應將腋橫把靠著側胸廓；底部置於腳尖正前方10公分再90度垂直向外10公分的位置（圖8-58a、8-58b）。

   (2)　身體微向前傾，重心落於拐杖與身體之間；肘關節約呈30度彎曲，抬頭目視前方（圖8-59）。

1-1.　使用於各種拐杖行走步態之前（上、下樓梯除外）。

(1)-1.　**拐杖頂端與腋窩間留約二橫指空隙。**

(2)-1　**應以雙手握緊扶手把以支持身體重量，而勿以腋橫把壓迫腋下來支撐身體。**

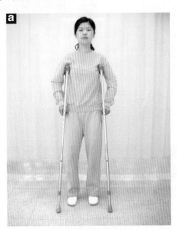

✚ 圖8-58a　起始步態（正面）

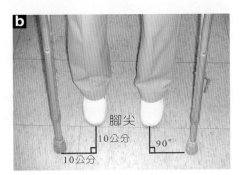

✚ 圖8-58b

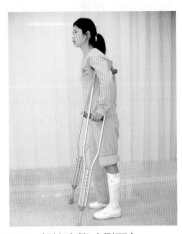

✚ 圖8-59　起始步態（側面）

操 作 步 驟	說 明

2. **四點步態**(four-point gait)：先向外前方移動一側的拐杖（右）後，移動對側肢體（左）。接著移動另一側的拐杖（左），再移動對側肢體（右）（圖8-60abcd）。

2-1. **為最安全、最緩慢的步態**，適用於高齡、虛弱或步態不穩者。

2-2. **病人雙腳應皆可部分負重。**

2-3. 步驟左右側可相反，但順序不可相反。

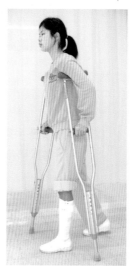
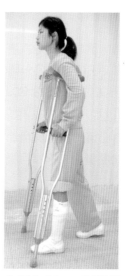
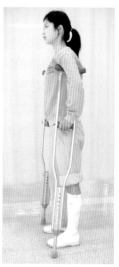

✚ 圖8-60a　右側拐杖向前移　　✚ 圖8-60b　左腳前移，不超過右側拐杖　　✚ 圖8-60c　左側拐杖向前移　　✚ 圖8-60d　再移動右腳

3. **三點步態**(three-point gait)：患肢微向前抬起，左右兩側拐杖與患肢同時前進。健側再向前，落點約與兩側拐杖及患肢平行（圖8-61ab）。

3-1. **適用於患肢不能負重或只能部分負重時。病人健側必須是正常的，可完全負重。**

4. **二點步態**(two-point gait)：一側拐杖（右）與對側肢體（左）同時前進，另一側拐杖（左）與對側肢體（右）再一起前行（圖8-62ab）。

4-1. **速度較快，適用於雙腳皆可部分負重，且臂力較強，活動協調能力良好者。**

4-2. 步驟左右側可相反，但順序不可相反。

操作步驟	說明

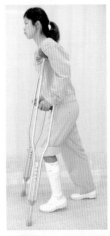 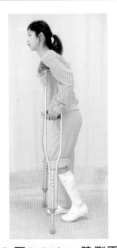 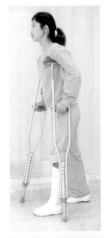 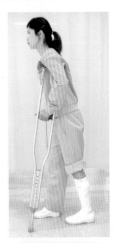

➕ 圖8-61a　左右兩側拐杖與患肢同時前進　　➕ 圖8-61b　健側再向前　　➕ 圖8-62a　右側拐杖與左腳同時前進　　➕ 圖8-62b　左側拐杖與右腳再一起前行

5. **搖擺步態**(swing-to gait; swing-through gait)：
   (1) 兩側拐杖同時前進（圖8-63a）。
   (2) 兩腳接著向前擺移至與拐杖齊平的位置 (swing-to gait)（圖8-63b）或超過拐杖 (swing-through gait)（圖8-63c）。

6. **上樓梯**(going up stairs)：健肢先踏上一層階梯，患肢及兩側拐杖跟著後上（圖8-64ab）。

7. **下樓梯**(going down stairs)：兩側拐杖及患肢先下一層階梯，健肢隨後下階梯（圖8-65ab）。

5-1. 此步態速度快但較不穩，可協助病人迅速穿越街道。適用於雙手臂力強，平衡感佳者。

6-1. 上階梯時健肢先上，下階梯時患肢與拐杖先下。

7-1. 下階梯時患肢不宜往後勾起或向前舉過高，以免重心不穩。

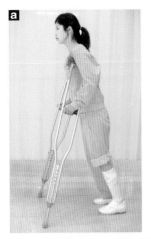 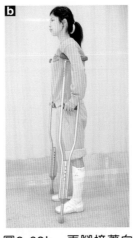 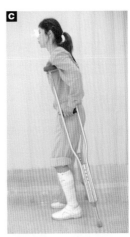

➕ 圖8-63a　兩側拐杖同時前進　　➕ 圖8-63b　兩腳接著向前擺移至與拐杖齊平位置　　➕ 圖8-63c　兩腳落點也可超過拐杖

操作步驟	說明

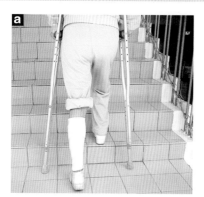

➕ 圖8-64a　健肢先踏上階梯

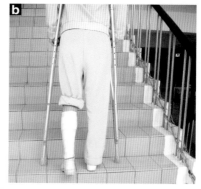

➕ 圖8-64b　患肢與兩側拐杖跟著
　　　　　　後上

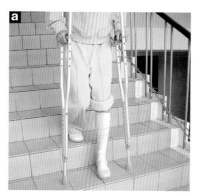

➕ 圖8-65a　兩側拐杖與患肢先下
　　　　　　一層階梯

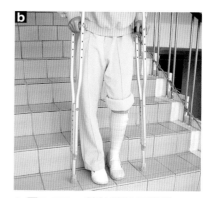

➕ 圖8-65b　健肢隨後下階梯

工作後處理

1. 整理病人單位。
2. 洗手：採內科無菌洗手法。
3. 處理醫囑。
4. 記錄：病人下床活動時間、活動內容與方式、病人反應及生命徵象等。

記錄範例

時　間	用藥及治療	生命徵象	護理記錄
08:00			病人生命徵象穩定，精神佳，左下肢（患肢）肌肉力量4分，右下肢5分；依醫囑協助病人使用雙側拐杖下床行走，衛教病人正確的三點步態方式，病人可了解並正確執行，行走約30公尺，步態平穩且無任何不適。／N1陳美

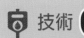

技術 8-8 協助病人由病床移至推車或由推車移至病床
Assisting a Patient into a Stretcher and Back to the Bed

先備知識
熟悉協助病人翻身及移位的原則。

應用目的
1. 將病人由病床移至推車，以便運送到檢查室或手術室接受治療。
2. 將檢查或手術後的病人由推車移回病床休息。

操作步驟與說明

操 作 步 驟	說　　　明
工作前準備	
1. 核對床頭卡及手圈，詢問病人全名及出生年月日，並向病人及家屬解釋因檢查或治療的需要而需移至推車上。	1-1. 評估病人的情況是否適合搬運，並取得其合作。
2. 詢問病人是否需使用便盆。	
3. 脫錶洗手：採內科無菌洗手法。	
4. 準備用物： 　(1) 鋪好床單的推車1台 　(2) 枕頭1個（視需要） 　(3) 大單1條（視需要）	
5. 將推車推至病人單位。	
工作過程	
1. 再次核對床頭卡及手圈，詢問病人全名及出生年月日。	1-1. 以免病人運送錯誤。
2. 測量呼吸、脈搏，並視情況測量血壓。	2-1. 離開病室前及返回病室後均需測量。
3. 視需要以大單代替被蓋，被蓋扇形折疊至床尾。	3-1. 如果被蓋過重或過厚時，需以大單代替。
4. 將病人的雙手置於胸腹間。	4-1. 需注意病人的安全，必要時配合床欄的使用。
5. 調整病床的高度使與推車同高。	

操 作 步 驟	說 明
6. 以**三人搬運法**（圖8-66）進行搬運：	6-1. 適用於病人單位空間較大，且體重較輕者。
	6-2. 四人搬運法請依步驟7.執行。
(1) 推車推到床尾，使推車的床頭和病床的床尾呈90~135度角，固定推車床輪。	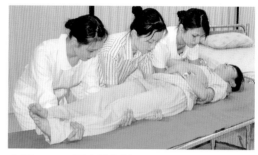
(2) 三位護理人員並排站立於和推車同側的床邊。	✚ 圖8-66　三人搬運法
(3) 三人均雙腳分開，一前一後並彎曲髖關節、膝關節。	(3)-1. 降低重心，增加穩定度。
(4) 甲護理人員將一隻手伸入病人的**頸肩處**，另一隻手伸入**胸腰部**；乙護理人員一隻手在**腰臀部**，另一隻手在**臀下接近大腿處**；丙護理人員一隻手在**大腿處**，另一隻手在**小腿處**。	(4)-1. 乙護理人員的負擔最重，所以中間的範圍不能太大。
(5) 甲護理人員喊口令 "1，2" 為預備，"3" 同時**將病人移向床緣，盡量靠近護理人員**。	(5)-1. **護理人員利用彎曲髖、膝關節及上臂大肌肉的力量來搬運病人以避免受傷。靠近自己則可以減少上臂的施力。**
(6) 甲護理人員再次喊口令 "1，2" 為預備，"3" **同時抬起走向推車**。	(6)-1. 此過程中**應懂慎，切勿嘻笑**，以免無力搬運，造成病人跌傷。
(7) 至推車後，三人同時屈膝將病人置於推車上，並將手臂抽出。	(7)-1. **抬起、放下病人時動作需輕且穩**，預防其受驚嚇。
7. 以**四人搬運法**（圖8-67）進行搬運：	7-1. 主要是利用床單協助搬運。
	7-2. 移位板搬運法請依步驟8.進行。
(1) 將病床四周床單拉鬆。	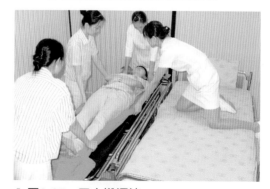
(2) 將推車推至病床旁，使推車和病床靠攏，固定推車床輪。	✚ 圖8-67　四人搬運法

操 作 步 驟	說　　明
(3) 四位護理人員分別站在病床的床頭、床尾、病床側及推床側。	(3)-1. 若站立在病床側離病人太遠會無法施力，故需跪在病床上。
(4) 護理人員**將病人身體下的床單捲成圓軸，且盡量靠近病人身側。**	(4)-1. **可以縮短力臂而省力。**
(5) 站在床頭、床尾的護理人員雙腳分開站立，位在身側的護理人員則雙腳一前一後站立或跪立。	(5)-1. 雙腳分開站立可增加底面積，有助於穩定。 (5)-2. 雙腳一前一後以利重心的轉移。
(6) 所有護理人員均抓住病人身側的床單：**頭兩側、腳兩側、肩臀部兩側。**	(6)-1. **盡量抓接近病人的床單。**
(7) 由其中一位護理人員喊口令同時施力搬運病人。	(7)-1. 抬起、放下病人時動作宜輕、緩。
(8) 將推車和病床分開，調整病人在推車上的位置。	
8. **以移位板進行搬運：**	8-1. 需要二位護理人員一起進行，可節省人力，且更為穩定、安全，**適用於同高度的推車、病床之間。**
(1) 將推車緊貼住病床。	
(2) 甲護理人員將遠側床單捲成圓軸，且盡量靠近病人身側。	
(3) 甲護理人員利用床單協助病人翻向側臥（圖8-68a），並用雙手扶住之。	(3)-1. 須防止病人跌落。
(4) 乙護理人員將移位板放入病人原躺臥的位置。	(4)-1. 以方便、省力的方式移位。
(5) 乙護理人員協助病人翻回平躺姿勢，此時病人即躺在移位板上。	
(6) 乙護理人員雙手分開，拉靠近病人肩、臀部的身體下床單（圖8-68bc），甲護理人員以雙手推動病人身體，將病人隨移位板滑動至病床上。	
(7) 乙護理人員利用床單協助病人翻向側臥（翻向近側），並用雙手扶住之（圖8-68d）。	
(8) 甲護理人員將移位板移除。	

操 作 步 驟	說 明

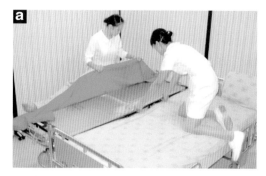

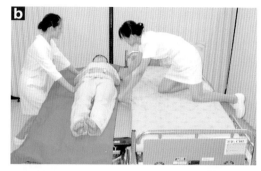

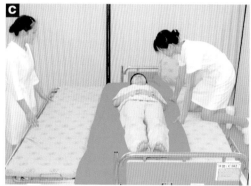

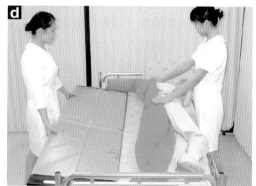

✚ 圖8-68

工作後處理

1. 協助病人採舒適臥姿。

2. 整理病人單位。

3. 洗手：採內科無菌洗手法。

4. 記錄：病人離開（返回）病室時間、病人反應及生命徵象等。

記錄範例

時　間	用藥及治療	生命徵象	護理記錄
14:00		36^5, 82, 18, 120/82mmHg	病人生命徵象穩定，預作chest X-ray檢查，已協助其安全移位至推車，並攜帶病歷，由護理人員接送前往。／N1陳美

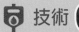

技術 8-9　**協助病人執行患肢全關節被動運動**
Assisting a Patient in Passive Range of Motion Exercise

先備知識

1. 了解制動對身體的影響－肌肉骨骼系統。
2. 熟悉協助病人進行活動的原則，包括：一般活動的原則及協助全關節運動的原則。

應用目的

維持病人患肢關節的活動度，預防關節僵硬、攣縮。

操作步驟與說明

操 作 步 驟	說　　　明
上肢運動	
（一）準備動作	
1. 核對醫囑。	
2. 核對床頭卡及手圈，詢問病人全名及出生年月日，並向病人及家屬解釋執行目的及過程。	
3. 準備用物： （1）寬鬆的衣服1套（視需要） （2）大單或浴毯1條（視需要）	
4. 準備環境：移開床旁桌、床旁椅；拉上床簾、門窗；固定床輪。	4-1.　避免受涼及暴露病人。
5. 將枕頭向對側移動一部分。	
6. 適當暴露患側肢體。	6-1.　使患側易於活動。
7. 護理人員站於患側協助執行全關節運動。	

操 作 步 驟	說 明

（二）肩部及上臂運動

1. **屈曲**：上肢前舉至頭部（圖8-69）。

2. **伸展**：上肢移回身體旁。

1-1. 注意：接近床頭時需彎曲肘關節。

1-2. 執行動作1.~6.時，需支托肘關節、腕關節。

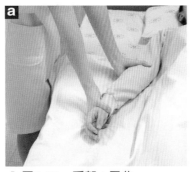 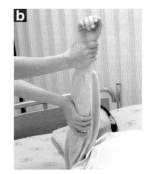 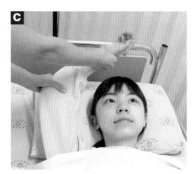

✚ 圖8-69 肩部：屈曲

3. **外展**：上肢離開身體中線（圖8-70）。

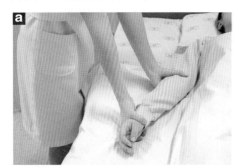

✚ 圖8-70 肩部：外展

4. **內收**：上肢移回並越過身體中線（圖8-71）。

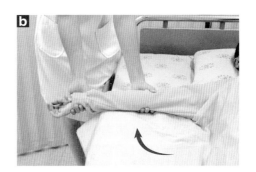

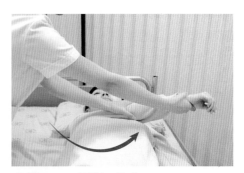

✚ 圖8-71 肩部：內收

操 作 步 驟	說　　明

5. **水平外展：**肘部伸直立起，引導手臂至原外展姿勢（圖8-72）。

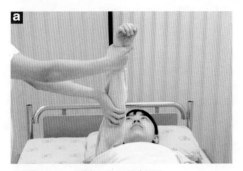 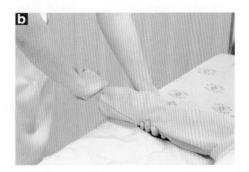

➕ 圖8-72　肩部：水平外展

6. **水平內收：**肘部伸直，水平引導手臂橫過身體至對側（圖8-73）。

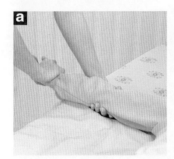 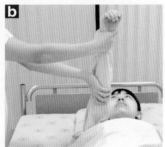 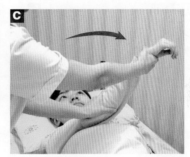

➕ 圖8-73　肩部：水平內收

7. **外旋：**肘部彎曲，上臂平放床面，將立起之前臂轉向頭部，掌面向上（圖8-74）。

8. **內旋：**肘部彎曲，上臂平放床面，將立起之前臂轉向下肢，掌面向下（圖8-75）。

9. **迴轉：**肘部伸直，做肩關節的360度轉動。

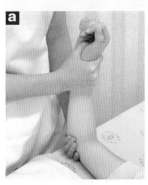 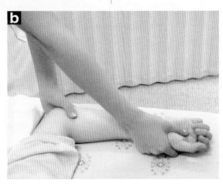

➕ 圖8-74　肩部：外旋

操 作 步 驟	說　　明

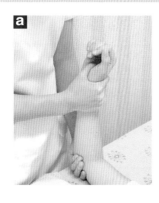
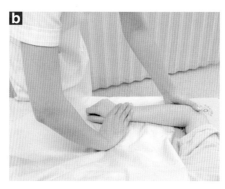

＋圖8-75　肩部：內旋

（三）肘部與前臂運動

1. **屈曲：** 掌面向上，屈曲肘部（圖8-76）。

2. **伸展：** 掌面向上，伸直肘部。

1-1.　執行動作1.~4.時，需支托腕關節、上臂遠端。

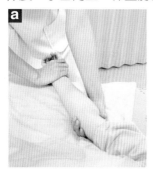
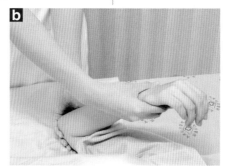

＋圖8-76　肘部：屈曲

3. **旋前：** 肘部彎曲，轉動前臂，使掌面向下（圖8-77）。

4. **旋後：** 肘部彎曲，轉動前臂，使掌面向上（圖8-78）。

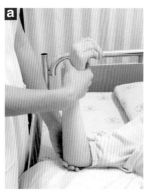
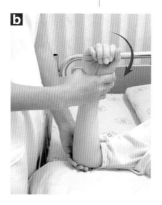
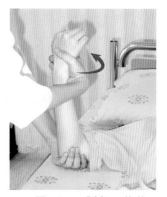

＋圖8-77　肘部：旋前　　　　　　　　　　　＋圖8-78　肘部：旋後

操 作 步 驟	說 明

（四）腕部運動

1. **屈曲：** 肘部彎曲，放於床上，屈曲腕部，使掌心朝向前臂內側（圖8-79）。

2. **伸展：** 肘部彎曲，放於床上，伸直腕部（圖8-80）。

3. **過度伸展：** 肘部彎曲，放於床上，使手指朝向前臂外側（圖8-81）。

1-1. 執行動作1.~5.時，需支托前臂遠端、手部掌指關節。

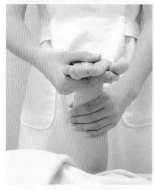　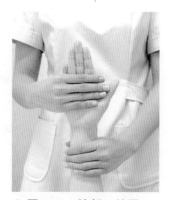　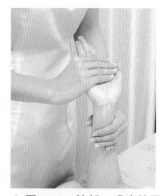

✚ 圖8-79　腕部：屈曲　　　✚ 圖8-80　腕部：伸展　　　✚ 圖8-81　腕部：過度伸展

4. **橈側偏斜：** 手掌向拇指側偏斜（圖8-82）。

5. **尺側偏斜：** 手掌向小指側偏斜（圖8-83）。

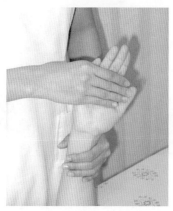　　　　　　　　　　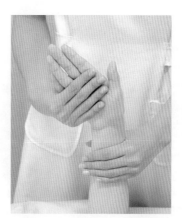

✚ 圖8-82　腕部：橈側偏斜　　　　　　✚ 圖8-83　腕部：尺側偏斜

操作步驟	說明

（五）手部運動

■ 拇指

1. **掌指關節：**

   (1) 屈曲：拇指屈向掌側面（圖8-84）。

1-1. 執行動作(1)~(5)時，需支托其他四指的掌指關節、拇指的指指關節。

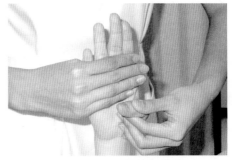

✛ 圖8-84　拇指：掌指關節（屈曲）

   (2) 伸展：拇指伸直（圖8-85）。

   (3) 外展：拇指向前方遠離食指（圖8-86）。

   (4) 內收：拇指向食指併攏（圖8-87）。

   (5) 迴轉：拇指伸直，做掌指關節的360度轉動。

(5)-1. 支托：手掌、第一指指關節。

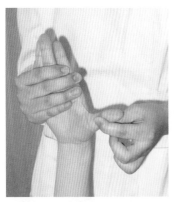

✛ 圖8-85　拇指：掌指關節（伸展）

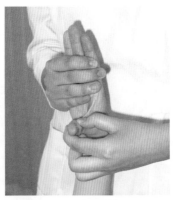

✛ 圖8-86　拇指：掌指關節（外展）

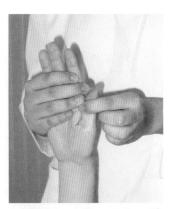

✛ 圖8-87　拇指：掌指關節（內收）

操 作 步 驟	說　　明

2. **指指關節：**

　　(1) 屈曲：拇指屈向掌側面（圖8-88）。

　　(2) 伸展：拇指伸直。

3. **對指**：拇指分別與四指碰觸（圖8-89）。

2-1. 執行動作(1)、(2)時，需支托拇指的掌指關節、拇指頂端。

3-1. 支托：拇指的第一指指關節、四指的第二指指關節。

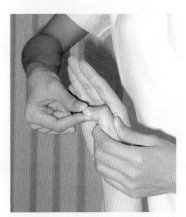

＋圖8-88　拇指：指指關節（屈曲）

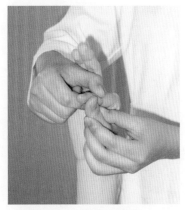

＋圖8-89　拇指：對指

■ **手 指**

1. **掌指關節：**

　　(1) 屈曲：手指一起屈向手掌面（圖8-90）。

　　(2) 伸展：手指一起伸直。

　　(3) 過度伸展：一起屈向手背面（圖8-91）。

1-1. 執行動作(1)~(3)時，需支托腕關節、四指的第一指指關節。

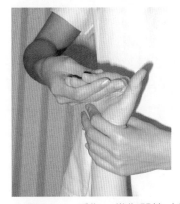

＋圖8-90　手指：掌指關節（屈曲）

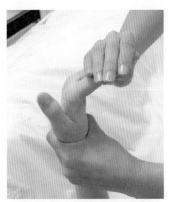

＋圖8-91　手指：掌指關節（過度伸展）

操 作 步 驟	說　　明

2. **第一指指關節：**
   (1) 屈曲：手指一起屈向手掌面（圖 8-92）。
   (2) 伸展：手指一起伸直。

2-1. 執行動作(1)、(2)時，需支托四指的掌指關節、四指的第二指指關節。

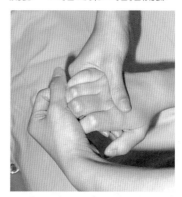
✚ **圖8-92　手指：第一指指關節（屈曲）**

3. **第二指指關節：**
   (1) 屈曲：手指分別屈向手掌面。
   (2) 伸展：手指分別伸直。
4. **外展：**四指分別分開（圖8-93）。

3-1. 執行動作(1)、(2)時，需支托四指的第一指指關節、手指頂端。

4-1. 支托：鄰近兩指的第一指指關節。

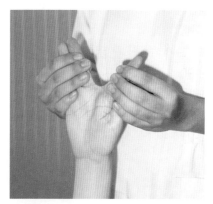
✚ **圖8-93　手指：外展**

5. **內收：**四指分別閉合。
6. **迴轉：**手指伸直，分別做每一手指掌指關節的360度轉動。

5-1. 支托：鄰近兩指的第一指指關節。
6-1. 支托：手掌、該手指的第一指指關節。

（六）上肢結束動作

1. 協助將病人衣服穿好、蓋上床單。
2. 將枕頭歸位。

操 作 步 驟	說　　明

下肢運動

（一）準備動作

1. 向病人及家屬解釋目的與過程。

2. 適當暴露病人肢體。

3. 準備用物：
   (1) 寬鬆的衣服1套（視需要）
   (2) 大單或浴毯1條（視需要）

（二）髖部及膝部運動

■ 髖 部

1. **屈曲、伸展：**
   (1) **直膝式屈曲：**膝蓋伸直、將大腿向上舉，彎曲髖關節（圖8-94）。
   直膝式伸展：膝蓋伸直、髖關節伸直平放於床上。

1-1.　方式(1)與方式(2)擇一執行即可。

(1)-1.　支托：踝關節、膝關節。

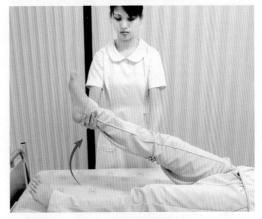

✚ 圖8-94　髖部：直膝式屈曲

(2) **屈膝式屈曲：**先以杯吸法抬起下肢，再一手壓膝，一手托踝，將膝彎於腹部（圖8-95）。
屈膝式伸展：一手托於膝下，一手托踝，將腿平放於床上。

(2)-1.　支托：踝關節、膝關節。

操作步驟	說明

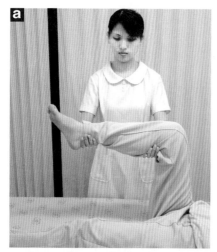
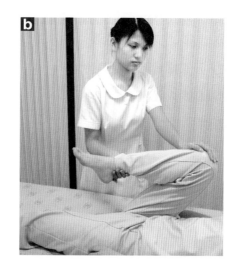

➕ 圖8-95　髖部：屈膝式屈曲

2. **外展：**下肢遠離身體中線（圖8-96）。

3. **內收：**下肢回到身體中線（圖8-97）。

2-1. 支托：踝關節、膝關節，或一手支撐患側小腿，一手固定對側膝關節。

3-1. 支托部位或方式同上。

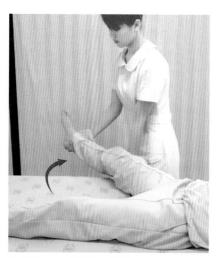
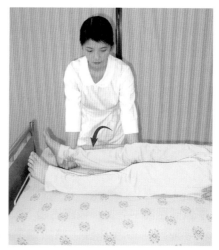

➕ 圖8-96　髖部：外展

➕ 圖8-97　髖部：內收

操 作 步 驟	說　明

4. **內旋、外旋：**

　(1) **直膝式內旋：**膝蓋伸直，小腿與大腿同時轉向內側（圖8-98）。

　　　直膝式外旋：膝蓋伸直，小腿與大腿同時轉向外側（圖8-99）。

4-1. 方式(1)與方式(2)擇一執行即可。

(1)-1. 支托：踝關節、膝關節。

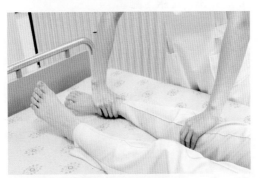

✛ 圖8-98　髖部：直膝式內旋

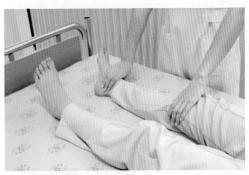

✛ 圖8-99　髖部：直膝式外旋

　(2) **屈膝式內旋：**先以杯吸法抬起下肢，使膝與髖呈90度，將小腿移向身體外側（圖8-100）。

　　　屈膝式外旋：同上，但將小腿移向身體內側（圖8-101）。

(2)-1. 支托：一手扶膝，一手托踝。

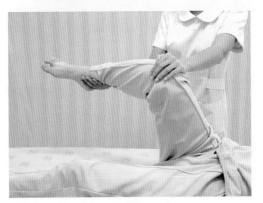

✛ 圖8-100　髖部：屈膝式內旋

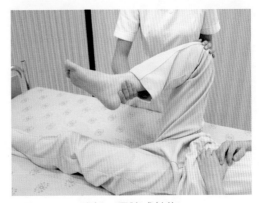

✛ 圖8-101　髖部：屈膝式外旋

5. **迴轉：**膝關節屈曲或伸直均可，將髖關節做360度轉動。

■ **膝 部**

1. **屈曲、伸展：**同髖部動作1.(2)屈膝式屈曲、伸展。

1-1. 若執行過此動作，則可省略之。

操 作 步 驟	說　　明

（三）踝部及趾部運動

■ 踝 部

1. **背側屈：** 手握足跟，以手臂向足底加壓（圖8-102）。

2. **蹠側屈：** 手握腳掌，向足背加壓（圖8-103）。

1-1. 支托：足跟、小腿遠端。

2-1. 支托：足跟、腳掌。

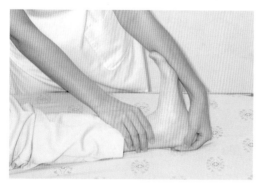

✚ 圖8-102　踝部：背側屈

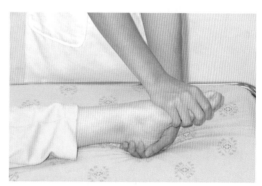

✚ 圖8-103　踝部：蹠側屈

3. **內翻：** 將掌面翻向身體中線（圖8-104）。

4. **外翻：** 將掌面翻離身體中線（圖8-105）。

3-1. 支托：小腿遠端、腳掌。

4-1. 支托：小腿遠端、腳掌。

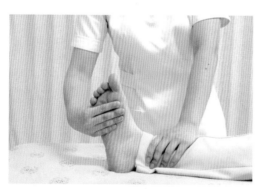

✚ 圖8-104　踝部：內翻

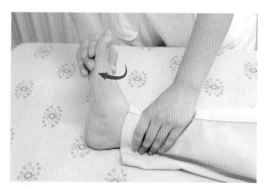

✚ 圖8-105　踝部：外翻

■ 趾 部

1. **屈曲：** 將腳趾一起彎向足底方向（圖8-106）。

2. **伸展：** 將腳趾一起伸直（圖8-107）。

1-1. 執行動作1.~3.及6.時，需支托腳掌、每一腳趾的末端。

操 作 步 驟	說 明
3. **過度伸展**：腳趾彎向足背方向（圖 8-108）。	
4. **外展**：五隻腳趾分別分開（圖8-109）。	4-1. 執行動作4.與5.時，需支托每一腳趾的第一趾指關節。
5. **內收**：五隻腳趾併攏。	
6. **迴轉**：每一腳趾分別做360度的轉動。	

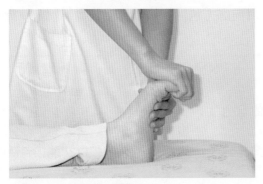

✚ 圖8-106　趾部：屈曲

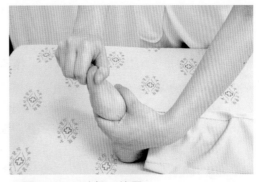

✚ 圖8-107　趾部：伸展

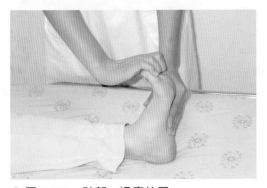

✚ 圖8-108　趾部：過度伸展

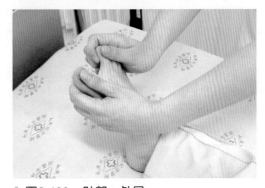

✚ 圖8-109　趾部：外展

記錄範例

時　間	用藥及治療	生命徵象	護理記錄
11：00		36^7, 72, 15, 120/80mmHg	病人右上肢肌肉力量為2分，肘關節及肩關節微僵硬及屈曲攣縮，協助其做右上肢被動ROM各10下，病人意願高，可配合執行，但感到疼痛，偶會發出呻吟，故肩、關節僅執行屈曲約110度及外展90度，肘關節可伸展約100度。／N1陳美

情境模擬案例分析

黃老太太73歲，與一個女兒同住，原本就有骨質疏鬆症，5天前在家跌倒造成第一、二腰椎壓迫性骨折，住院手術治療，背部傷口15公分，大部分時間仍臥床休息，日常生活須他人協助。抱怨移動會造成傷口疼痛，擔心手術部位的固定會鬆脫，而且右腿仍有痠麻無力的情形，下床會頭暈、心跳加速，害怕再跌倒，因而拒絕任何活動。護理人員評估發現其右下肢肌肉力量(muscle power)為4分，其他肢體正常。目前處方包括止痛劑及穿著背架下床執行可忍受的活動。

有關資料	護理診斷	護理目標	護理措施	護理評值
S1：(5/25)移動時傷口疼痛。 S2：(5/25)擔心手術部位的固定會鬆脫。 S3：(5/25)右腿仍痠麻無力。 S4：(5/25)下床時感覺頭暈、心跳加速。 S5：(5/25)害怕再跌倒。 O1：(5/25)診斷為第一、二腰椎壓迫性骨折。 O2：(5/25)背部傷口15公分。 O3：(5/25)肌肉力量：右下肢為4分，其他肢體正常。 O4：(5/25)依醫囑使用止痛劑。 O5：(5/25)依醫囑穿著背架下床執行可忍受的活動。	身體活動功能障礙／ 1. 體力和耐力減少 2. 靜態生活致心血管耐力受限 3. 疼痛和不舒服 4. 神經、骨骼、肌肉功能障礙 5. 外科手術 6. 年齡老化 7. 焦慮	短程目標： 1. 能說出活動的目的及重要性。 2. 能使用適當措施減少傷口疼痛。 3. 能在床上正確執行主動ROM每日4回，每個動作重複5次。 4. 能正確說出及執行助行器與背架的使用方式。	1-1 衛教活動對恢復健康、促進傷口癒合的重要性。 2-1 指導活動時適當覆蓋保護傷口，並正確使用背架支托手術部位。 2-2 教導正確的翻身、坐起方法，避免腰椎扭曲不適。 2-3 依醫囑提供止痛劑。 3-1 教導及鼓勵執行床上ROM。 4-1 教導助行器與背架的使用方式。	1. 5/25能口述活動對健康的影響。 2. 5/25能正確使用背架，並口頭表示較有安全感。 3. 5/25能自行以正確的方式翻身、坐起。 4. 5/25能依計畫開始執行床上全關節運動(ROM)。

有關資料	護理診斷	護理目標	護理措施	護理評值
		5. 24小時內能在協助下站立床旁5分鐘，沒有頭暈或其他不適。 6. 2天內能在陪伴下使用助行器安全步行15公尺。 長程目標： 1. 能執行慣有的自我照顧活動。 2. 病人及家屬能運用安全措施以減少再次骨折與跌倒的潛在性傷害。	5-1 協助漸進式下床，先在床緣坐5~10分鐘，協助穿妥背架，頭不暈時再站起。 5-2 過程中隨時觀察病人反應，站在健側維護其安全。 6-1 病人站立穩妥後，陪伴其使用助行器步行，逐漸增加距離。 6-2 監測病人活動時的生理變化。	5. 5/26能在床緣站立5分鐘，無頭暈及不適主訴。 6. 5/27能在陪伴下以助行器緩慢步行約15公尺，步態尚平穩，主訴傷口微痛，稍感吃力，但無其他不適。

課後活動

1. 學完本單元，妳認為要更完整的確認黃老太太的活動問題，還需要收集哪些資料？
2. 黃老太太可能還有哪些活動方面的護理問題？你該如何幫助她？

自 | 我 | 評 | 量　　　　　　　　　　　　　　　　　　EXERCISE

( ) 1. 有關腕關節過度伸展的敘述，下列何者正確？(A)彎曲腕部，使手背朝向前臂外側　(B)彎曲腕部，使掌心朝向前臂內側　(C)伸直原本彎曲的腕部　(D)腕部向拇指側彎

( ) 2. 護理人員協助病人翻身時的姿勢，下列何者最不適宜？(A)雙腳分開以增加底面積　(B)彎曲膝關節以降低重心　(C)多用舉高的方式來移動病人　(D)可用拉動或滑動的方式較省力

( ) 3. 楊爺爺，罹患肺心症，呼吸每分鐘28~30次，護理師協助採取坐臥式(Fowler's position)的理由，下列何者不適宜？(A)促使橫膈下降　(B)胸廓易於擴張　(C)提升氧合功能　(D)增加回心血量

( ) 4. 為預防病人髖關節外旋，可使用下列何種支托物？(1)砂袋　(2)粗隆捲軸　(3)氣墊床　(4)床上護架。(A) (1)(2)　(B) (2)(3)　(C) (3)(4)　(D) (1)(4)

( ) 5. 王先生因車禍骨折右下肢進行皮膚牽引，為避免患肢發生血栓性靜脈炎，可教導病患執行下列何種活動？(A)等張運動　(B)被動運動　(C)加阻力運動　(D)等長運動

( ) 6. 下列哪個受壓處不是長期平躺的好發部位？(A)肩胛骨　(B)腸骨前上　(C)薦骨　(D)腳跟

( ) 7. 有關等長運動之敘述，下列何者錯誤？(A)能促進末梢靜脈血液回流　(B)會陰部肌肉收縮屬等長運動　(C)適用於上石膏固定之患肢　(D)此運動屬於被動性肌肉運動

( ) 8. 有關擺位的敘述，下列何者錯誤？(A)行腰椎穿刺後適用俯臥式　(B)懷孕胎位不正適用膝胸臥式　(C)痔瘡切除採取截刀式臥姿　(D)子宮頸抹片檢查採膀胱截石術臥姿

( ) 9. 使用床上護架的情況，下列何者錯誤？(A)可用於燒傷病人　(B)可用於肢體石膏未乾的病人　(C)目的是避免被蓋直接接觸患部　(D)可用於固定病人姿勢

( ) 10. 張先生長期仰臥在床上，若未採取預防措施，其髖關節最容易發生何種變化？(A)外旋　(B)外展　(C)內旋　(D)內翻

解答

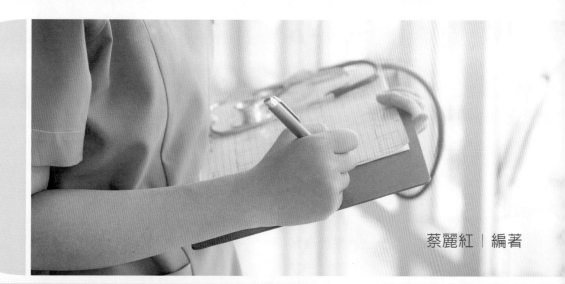

蔡麗紅｜編著

休息與睡眠的需要 09
The Need of Rest and Sleep

CHAPTER

 學習目標 Objectives

1. 了解休息與睡眠的定義與目的。
2. 了解睡眠週期及其特性。
3. 了解影響個體睡眠的因素。
4. 了解常見的睡眠障礙。
5. 正確評估病人的睡眠問題。
6. 確立與睡眠障礙有關的護理診斷。
7. 訂定滿足睡眠需要的護理目標。
8. 說出促進病人睡眠的護理措施。

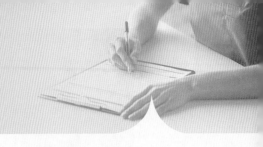

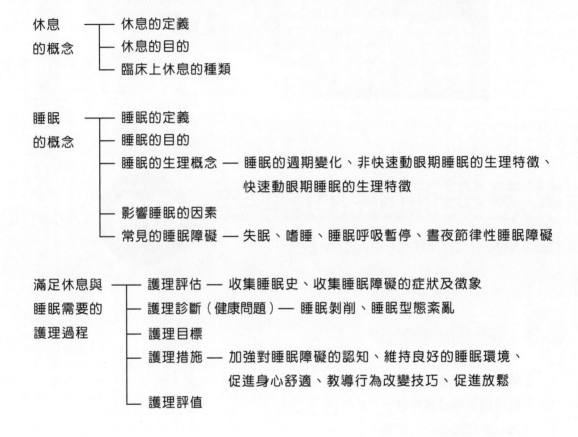

休息 ── 休息的定義
的概念 ── 休息的目的
　　　── 臨床上休息的種類

睡眠 ── 睡眠的定義
的概念 ── 睡眠的目的
　　　── 睡眠的生理概念 ── 睡眠的週期變化、非快速動眼期睡眠的生理特徵、
　　　　　　　　　　　　　　快速動眼期睡眠的生理特徵
　　　── 影響睡眠的因素
　　　── 常見的睡眠障礙 ── 失眠、嗜睡、睡眠呼吸暫停、晝夜節律性睡眠障礙

滿足休息與 ── 護理評估 ── 收集睡眠史、收集睡眠障礙的症狀及徵象
睡眠需要的 ── 護理診斷（健康問題）── 睡眠剝削、睡眠型態紊亂
護理過程 ── 護理目標
　　　　 ── 護理措施 ── 加強對睡眠障礙的認知、維持良好的睡眠環境、
　　　　　　　　　　　　促進身心舒適、教導行為改變技巧、促進放鬆
　　　　 ── 護理評值

前言 FOREWORD

　　休息與睡眠是人類的基本生理需要，是維持或促進個體生理、心理的健康、促進疾病復原極為重要的因素。由於護理人員接觸病人的時間最長且頻率頻繁，因此住院期間的睡眠問題最易被護理人員發現，故護理人員應適時的評估病人的休息與睡眠問題，提供適當的護理措施以讓病人使其達到最佳的休息與睡眠狀態。

9-1　休息的概念

一、休息的定義

　　休息(rest)是指個體處在安寧、無拘無束、生理及心理皆於放鬆的狀態。休息並不表示個體減少活動或完全不活動，其可藉由改變工作性質、環境或姿勢來達到休息的目的。

 試一試

　　同學們，當你正為隔天的考試而拼命的看書，坐在書桌前已四個小時了，此時不妨起來走一走與隔壁室友聊聊天或看一篇八卦新聞，這樣可以讓自己不再精神緊繃且讀書效果更好喔！可試著做做看喔！

二、休息的目的

1. 緩解精神緊張、消除疲勞。
2. 儲存能量，補充細胞能量。
3. 維持或提升生活品質。
4. 緩解症狀：如：(1)減少移動以免組織過度受到刺激，可緩解因疾病、手術、外傷或骨折等造成的疼痛；(2)臥床休息腳抬高可減輕腹水或水腫的嚴重度；(3)急性腎絲球腎炎者在急性期臥床休息可減少血尿及蛋白尿的症狀。
5. **降低基礎代謝率(BMR)與耗氧量**：發燒者的BMR快，適當的休息可降低細胞代謝速率；呼吸困難者可藉由休息減少氧氣的消耗。

三、臨床上休息的種類

1. 臥床休息(bed rest)：指病人除了執行日常活動（如：進食、如廁、清潔等）之外，應盡量躺在床上休息，減少下床活動。

2. **絕對臥床休息**(absolute bed rest)：又稱**完全臥床休息**，指病人日常生活均在床上，由照顧者協助執行，限制下床活動。

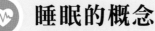

9-2 睡眠的概念

一、睡眠的定義

睡眠(sleep)是最好的休息方式，意指身心處在安靜下、全身肌肉放鬆、器官持續運作、生理活動及對周遭環境刺激的反應降低的狀態下，此會受到生物節律性(biorhythm)的影響。雖然個體對外在環境刺激的反應較低，但仍可被某些刺激喚醒。

二、睡眠的目的

1. 促進生長及組織細胞的修復：在睡眠時體內會分泌生長激素(GH)，使蛋白質合成的速率增加，有助於成長中的孩童發育及組織細胞的修復。
2. 神經訊息的統整：睡眠有助於腦部將傳遞訊息統整分類儲存在記憶系統。
3. 消除疲勞、增強體力。
4. 儲存能量：個體處於睡眠狀態下，基礎代謝率會降低，可平衡於清醒時高度的能量消耗。
5. 維持情緒的穩定。

> **試一試**
>
> 　　同學們，為了期中考你付出最大的心力，已連續熬夜了三天，今晚不妨早點睡覺，不要再跟同學話家常了，這樣才能應付明天的上課，你也比較不會感到焦慮喔！可試著做做看喔！

三、睡眠的生理概念

人類的睡眠由大腦的網狀活化系統所控制，並且受到生物時鐘(biologic clock)的自然影響，於24小時內規律的進行週期性活動，具晝夜節律(circadian rhythm)的特性。每個人的睡眠需求有個別的差異，會因為年齡、生活習慣、工作性質等因素而有所不同，在人類生命週期(life cycle)中有1/3的時間是在睡覺。

(一) 睡眠的週期變化

睡眠是一種週期性的現象，藉由腦電波(electroencephalogram, EEG)、眼電圖(electrooculogram, EOG)及肌電圖(electromyogram, EMG)檢查出的波形，發現睡眠週期是由

非快速動眼期(non-rapid-eye-movement, NREM)及快速動眼期(rapid-eye-movement, REM)組成的，兩者持續重複循環著。當入睡後首先由NREM第一期開始、經第二期、第三期、第四期後再回到第三期、第二期，然後進入REM，如此反覆，每一個週期約有70~90分鐘，所以正常成人若晚上平均7~8小時的睡眠，其中就有4~5個睡眠週期（圖9-1）。任何人無論在睡眠週期的哪一期被中斷睡眠都必須從NREM第一期重頭開始，所以如果睡眠一直受到干擾，個體將一直處於淺睡而無法進入熟睡，因而影響睡眠品質，相對的影響到個體生理、心理安寧狀態。由表9-1可了解睡眠週期各期的特性。因NREM第三期及第四期無明顯功能上的差異，因此睡眠醫學專家將此兩期合併為一期，統稱為慢波期睡眠(slow wave sleep)。

在整夜的睡眠中，前半夜以NREM的第三、第四期較多，到了後半夜，REM期持續的時間會延長，愈近天亮REM所佔的時間比例會愈多，而NREM相對的縮短。

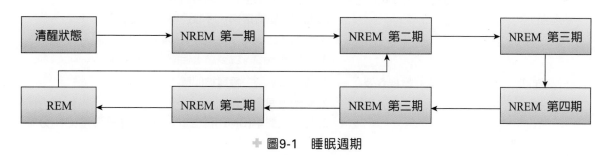

+ 圖9-1　睡眠週期

（二）非快速動眼期睡眠 (NREM Sleep) 的生理特徵

1. **佔夜間睡眠時間的75%。**
2. 受自主神經系統的副交感神經主宰，部分生理功能會下降。
3. 是慢波睡眠，睡眠者的 α、δ 波比清醒時慢。
4. NREM第一至第四期，由淺睡逐漸進入深沉的睡眠。
5. **NREM第四期**屬於必要的睡眠，時間長短是否足夠關乎睡眠的品質。此期GH分泌增加，可促進身體蛋白質的合成，有助於傷口癒合及組織修復。

（三）快速動眼期睡眠 (REM Sleep) 的生理特徵

1. **佔夜間睡眠時間的25%**，卻是良好睡眠品質的要素。
2. 受自主神經系統的交感神經影響，部分生理功能增加，如：生命徵象。
3. 睡得熟，但出現較清醒時快的β波，腦部代謝速率增加，也稱為「矛盾的睡眠」。
4. 個體過度疲倦時，REM會變短甚至消失；平靜的情緒則會使之延長。

▼ 表9-1 睡眠週期的各期特徵

分 期	時 間	腦波圖	生理特性
NREM第一期 （入睡期）	只有幾分鐘	低電壓；α波逐漸減少	1. 呈嗜睡狀態，但**易被叫醒** 2. 眼球不時轉動 3. 感覺飄浮 4. 脈搏速率及呼吸速率逐漸下降 5. **肌肉逐漸放鬆**
NREM第二期 （淺睡期）	10~20分鐘	呈現θ波	1. 處於半夢半醒之間，易被叫醒，但對外界的刺激較沒有知覺 2. 眼球固定 3. 體溫下降
NREM第三期 （熟睡期）	15~30分鐘	呈現δ波	1. 中等程度深睡，不易被叫醒 2. **體溫、脈搏速率、呼吸速率、血壓下降** 3. 肌肉完全放鬆，身體少有移動 4. 可能會做夢、說夢話，但醒來不知情節
NREM第四期 （沉睡期）	15~30分鐘	呈現 δ 波	1. 極深睡階段，**極難被叫醒** 2. 肌肉更完全放鬆 3. **基礎代謝率(BMR)降低20~30%，生長激素(GH)分泌增加** 4. 蛋白質合成增加，有利於組織修復 5. 膽固醇分解增加 6. 可能發生尿床、夢遊、磨牙、打鼾
REM （快速動眼期）	20分鐘	呈現 β 波（又稱速波），波動活躍，與清醒時相似	1. **比NREM第四期更難被叫醒**，若被叫醒而欲再入睡時，需從NREM第一期開始 2. 脈搏及呼吸速率略為增加，但可能變得不規則，可能發生自發性呼吸暫停 3. **眼球快速運動且顫動** 4. 肌肉張力極度降低，深肌腱反射(DTR)可能降低 5. **夢境清晰生動且為彩色** 6. **基礎代謝率(BMR)增加**，因此心跳增快、心輸出量、血壓上升 7. **腎上腺素、糖皮質醇分泌增加** 8. **胃酸分泌增加**（較平常多出3~20倍），故易致消化性潰瘍者發生胃痛 9. 腦波圖與淺睡期或清醒期相似 10. **可幫助記憶和學習**

註：因NREM第三期及第四期無明顯功能上的差異，因此睡眠醫學專家將此兩期合併為一期，統稱為慢波期睡眠(slow wave sleep)。

四、影響睡眠的因素

1. **年齡**：嬰兒有75%的時間都在睡覺，每天所需的睡眠時數約16~18小時，到了幼兒期需10~14小時，青春期則約7~9小時。睡眠時間隨神經系統的成熟及年齡增長而逐漸減少，到了青春晚期即與成年人相近。年齡愈小睡眠週期愈短，如：嬰兒很容易醒來也很容易睡著，其睡眠週期約45~60分鐘，而成人的睡眠週期約90分鐘。

   中年以後睡眠型態開始起變化，沉睡期時間開始減少，**到了老年期，其NREM第三、第四期（熟睡期及沉睡期）減少**，REM比例相對地少量增加或不變，故老年人的睡眠總時數減少，每日約睡6小時，同時也需花較多時間方能入睡，且在夜裡較常醒來，白天也比較容易打瞌睡，顯示老化會造成睡眠型態的改變，容易產生睡眠方面的問題。

2. **個別差異**：睡眠的總時數會有個別性的差異，有人天生每天可能只需4~5小時就足夠，但有人卻必須睡足8小時以上才覺得足夠應付日常生活。

3. **生物時鐘**：睡眠會受到生物時鐘的控制，白天光線可刺激下視丘的視上核，而抑制松果體分泌褪黑激素（melatonin；會使人嗜睡及睡眠），夜晚則會刺激褪黑激素的分泌，所以晝夜的變化會影響生物時鐘的調節，在該睡的時候想睡，該醒的時候醒來，當此生物時鐘與個人的作息時間不能契合時，便會產生睡眠問題。如有些人可能因工作輪班、搭乘飛機旅遊的時差問題或住院，而出現生物時鐘節律障礙，產生睡眠的問題。

4. **生活型態**：生活過於平淡或過於靜態、很少運動，都會影響到睡眠。過夜生活或經常熬夜的人也會有睡眠的問題。

5. **活動**：有文獻指出運動可增加NREM第四期（沉睡期），故適當的運動有助於改善或預防睡眠問題，但如果在臨睡前活動量太大時則會影響睡眠品質。

6. **環境**：適當的溫度及光線、安靜、熟悉及通風良好的環境有助於睡眠。住院病人常因對環境的不熟悉、光線太明亮、噪音或頻繁的護理活動而影響其睡眠，尤其是住在加護病房者。

7. **睡眠習慣**：大多數的人會有固定的時間就寢及起床，也會有一些睡前的特有習慣，如：喝牛奶、聽音樂、看書、睡前沐浴，兒童可能會需要玩具、聽故事或輕輕按撫背部來幫助入睡。當執行這些習慣受到影響或改變時，都可能影響睡眠。

8. **食物及飲料**：睡前處於飢餓、過飽或口渴的狀態下都會影響到睡眠。牛奶、乳酪、家禽肉類及魚含有Serotonin的前趨物質(L-tryptophan)可促進入睡，如：睡前飲用一杯溫牛奶；但咖啡因的飲料（如：咖啡、巧克力、茶、可樂）會興奮中樞神經系統而影響睡眠；**酒精**會讓人容易入睡但會減少REM及NREM第四期而影響睡眠的品質。

9. **藥物**：許多藥物會影響睡眠型態及品質，如：**鎮靜劑雖易使人入眠，但會減少REM期及NREM第三、四期，而增加NREM第一期，導致睡眠品質差**，甚至長期使用時，突然停

藥可能會引起持續做惡夢及反彈性失眠（戒斷症狀）。某些抗組織胺類的感冒藥會讓人昏昏欲睡；**抗鬱劑**或甲狀腺激素會造成不易入睡；利尿劑可能造成頻尿、夜尿而影響睡眠品質；**安非他命**則會造成睡眠障礙。

10. **生理因素**：身體的不適（如：疼痛、呼吸困難、夜間咳嗽、鼻塞、皮膚癢等）皆會導致病人難以入睡，此外甲狀腺功能低下或發燒者的沉睡期（NREM第四期）較短。

11. **心理因素**：緊張焦慮會增加腎上腺素的分泌，致使NREM第四期減少而呈現清醒狀態；經歷重大災難而有情緒障礙者也會有睡眠問題；另外精神上的問題（如：憂鬱症、躁鬱症等）亦會影響病人的睡眠型態及品質。

> 動動腦
>
> 同學們，仔細想想看平常的你最容易因什麼原因而有睡眠的問題？最近幾天你有失眠的情況嗎？是什麼原因呢？想想看喔！

五、常見的睡眠障礙

在美國統計大約有2,500萬人曾有睡眠障礙的問題，在台灣也超過200萬人有睡眠障礙的問題。睡眠障礙可分為原發性睡眠障礙及續發性睡眠障礙兩種。原發性睡眠障礙包括失眠(insomnia)、嗜睡(narcolepsy)、睡眠呼吸暫停(sleep apnea)、晝夜節律性睡眠障礙(circadian rhythm sleep disorder)、多眠、陣發性肢體抽動(periodic limb movement of sleep, PLMS)等；續發性睡眠障礙包括精神疾病、內科疾病以及藥物等引起的睡眠障礙。

（一）失　眠

失眠是指個體無法獲得合宜的睡眠時間或睡眠品質，其類型有三：

1. 入眠困難(initial or sleep onset insomnia)：指個體出現不容易入睡的狀態，根據國際睡眠障礙分類法(international classification of sleep disorder)對「**入眠困難**」的定義是指**上床到入睡時間超過30分鐘**。

2. 間歇性或持續性失眠(intermittent or maintenance insomnia)：指個體因經常在夜間醒來或夜間醒來時間長，而難以再入睡的狀態。

3. 早醒型失眠(early awakening insomnia)：指個體很早醒來而無法再入睡的狀態。

新入院病人對環境不熟悉、面臨治療或檢查程序不清楚、身心疲倦、過於焦慮、憂鬱、白天睡太多、飲酒過量或不良的睡眠習慣都可能造成失眠的問題，應針對造成原因進行治療，以改善睡眠障礙。

（二）嗜　睡

　　嗜睡是指個體白天會很想睡覺，且有不可抗拒、突發的短暫性睡眠，在15分鐘內即可進入REM。其發作的原因不明，可能與遺傳、REM失調有關。偶爾發作時會有幻覺、大哭、大笑、四肢麻痺，且易從惡夢中驚醒卻無法移動身體或發出聲音的睡眠麻痺(sleep paralysis)情形，易見於酒醉、過度疲勞或懶得活動者。

（三）睡眠呼吸暫停

　　睡眠呼吸暫停是指**個體在睡眠中呼吸暫停或呼吸變淺自10秒鐘至2分鐘不等，常見於50歲以上的中年男性及停經後的婦女**。類型有三：

1. 阻塞性的呼吸暫停(obstructive apnea)：此為最常見的類型，在睡眠時因口腔、咽部或**呼吸道**的構造異常或**阻塞**，造成氣流部分或完全阻斷而產生呼吸停止的現象，此時病人將用力吸氣以維持換氣，因此會在呼吸停止後**出現明顯的打鼾聲**。例如：扁桃腺腫大、鼻部息肉、腭咽處軟組織鬆厚等。
2. 中樞型呼吸暫停(central apnea)：因腦部呼吸中樞發生功能障礙，**對CO_2的敏感度降低、缺氧所導致**，常見於腦幹受損或腦中風者。
3. 混合型呼吸暫停(mixed apnea)：合併阻塞型及中樞型呼吸暫停，好發於老年人。

（四）晝夜節律性睡眠障礙

　　晝夜節律性睡眠障礙是指個體睡眠的時間與生物時鐘出現不一致的情況，常出現在需輪職夜班的工作人員（如：護理人員），或是住在24小時光線明亮、環境吵雜的加護病房病人，以及搭飛機跨越兩個時區時，都易產生此睡眠障礙。

9-3 滿足休息與睡眠需要的護理過程

一、護理評估

　　護理人員是接觸病人時間最長的工作人員，因此病人的休息睡眠問題最易被護理人員發現，為了促使病人能獲得一個正常且充分的休息睡眠，護理人員應隨時評估其睡眠情況，收集相關休息睡眠的主客觀資料，來確立病人的護理問題以提供有效的護理措施。

（一）收集睡眠史

1. 平常及目前的睡眠型態：
   (1) 就寢時間及起床時間。
   (2) 躺在床上需要多久時間才睡著。
   (3) 睡眠的持續時間。
   (4) 夜間醒來的次數以及醒來之後再入睡所需的時間長短。
   (5) 是否有作夢。
   (6) 感覺入睡的全部時數。
   (7) 午休習慣及時間長短。
   (8) 是否需要任何幫助才能入睡。
   (9) 感覺睡眠的品質如何。

2. 睡前習慣：如：洗熱水澡、喝一杯溫牛奶、聽輕音樂、祈禱、看書、需要特別設備（玩具、枕頭、被子）等。

3. 睡眠環境的布置：如：夜燈的使用、溫度的調節、音量大小的控制或寢具的種類等。

4. 生活中的壓力事件：疾病診斷的不確定、治療成效的不確定、不了解治療檢查的程序、住院壓力、工作或婚姻的改變、經濟困難等。

5. 服用藥物的情況：有無服用興奮劑、抗鬱劑、類固醇、鎮靜安眠劑等。

6. 疾病造成的不適：如：疼痛、發燒、呼吸困難、頻尿等。

7. 本身克服睡眠障礙的方法及效果。

8. 睡眠日誌(sleep diary)：有助於提供更精確的睡眠資料，一般需要記錄1~2星期。請病人利用每日睡醒後及睡前的15~20分鐘內記下：入睡的時間、嘗試入睡的時間、中間醒來的次數、每次醒後的持續時間、睡眠的總時數、睡醒後的感覺、影響睡眠的因素、午睡或小睡的時間等（表9-2）。

（二）收集睡眠障礙的症狀及徵象

當正常睡眠週期受到破壞時，會影響個體的身心狀態，可能會出現的症狀或徵象包括：

1. 主訴難以入睡、沒睡好、易醒、睡眠中斷、疲倦、頭痛、煩躁不安、易怒。

2. 出現黑眼圈、打哈欠、眼神呆滯、**注意力不集中**、嗜睡、無精打采、**記憶力及理解力下降**、無法應付工作等情形。

▼ 表9-2　睡眠日誌

問題（早上填寫）			
日期／星期	Ex:01/01 星期一		
是否使用任何幫助睡眠的物質？是什麼？	有，安眠藥		
幾點上床關燈就寢？	11:30		
躺了多久的時間睡著？	30分鐘		
半夜醒來的次數？	1		
實際睡著時間？	6小時		
起床時間	07:00		
起床時感覺如何？ 1：疲倦／嗜睡　2：普通　3：非常清醒	1		
問題（晚上填寫）			
是否有小睡片刻？（時間、共睡多久？）	有，12點，20分鐘		
你今天喝了哪些含酒精的飲料？（1.紅酒 2.烈酒 3.啤酒 4.其他）；幾點喝？喝多少？	1，下午3點，200C.C.		
你今天何時飲用多少含咖啡因（茶、咖啡、可樂）的飲料？以一般紙杯計算，大約喝幾杯？	早上八點半，喝2杯茶		
中午的時候感覺如何？ 1：疲倦／嗜睡　2：普通　3：非常清醒	1		
下午的時候感覺如何？ 1：疲倦／嗜睡　2：普通　3：非常清醒	2		

資料來源：台灣睡眠醫學學會（2007，3月23日）・*失眠問診指引*（第七版）。http://www.ntuh.gov.tw/SLP/healthEducation/%E8%A1%9B%E6%95%99%E8%B3%87%E6%96%99/%E5%A4%B1%E7%9C%A0%E5%95%8F%E8%A8%BA%E6%8C%87%E5%BC%95%EF%BC%88%E6%84%9F%E8%AC%9D%E7%9D%A1%E7%9C%A0%E5%AD%B8%E6%9C%83%E6%8F%90%E4%BE%9B%EF%BC%89.pdf

二、護理診斷（健康問題）

　　臨床上護理人員應詳細的收集病人出現的症狀，以區分病人真正的問題，進而給予合適的護理措施。以下分別介紹目前臨床上有關睡眠的護理診斷。

（一）睡眠剝削

　　是指個體長時間沒有睡覺（長期自然的或週期性的睡眠中斷）。可能是因為長期的身體或心理不適、長期使用藥物或使用抗睡眠的藥物。個體可能出現白天時嗜睡、執行功能的能力減弱、全身不適、疲憊、對於疼痛高度敏感、無精打采、淡漠、反應慢、注意力無法集中等情形。

（二）睡眠型態紊亂

是指個體睡眠的品質和量受到時間限制的干擾（自然的、週期性意識暫時剝奪）。可能是因為生理方面，如：尿急、尿失禁、呼吸短促等；或心理方面，如：憂鬱、孤獨、哀傷；或因為輪班工作、生活改變等。個體可能會出現未能按時醒來、口頭抱怨難以入睡、口頭抱怨感覺睡眠不佳、情緒不安、執行功能的能力減低等情形。

三、護理目標

1. 病人能說出導致睡眠型態紊亂的原因。
2. 病人能有正確的睡眠認知。
3. 病人身體不適症狀獲得改善。
4. 病人焦慮問題解決。
5. 病人能執行有利於睡眠的放鬆技巧。
6. 病人能建立規律的睡眠型態。
7. 病人能表示具有良好的睡眠品質。
8. 病人與睡眠型態紊亂有關的臨床表徵改善或消失。

四、護理措施

（一）加強對睡眠障礙的認知

1. 與病人討論導致睡眠型態紊亂的原因。
2. 當病人企圖想讓自己入睡而達不到時，會產生焦慮及挫折，教導病人不要急於讓自己入睡，藉以降低病人對入睡的焦慮。
3. 與病人討論自己對於睡眠問題的信念，找出其中不合理的想法，再引導病人以較為合理的角度來看待這些問題，以減少焦慮。如：不一定非得睡滿多少小時才算足夠。
4. 導正病人對酒精或安眠藥物可改善睡眠障礙的錯誤認知。如：**安眠藥物對短期失眠有效，但若長期服用反而有害**，應先確定失眠的原因。

（二）維持良好的睡眠環境

1. 調節室內的溫度，不要太冷或太熱。
2. 關掉大燈僅留一盞小燈，或利用窗簾調整光線，亦或打開浴室廁所的燈。
3. 關閉房門。
4. 必要時可戴眼罩或耳塞。
5. 限制夜間訪客探視。

6. 夜間護理人員應降低說話的音量、動作輕柔，以避免工作車或儀器碰撞而造成噪音。

7. 夜間將呻吟、意識混亂或需經常執行護理活動者隔離至治療室，避免干擾其他病人。

8. 與醫師討論藥物治療的相關事宜，夜間給藥應考慮配合睡眠週期，盡量以90分鐘為一間隔，避免打斷睡眠。

9. 避免睡眠中不必要的治療活動，**採集中護理**，以減少打斷睡眠的機會。

10. 必要時予以更換床單及床墊，保持乾燥舒適。

11. 允許熟悉物品陪伴，如：玩偶、專屬的棉被等，或穿著熟悉的睡衣。

（三）促進身心舒適

1. 勿在睡前吃大餐，尤其是高熱量與油炸的食物，造成腸胃的負擔而干擾睡眠。

2. **可在睡前吃些小點心或喝溫牛奶，有助於引導睡眠。**

3. **晚餐後少喝水及飲料**，以免夜間頻尿而起床上廁所。

4. 協助維持舒適的睡眠臥姿，如：肺部疾病人宜採半坐臥。

5. 予以住院環境介紹，以減少陌生環境的焦慮感，避免影響睡眠。

6. 夜間定時探視以增加其安全感。

7. 說明護理人員會主動監測及持續各項治療，如：靜脈點滴的更換。

8. 執行各項的治療或檢查前應說明目的、程序，以減輕其焦慮，避免影響睡眠。

9. 病情許可下避免執行會影響睡眠的護理活動，如：暫停夜間導尿管訓練(Foley training)。

10. 減輕生理疾病所造成的不適，如：疼痛者依醫囑給予止痛劑、呼吸困難者依醫囑給予氧氣或支氣管擴張劑。

11. 協助執行寢前護理，促進身體清潔舒適。

12. 睡前排空膀胱。

13. 若為病童，則可在睡前陪伴一段時間，如說故事、傾聽、播放音樂，或者給予抓握玩具或毛巾。必要時予以再保證，護理人員就在不遠處。

（四）教導行為改變技巧

1. 只有在想睡覺時才躺在床上。

2. 專心睡覺，不要在床上做其他的事，如：閱讀或講電話。

3. 躺在床上20分鐘後如果無法入睡時，應起床到別的地方做些輕鬆的事，直到想睡覺時再躺到床上。

4. 養成規律的作息，每天同一時段就寢，每天固定時段起床。

5. 無論前一晚睡了多久或是否充足，隔天早晨保持固定的起床時間。

6. 避免日夜顛倒或作息不定。

7. 盡量**避免白天睡覺**，即使要**午睡**，只能小睡片刻，時間**不要超過30分鐘**。

8. 睡覺前保留一些安靜思考的時間，整理紛亂的思緒，避免臨睡前思考一些不愉快的事。

9. 改變生活型態：每天應規律生活，妥善安排工作與社交活動，保持愉悅心情並適當消耗體力，以促進睡眠。

（五）促進放鬆

1. **睡前溫水拭浴及背部按摩。**

2. 睡前3~4小時內**勿做劇烈運動**。

3. **睡前避免刺激性食物，如：咖啡、酒、茶、可樂及吸菸。**

4. 指導放鬆的方法：「放鬆練習」可有效的放鬆肌肉、降低交感神經的活性、心跳減慢、呼吸減慢並使焦慮、沮喪的情緒獲得平穩。

   (1) 漸進式肌肉放鬆法：教導病人從遠端到近端，從小肌肉群到大肌肉群，有系統的、漸進的練習放鬆全身肌肉，其主要目的是要讓病人體會放鬆的感覺。

   (2) 冥想、坐禪：利用控制呼吸及姿勢的方法達到自我控制的目的，以消除煩惱減輕緊張，達到安定沉著的精神狀態。

   (3) 自我催眠法：利用個體注意力的高度集中、呼吸的調整及肌肉的鬆弛，達到清新、冷靜、愉快的境界。

   (4) 芳香療法：可使用吸入、薰香、藥浴或按摩，須特別注意，有些精油會影響胎兒，孕婦應小心使用。

   (5) 按壓穴位：可指壓足三里、百會及神門等穴位，有助於睡眠。

 試 一 試

1. 漸進式肌肉放鬆法：同學們，先握緊右拳，盡力的握拳，持續5秒鐘(1.2.3.4.5)，體會一下這種緊張的感覺，再盡量放鬆你的右手，持續10秒鐘(1.2.3.4.5.6.7.8.9.10)，體會一下這種輕鬆的感覺，你是否可以感覺出兩種不同的感受？再重新練習一次。以同樣的方式練習全身的肌肉，其順序為：右手→右臂→左手→左臂→頸及肩膀→臉→頭皮→胸部→上背部→整個上半身→腹部→下背部→臀部→大腿→小腿→足部→全身所有的肌肉群。

2. 自我催眠法：同學們，可在教室或宿舍練習，獨自坐在室內面對牆壁約150~300公分的椅子上，在空白的牆上貼張貼紙，雙眼緊盯著貼紙，然後調整呼吸直到平穩、緩慢與深沉，想像自己的手臂及雙腿逐步沉重，無法移動，之後閉上雙眼，忽視呼吸以外的感覺，想像自己正漂浮在溫水游泳池，全身完全的放鬆。

動動腦

同學們，當你有失眠時，你應如何改善自己的睡眠呢？想想看喔！

五、護理評值

1. 能說出導致睡眠型態紊亂的原因：能具體說明其睡眠不佳是因環境、心理壓力、對疾病的擔心等。

2. 能有正確的睡眠認知：(1)說出安眠藥對睡眠的好處及壞處；(2)說出自己如躺在床上睡不著時，不一定要強迫自己睡；(3)說出不一定要睡足多少小時才算睡眠充足。

3. 身體不適症狀獲得改善：(1)主訴疼痛已從8分痛減至3分痛；(2)呼吸次數維持在12~20次／分；(3)主訴身體覺得很舒爽。

4. 焦慮問題解決：(1)主訴不再擔心點滴會滴空；(2)可說出檢查或治療的目的及步驟；(3)主訴不再擔心在醫院會感到害怕。

5. 執行有利於睡眠的放鬆技巧：(1)能了解放鬆技巧的步驟；(2)能正確運用鬆弛技巧。

6. 建立規律的睡眠型態：(1)已能調節日常作息及睡眠的時間；(2)能在上床後30分鐘內入睡；(3)每晚平均睡足6~8小時。

7. 具有良好睡眠品質：(1)能說出睡眠充足；(2)能說出周圍環境不會干擾其睡眠。

8. 與睡眠型態紊亂有關的臨床表徵改善或消失：(1)主訴睡醒後感覺輕鬆愉快；(2)沒有疲倦、黑眼圈、注意力不集中的現象。

情境模擬案例分析

　　陳先生，50歲，急性肝炎患者，入院第三天，早上9點30分仍在睡覺，主訴：「躺在床上久久都還睡不著，有時睡一下下會驚醒過來，沒有辦法睡好、覺得好累；晚上護理人員的聲音太大聲、工作車也很大聲」，此時護理人員發現陳先生常打哈欠、無精打采的現象。

有關資料	資料分析	護理診斷	護理目標	護理措施	護理評值
S1：(7/1)「躺在床上久久都還睡不著。」 S2：(7/1)「有時睡一下下會驚醒過來。」 S3：(7/1)「沒有辦法睡好、覺得好累。」 S4：(7/1)「晚上護理人員的聲音太大聲、工作車也很大聲。」 O1：(7/1)早上9點30分仍在睡覺。 O2：(7/1)發現病人訴說時常打哈欠、無精打采的現象。	**定義特徵：** 1. 口頭抱怨難以入睡：S1 2. 未能按時醒來：O1 3. 睡眠中斷：S2 4. 口頭抱怨感覺睡眠不佳：S3 5. 行為及表現的改變─無精打采：O2 6. 時常打哈欠：O2 **問題（定義）：** 個體睡眠的品質和量受到時間限制的干擾（自然的、週期性意識暫時剝奪）。 **相關因素：** 環境的改變：S4 **機轉：** 病人因對環境的不熟悉及噪音使得睡眠週期被中斷，睡眠都必須重頭開始，因睡眠一直受到干擾，故將一直處於淺睡狀態而無法進入熟睡，因而影響睡眠品質，相對的影響到其生理及心理安寧狀態。	睡眠型態紊亂／環境的改變	1. 7/3病人能說出睡眠充足。 2. 7/4病人無疲倦、無精打采的現象。	1. 教導病人睡覺時關掉燈光或僅留一盞小燈。 2. 護理人員夜間降低說話的音量；動作輕柔，以避免工作車碰撞而造成噪音。 3. 教導睡前喝溫牛奶，有助於引導睡眠。 4. 教導睡前避免刺激性食物，如：咖啡、酒、茶、可樂及吸菸。 5. 指導放鬆的方法：如漸進式肌肉放鬆法。 6. 教導躺在床上20分鐘後如果無法入睡時，應起床到別的地方做些輕鬆的事，直到想睡覺時再躺到床上。 7. 教導午睡時間不要超過30分鐘。	1. 7/2主訴：「晚上比較安靜不會有太多的噪音了」。 2. 7/3主訴：「昨晚睡的很好一覺到天亮」。 3. 7/4觀察到病人精神佳。

記錄範例

時 間	用藥及治療	生命徵象	護理記錄
10:00			主訴:「昨晚躺在床上久久都還睡不著,有時睡一下下會驚醒過來,沒有辦法睡好、覺得好累」。觀察病人常打哈欠、無精打采,教導睡前喝溫牛奶及避免刺激性食物(如:咖啡、茶、吸菸)並指導放鬆的方法:如漸進式肌肉放鬆法,病人可了解,續觀察睡眠情形。╱N1王小美

課後活動

　　全班同學練習肌肉放鬆的技巧,由授課老師喊口令,同學跟著練習,包括漸進式肌肉放鬆法及自我催眠法。

( ) 1. 下列藥物作用何者不會干擾睡眠週期？(A)安非他命(amphetamine)　(B)制酸劑(antacids)　(C)酒精(alcohol)　(D)抗鬱劑(antidepressant)

( ) 2. 夢境發生在下列哪一睡眠生理週期，醒後最容易記得？(A)非快速動眼期(NREM)S1　(B)非快速動眼期(NREM)S2　(C)非快速動眼期(NREM)S3　(D)快速動眼期(REM)

( ) 3. 下列個案情境，何者未達國際睡眠障礙分類法所建議失眠(insomnia)的標準？(A) 70歲老人，上床到入睡時間超過40分鐘　(B) 70歲老人，經常半夜醒來2~4次，每次覺醒超過10分鐘　(C)成年人，每天睡眠總時數共5小時　(D)成年人，睡眠效率為85%

( ) 4. 有關阻塞性睡眠呼吸暫停(obstructive sleep apnea)，下列敘述何者錯誤？(A)好發於肥胖者　(B)睡眠時呼吸道肌肉緊縮　(C)發作時間可達10秒到2分鐘　(D)整晚睡眠週期可發作50~600次不等

( ) 5. 有關睡眠週期之快速動眼期(REM)敘述，下列何者正確？(A)全身肌肉張力上升　(B)生長激素分泌下降　(C)胃酸分泌增加　(D)由副交感神經所主宰

( ) 6. 醫囑「絕對臥床休息」是以何種方式以達到充分休息之目的？　(A)使用鎮靜安眠藥物　(B)限制活動總時數　(C)以約束帶約束　(D)限制日常生活活動

( ) 7. 有關促進住院病人睡眠之護理措施，下列何者錯誤？　(A)限制夜間訪客　(B)若有疼痛，應先給予止痛措施　(C)鼓勵睡前吃飽　(D)協助安排舒適的臥姿

( ) 8. 一個睡眠週期約有多少分鐘？　(A)30分鐘　(B)45分鐘　(C)60分鐘　(D)90分鐘

( ) 9. 下列何項是睡眠過程中的生理變化？　(A)基礎代謝率下降　(B)血壓上升　(C)周圍血管收縮　(D)血糖值上升

( ) 10. 有關睡眠的敘述，下列何者正確？(1)快速動眼期的腦波圖呈現β波，很容易被叫醒 (2)非快速動眼期第三期的腦波圖呈現δ波，呼吸速率及血壓下降 (3)非快速動眼期第二期的腦波圖呈現θ波，容易被叫醒 (4)非快速動眼期第四期的腦波圖呈現δ波，可能出現尿床及磨牙 (5)當睡眠中斷時，必須從快速動眼期開始入睡　(A) (1)(3)(4)　(B) (1)(3)(5)　(C) (2)(3)(4)　(D) (2)(4)(5)

解答

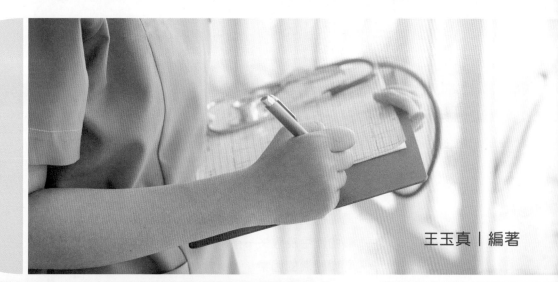

王玉真｜編著

生命徵象
Vital Signs

10 CHAPTER

 學習目標 Objectives

1. 說出生命徵象的意義及其正常範圍。
2. 了解影響生命徵象的各種相關因素。
3. 了解測量生命徵象的注意事項。
4. 了解體溫的調節機轉。
5. 了解人體產熱與散熱的作用機轉。
6. 了解異常體溫的定義、導因、症狀及其護理措施。
7. 認識測量體溫的方法與儀器。
8. 了解脈搏的特性並分辨異常的脈搏型態。
9. 認識並定位全身測量脈搏的部位。
10. 了解呼吸的調節機轉。
11. 了解呼吸的動作及型態並分辨異常的呼吸型態。
12. 了解維持血壓的五種血液流動因子。
13. 了解並分辨異常的血壓型態。
14. 認識測量血壓的方法、儀器及其原理。
15. 了解造成血壓測量錯誤的因素及其結果。

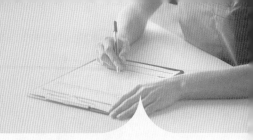

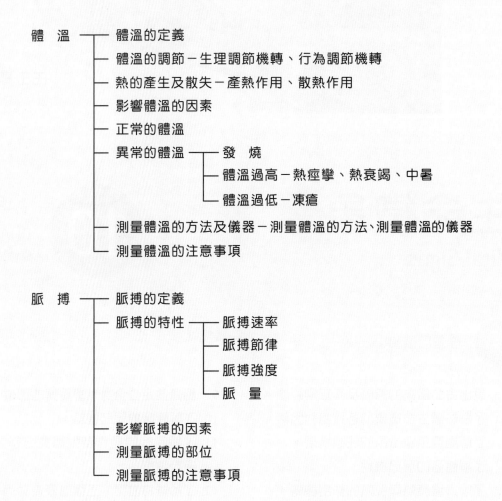

體　溫 ── 體溫的定義
　　　　├─ 體溫的調節－生理調節機轉、行為調節機轉
　　　　├─ 熱的產生及散失－產熱作用、散熱作用
　　　　├─ 影響體溫的因素
　　　　├─ 正常的體溫
　　　　├─ 異常的體溫 ──┬─ 發　燒
　　　　│　　　　　　　　├─ 體溫過高－熱痙攣、熱衰竭、中暑
　　　　│　　　　　　　　└─ 體溫過低－凍瘡
　　　　├─ 測量體溫的方法及儀器－測量體溫的方法、測量體溫的儀器
　　　　└─ 測量體溫的注意事項

脈　搏 ── 脈搏的定義
　　　　├─ 脈搏的特性 ──┬─ 脈搏速率
　　　　│　　　　　　　　├─ 脈搏節律
　　　　│　　　　　　　　├─ 脈搏強度
　　　　│　　　　　　　　└─ 脈　量
　　　　│
　　　　├─ 影響脈搏的因素
　　　　├─ 測量脈搏的部位
　　　　└─ 測量脈搏的注意事項

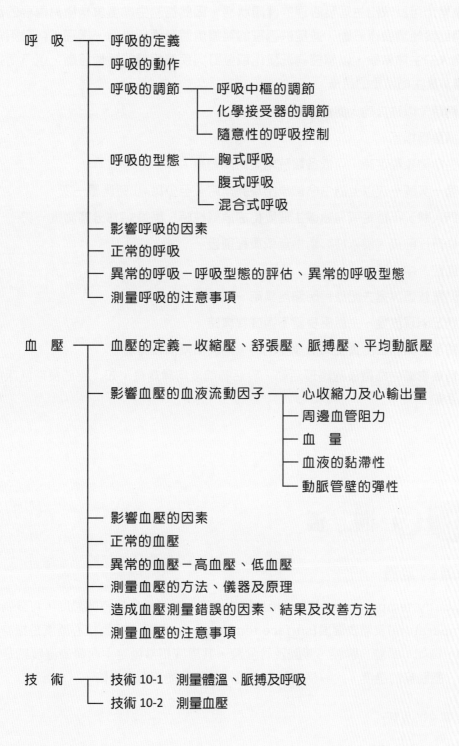

呼　吸 ─── 呼吸的定義
　　　├── 呼吸的動作
　　　├── 呼吸的調節 ─── 呼吸中樞的調節
　　　│　　　　　　├── 化學接受器的調節
　　　│　　　　　　└── 隨意性的呼吸控制
　　　├── 呼吸的型態 ─── 胸式呼吸
　　　│　　　　　　├── 腹式呼吸
　　　│　　　　　　└── 混合式呼吸
　　　├── 影響呼吸的因素
　　　├── 正常的呼吸
　　　├── 異常的呼吸─呼吸型態的評估、異常的呼吸型態
　　　└── 測量呼吸的注意事項

血　壓 ─── 血壓的定義─收縮壓、舒張壓、脈搏壓、平均動脈壓
　　　├── 影響血壓的血液流動因子 ─── 心收縮力及心輸出量
　　　│　　　　　　　　　　├── 周邊血管阻力
　　　│　　　　　　　　　　├── 血　量
　　　│　　　　　　　　　　├── 血液的黏滯性
　　　│　　　　　　　　　　└── 動脈管壁的彈性
　　　├── 影響血壓的因素
　　　├── 正常的血壓
　　　├── 異常的血壓─高血壓、低血壓
　　　├── 測量血壓的方法、儀器及原理
　　　├── 造成血壓測量錯誤的因素、結果及改善方法
　　　└── 測量血壓的注意事項

技　術 ─── 技術 10-1　測量體溫、脈搏及呼吸
　　　└── 技術 10-2　測量血壓

前言 FOREWORD

　　生命徵象(vital signs)是維持生命的基本徵象，包括體溫、脈搏、呼吸及血壓。從徵象變化可反映出生理及心理的健康狀態，因此監測生命徵象是極為重要的護理活動，有助於釐清臨床診斷，並提供適宜的醫療處置及護理措施。護理人員必須規律地監測病人的生命徵象，以掌控病況變化或擬訂與疾病相關的護理診斷，以下所述為一般建議測量生命徵象的時機：

1. 入院時，以建立病人的基準值。

2. 依據醫囑指示。

3. 當生命徵象穩定時，可依各醫院常規時間測量。

4. 當有一次或一次以上的生命徵象出現異常時，至少每4小時測量一次。

5. 當病人狀況不穩定或有急遽生理變化的危險性時，應每5~15分鐘測量一次。

6. 手術療程前後、侵入性診斷檢查或療程前後。

7. 輸血前、中、後。

8. 當測量數值與過去記錄有明顯差異時。

9. 當病況出現改變、主訴感身體不適或異樣時。

10. 當給予的藥物會影響生命徵象變化時，應於給藥前後測量。

11. 任何會影響生命徵象的護理活動，於活動前後均需測量，如：協助長期臥床病人下床活動。

10-1 　体　溫

一、體溫的定義

　　體溫(body temperature, BT)意指身體的溫度，或身體所保持的熱度，可分為**核心溫度**(core temperature)及**體表溫度**(surface temperature)兩種。所謂核心溫度是指身體深部組織的溫度，例如：顱腔、胸腔、腹腔及骨盆腔，其溫度相當恆定；而體表溫度則是指皮膚、皮下組織、脂肪層的溫度，此較易隨外界環境冷熱的改變而有所升降。

二、體溫的調節

　　人體可透過負回饋機制調節體溫的恆定，包括生理及行為調節機轉，說明如下。

（一）生理調節機轉 (Physiological Mechanism)

　　生理調節機轉是由神經系統來執行體溫調節機制，包括：**接受器、中央整合器、反應器**（圖10-1）。

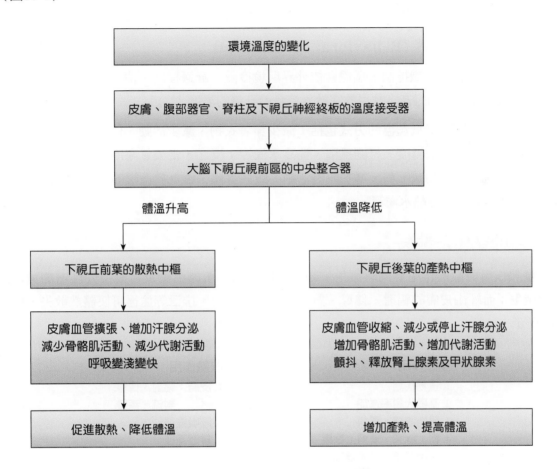

＋ 圖10-1　體溫的生理調節機轉

1. 接受器：溫度接受器位於**皮膚、腹部器官、脊柱及下視丘**等處的**神經終板**，能感受身體內外環境溫度的冷熱，再將訊息傳遞至下視丘(hypothalamus)的中央整合器，使其對傳入訊息作適當解釋及反應。溫度接受器可分為冷覺與熱覺兩種，冷覺接受器的數量多於熱覺接受器，且冷覺位於真皮上層，熱覺位於真皮下層，故皮膚對冷覺更為敏感。

2. 中央整合器：又稱為**體溫調節中樞**或下視丘調溫器(thermostat)，位於大腦**下視丘視前區(preoptic area)**，為統整身體產熱與散熱的主要中樞。其能解釋傳入訊息，並將訊息傳送到反應器，調節血管舒縮、汗腺分泌、肌肉活動、代謝活動等。

3. 反應器：包括**血管、汗腺、骨骼肌**。當流經下視丘視前區的血液溫度升高時，會刺激神經軸傳出衝動至下視丘前葉的散熱中樞，作用於反應器的現象包括：皮膚血管擴張、增加汗腺分泌、減少骨骼肌活動、減少代謝活動、呼吸變淺變快等，其目的在於促使體熱散失、

降低體溫；反之，當流經下視丘視前區的血液溫度降低時，會刺激神經軸傳出衝動至下視丘後葉的產熱中樞，作用於反應器的現象包括：皮膚血管收縮、減少或停止汗腺分泌、增加骨骼肌活動、顫抖、增加代謝活動、釋放腎上腺素及甲狀腺素以增加細胞代謝率，其目的在於增加產熱、提高體溫。

（二）行為調節機轉 (Behavioral Mechanism)

行為調節機轉受意識控制，個體會依外界環境冷熱、舒適程度、情緒狀態、身體活動能力等，出現調節體溫的行為，其目的在於維持身體舒適的溫度。

當天氣炎熱時，降低體溫的方式包括：減少穿著衣物、減少活動、伸展身體、置身於陰涼的環境中、調低空調溫度、打開風扇、洗冷水澡等；反之，當天氣寒冷時，增加體溫的方式包括：穿著厚重衣物或毛毯、增加肌肉活動、蜷曲身體、置身於溫暖的環境中、調高空調溫度、使用電暖爐、洗熱水澡等。

三、熱的產生及散失

產熱作用與散熱作用會同時發生，經由食物代謝、肌肉活動及荷爾蒙分泌增加可達到熱的產生；而經由皮膚的輻射、傳導、對流及蒸發與呼吸、排泄等途徑可使體熱散失，如圖10-2所示。

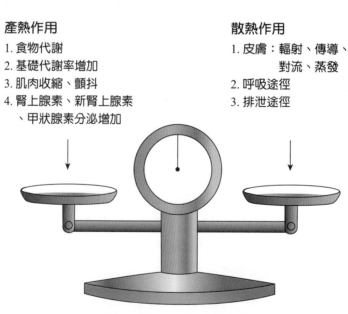

＋ 圖10-2　藉由熱的產生、保留及散失維持體溫的平衡

（一）產熱作用 (Thermonogenesis)

⊃ 增加產熱的狀態

1. **食物氧化與基礎代謝率(basal metabolic rate, BMR)增加**：人體攝取食物後，食物代謝是身體產熱最重要的來源，而人體的肌肉與**肝臟**組織則是身體**產熱**的主要部位。

2. **肌肉活動量增加**：當活動、運動及顫抖時，會使骨骼肌收縮而增加產熱作用。

3. **強烈情緒反應**：緊張、焦慮、恐懼或憤怒時，會刺激交感神經分泌腎上腺素(epinephrine)及新腎上腺素(norepinephrine)，以提高細胞代謝率而增加產熱作用。

4. **甲狀腺素分泌增加**：甲狀腺素能分解醣類及脂肪，增加細胞的代謝速率，而使產熱增加，稱為化學性產熱作用(chemical thermogenesis)。

5. **感染、創傷或組織發炎時**：當組織受到破壞時，其內、外生性致熱原會增加新陳代謝率及產熱。

6. **外界環境溫度的改變**：處於高溫環境或洗熱水澡時，能使產熱增加、體溫上升；短時間暴露於寒冷環境，可刺激身體發抖產熱，但長時間處於低溫狀態下，體溫則會下降。

⊃ 減少產熱的狀態

1. **禁食或飲食攝取不足時**：缺乏足夠食物氧化產熱。

2. **身體活動減少**：如：生病、虛弱、睡眠、精神憂鬱、意識不清及使用麻醉劑等，會使肌肉的活動量減少，而降低產熱量。

3. **身體抵抗力減弱**：身體代謝變慢，產熱減少。

4. **供氧量減少**：當缺氧狀況下，會使產熱減少。

5. **體溫過低**：體溫下降時，產熱量也會隨之減少。

（二）散熱作用 (Thermolysis)

　　體熱散失的途徑包括：皮膚、呼吸及排泄系統，其中，皮膚散熱量佔總散熱量的70%，主要的散熱方式為輻射、傳導、對流及蒸發；經由呼氣的散熱量，及呼吸的蒸發作用，約佔總散熱量的29%；另有1%是藉由唾液或大小便的排出而釋放熱量。

⊃ 輻射 (Radiation)

　　輻射是指熱從一個物體的表面直接傳送至另一個物體的表面，且**兩個物體間不需有實質接觸或媒介物傳導**。休息狀況下，約有50~70%的熱能由此散失，**是皮膚散熱方式中比例最高的**。例如：使用冷氣空調降低環境溫度、身體採**伸展的姿勢**以增加暴露於空氣的體表面積、**脫除厚重的衣物及毛毯、穿著淺色寬鬆的衣物**，均可增加輻射散熱。

⊃ 傳導 (Conduction)

傳導是指經由**直接的接觸**，將熱由一個物體傳送至另一個物體，使兩物體達到相同的溫度，約有15%的熱能由此散失。當溫暖的皮膚接觸到較冷物體時，熱能會經由傳導方式散失；直到兩個物體的溫度相同時。例如：使用**冰枕**或**冷水浴**可增加傳導散熱。

⊃ 對流 (Convection)

對流是指經由**空氣移動**而達到散熱的作用，約有12%的熱能由此散失。對流可帶走皮膚表面溫暖的氣體，例如：**電風扇**或**自然風**的吹拂可增加對流散熱。

⊃ 蒸發 (Evaporation)

蒸發是指**將液體轉化成氣體**，使身體水分經由蒸氣方式散發出去，約有20%的熱能由此散失。而蒸發方式有兩種，一為**無感性蒸發**(insensible heat loss)，如：**皮膚、呼吸道、口腔黏膜**所進行的水分蒸發及熱能散失，另一為**可察覺的蒸發**，如：**流汗**，可以促進身體額外的水分蒸發，此調節性出汗具有降低體溫的功用。

四、影響體溫的因素

1. 年齡：**新生兒**及**嬰幼兒**的體溫調節中樞發育尚未成熟，且體表面積較大，故體溫易因環境溫度與活動量的影響而有所起伏，**波動變化頗大**，直至青春期才會趨於穩定，而青春期又正值發育旺盛期，體溫通常會高於成年期。另外，**老年人**因皮下脂肪組織變薄、活動量減少、新陳代謝率降低、體溫調節功能及對溫度變化的敏感性變差等因素，使其**溫度低於其他年齡層**，也易受外在環境溫度的影響。

2. 性別：以同年齡與同體型的兩性而論，**女性的體溫會高於男性**。

3. 身體的部位：人體各部位的溫度會因血液供應量多寡及與外界接觸面積的大小而有所差異。其中，**肝臟的溫度最高**，約38.8℃；**耳垂的溫度最低**，約32.2℃；血液溫度則約為37.8℃。

4. 週期性的生理節律：週期性的生理節律(circadian rhythm; diurnal rhythm)是指因晝夜節律不同而使體溫產生波動變化，24小時內體溫的變動約在0.5~1℃之間。一天之中，以**清晨4~6點時的體溫最低；傍晚4~8點的體溫最高**（圖10-3）。

5. 月經週期：女性生理週期中荷爾蒙濃度與體溫變化有密切的相關性。**在排卵前，動情素增加，體溫平均下降約0.3℃；排卵後，黃體素濃度增加，導致體溫上升約0.3~0.6℃**，此種體溫的變化可用來預測排卵，以作為受孕或避孕之參考。

6. 荷爾蒙：**甲狀腺素、生長激素及腎上腺素**均會增加細胞代謝速率，而使**體溫上升**。

7. 運動與活動：肌肉活動時，身體新陳代謝速率加快，而造成體溫上升。

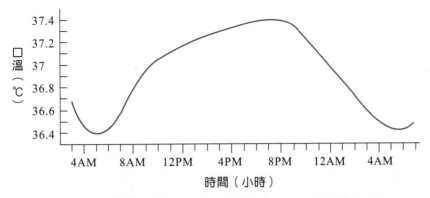

✚ 圖10-3 週期性的生理節律－健康成年人24小時的體溫變化

8. **情緒與壓力**：情緒波動與心理壓力，會誘發交感神經系統刺激腎上腺髓質分泌腎上腺素 (epinephrine)及正腎上腺素(norepinephrine)，使產熱增加，**體溫上升**。當病人呈現冷漠及 憂鬱傾向時，其體溫會低於正常值。

9. 飲食：**食物消化作用**及**攝取熱飲，會使體溫上升；禁食、飢餓、營養不良**及**攝取冷飲**時， **會使體溫下降**。

10. 藥物：藥物是藉由增加或減少代謝率及能量的需求來影響體溫的變化，如鎮靜劑。而某些 藥物，例如：Aspirin及Acetaminophen（解熱鎮痛劑），是用於阻斷下視丘溫度設定點的 上移，而達到降溫的效果。

11. 環境：空氣中的溫度、對流狀態及身體暴露程度的多寡均會影響體溫的變化。例如：當個 體處於寒冷的戶外，且沒有足夠的禦寒衣物時，體溫則會下降。

12. 疾病：當細菌或病毒感染、敗血症、罹患惡性腫瘤或甲狀腺機能亢進時，會造成體溫上 升；當體溫調節中樞受損、大量出血、大面積燒傷、甲狀腺機能低下時，會使體溫下降。

13. 冷熱的運用：**局部用冷及長時間全身用冷可使體溫下降**。

14. 吸菸：**吸菸會使體溫略微上升**。

 動動腦

1. 一天之中，何時的體溫最低？何時的體溫最高呢？
2. 何種荷爾蒙會使女性在排卵後的體溫上升呢？
3. 短時間的全身用冷，究竟會使體溫上升還是下降呢？

五、正常的體溫

　　正常狀態下，體溫會穩定地維持在37℃左右(98.6℉)。測量體溫的方式有：口溫、腋溫、 肛溫、耳溫等，依據測量部位的不同，其平均值與正常範圍之數據，也會有些微差距。各

測量部位的體溫高低順序為：**肛溫＞口溫、耳溫＞腋溫**（表10-1）。而目前常用的耳溫測量法，測量者可將耳溫槍設定為口溫或肛溫，來顯現所測得的體溫。

▼ **表10-1 體溫的平均值與正常範圍**

部 位	正常範圍	平均值
腋溫	36~37℃(96.6~98.6℉)	36.5℃(97.6℉)
口溫	36.5~37.5℃(97.6~99.6℉)	37℃(98.6℉)
耳溫	36.5~37.5℃(97.6~99.6℉)	37℃(98.6℉)
肛溫	37~38℃(98.6~100.6℉)	37.5℃(99.6℉)

六、異常的體溫

體溫超出正常範圍即稱為「體溫異常」（表10-2）。包括：發燒、體溫過高（如：熱痙攣、熱衰竭、中暑）、體溫過低等。

▼ **表10-2 異常體溫的分類**

＊核心溫度（肛溫）

異常體溫的分類	溫度範圍
體溫過低(hypothermia)	<35℃
發燒(fever)	>38℃
體溫過高(hyperthermia)	>40℃
過熱(hyperpyrexia)	>41.5℃

資料來源：http://en.wikipedia.org/wiki/Human_body_temperature#cite_note-NC08-3

（一）發 燒

⊃ 定 義

發燒(fever)又稱為發熱(pyrexia)。意指人體在致熱原的作用下，使體溫調節中樞設定點上移，所引起的調節性體溫升高。當體溫高過正常範圍，即核心溫度（肛溫）超過38℃（口溫及耳溫超過37.5℃或腋溫超過37℃），即可稱為發燒。發燒是由疾病所引發的身體防衛機轉，一般而言，低於39℃(102.2℉)的發燒，並不會對身體造成傷害。

⊃ 過程及症狀

1. **開始期或發作期(onset/invasion period)**：外因性致熱原如：細菌、病毒等進入人體，促使白血球產生內因性致熱原，並隨血循到達下視丘，使**體溫調節中樞的溫度設定點上升**，

導致**血管收縮、骨骼肌活動量增加**，造成身體保存體熱及增加產熱，以提高體溫至新的設定點。此期症狀包括：

(1) **寒顫(chill)**：身體感覺寒冷，發抖且皮膚出現雞皮疙瘩的情形，肌肉可能從輕微顫抖到激烈收縮，其目的在於增加產熱。

(2) **體溫逐漸上升**：隨肌肉顫抖產熱增加而逐漸上升。

(3) **心跳速率加快**：因新陳代謝率上升，細胞對氧氣及葡萄糖的需求量增加所致。

(4) **呼吸變快變深**：因新陳代謝率增加，使二氧化碳產量也增加，刺激呼吸中樞所致。

(5) **皮膚蒼白、冰冷、乾燥無汗**：由於表皮血管收縮保存體熱所致，指甲床甚至出現發紺情形。

(6) **口渴**：因呼吸速率加快且深度變深，而增加水分散失。

(7) **神經系統與精神狀況**：出現頭暈、頭痛、煩躁不安、緊張、恐懼等反應。

(8) 於寒顫結束時，體溫會上升約1.1~3.9℃(2~7℉)不等。

2. **發熱期(stadium/fastigium period)**：當溫度調節到新的設定點後，此時的體溫達最高點，且體溫升高狀態可能會維持一段時間。然而如果高燒持續時間過久，則可能會發生嚴重脫水、痙攣等情況。此期症狀包括：

(1) **心跳速率加快、呼吸變快變深**：為滿足身體新陳代謝所需。

(2) **皮膚發紅、發燙**：因體溫上升、血管擴張所導致。

(3) **口渴加重**：呈現口腔黏膜乾燥，**嘴唇龜裂、疼痛**。

(4) **脫水**：因出汗量增加、新陳代謝率上升及食慾下降等問題，可能導致有輕度至重度脫水，並有皮膚乾裂及體重下降情形。

(5) **腸胃道症狀：食慾下降、噁心**、嘔吐、便祕等。

(6) **神經系統與精神狀況：全身倦怠、軟弱無力、肌肉關節疼痛、頭痛**、畏光、眼神呆滯、**焦慮不安**、易怒、昏睡等。

(7) 高燒時（40℃以上）會有神智不清、譫妄、失去定向力、幻覺、崩潰等情形，幼童可能會出現**熱性痙攣**。

(8) 尿液狀況：因高溫使體內蛋白質受到破壞，而出現**蛋白尿**的情形，且**尿量減少、顏色變深、尿比重上升**。

3. **退熱期(decline period)**：當促使發燒的致熱原減少或使用退燒藥物時，體溫調節中樞的溫度設定點會回復到原來正常的範圍，身體會藉由**血管擴張、流汗**等方式，以散失體熱，使體溫回到正常。此期症狀包括：

(1) **出汗**：以增加體熱散失，此時皮膚會有溼熱感。

(2) **皮膚溫暖、潮紅**：因血管擴張促進散熱所致。

(3) **口渴**：因流汗量增加所致，須注意有無脫水現象。

(4) 神經系統與精神狀況：出現**身體疲累、虛弱感**。

(5) 尿液狀況：應較發熱期時的**尿量增加、顏色變淺、且尿比重下降**。

退熱的形式分為兩種：

(1) **驟退(crisis)**：意指體溫突然下降，在數小時或24小時之內回復到正常或降至正常以下。若體溫下降後，疾病症狀隨之減輕，代表有復原趨勢；若體溫下降後，疾病症狀無好轉，甚至有惡化情況，則代表病人可能有內出血、虛脫或瀕死的現象。

(2) **漸退(lysis)**：意指體溫逐漸下降，在二、三天或一週內回復到正常範圍，且疾病症狀亦隨之減輕，代表疾病已逐漸復原。

動動腦

每個人或多或少都曾經歷過發燒的過程，還記得那種頭發昏、四肢無力的感覺嗎？請同學們踴躍分享一下你的發燒經驗吧！

○ 類 型

1. **恆常熱(constant/continuous fever)**：體溫持續處於高熱狀態達數日或數週之久，其**溫度均大於38.8℃**，且變化極微，**24小時的波動範圍**（即最高與最低溫之差）**不超過1℃**（圖10-4a）。常見於**大葉性肺炎**、急性粟粒性肺結核、兒童肺結核。

2. **弛張熱(remittent fever)**：體溫均高於正常水平，**24小時的波動幅度可相差2℃以上**（圖10-4b）。常見於**傷寒、成人肺結核**、風溼熱、化膿性疾病。

3. **間歇熱(intermittent fever)**：**高熱期與無熱期交替出現**，體溫變化幅度很大（圖10-4c）。常見於**瘧疾、敗血症、淋巴瘤**、急性腎盂腎炎。

4. **回歸熱或復發熱(relapsing/recurrent fever)**：體溫急遽上升達39℃以上，持續數日後會恢復正常，再經數日後又出現高熱情況，即**體溫呈現規律性反覆升降**（圖10-4d）。常見於**術後傷口感染**、霍奇金氏病。

動動腦

還記得小時候發燒時，家裡的長輩總會說：「躲在被窩裡悶出一身汗，燒就退了，或是去洗個很熱很熱的熱水澡，發發汗就好了。」請同學們回想一下發燒的經驗，醫師、護理人員或媽媽是如何照顧你的呢？這些方法正不正確呢？

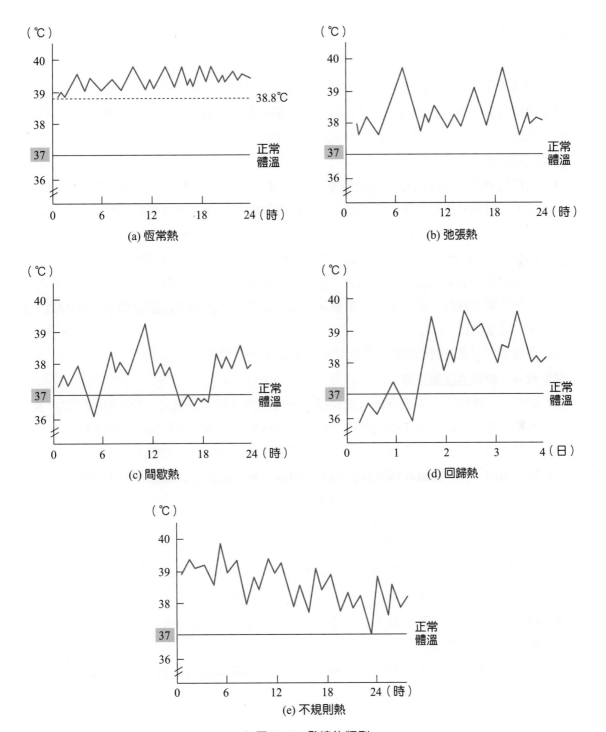

✚ 圖10-4 發燒的類型

➜ 護理措施

目的在於協助病人恢復正常體溫，減少發燒不適感，並預防產生合併症。

1. **找出發燒的原因**：協助醫師發現及治療導致發燒的原因，才能真正解決發燒的問題。

2. **減少體熱散失**：當病人出現寒顫發抖時，**視其需要提供熱飲料、衣物、被蓋**，或利用**電暖氣、烤燈**，**以減少體熱散失**，協助體溫到達下視丘較高的設定點。

3. **密切監測生理變化**：

   (1) 依照醫囑每4小時或更密切地測量生命徵象的變化，待體溫恢復正常後72小時（3天），再改為常規測量，同時必須注意發燒的型態、程度及其相關症狀。

   (2) 協助送檢及追蹤有關感染或脫水的檢驗資料，例如：全血球計數及其分類(CBC/DC)、細菌培養(bacteria culture)及血清電解質(electrolyte)等實驗室報告。

   (3) 評估病人的意識程度、精神狀態，接著評估皮膚狀態，包括顏色、溫度及脫水情形。並評估營養狀況、攝入量、排出量、體重變化情形，視其狀況記錄輸出入量(I/O)，並予以適當處置。

   (4) 評值醫療處置及護理措施後的治療效果及病人的舒適度。

4. **促進散熱，使體溫回復正常**：

   (1) 調整室內溫溼度並促進空氣流通：提供感覺涼爽且舒適的溫度，約為20~24℃，並可利用開窗及風扇來增加對流散熱，另外，維持較低的溼度亦有利於蒸發散熱。

   (2) 當寒顫消失後，應移除過多的衣物及被蓋，以利於經由輻射及對流散熱。

   (3) 局部用冷：可用冰敷或**冰枕**置於額頭、頸後、腋下及腹股溝皺摺處，利用傳導散熱。

   (4) 全身用冷：可使用**溫水拭浴**，增加傳導散熱。

   (5) 建議病人**穿著寬鬆、吸汗的棉質衣料**。

   (6) 依照醫囑給予解熱劑（如：Aspirin、Acetaminophen、Indomethacin）。由於解熱劑是透過蒸發散熱以達降溫作用，用藥後常會引起大量流汗，故需注意病人是否因體液喪失過多而出現血壓下降、脈搏加快、四肢發冷等虛脫或休克狀況。

5. **減少產熱，避免體溫上升**：**臥床休息**可降低新陳代謝率及減少肌肉活動產熱。

6. **維持體液電解質平衡**：

   (1) 提供足夠的體液：對於無水分限制者，建議**每日液體攝取量為2,500~3,000c.c.**，以補充因新陳代謝速率增加及過度流汗所造成的水分喪失，並促進毒素代謝及廢物的排除。

   (2) 若病人有食慾下降、噁心、嘔吐或無法經口攝入足夠液體時，可依醫囑予以靜脈注射或鼻胃管灌食方式補充體液電解質。

   (3) 評估病人的輸入量及排出量是否達平衡，並應適當補充流失的鹽分。

7. **維持或增進病人的舒適感：**

    (1) 口腔護理：協助病人執行口腔清潔，減少舌苔及異味，定期漱口及使用護唇膏，以維持口腔溼潤度。

    (2) 皮膚護理：**出汗後應隨時拭乾汗液、更換衣物**及床單，或協助清潔身體，以維持病人的舒適。

8. **提供飲食指導：**

    (1) 建議**採適度的碳水化合物與脂肪、高蛋白、高維生素、易消化的流質或半流質飲食**，並鼓勵**少量多餐**。

    (2) 提供病人喜愛的食材及注意食物的色、香、味俱全，以增進食慾。

9. **維持病人的安全：**意識混亂或譫妄者，應使用床欄，以防止病人不慎跌落。

（二）體溫過高

當所處的環境溫度過高時，身體會無法將過多的體熱散失到外界高溫環境中，即會引起熱痙攣、熱衰竭或中暑等三種熱失調的體溫過高（40℃以上），以下將逐一說明。

● 熱痙攣 (Heat Cramps)

1. 定義：長時間處於炎熱環境或劇烈運動後，**大量流汗造成氯化鈉(NaCl)喪失過多**，導致血鈉過低，而發生**骨骼肌間歇性、疼痛性的痙攣**現象。

2. 症狀：**肌肉痙攣、皮膚蒼白溼冷、口渴、噁心、眩暈**等。

3. 醫護措施：**將病人移至陰涼處，採平躺休息，並補充鹽水或運動飲料。**

● 熱衰竭 (Heat Exhaustion)

1. 定義：長期處於高溫環境中，導致**大量流汗及體液容積不足**，造成**血管舒縮機能失調**，使周邊血管無法獲得足夠血液來排除體熱。常發生於夏天劇烈運動後。

2. 症狀：**口渴、大量流汗、皮膚蒼白溼冷、脈搏快而弱、血壓降低、頭痛、眩暈、噁心、嘔吐、軟弱無力、肌肉痙攣**，甚至休克的情況。

3. 醫護措施：將病人移至陰涼通風處，協助平躺休息，並採**垂頭仰臥**或稍微將下肢抬高的姿勢。接著鬆開身上束縛的衣物。再視病人意識清醒程度，選擇由口攝入或由靜脈輸注途徑來**補充水分及電解質**。

● 中暑 (Heat Stroke)

1. 定義：長期處於高溫環境下，當**下視丘的體溫調節中樞喪失機能**時，會導致身體無法排汗散熱，而造成**體溫上升至41.1~42.2℃(106~108℉)**。此為一緊急狀況，且死亡率極高，若無立即且適當的處置，將會使身體器官的細胞組織發生不可逆的傷害，首要受影響的組織為**腦部**，進而為心臟、肝臟及腎臟等器官的損傷，甚至導致死亡。

2. 症狀：初期有**頭痛、眩暈、噁心、視力模糊、意識混亂**等症狀；嚴重時，體溫可能會升高至41~43℃、流汗減少或停止、極度口渴、**皮膚潮紅且乾熱、脈搏快而強、呼吸快而弱、血壓（收縮壓）上升**；更惡化時，血壓則下降，且有肌肉痙攣、心律不整、凝血異常、譫妄、昏迷等狀況發生。

3. 醫護措施：將病人移至**陰涼通風且乾燥**的場所，協助**平躺**或頭部稍微墊高的姿勢。接著鬆解衣物，可使用電風扇增加對流以散熱，或利用**冰枕、溫冷敷、冷水拭浴及覆蓋低溫毯**的方式來降低體溫，但須注意是否造成體溫過低或發生反彈性體溫過高的情況，故應密切監測體溫的變化，再依醫囑予以補充適當的靜脈輸液。

4. 預防方法：
   (1) 避免長時間曝曬於陽光下，且應**做好防曬措施**，如：塗擦防曬油、穿著淺色寬鬆且吸汗的衣服。
   (2) 不宜在高熱環境中工作過久或激烈運動。
   (3) 激烈運動或過度流汗後，**應多喝水並補充鹽分。**
   (4) 注意下列中暑的**高危險群**，包括：嬰兒及老年人、心血管疾病、糖尿病、甲狀腺機能亢進及酒癮患者、長時間於高溫環境下活動者（如：農夫、建築工人、運動員等）、使用影響散熱作用的藥物（如：鎮靜劑、利尿劑等）者。

動動腦

　　許多人都曾經有在烈日高照的情況下升旗或站崗的經驗，可能汗如雨下、兩眼發昏或突然倒地，你能分享所聽過或看過的經驗嗎？如果你的周遭有人發生這種情形該如何處理呢？

（三）體溫過低

1. 定義：體溫過低(hypothermia)是指核心溫度低於35℃(95℉)。
2. 症狀：
   (1) **感覺冷及寒顫、發抖。**
   (2) 四肢發麻、對痛覺其他感覺的能力下降。**冰冷、呈蠟白色的皮膚**，長時間後會出現發紺且肢體末梢有斑點。
   (3) 肌肉協調功能受損。
   (4) 心跳節律不規則（心律不整）。**脈搏及呼吸次數變慢**、體溫下降、**血壓下降。**
   (5) **尿量減少。**
   (6) 疲倦、思考及判斷能力下降、失去定向感、認知功能受損。
   (7) 嗜睡，並逐漸惡化至昏迷。
3. 原因：造成體溫過低的生理機制包括：產熱不足、散熱過多及下視丘體溫調節中樞受損。常見情況有意外造成的體溫過低與醫療技術引發的體溫過低。

(1) 意外造成的體溫過低：長時間暴露於寒冷環境，如：低於16℃(60.8℉)，或跌入冰冷的湖泊中，以及缺乏足夠的衣物、遮蔽物或熱度。

(2) 醫療技術引發的體溫過低：常是因應醫療行為所造成的，例如：在心臟及腦部手術前，會刻意降低病人的體溫，以減少代謝需求及身體需氧量。

4. 護理措施：首要護理目標是促使體溫回復到正常範圍且無合併症的發生。建議採取**自然回溫**的方式，**體溫回升的速率每小時不可超過0.5℃**，因未妥善控管的快速回溫，可能會造成血壓下降，而冰冷且帶有酸性的周邊血液回流至心臟，極易促使心跳停止。合宜的護理措施如下：

(1) 提供溫暖的環境(26~29℃)。

(2) 移除潮溼的衣物。

(3) 覆蓋乾燥的衣物及毛毯。

(4) 協助病人採取四肢靠近軀幹的姿勢，如：將手臂靠近胸部，腿收攏至接近腹部的區域。

(5) **提供溫暖的液體**，如：靜脈注射溫熱的液體及食用溫熱的飲料或食物。

(6) 若無凍傷，則施予肌肉按摩，利用機械性摩擦力產生熱能。

(7) 依醫囑用熱：如：將四肢浸泡在熱水中、在皮膚皺摺處使用熱水袋或在背部及臀部區域放置熱敷墊等。

(8) 密切監測病人有無出現心律不整及電解質不平衡的情況。

⊃ 凍 瘡

1. 定義：凍瘡(frostbite)為體溫過低的併發症之一，是指身體暴露在極度低溫的環境中，細胞內部會形成冰晶狀，而造成循環和組織永久性的傷害，易發生於冰天雪地或氧氣稀薄山區的徒步旅行者。

2. 好發部位：耳垂、鼻尖、手指、腳趾等。

3. 症狀：患處呈蠟白狀、觸診堅硬、麻木、刺痛、喪失感覺，也可能出現水腫及水泡，甚至產生壞死或壞疽。

4. 護理措施：

(1) 將病人移至溫暖的環境中。

(2) 將凍瘡處浸泡溫水中，水溫由10~15℃開始浸泡，之後每5分鐘將水溫調升5℃，直到水溫維持在37~43℃(99~110℉)為止。

(3) 不可搓揉凍瘡部位，以防止摩擦造成組織的傷害。

(4) 凍瘡傷口須以無菌技術執行換藥。

(5) 當凍瘡程度加重時，如已出現黑色乾硬焦痂，則可能須執行擴創術(debridement)以清除壞死組織，或截肢(amputation)以切除壞死區域。

七、測量體溫的方法及儀器

（一）測量體溫的方法

常用於測量體溫的部位包括：口腔、耳膜、腋下及直腸，其解剖學結構均是**鄰近具有溫暖血液的表淺動脈**，或是**與外界隔絕的區域**。護理人員應根據病人的年齡與身體狀況來選擇適合測量體溫的部位。

⊃ 口　溫

將體溫計置於舌下，測量時間為2~5分鐘。其禁忌症包括：**6歲以下的嬰幼兒**、口鼻腔損傷或手術者、口腔有急性感染者、感冒鼻塞、張口呼吸或呼吸困難者、持續咳嗽或打噴嚏者、使用氧氣面罩或臉部冰敷者、顏面神經麻痺、極度虛弱而無法緊閉口腔者、意識不清、精神混亂、極度躁動、譫妄或無法合作者、曾有抽搐病史者。

⊃ 耳　溫

是目前臨床最常使用的方法，**適用於嬰幼兒及成人**，測量數值準確。**將耳溫計的探頭置入耳道近耳膜處**，測量時間為**數秒鐘**。其禁忌症包括：**耳朵發炎**、感染、損傷或手術者。

⊃ 腋　溫

適用於所有對象，**包括新生兒**，但測量數值**較不準確**。將體溫計置於**腋中線處**（圖10-5），並**夾緊手臂**，測量時間為5~10分鐘。其禁忌症包括：腋下出汗量過多者、腋下有發炎、損傷或手術者、瘦弱、無法合作或肩關節損傷等無法夾緊體溫計者。

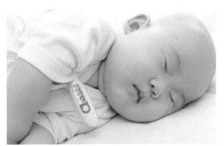

✚ 圖10-5　新生兒腋溫測量方式

⊃ 肛　溫

適用於新生兒、嬰幼兒、意識不清、呼吸困難或近日執行口腔手術者，測量數值**最準確**。應先潤滑體溫計前端約1.5~2吋，再插入肛門，測量時間為1~3分鐘。其禁忌症包括：直腸或會陰部損傷或手術者、直腸疾病者（如：痔瘡）、腹瀉、腸炎者、心肌梗塞及心臟疾病者（因此法易造成迷走神經受刺激，使心跳速率減緩，心肌受損）、血小板低下者。

（二）測量體溫的儀器

測量體溫儀器之準確度比較，依序為：**耳溫槍與電子體溫計＞水銀式體溫計＞單次拋棄式體溫計＞感溫膠片**。水銀式體溫計內含水銀，若不慎打破使水銀流出會危害人體及環境，自2012年環境部已全面禁止水銀體溫計的輸入及販賣，故目前醫療機構多已改用耳溫槍或電子體溫計來測量體溫。

⬭ 耳溫槍 (Tympanic Thermometer)

由於耳膜與下視丘均是來自外頸動脈豐富的血液供應，以具有紅外線感應器尖端的探頭偵測來自耳膜的熱輻射時，能獲得接近核心溫度的數值（圖10-6）。

耳溫槍在每次使用前須放置新的護套，可避免對其他人造成交互性感染。測量前應檢查耳道內有無耳垢，並將成人或3歲以上孩童的耳廓向上向後拉，以使耳道平直；3歲以下嬰幼兒的耳廓則向下向後拉。測量時將探頭伸入耳道內，當聽見嗶嗶的信號聲時，即可將探頭取出，並讀取螢幕上的數據，過程僅須2~5秒鐘。

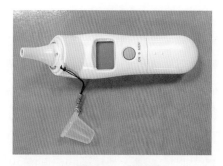

✚ 圖10-6　耳溫槍

⬭ 電子體溫計 (Electronic Thermometers)

電子體溫計（圖10-7）採用微電腦晶片設計，需裝置電池，外形如筆，具方便、安全、準確及快速等優點，該體溫計能測量口溫、腋溫、肛溫或測量基礎體

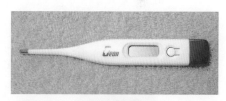

✚ 圖10-7　電子體溫計

溫，適用於各年齡層。測量時將體溫計的感溫體部分置於測量部位，直到聽見嗶嗶的信號聲時，即表示測溫完成，螢幕所顯示的數字即為測量到的溫度。

動動腦

攝氏與華氏體溫計如何換算？

1. 將華氏換算成攝氏：$℃=(℉-32)\times\dfrac{5}{9}$

   如：華氏98.6℉換算成攝氏℃→$℃=(98.6-32)\times\dfrac{5}{9}=37$

2. 將攝氏換算成華氏：$℉=(℃\times\dfrac{9}{5})+32$

   如：攝氏37℃換算成華氏℉→$℉=(37\times\dfrac{9}{5})+32=98.6$

⬭ 額溫槍

額溫槍（圖10-8）是利用紅外線感應來測量太陽穴皮下動脈血管的溫度，偵測位置為前額左側或右側，測量完畢後會聽見一聲嗶的信號聲。額溫槍雖具有安全、快速及非侵入性的優點，然而，由於額部暴露面積大，易受外界環境溫度的影響，故實際測得的溫度可能會低於核心溫度1~2℃，甚至更多，故準確性方面較值得商榷。另外，測量前應先擦拭額頭的汗水及粉粧，以減少誤差。

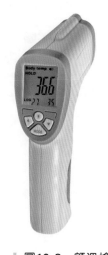

✚ 圖10-8　額溫槍

顳溫槍 (Temporal Thermometer)

顳溫槍是運用紅外線技術，以非侵入性方式測量顳動脈上皮膚表面的溫度，測量時需撥開頭髮，將探測頭輕放於額頭中央、眉毛與髮際線中間處，按握住掃描鈕，從額頭皮膚平穩輕滑至一側髮際線，之後鬆開掃描鈕並讀取數據。顳溫槍適用於所有年齡層，且測量數據準確，與肛溫相似，比口溫約高出0.4℃，需注意不可在疤痕組織、開放性潰瘍或皮膚損傷處進行測量。另外，若測量部位受到其他物品覆蓋，例如頭髮、帽子、假髮或繃帶等，會造成測量數據假性偏高；若測量時顳溫槍偏滑至側臉處，則會造成假性偏低的數據。若需立即進行重複測量，兩次測量之間需間隔30秒，以避免皮膚溫度偏低（圖10-9）。

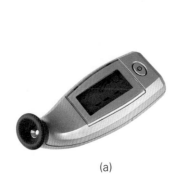
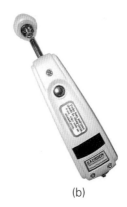

(a)   (b)

✚ 圖10-9　顳溫槍

其　他

如：單次拋棄式體溫計(disposable, single-use thermometer strip)、感溫膠片(thermometer-sensitive tape)、口含式貼片（圖10-10）、奶嘴式電子體溫計（圖10-11a）、電子式肛溫計（圖10-11b）、紅外線熱像儀(infrared thermography)（圖10-12）等。

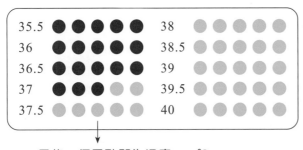
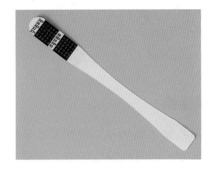

最後一個黑點即為溫度37.2℃

✚ 圖10-10　口含式貼片－最後一個由綠色變成黑色的點即為正確溫度

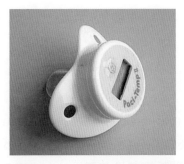

圖10-11a 奶嘴式電子體溫計

圖片來源：http://www.567lt.com/vipcom/
youngxc/23000_youngxc.jpg

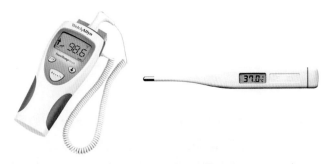

圖10-11b 電子式肛溫計

圖片來源：http://www.jag.com.tw/
http://www.terumo.com.tw/

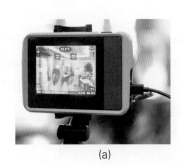

(a)

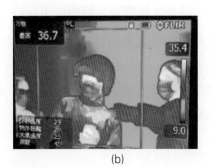

(b)

圖10-12 紅外線熱像儀

八、測量體溫的注意事項

1. 評估病人在15~30分鐘內是否有從事影響體溫的活動，若有，則需**休息15~30分鐘後**再行測量。

2. 依病人的年齡、意識程度、疾病與治療狀況，選擇合宜的測量部位。

3. 採用內科無菌技術，避免交互感染。

4. 若病人不慎咬破水銀式體溫計時，應予喝入**大量牛奶或生蛋白**以中和水銀毒性。

5. 護理記錄上應註明測量體溫的方法，腋溫記為X，肛溫記為R，口溫及耳溫則不需特別註明。

6. 測量結果為異常時，應作記錄並通知醫師處理。

10-2 💓 脈 搏

一、脈搏的定義

心臟是一個搏動性幫浦(pulsatile pump)，由心臟節律點(pacemaker)－竇房結(sinoatrial node, SA node)促發電性衝動，經房室結(AV node)及希氏束(bundle of His)，傳導至浦金氏纖維(purkinje fibers)，使心肌去極化，而產生左心室收縮。因動脈管壁具有彈性，左心室重複且間歇性的將血液注入主動脈內，使整個動脈系統形成一個前進波，此種波浪形式的血流波動，稱為脈動波或脈波(pulse wave)，若以手指按壓在接近體表的動脈上，就可感覺到動脈管壁輕微的跳動，此即稱為**脈搏**(pulse)。

左心室每次收縮約打出60~85c.c.的血液，稱為心搏出量(stroke volume, SV)，成人每分鐘的心跳速率(heart rate, HR)平均為72次，心輸出量(cardiac output, CO)為心室每分鐘幫浦出的血液體積。心搏出量、心跳速率、心輸出量三者關係如下：**心輸出量(CO)＝心搏出量(SV)×心跳速率(HR)**，休息狀態下，成人每分鐘的心輸出量約為4~6公升。

二、脈搏的特性

（一）脈搏速率

脈搏速率(pulse rate)簡稱為脈率，乃指每分鐘脈搏跳動的次數。**成年人脈搏速率的正常範圍是60~100次／分鐘**，平均為72次／分鐘。依年齡層的不同，脈率的正常範圍與平均值也會有所差異，請見表10-3。而異常脈率是指脈搏速率超出正常範圍。

▼ 表10-3　脈率的正常範圍與平均值

年 齡	正常範圍（次／分鐘）		平均值（次／分鐘）	
新生兒（出生至1個月）	70~170		120	
嬰兒（1歲以內）	**80~160**		**120**	
幼兒（1~3歲）	80~120		100	
學齡前兒童（3~6歲）	75~115		100	
學齡兒童（6~12歲）	70~110		90	
青少年	男	女	男	女
12歲	65~105	70~110	85	90
14歲	60~100	65~105	80	85
16歲	55~95	60~100	75	80
18歲	50~90	55~95	70	75
成人（18歲以上）	60~100		72	
老年人（65歲以上）	70~80(70~100)		75(85)	

1. **心搏過速(tachycardia)**：指脈搏速率每分鐘超過90或100次以上。當身體細胞對氧氣需求量增加時，為滿足身體代謝所需，會使心跳加速以增加心輸出量，以代償組織缺氧的情形。常見於**運動、缺氧、發燒、出血、休克、嚴重貧血、心臟衰竭、甲狀腺機能亢進**。

2. **心搏過緩(bradycardia)**：指脈搏速率每分鐘低於50或60次，常見於**體溫過低、毛地黃(Digoxin)中毒、顱內壓上升(IICP)、竇房結傳導受阻、甲狀腺機能低下、極度飢餓及體力衰竭**。

（二）脈搏節律

脈搏節律(pulse rhythm)簡稱為脈律，是指脈搏跳動的節律。正常狀況下，每次脈搏跳動的間隔時間應相等。而異常脈律是指脈搏跳動間隔時間不規則，與心跳速率過快或過慢，均稱為心律不整(arrhythmia)。

1. **二重脈(bigeminal pulse)**：**每次正常脈動後，緊接著一次不成熟且較弱的搏動，呈一強一弱交替出現，且脈率亦不規則，可能會進展至心室纖維顫動及死亡。**

2. **三重脈(trigeminal pulse)**：**每兩次正常脈動後，緊接著一次不成熟且較弱的搏動。**

3. **間歇脈(intermittent pulse)**：**脈搏跳動間隔時間長短不均，無固定節律，呈現跳幾下後停一下的狀態。**

4. 跑脈(running pulse)：脈搏細、快、不規則，每分鐘可達150次以上，有時可能會因跳動速率過快而無法準確測得數據。

5. **竇性心律不整(sinus arrhythmia)**：脈搏速率會隨呼吸狀態而有輕微的上升或下降，吸氣時心輸出量減少，故脈率會代償性增快；呼氣時脈率則會下降。

6. **脈搏短絀(pulse deficit)**：**心尖脈與橈動脈跳動次數不相等，二者差距稱為「脈搏差」。由於心臟傳導功能失效，導致無效性的心臟收縮及灌注功能缺失**，故於橈動脈觸摸不到脈搏跳動，造成心尖脈次數大於橈動脈次數，常見於**心房纖維顫動(atrial fibrillation)**者。

7. **柯利氏脈(Corrigan's pulse)**：是一種痙攣脈，脈搏一下子跳得很滿，一下子又塌陷下去，血管在完全擴張後又突然萎縮，故觸診脈搏有時很明顯，有時無法摸到，常見於**主動脈閉鎖不全者**。

8. **奇異脈(paradoxical pulse)**：吸氣時脈搏消失；呼氣時出現強脈，常見於**心包填塞(cardiotamponade)**及嚴重呼吸道疾病患者。

（三）脈搏強度

脈搏強度(pulse amplitude)可代表心搏出量的多寡。正常的脈搏強度應易於觸摸，註記為2＋，且身體兩側肢體的脈搏強度亦應相同（表10-4）。

▼ 表10-4　脈搏強度及其代表意義

脈搏強度	代表意義
0	沒有脈搏，無法觸摸到脈搏
1＋	脈搏微弱，輕微的觸摸壓力可能導致脈搏消失
2＋	脈搏正常，易於觸摸，施予強勁的壓力可能導致脈搏消失
3＋	脈搏很強，施予強勁的壓力脈搏也不會消失

（四）脈　量

脈量(pulse volume)是指心臟收縮時血液衝擊動脈管壁力量的大小程度，與血量多寡、血管粗細及管壁彈性有關。正常脈量為飽滿有彈性，且脈搏易於觸摸，每次脈搏跳動的力量亦應相等。而異常脈量包括：

1. 洪脈(bounding pulse)：心臟收縮力強，使心搏出量增多，**強度為3+**，因血管壁軟，形成寬的脈搏壓，同時脈率也加快，故只需輕觸即可感覺脈動，此種反彈脈搏又稱為跳躍脈或水衝狀脈(water-hammer pulse)，常見於運動後、焦慮、害怕、情緒激昂、飲酒、高血壓、主動脈閉鎖不全者。

2. 弦脈(wiry pulse)：心臟收縮力弱，使心搏出量減少，造成脈搏壓下降，脈波變細，較難被觸診到，常見於低血容積休克者。

3. 絲脈(thready pulse)：心臟收縮力微弱，流入動脈的血量極少，故脈搏呈細絲狀的搏動，**極難觸診**或容易突然摸不到脈跳，常見於**虛脫、大出血**或臨終者。

4. 交替脈(pulse alternans)：脈率規則，但脈搏振幅會交替產生一強一弱的搏動，常見於充血性心臟衰竭及心肌梗塞者。

三、影響脈搏的因素

1. 年齡：**年齡與脈搏速率成反比**，自嬰兒期到成年期，隨年齡增長，脈搏速率會逐漸下降，至老年期時可能會因動脈粥狀硬化、心肌無力及藥物的影響，而稍有上升。

2. 性別：男女性的脈搏速率在年幼時並無顯著差異，直至**青春期後**，在休息狀態下，每分鐘的脈搏速率**女性比男性快**5~8次。

3. 體型：**身材高瘦者的脈搏速率較矮胖者慢**。

4. 進食：進食後的**消化作用**及**攝取刺激性食物**，如：咖啡、茶類、辛辣調味料等，會使脈搏速率**增加**；禁食、飢餓、體力衰竭等會使脈搏速率**減少**。

5. 姿勢：採取**坐著**或**站立**的姿勢時，血液通常會積聚於靜脈血管系統，使回心血量減少，故脈搏速率會較平躺時高。

6. 活動與運動：活動與運動時**新陳代謝率及身體耗氧量均會增加，脈搏速率亦隨之增快**；反之，休息與睡眠時脈搏速率會降低。**專業運動員**會產生訓練效應(training effect)，具有較佳的心臟尺寸、強度及效能，故**脈搏速率會比一般人慢**。

7. 情緒與壓力：焦慮、恐懼、憤怒、情緒激動及急性疼痛等情況，會刺激交感神經，使脈搏速率增加；反之，放鬆或無法緩解的慢性疼痛，會刺激副交感神經，造成脈搏速率減少。

8. 藥物：某些藥物能減慢或加快心跳速率，例如：**毛地黃和鎮靜劑**會使心跳速率減慢；咖啡因、古柯鹼、甲狀腺素、**阿托平(Atropine)、腎上腺素(Epinephrine)**等會使心跳增快。

9. 體溫：**體溫上升**時，基礎代謝率增加，而**使脈搏速率增加**。反之，體溫過低時，脈搏速率會下降。

10. 血壓：**血壓下降時，脈搏速率會有代償性增加**；反之，血壓升高時，脈搏速率會減慢。

11. 疾病：某些疾病狀態會影響脈搏速率的變化，例如：**甲狀腺機能亢進、脫水、出血、休克、組織缺氧及低血氧時，脈搏速率增快**；甲狀腺機能低下、竇房結傳導受阻、腦損傷及顱內壓上升者，脈搏速率會減慢。

> **動動腦**
>
> 　　平平有一天突然興起，拉起體育老師的手來量脈搏，數了一分鐘，平平面帶愁容地說：「老師，你的心跳很慢喔！一分鐘只有46次，你要趕快去看醫生！」你認為平平的評估是對的嗎？為什麼？

四、測量脈搏的部位

　　左心室收縮將血液送入動脈系統，使動脈血管內的壓力增加，造成動脈系統產生脈波，故可在身體各部位的脈搏點(pulse point)測得脈搏（圖10-13）。身體的表淺動脈皆有利於指尖觸按測量，經此測量可獲知有關心血管循環的訊息。

　　常見測量脈搏的部位如下：

1. **顳動脈(temporal artery)**：位於耳朵上方近太陽穴的位置，為**嬰幼兒**較容易觸摸到搏動且較常測量的部位。

2. **頸動脈(carotid artery)**：位於頸部兩側，可在**沿著胸鎖乳突肌前緣與甲狀軟骨的下緣處觸摸**到，測量時採**仰臥**，且**抬高床頭30~45度**。注意不可同時按壓雙側頸動脈，以防造成頭部血流供應受阻，及血壓或脈率反射性下降。常用於**休克、心跳停止、進行心肺復甦術急救及臨終病人**。

3. **肱動脈(brachial artery)**：位於**手肘彎偏內側處**（即肱二頭肌的內側），為**測量手臂血壓**時的聽診部位。

4. **橈動脈(radial artery)**：位於腕關節近拇指側，具有**方便、快速及準確**等優點，故此為**成人最常用來測量脈搏的部位**。

5. **股動脈(femoral artery)**：位於鼠蹊部，常用來評估下肢循環的功能。

6. **膝膕動脈(popliteal artery)**：位於膝蓋後面的膝膕窩處，此搏動點較難以觸診，需稍微彎曲膝關節以克服之，用以評估下肢循環情形，也是**測量下肢血壓的聽診部位**。

7. **脛後動脈(posterial artery)**：位於足內踝後方，可用來評估腳的循環狀態，水腫或肥胖者較不容易觸摸到此部位。

8. **足背動脈(dorsalis artery)**：位於足背上大腳趾與第二腳趾之間，為下肢血管檢查、治療或手術後，評估足部血循的最佳部位。

9. **心尖脈(apical beat)**：聽診心尖脈的部位，成人是位於**第五肋間與左鎖骨中線（或胸骨左側2~3吋）交會處**（圖10-14），即左乳頭下方；嬰幼兒是位於**第三肋間與與胸骨左側1吋交會處**，聽診時必須測量足1分鐘。常用於**新生兒、3歲以下嬰幼兒、服用毛地黃藥物、心律不整及心臟疾患、老年人、極度肥胖者、病況危急或出現脈搏短絀需與橈動脈脈搏作比較時**。

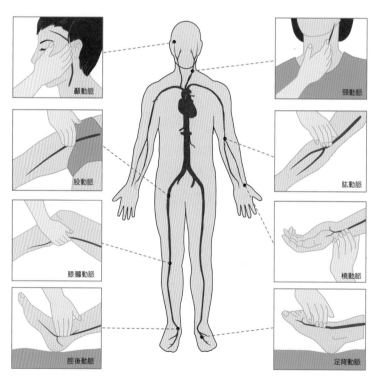

+ 圖10-13　測量脈搏的部位

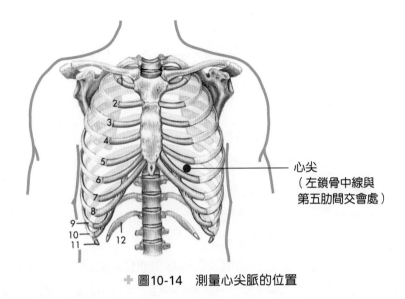

心尖
（左鎖骨中線與
第五肋間交會處）

＋圖10-14　測量心尖脈的位置

 分組活動

將全班同學分為每兩人一組，互相觸摸上述所介紹的脈搏部位。

五、測量脈搏的注意事項

1. 評估病人在15~30分鐘內是否有從事影響脈搏的活動，若有，則需**休息15~30分鐘後**再行測量。
2. **評估脈搏時應注意脈搏的速率、節律、強度、脈量及兩側的對稱性。**
3. 測量部位**宜有骨頭支撐**，且肢體要有**適當支托**。
4. 應使用**食指、中指及無名指**來觸摸脈搏，**切忌使用拇指**，因拇指有脈搏跳動，易與受測者的脈搏相混淆。
5. 脈搏跳動規律者，測量時間為1分鐘或30秒乘以2；兒童、心律不整者及服用毛地黃(Digoxin)藥物者，應測足1分鐘或測心尖脈。
6. 心律不整併有傳導阻斷或心房纖維顫動者宜同時監測心尖脈與橈動脈搏動(apical-radial pulse)。
7. 測量結果為異常時，應作記錄並通知醫師處理。

10-3 呼 吸

一、呼吸的定義

呼吸(respiration; ventilation)是指氣體經由口鼻進出肺臟的機械性過程,其目的在於將氧氣吸入人體供細胞使用,並將細胞代謝所產生的二氧化碳排出體外。

人體的呼吸可分為內呼吸及外呼吸兩種:

1. **內呼吸**(internal respiration):是指於微血管與組織細胞進行氧氣及二氧化碳交換的過程,又可稱為**細胞呼吸、組織呼吸**或**體呼吸**。

2. **外呼吸**(external respiration):發生在**肺泡及肺泡壁微血管間氣體交換的過程**,即氧氣由肺泡進入微血管,而微血管中的二氧化碳則擴散到肺泡,又可稱為**肺呼吸**。

二、呼吸的動作(圖10-15)

1. 吸氣(inspiration; inhalation):為一種主動的過程,是指將空氣吸入肺內。**吸氣時,橫膈收縮並下降、外肋間肌收縮、胸骨向外移動、肋骨向上及向外移動、腹部器官向下及向前移動,使胸部擴張、胸腔容積變大**,以利空氣進入。

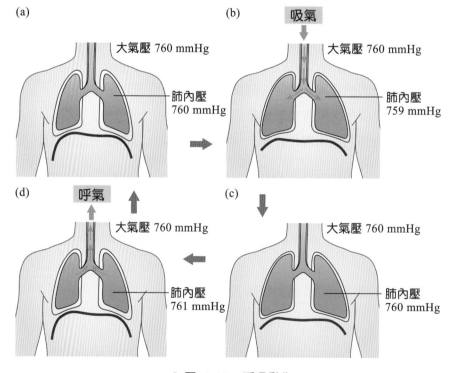

‡ 圖10-15 呼吸動作

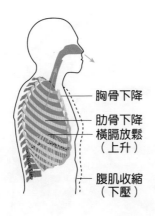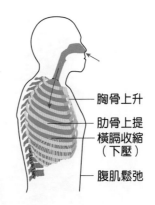

胸骨下降
肋骨下降
橫膈放鬆
（上升）

腹肌收縮
（下壓）

胸骨上升
肋骨上提
橫膈收縮
（下壓）

腹肌鬆弛

✚ 圖10-15　呼吸動作（續）

2. 呼氣(expiration; exhalation)：為一種被動的過程，是指將肺內氣體排出體外。**呼氣時，橫膈放鬆並回到原來的位置、外肋間肌鬆弛、內肋間肌收縮、胸骨向內移動、肋骨向下及向內移動、及腹部器官亦回復至原來位置**，當胸腔容積減少且肺部受到壓迫時，會促使空氣排出體外。

三、呼吸的調節

1. 呼吸中樞的調節：呼吸中樞(respiratory center)位於延腦及橋腦，會依個體的生理需求來調節呼吸節律，分為三個功能區域（圖10-16）：

    (1) **延腦的呼吸節律中樞(medullary rhythmicity center)：主要是控制呼吸的基本節律週期**。吸氣時呼吸道擴張，會刺激氣管平滑肌牽扯接受器(stretch receptor)，發出神經衝動傳遞至此，造成抑制吸氣動作而產生呼氣動作。

    (2) **橋腦的呼吸調節中樞(pneumotoxic center)**：位於橋腦上方，可適時抑制吸氣區的作用，避免肺部脹滿過量空氣，故具有限制吸氣、促進呼氣的功能。

    (3) **橋腦的長吸式呼吸中樞(apneustic center)**：位於橋腦下方，在呼吸調節中樞不活動時，即發出神經衝動以活化吸氣區，故具有延長吸氣、抑制呼氣的功能。

2. 化學接受器的調節：化學接受器(chemoreceptor)包括位於延腦的中樞化學接受器與位於主動脈體及頸動脈體的周邊化學接受器。動脈血液中氧氣(O_2)、二氧化碳(CO_2)、氫離子(H^+)的濃度會刺激化學接受器感應變化，將神經衝動傳至延腦的呼吸節律中樞，再經橋腦呼吸調節中樞及長吸式呼吸中樞的作用，調節呼吸速率及深度。

3. 隨意的呼吸控制：隨意的呼吸控制中樞位於大腦皮質，意識命令經由前皮質脊髓徑(anterior corticospinal tract)將神經衝動傳到控制呼吸肌肉群的神經。

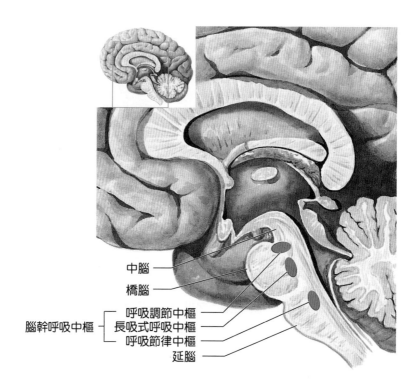

中腦
橋腦
呼吸調節中樞
腦幹呼吸中樞 ─ 長吸式呼吸中樞
呼吸節律中樞
延腦

➕ 圖10-16 腦幹呼吸中樞的位置

四、呼吸的型態

1. 胸式呼吸(costal breathing)：由於外肋間肌與其他附屬肌肉的收縮，使胸部呈現向上、向外擴展，又稱為肋式呼吸或淺呼吸，常見於**女性**。

2. 腹式呼吸(abdominal breathing)：因橫膈收縮、下降，使腹壁向外擴展以增加胸腔容積，又稱橫膈呼吸或深呼吸，常見於**男性、嬰兒、兒童、運動員、聲樂家、練瑜伽者**。

3. 混合式呼吸(breathing of mixed types)：兼具胸式與腹式呼吸的型態。

五、影響呼吸的因素

1. 年齡：從嬰兒期到成年期，因肺容積逐漸增大，故呼吸速率會隨之下降，直到老年期，因肺容積減少及呼吸深度變淺，呼吸速率會有輕微的增加，故年齡與呼吸速率成反比。

2. 性別：男性的肺容積較大，故**男性的呼吸速率比女性慢**。

3. 進食：進食後及攝取刺激性食物（如咖啡因）均會促使呼吸速率增加。

4. 運動：運動時新陳代謝率及身體需氧量均增加，會促使呼吸速率加快及深度增加。

5. 情緒與壓力：**害怕、焦慮、憤怒**時會刺激交感神經系統，使**呼吸速率加快**及變深，甚至造成換氣過度。面對壓力情境時，身體代謝率及需氧量增加，故呼吸速率與深度增加。

6. 疼痛：突然的劇痛可能會使呼吸暫停；**急性疼痛**會刺激交感神經系統，改變呼吸節律，並使**呼吸速率加快**及變淺；慢性疼痛則會使呼吸速率變慢。

7. 藥物：**鎮靜劑**及**安眠藥、麻醉性止痛劑**（如：Morphine）與一般麻醉劑，會抑制病人對空氣的吸入量，而使呼吸速率下降、呼吸變深；**腎上腺素、強心劑**（如：Atropine）均會使呼吸速率及深度增加。

8. 吸菸：長期吸菸會改變呼吸道及肺部的正常功能，導致呼吸速率加快。

9. 氣壓的改變：因高山及高空的氣壓較低，空氣中的氧氣濃度轉為稀薄，血氧濃度亦隨之下降，故呼吸必須有代償性的增快及加深，以提供細胞足夠的需氧量。

10. 溫度：**發燒**或因**環境溫度上升**造成的體溫過高，**會使呼吸速率增快**；反之，體溫過低時也會使呼吸速率下降。

11. 用熱或用冷：**用熱會暫時性地增加呼吸速率，並使呼吸變淺**，如：熱水浴；用冷會刺激皮膚末梢的感覺接受器，將神經衝動傳至呼吸中樞，使呼吸加深且變慢，但突然的冰冷卻可能會造成呼吸暫停。

12. 血氧濃度：當體內O_2濃度下降、CO_2濃度上升時，**呼吸速率會增快**。臨床常使用脈搏式血氧飽和監測儀(pulse oximeter)，以非侵入的方式持續性監測人體之血氧濃度。

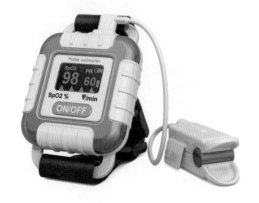 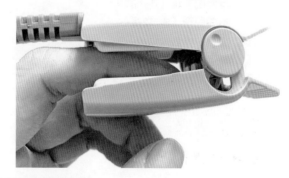

➕ 脈搏式血氧飽和監測儀

13. 血壓變化：**血壓突然上升**所造成的壓力會作用於頸動脈竇和主動脈竇的壓力接受器，造成反射性**呼吸減慢**；反之，當血壓下降時，呼吸速率會上升。

14. 血色素：血色素值下降（貧血）及異常的血球功能（如：鐮狀細胞疾病），會降低血色素的攜氧能力，而使呼吸速率及深度增加。

15. 疾病：慢性肺組織疾病（如：肺氣腫、支氣管炎）、腹部受創而傷至橫膈神經，皆會改變呼吸的頻率與深度。其他疾病如：**肋膜積水、心臟病、大量出血、休克**等**會使呼吸速率增快**；而**腦腫瘤、腦壓上升、腦幹損傷**（呼吸中樞受抑制）及**昏迷**等則會使**呼吸速率變慢**。

六、正常的呼吸

1. **呼吸特性**：呼吸是一種自發性的動作，不需意識控制，其過程應為平穩、規律、深淺適當、快慢合宜、不感費力或痛苦、無異常呼吸雜音且未使用呼吸輔助肌的狀態。

2. **呼吸速率**：一般吸氣時間約持續2秒，呼氣時間約持續3秒（吸氣與呼氣比率為2：3）。呼吸速率會因年齡層的變化而有波動，**正常成年人的呼吸速率約為12~24次／分鐘**，嬰幼兒的呼吸速率又較成人為快（表10-5）。另外，**呼吸速率與心跳速率的比率約為1：4~1：5**。

3. **呼吸節律(respiratory rhythm)**：是指吸氣與呼氣的規律性，可由測量每次呼吸週期的時間間隔得知，正常情況下，呼吸有均勻的間隔。

4. **呼吸深度(respiratory depth)**：呼吸深度可藉由呼吸時胸廓的起伏狀況評估。一般成人於平靜呼吸下，每次吸入的空氣量（**潮氣容積，tidal volume**）**約為500~700c.c.**，可使用肺量計(spirometer)檢測。正常情況下，呼吸時兩側胸廓會呈現對稱性的擴張。

▼ 表10-5　各年齡層每分鐘的正常呼吸速率

年　齡	正常呼吸速率（次／分鐘）
新生兒（出生至1個月）	30~40(30~90)
嬰兒（1歲以內）	20~45
幼兒（1~3歲）	20~35
學齡前兒童（3~6歲）	20~30
學齡兒童（6~12歲）	15~25
青少年（12~18歲）	15~20
成年人	12~20

七、異常的呼吸

（一）呼吸狀態的評估

異常呼吸狀態的評估，除上述的呼吸特性、速率、節律及深度外，尚須包含下列項目：

1. **身體外觀**：觀察呼吸時的胸廓外形、胸廓擴張情形及對稱性。

2. **皮膚、指甲、嘴唇及黏膜顏色**：觀察有無出現蒼白或發紺的情形。

3. **呼吸時所採行的姿勢**：觀察病人呼吸時是否會採前傾姿勢、端坐呼吸或噘嘴呼吸。

4. **使用呼吸肌的情形**：呼吸時主要使用的肌肉為橫膈肌，觀察病人呼吸時是否使用到呼吸輔助肌，如胸鎖乳突肌、肩胛肌、斜方肌、肋間肌、腹直肌等，以及呼吸時肋間是否有異常下陷或突起。

5. **呼吸音**：聽診呼吸時有無產生雜音。

動動腦

　　方老太太是一位氣喘的老病號，你在評估她的呼吸時，除了測量呼吸次數外，還要評估哪些部分呢？

（二）異常的呼吸型態（表 10-6）

⊃ 呼吸速率及深度改變的異常呼吸

1. **呼吸過緩(bradypnea)**：指成人呼吸速率每分鐘小於10次，呼吸節律規則、速率減緩、深度變深。常見於體溫過低、**顱內壓上升(IICP)**、呼吸中樞受抑制（如：**腦瘤**）、**使用鴉片類藥物**（如：**Morphine**）者。

2. **呼吸過速(tachypnea)**：指成人**呼吸速率每分鐘大於24次**，呼吸節律規則、速率增快、深度不變或微減。常見於害怕、發燒、血氧不足及心肺系統疾病者。

3. **換氣不足(hypoventilation)**：**呼吸速率減少、深度變淺**，氣體交換不足以應付身體代謝所需，導致**呼吸性酸中毒**。常見於制動、神經肌肉疾患及腹部術後者。

4. **換氣過度(hyperventilation)**：**呼吸速率與深度均增加**，氣體交換超過身體代謝所需，造成動脈血中的**氧分壓上升、二氧化碳分壓下降**而致**呼吸性鹼中毒**，會出現**頭暈、手指發麻**的症狀。常見於**運動、缺氧、發燒、焦慮、過度換氣症候群、代謝性酸中毒**者。

5. **呼吸困難(dyspnea)**：為一種主觀性感受，是指病人經驗到不舒服的呼吸狀況，出現**費力且呼吸次數及深度均增加**的狀態，其外觀會呈現焦慮、憂愁、發紺、張口呼吸、鼻翼外展、肋間異常下陷及使用胸鎖乳突肌等呼吸輔助肌的情況。常見於心臟衰竭、肺部疾患及呼吸道阻塞者。

6. **呼吸暫停(apnea)**：當二氧化碳缺乏至某種程度時，**呼吸會在一段時間內出現自發性的完全停止**。短暫的呼吸停止會使血中氧氣濃度降低，並引起心律異常，若呼吸暫停時間超過4~6分鐘則會危及生命，造成腦部損傷或死亡。常見於體液或異物導致的呼吸道阻塞、頭部外傷或麻醉劑過量導致的呼吸中樞受抑制。

7. **端坐呼吸(orthopnea)**：呼吸困難者常採取**坐姿**，藉由重力**使腹腔器官遠離橫膈**，以提供肺臟較大的擴張空間，獲得更多的空氣。常見於**嚴重腹水**或**心臟疾病**（尤其是充血性心衰竭，congenital heart failure (CHF)）、氣喘、**慢性阻塞性肺疾病(COPD)**者。

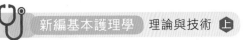

▼ 表10-6　正常及異常呼吸的特徵

呼吸名稱	特徵說明	圖解
正常呼吸 (normal breathing)	呼吸規律而平穩	速率＝12-24 次/min
呼吸過緩 (bradypnea)	呼吸節律規則、速率減緩、深度變深，常見於顱內壓上升、使用嗎啡者	速率＜12 次/min
呼吸過速 (tachypnea)	呼吸節律規則、速率增快、深度不變或減弱，常見於發燒、心肺疾患者	速率＞24 次/min
換氣不足 (hypoventilation)	呼吸速率減少、深度變淺，常見於制動、神經肌肉疾患者	速率＜12 次/min
換氣過度 (hyperventilation)	呼吸速率與深度均增加，常見於運動、焦慮、過度換氣症候群者	速率＞24 次/min
呼吸暫停 (apnea)	呼吸一段時間後，停止呼吸動作，常見於呼吸道阻塞、頭部外傷者	呼吸停止

⊃ 具雜音的異常呼吸

1. **鼾息式呼吸(stertorous respiration)**：常見於**昏迷狀態或神經科的患者**，因其喪失咳嗽反射，無法咳痰或失去清除痰液的能力，導致**氣管及大支氣管積聚過多的分泌物，阻塞氣道**，於**吸氣時**會發出嘈雜聲或鼾聲。若鼾息式呼吸發生於睡眠期間，即稱為睡眠呼吸中止症候群(sleep apnea syndrome)，可能與上呼吸道疾病、扁桃腺疾病及頸部肌肉無力有關。

2. **蟬鳴式呼吸(stridulous respiration)**：指吸氣時發出尖銳刺耳且高音調如蟬鳴般嘶嘶的特殊聲音，如：**喘鳴聲(stridor)**。因上呼吸道位於聲門附近，故當**上呼吸道**（如：咽喉、氣管）**有發炎、狹窄或阻塞**時，即會出現此種聲響。另外，罹患哮吼(croup)病症的嬰幼兒於呼吸時也會出現喘鳴聲。

3. **哮鳴(wheezing)**：因小支氣管或細支氣管痙攣，使呼吸道失去彈性，造成氣道塌陷，或是腫塊、異物、分泌物、黏膜水腫造成氣流受阻，當**呼氣時空氣流經狹窄或局部阻塞的呼吸道，會產生高音頻如鳴笛般的聲音**，病況嚴重時，在吸氣及呼氣均可聽見。常見於**支氣管炎、氣喘或肺氣腫**者。

4. **嘆息式呼吸(sighing respiration)**：缺乏氧氣，於深吸氣後再長長地吐氣，此有助於小支氣管及肺泡的擴張，一般人偶有嘆息，但神經質(neurotic)、**過度換氣症候群(hyperventilation syndrome)**者也可能有此呼吸型態。**大出血、將窒息或臨終階段者**，因細胞缺氧，會出現不安及空氣飢渴的情形，其淺快的呼吸型態中會穿插有較深的喘息，亦可稱為「喟嘆式呼吸」。

⊃ 特殊的異常呼吸（表 10-7）

1. **陳施氏呼吸(Chyene-Strokes respiration)**：呼吸型態呈現不規則的變化，**開始時呼吸淺而緩，之後逐漸增加呼吸速率及深度，直至呼吸困難後，再漸轉為淺而緩，每次呼吸約持續30~40秒，期間可能有10~20秒的呼吸暫停**，隨病程進展，呼吸暫停的時間會逐漸增長，此種呼吸型態周而復始如潮水漲潮退潮般，故又稱為「潮式呼吸」。兒童及老人睡眠時可能會出現此種呼吸類型，較常見於**瀕死、尿毒症、腦損傷及心臟衰竭**者。

2. **畢歐氏呼吸(Biot's respiration)**：呼吸速率及深度均呈現**不規則的週期性呼吸，可快可慢可深可淺**，也可能會出現呼吸暫停，每一週期可自10秒至1分鐘不等，為一種無法預測又不規律的**痙攣性呼吸失調**，常見於**頭部外傷、顱內壓上升、延腦損傷**等中樞神經系統損傷者。

3. **庫斯摩耳氏呼吸(Kussmaul's respiration)**：呼吸節律規則，但深度增加、速率變快，出現於代謝性酸中毒時，以增加換氣的代償性機制，使血液中二氧化碳濃度下降。常見於**代謝性酸中毒、糖尿病酮酸中毒及腎衰竭**者。

▼ 表10-7　特殊的異常呼吸

呼吸名稱	特徵說明	圖解
陳施氏呼吸 (Chyene-Strokes respiration)	呼吸型態如潮水般起伏，其間可能有10~20秒的呼吸暫停，常見於瀕死、尿毒症、腦損傷及心臟衰竭者	
畢歐氏呼吸 (Biot's respiration)	呼吸速率及深度均不規則，也可能會出現呼吸暫停，常見於顱內壓上升、延腦損傷者	
庫斯摩耳氏呼吸 (Kussmaul's respiration)	呼吸節律規則，但深度增加、速率變快，常見於糖尿病酮酸中毒及腎衰竭者	

八、測量呼吸的注意事項

1. 評估病人在15~30分鐘內是否有從事影響呼吸的活動，若有，則需**休息15~30分鐘後**再行測量。

2. 評估呼吸時應注意**呼吸的速率、深度、節律，及身體姿勢、胸廓外形與對稱性、有無異常呼吸音、有無使用呼吸輔助肌與皮膚、嘴唇黏膜顏色**等情形。

3. **不可事先告知病人要執行呼吸的測量**，以免病人察覺，蓄意控制呼吸狀況，而影響其準確性。

4. 計算呼吸次數時，應以一起一伏（一呼一吸）計為一次，可測量30秒的呼吸次數，再將其乘以2，但若有異常時，應測足1分鐘。

5. 測量結果為異常時，應作記錄並通知醫師處理。

6. 測量幼童的生命徵象時，為避免哭鬧造成測量誤差，測量順序宜為**呼吸、脈搏、體溫**。

10-4 血　壓

一、血壓的定義

　　心臟於收縮及擴張時，血液流經動脈管壁所產生的壓力，稱為血壓(blood pressure, BP)。換言之，血壓即為血管內的血液施加於血管壁的力量，故血壓值能作為評估心血管及循環功能之參考。血壓的種類可分為下列四種：

1. **收縮壓(systolic blood pressure, SBP)**：當左心室收縮，血液流至主動脈時，大量血液對動脈管壁所形成的壓力，**代表左心室克服血管阻力所作的功**。

2. **舒張壓(diastolic blood pressure, DBP)**：左心室充血擴張時，血液對動脈血管壁所產生的壓力，此為血壓波動達最低點的壓力，代表血管彈性狀況。

3. **脈搏壓(pulse pressure)**：為收縮壓與舒張壓兩者之間的差值，能**顯示動脈管壁張力及心輸出量**，正常值為30~50mmHg。公式如下：

$$脈搏壓＝收縮壓－舒張壓$$

$$若血壓值為120/80mmHg$$

$$脈搏壓＝120－80＝40(mmHg)$$

4. 平均動脈壓(mean arterial pressure, MAP)：心動週期中血流對組織的平均壓力。公式如下：

$$平均動脈壓＝舒張壓＋\frac{1}{3}脈搏壓（收縮壓－舒張壓）或$$

$$平均動脈壓＝\frac{1}{3}收縮壓＋\frac{2}{3}舒張壓$$

若血壓值為120/80mmHg，其平均動脈壓(MAP)$＝80＋\frac{1}{3}(120－80)＝93$mmHg或

$MAP＝(\frac{1}{3}\times120)＋(\frac{2}{3}\times80)＝93$mmHg

血壓的記錄方式為收縮壓／舒張壓或收縮壓／第一舒張壓／第二舒張壓，測量單位為毫米汞柱(mmHg)。例如：收縮壓為120mmHg；第一舒張壓為88mmHg；第二舒張壓為80mmHg，應記為120/80mmHg或120/88/80mmHg。

🧠 **動動腦**

　　當病人的收縮壓為150mmHg，舒張壓為90mmHg，請你計算其脈搏壓及平均動脈壓為多少？

脈搏壓＝150－90＝60(mmHg)

平均動脈壓$＝(\frac{1}{3}\times150)＋(\frac{2}{3}\times90)＝50＋60＝110$(mmHg)

解答：脈搏壓為60mmHg；平均動脈壓為110mmHg

二、影響血壓的血液流動因子

影響血壓的五種血液流動因子(hemodynamic factors)包括：心收縮力及心輸出量、周邊血管阻力、血量、血液的黏滯性及動脈管壁的彈性，其因素間的相關性請見圖10-17。

（一）心收縮力及心輸出量

當激烈運動或耗能增加時，為滿足代謝所需，會使心跳速率增加，**心臟收縮力增強，心輸出量隨之增多，故血壓上升**；反之，若心肌梗塞、休克時，因心臟收縮力減弱，心輸出量減少則血壓下降。

（二）周邊血管阻力

周邊血管阻力主要與**小動脈平滑肌**有關，其次為毛細血管，其血管直徑與肌肉組織張力是決定周邊血管阻力的要件。血管的舒縮作用受自主神經系統的影響，當血管收縮時，管徑變小，**周邊血管阻力增加，血壓上升**；但當血管擴張時，管徑變大，血管阻力減少，血壓則下降。另外，**周邊血管阻力是造成舒張壓變動的主要因素**。

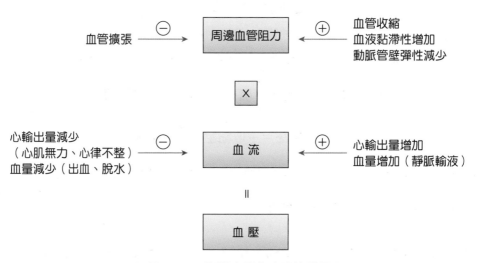

+ 圖10-17　影響血壓的血液流動因子

（三）血　量

循環系統內血量的多寡會影響血壓變化，多數成年人的循環血量約為5,000c.c.，血壓亦維持於穩定狀態。當血量增加時，會施予動脈管壁較大的壓力，會造成血壓上升；反之，當**血量減少時**，如：出血或脫水，則會造成血壓下降。

（四）血液的黏滯性

血液中的紅血球數目、血比容(hematocrit)及血漿蛋白質能決定血液黏滯性的程度，而血液黏滯性是影響血流通過小血管難易度的重要因素。**當紅血球增多或血漿蛋白質濃度增加時，造成血流速率減緩，故血壓上升**；反之，若貧血時，血液黏滯性降低，血流阻力減少，則血壓下降。

（五）動脈管壁的彈性

正常動脈管壁的彈性是良好且易於擴展的，當動脈內壓力增加時，血管管腔直徑亦會隨之加大以順應其壓力的改變。然而，在某些疾病，如：**動脈粥狀硬化(arteriosclerosis)**，其**血管管壁失去彈性及延展性**，且被纖維組織取而代之，導致血流阻力增加，使心臟必須耗費更大的力量才能將血液送入動脈系統內，造成**血壓上升**，且收縮壓較舒張壓有明顯的改變。

三、影響血壓的因素

1. 年齡：年齡與血壓值成正比，新生兒及嬰兒的血壓較低，之後隨年齡增加而逐漸上升，至青春期後會達一較穩定的狀態，而**老年人多數有血壓上升的情況**。各年齡層血壓的參考數值見表10-8。

2. 性別：青春期前，男女性的血壓沒有差異；青春期後，因荷爾蒙的變化，男性的血壓會略高於女性；但更年期後，女性的血壓則會略高於男性。

▼ 表10-8　各年齡層血壓的參考數值

年 齡	參考數值
新生兒（3,000公克；6.6磅）	40 mmHg（平均值）
1個月	84/54 mmHg
1歲	95/65 mmHg
6歲	105/65 mmHg
10~13歲	110/65 mmHg
14~17歲	120/75 mmHg
成年人	120/80 mmHg
老年人	140~160/80~90 mmHg

3. 體型：體型高大或**體重過重**者的**血壓較高**。

4. 姿勢：測量血壓時的姿勢與其數值呈相關性，因受重力影響，血壓值由高而低的姿勢依序為：**站姿＞坐姿＞臥姿**。

5. 活動與運動：活動或運動時，刺激交感神經系統產生反應，使心跳速率上升，心輸出量增加，導致血壓上升。

6. 情緒與壓力：**緊張、害怕、焦慮、憤怒、情緒激動、疼痛**及長期處於壓力之下等情況，會刺激交感神經系統分泌腎上腺素，使末梢血管收縮、阻力增加，心跳速率增快，進而導致血壓上升。但嚴重疼痛時，則會抑制血管舒縮作用，造成血管擴張，而出現血壓下降，甚至休克的情況。

7. 週期性節律(circadian rhythm)：血壓值會因測量時間的不同而有所變化。一天之中，以**早晨醒來末起身前的血壓值最低**，之後因活動量增加而逐漸上升，直至**午後或傍晚時的血壓值最高**，而後再逐漸下降。

8. 藥物：藥物能直接或間接影響血壓的變化。如：**腎上腺素、抗組織胺、動情素、皮質類固醇**等，會使血管收縮、**血壓上升**；而**麻醉劑(narcotic)、安眠鎮靜劑、利尿劑、抗高血壓藥物**及某些心血管用藥（如：**硝化甘油(Nitroglycerin)**）等，會使血管擴張、**血壓下降**。

9. 吸菸：**尼古丁會造成血管收縮**，導致血壓上升。

10. 酒精：**飲酒會造成周邊血管擴張，使血壓**（尤其是舒張壓）**下降**；但長期飲酒會造成中性脂肪上升，加速血管硬化，有使血壓增高之慮。

11. 測量部位：血壓數值與測量部位呈相關性。約有1/4的人其左右手的血壓值相差10($\pm$5)mmHg，**通常右手的測量數值會高於左手**；而**下肢的收縮壓會高於手臂**約10~40mmHg，舒張壓則相近。

12. 環境溫度：外界環境溫度變化會影響血管的管徑大小。遇熱時，**刺激副交感神經造成末梢血管擴張、血壓下降**，如：處於**炙熱的環境**或**洗熱水澡**；而遇冷時，**刺激交感神經造成末梢血管收縮、血壓上升**，如：處於**寒冷的環境**或**洗冷水澡**。

13. 發燒：於開始期會出現寒顫、末梢血管收縮，致使血壓上升；至發熱期時，末梢血管擴張，故血壓下降。

14. 疾病：某些疾病狀態會影響血壓的變化。會使血壓上升的病況如原發性**高血壓、顱內壓上升**；反之，出血則會造成循環系統血量不足，使心輸出量減少、血壓下降。

四、正常的血壓

依據美國國家高血壓防治聯合委員會第七版(JNC-7)的血壓分類標準，**成人正常血壓範圍是收縮壓小於120mmHg且舒張壓小於80mmHg**。

五、異常的血壓

（一）高血壓 (Hypertension)

高血壓是指持續性動脈血壓升高的情形，依JNC-7(2004)的分類標準，是指**收縮壓≧140mmHg及／或舒張壓≧90mmHg**。美國高血壓防治聯合委員會及我國衛生福利部對於

成人高血壓(hypertension)的分類標準請見表10-9。同時，診斷高血壓必須符合下列其一之條件：(1)至少三次不同時間內血壓＞140/90mmHg；(2)單次血壓＞210/120mmHg，即可確立診斷。

▼ 表10-9　成人高血壓的分類標準

分　類	收縮壓	舒張壓	追蹤建議
正常血壓	＜120 mmHg 且	＜80 mmHg	兩年內再測量一次
高血壓前期	120~139 mmHg 或	80~89 mmHg	一年內再測量一次
第一期（輕度）高血壓	140~159 mmHg 或	90~99 mmHg	應於兩個月內再確定，若持續偏高應接受治療
第二期（中、重度）高血壓	≥160 mmHg 或	≥100 mmHg	應於一個月內評估或轉介治療

資料來源：國民健康署（2015，1月29日）．*高血壓分類表*。http://www.hpa.gov.tw/BHPNet/Web/Service/FileCount.aspx?file=The meDocFile&TopicFile=201002081105093297&TopicFilename=%e9%ab%98%e8%a1%80%e5%a3%93%e5%88%86%e9%a1%9e%e8%a1%a8.pdf

根據台灣心臟病學會(Taiwan Society of Cardiology)及台灣高血壓學會(Taiwan Hypertension Society)之《2022台灣高血壓治療指引》，當居家血壓值高於130/80 mmHg，即為高血壓。並且提出722原則(Wang et al., 2022)：

1. 連續測量7天的血壓。
2. 每天早晚2次，第一次量血壓時間為早上醒來後1小時且上完廁所，尚未服藥或進食前；第二次量血壓時間為晚上睡前1小時。
3. 每次測量血壓時，測量2遍，期間間隔1分鐘，取其平均值。

　　動脈管壁增厚及喪失彈性，使周邊血管阻力增加，是造成高血壓的主要機制。真正病因不明，可能與家族遺傳病史、肥胖、吸菸、酗酒、血中膽固醇增高、處於壓力情境、靜態的生活形態、老化及糖尿病等因素有關。高血壓通常並沒有症狀，但可注意有無頭痛（通常位於枕骨）、臉色潮紅、流鼻血、疲倦等情況出現。

（二）低血壓 (Hypotension)

　　低血壓是指成人血壓值低於90/60mmHg。雖然有些成人在正常情況下會有較低的血壓數值，但多數人的低血壓狀況是與疾病有關的，如：大量血液喪失（如：出血）或心肌幫浦功能衰竭（如：心肌梗塞）。

　　另一種常見的血壓過低為**姿位性低血壓**(postural hypotension, orthostatic hypotension)。當患者突然由平躺姿改為坐姿或站姿時，收縮壓會迅速地下降（少於15mmHg），舒張壓則會輕微上升（少於5mmHg），且伴隨有頭暈或昏厥的現象，這是因為

突然間的周邊血管舒張，但卻無代償性的心輸出量增加，導致身體重要器官（尤其是腦部）血流供應不足所造成。發生姿位性低血壓的高危險群包括老年人、長期臥床、體液容積不足（血液喪失、脫水、貧血）或服用降壓藥者。

六、測量血壓的方法、儀器及原理

（一）測量血壓的方法

➲ 直接測量法 (Direct Measurement/Invasive Monitoring Measurement)

將一細的導管插入動脈（橈動脈、肱動脈或股動脈）內，導管的另一端連接電子監測儀器，即能將動脈血壓的波形及數值呈現於螢幕上，數值亦較為精準。

➲ 間接測量法 (Indirect Measurement/Noninvasive Monitoring Measurement)

藉由血壓計的測量來獲知血壓數值，依執行方式又可分為聽診法與觸診法，以下僅介紹聽診法。**聽診法**(auscultation)常用於醫院、診所及居家照顧，需使用血壓計及聽診器。其方法與步驟為：(1)將壓脈帶適當包裹於受測肢體上，且置聽診器於動脈搏動點（多為肱動脈）。(2)利用打氣球充氣至某一高點後，再逐漸放氣，即可聽診到動脈血壓的聲音。(3)依科氏音的分期作收縮壓及舒張壓的判讀。

（二）測量血壓的儀器

➲ 血壓計的種類

1. 水銀式血壓計(mercury manometer)：為一垂直且內含水銀的玻璃管壓力計（圖10-18a）。測量前應注意水銀柱是否歸零，再藉由打氣球送入空氣，可使水銀由玻璃管底部上升，放氣時水銀逐漸下降，利用聽診器並依科氏音分期來判讀血壓數值，其測量數值較為準確。目前歐美等部分國家，已就水銀血壓計制定相關減量措施，國內則預計於2020年底禁止生產進口（環保署，2019）。

2. 非液體壓力計(aneroid manometer)：又稱為彈簧式血壓計，具有一圓形的玻璃面壓力表，內有指針，可指出壓力表上毫米刻度的數值（圖10-18b）。使用前要先確認指針是否對準零點，測量時仍須使用聽診器，常用於居家訪視時測量血壓的工具，其準確度較水銀式血壓計低。

3. 電子式血壓計(electronic manometer)：測量時不必使用聽診器，可直接於螢幕上讀取血壓值數據，方便一般民眾在家或外出使用，也適於聽力障礙者及難以聽診的新生兒與嬰兒（圖10-18c、圖10-18d、圖10-18e），但其準確度也不如水銀式血壓計。

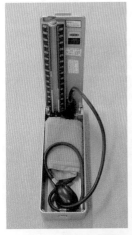
(a)水銀式血壓計

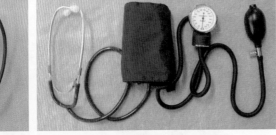
(b)非液體壓力計

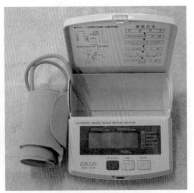
(c)臂式電子血壓計

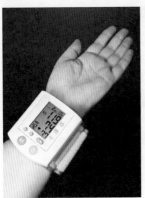
(d)腕式電子血壓計

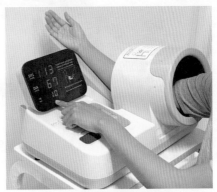
(e)隧道式電子血壓計

✚ 圖10-18　血壓計的種類

⤷ 間接測量血壓的儀器

1. 血壓計：血壓計的基本組成包括：
   (1) 壓力計(pressure manometer)：上面的毫米刻度表為血壓值判讀的依據。
   (2) 壓脈帶(occlusive cloth cuff)：為一長條形的束臂布帶，其內具有一可充氣的橡皮囊。
   (3) 橡皮充氣囊(inflatable rubber bladder)：橡皮充氣囊的正確**寬度是肢體圓周的40%**，長度是肢體圓周的80%。**一般成人充氣囊的寬度約為12~14公分，長度約為22.5~23公分**，亦即為寬度的2倍。各年齡層壓脈帶內充氣囊的合宜尺寸，請見表10-11。
   (4) 打氣球(pressure bulb)：打氣球附有活塞，關閉活塞以利充氣，轉鬆活塞逐漸放氣，而測得血壓數值。
2. 聽診器：可分為耳套、兩耳通道與支架、胸端等部分，如圖10-19所示。
   (1) 耳套：其材質通常為橡膠或橡皮。若多人共用時，為避免接觸傳染，使用前應先以酒精棉片進行消毒；若為個人單獨使用，亦應定期清潔，以減少耳垢及汙物殘留。

(2) 兩耳通道與支架：具有聲音傳輸功能，並可預防橡皮管產生扭結或歪曲使用時，應將耳套端方向朝外後，再置於耳道內。

(3) 胸端：呈杯狀的鐘面，應輕輕置於聽診部位，較適合用來聽診低頻率的聲音，如血管的聲音；呈盤狀的膜面，宜緊貼聽診部位，較適合用來聽診高頻率的聲音，如心音、呼吸音及腸蠕動音。

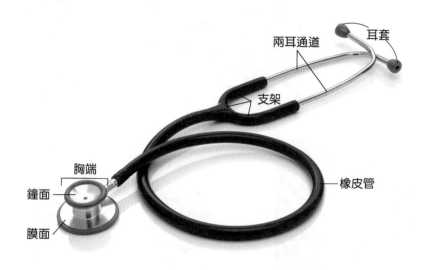

圖10-19　聽診器的構造

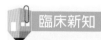

電子聽診器

電子聽診器可偵測病人的心臟、動脈和靜脈等內臟聲音，經過擴大及過濾聲音後，透過揚聲器傳送給醫療人員。讓醫療人員即使穿著嚴密的防護衣，耳朵被蓋住，也可隔空遠距聽診，掌握病人狀況。

▼ 表10-11　各年齡層壓脈帶內充氣囊的合宜尺寸

年齡層	寬度（公分）	長度（公分）
新生兒	2.5~4	5~10
嬰兒	6~8	12~13.5
兒童	9~10	17~22.5
成人（一般）	12~14	22~23.5
成人（手臂較粗者）	15~16	33
成人（腿部）	18~20	36

⊃ 間接測量血壓的原理

西元1905年，一位蘇俄的外科醫師柯羅德科夫發現：在測量血壓時，當壓脈帶內的橡皮氣囊充氣後，會導致壓迫動脈而阻止血流通過，隨後放氣使血流暢行時，便能聽到一連串的動脈聲音，此聲音即稱為**柯羅德科夫氏音(Korotkoff's sound)**，簡稱為**科氏音**。科氏音共分為五期，其簡述及圖解說明請見表10-12與圖10-20。

聽診間隙(auscultatory gap)通常出現於第一期與第二期科氏音之間，其寬度可長達40mmHg，測量血壓時若有聽診間隙存在，則會造成**收縮壓偏低**及**舒張壓偏高**的誤差。這是由於**充氣不足而聽不到正常的收縮壓**。為預防聽診間隙，測量血壓時**應先觸診橈動脈脈搏，以每次10mmHg的充氣量充氣至橈動脈消失後，再往上充氣30mmHg**，之後開始放氣，即能測得準確的血壓值。

▼ 表10-12　科氏音的分期及簡述

期　別	聲音的特質	聲音的描述	說　明
壓脈帶充飽氣體	無聲		充氣的壓脈帶使肱動脈被壓扁，無血流通過
第一期(I)	**突發的清楚輕敲聲**	**低而清晰的敲打聲**，之後聲音會逐漸加強，並無雜音出現	此為**收縮壓**，當壓脈帶逐漸放鬆時，動脈血管部分開放，血液首次流入肱動脈，開始聽到血流聲
聽診間隙（此為異常發現）	無聲	約30~40mmHg，沒有聲音	**常見於高血壓者**，聲音在第一期後暫時消失，在第二期時又出現，中間的無聲期即稱為**聽診間隙**
第二期(II)	嘶嘶聲嗖嗖聲	在輕敲後有喃喃雜音	壓脈帶繼續放鬆，血液通過的血管仍有部分狹窄造成亂流
第三期(III)	清脆的敲打聲	聲音較第一期更為簡短有力，高音調音	壓脈帶仍繼續放鬆，血液更容易通過較開放的動脈，故聲音較第一期更大聲、更明顯
第四期(IV)	**低沉、模糊**	聲音轉為**低音調且稍微減弱**，如微風輕吹的聲音	**變異音為第一舒張壓，嬰幼兒以此作為舒張壓讀數**。壓脈帶的壓力持續下降後，肱動脈不再被壓扁，血流逐漸通暢，**聲音性質會發生改變**
第五期(V)	安靜無聲		**此為第二舒張壓，為青少年及成年人的舒張壓**。持續放氣，肱動脈完全開放，血液能在血管內自由的流動，故聽不到聲音

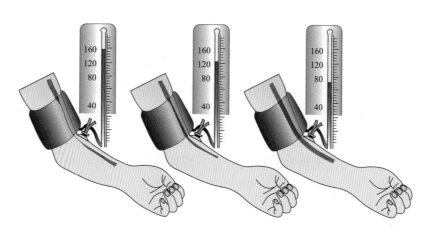

$$\text{I} \quad\quad \text{IV} \quad \text{V}$$

| 聽診的聲音 | 安靜無聲 | 清楚的敲打聲 | 聲音變模糊 | 安靜無聲 |

肱動脈被壓脈帶壓扁，　　　肱動脈血管部分開放，　　　肱動脈完全開放，血液
無血流通過　　　　　　　　血液衝入動脈中　　　　　　在血管內自由的流動

✛ 圖10-20　科氏音的分期

動 動 腦

成年人的收縮壓與舒張壓是依據科氏音的第幾期來作判讀呢？

七、造成血壓測量錯誤的因素、結果及改善方法

表10-13將逐一說明造成血壓測量錯誤的因素及其結果，並提出改善方法。當護理人員聽不到血壓的聲音或測量到不正常的血壓值時，應先嘗試修正上述可能造成血壓測量錯誤的因素，再行測量一次。

▼ 表10-13　造成血壓測量錯誤的因素、結果及改善方法

項目	錯誤因素	結果	理由	改善方法
儀器設備	**橡皮氣囊或壓脈帶寬度問題** • 橡皮氣囊或壓脈帶寬度太寬 • 橡皮氣囊或壓脈帶寬度太窄	 血壓值假性偏低 血壓值假性偏高	 需更高壓力才能壓扁動脈	建議選擇適當尺寸的壓脈帶
操作過程	**受測肢體放置位置錯誤** • 受測肢體高於心臟 • 受測肢體低於心臟 • 受測肢體沒有適當支托	 血壓值假性偏低 血壓值假性偏高 舒張壓假性偏高	 流體重力壓的效果消失 會有額外的重力壓 持續的肌肉收縮	受測肢體應與心臟呈同一水平，並予以適當支托
	壓脈帶包裹問題 • 壓脈帶包裹太緊 • 壓脈帶包裹太鬆或不均勻	 血壓值假性偏低 血壓值假性偏高	 需更高壓力才能壓扁動脈	壓脈帶之鬆緊度應以能伸入1~2指為宜
操作過程	**視線與水銀柱刻度的位置** • 視線高於水銀柱（往下看） • 視線低於水銀柱（往上看）	 血壓值假性偏低 血壓值假性偏高	 視差的緣故 視差的緣故	視線與水銀柱刻度應在同一水平
	充氣問題 • 充氣不足 • 充氣太多	 收縮壓假性偏低 舒張壓假性偏高	 無法識別聽診間隙	每次打氣以10 mmHg為原則，至脈搏消失後再往上充氣30 mmHg
	放氣速度問題 • 放氣速度太快 • 放氣速度太慢	 **收縮壓假性偏低** **舒張壓假性偏高** 舒張壓假性偏高	 水銀下降太快以致無足夠時間聽到聲音 靜脈血液鬱積於手臂	放氣速度控制在每秒2~4 mmHg
	連續兩次測量間未等待1~2分鐘	收縮壓假性偏高 舒張壓假性偏低	靜脈血液鬱積於前臂	應間隔1~2分鐘後再行測量

八、測量血壓的注意事項

1. 評估病人在15~30分鐘內是否有從事影響血壓的活動，若有，則需**休息15~30分鐘後**再行測量。

2. 首次測量時應測量兩手，日後則以血壓值較高的一側為測量基準，通常是以右手為準，且通常**右手臂的血壓值會較左手臂高5~15mmHg**。

3. 每次測量血壓時宜選擇同一部位、同一姿勢及同一時間點，以便能較客觀的比較血壓變化情形。

4. 對於姿位性低血壓者，建議測量臥姿、坐姿及站姿的血壓值，並加以比較，且應於每次改變姿勢1~3分鐘後再行測量。

5. **禁止施行血壓測量的部位包括：靜脈注射的手臂、動靜脈分流或動靜脈瘻管的手臂、乳房或腋下手術的患側、上石膏或包紮大型繃帶的患側及半側偏癱的患側**。

6. 若病人的兩側上肢皆有敷料、石膏及靜脈導管，而致使無法測得肱動脈血壓時，則改以測量**下肢膝膕動脈**的血壓。測量下肢膝膕動脈血壓時，協助採俯臥姿，若無法採行此姿勢，則請病人稍微彎曲膝蓋，再選擇適當尺寸的壓脈帶，包裹於**大腿中段後側**。

7. 若需進行重複測量時，應放鬆壓脈帶，並**完全壓出充氣囊內的空氣**，待**休息1~2分鐘後**，再重新測量，其目的在於預防靜脈充血而影響判讀數據。

8. 每次測量後應立即記錄時間及數值，若同時測量一個部位以上，應再加註部位，如：右手臂的血壓記錄為：【RA】126/70mmHg；左手臂的血壓記錄為：【LA】120/70mmHg。

9. 當病人有服用抗高血壓藥物時，應在給藥前先行測量血壓。

10. **心律不整者應連續測量三次血壓後，再取其平均值**，會較為準確。

 動動腦

　　根據下列四位住院病人之生命徵象測量結果，何者應最優先處理？
(1) 80歲女性，肺炎，呼吸27次／分，SpO_2 80%
(2) 50歲男性，小腿骨折，血壓160/80mmHg、脈搏80次／分
(3) 60歲男性，糖尿病足合併蜂窩組織炎，體溫38.2℃、脈搏96次／分
(4) 75歲女性，3天前右側乳房切除，血壓146/86mmHg、呼吸22次／分

解答：(1)。因上述四位個案的生命徵象結果中，以(1)的低血氧問題較緊急，故須優先處理。

掃描

技術 10-1　測量體溫、脈搏及呼吸
Taking Temperature, Pulse and Respiration

觀看技術影片

先備知識

1. 了解體溫、脈搏、呼吸的正常範圍。
2. 了解影響體溫、脈搏、呼吸的因素。
3. 說出測量體溫的方法與儀器。
4. 了解脈搏的特性。
5. 說出測量脈搏的部位。
6. 分析呼吸的型態與動作。
7. 說出測量體溫、脈搏、呼吸的注意事項。

應用目的

1. 測量體溫、脈搏及呼吸，以評估健康情形。
2. 提供疾病診斷與病程變化之參考。
3. 作為醫療及護理處置參考之依據。

操作步驟與說明

操 作 步 驟	說　　　明
工作前準備	
1. 至病人單位核對床頭卡及手圈，詢問病人全名及出生年月日。	
2. 向病人及家屬解釋執行目的及過程，並視情況選擇合宜的測量部位。	2-1. **病危、大出血、手術後、特殊檢查或治療後者，可能需每15~30分鐘測量一次生命徵象**，故應向病人及家屬說明清楚。
3. **確認病人在測量前30分鐘內是否有進食、喝冷熱飲、吸菸、運動、洗澡、情緒激動**（如焦慮、憤怒、害怕、興奮等）等情形。	3-1. 如已進行左述活動，應請病人休息15~30分鐘後再行測量。
4. 洗手：採內科無菌洗手法。	
5. 準備用物（圖10-21）：以測量耳溫及橈動脈為例	
(1) 治療巾與治療盤	
(2) 耳溫槍	(2)-1. 檢查耳溫槍功能是否正常。
(3) 耳溫套	(3)-1. **檢查耳溫套有無毀損。**

操　作　步　驟	說　　　明

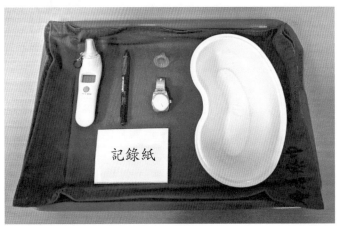

✚ 圖10-21　所需用物

(4) 彎盆

(5) 三色原子筆

(6) 記錄紙

(7) 有秒針的手錶

6. 攜帶用物至病人單位。

工作過程

1. 再次核對床頭卡及手圈,詢問病人全名及出生年月日。

2. 環境布置:打開電燈或拉開窗簾。

    2-1. 避免因病室光線昏暗而影響判讀數值及觀察胸腹起伏情形。

3. 測量耳溫(耳溫槍型號:長庚紅外線耳溫槍)

    3-1. 口溫、腋溫及肛溫測量法請見後續附註一~三。

  (1) 檢查耳道是否清潔。

    (1)-1. 若有耳垢應先清潔耳道。

  (2) 輕壓耳溫槍保護蓋的兩側,取下保護蓋。

  (3) 按壓耳溫槍(ON/MEN)按鍵以打開電源,等待出現螢幕畫面(圖10-22)。

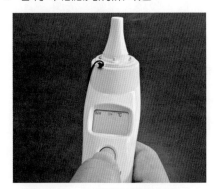

✚ 圖10-22　打開耳溫槍電源

操 作 步 驟	說　　明

(4) 當嗶嗶兩聲之後，螢幕畫面出現耳溫套符號 ▭ 時，再套緊耳溫套（圖10-23）。

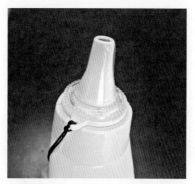

✚ 圖10-23　套緊耳溫套

(5) 再當螢幕出現耳溫符號 ⤸ 時，即表示耳溫套套入正確，可準備開始進行耳溫測量（圖10-24）。

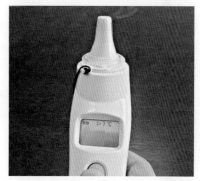

✚ 圖10-24　出現 ⤸ 符號，準備進行耳溫測量

(6) 將耳朵輕輕向上向後拉以使耳道變直（圖10-25a），再將探測頭伸入耳道，使之密合。

(6)-1. 3歲以下兒童測量耳溫時應將耳朵向下向後拉直耳道（圖10-25b）。

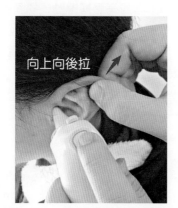

向上向後拉

✚ 圖10-25a　進行測量（3歲以上）

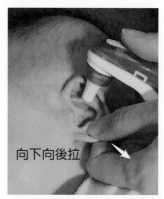

向下向後拉

✚ 圖10-25b　進行測量（3歲以下）

(7) 以食指輕按(SCAN)按鍵約1秒鐘，聽到嗶聲後放開，即可取出耳溫槍。

操 作 步 驟	說　　明
(8) 讀取螢幕上所測得之數據（圖10-26）。	(8)-1. **耳溫正常值：36.5~37.5℃**。

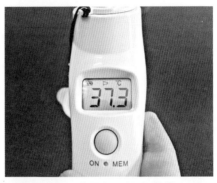

✛ 圖10-26　讀取所測得之數據

(9) 將探測頭護套彈脫器向前推，並使退出耳溫套掉於彎盆內。

(10) 持續按壓(ON/MEN)按鍵3秒鐘後，螢幕會先出現(OFF)，之後螢幕變成空白，即完成關機程序（圖10-27）。

(11) 蓋回耳溫槍保護蓋。

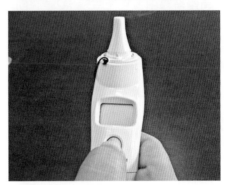

✛ 圖10-27　關機

4. 測量橈動脈：

(1) 將病人手臂放置在有適當支托的位置上。

(2) **以食指、中指、無名指的指腹適度觸按於病人腕部拇指側的橈動脈上**（圖10-28），至能觸及橈動脈位置與搏動後，再行測量。

4-1. 心尖脈測量法請見後續附註四。

(2)-1. 因拇指本身有脈搏搏動，易產生混淆。

(2)-2. 按壓過重會阻斷脈動；按壓過輕可能會無法感覺脈動，故**按壓的力道以能清晰感覺搏動為宜**。

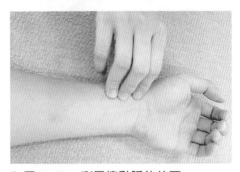

✛ 圖10-28　測量橈動脈的位置

操 作 步 驟	說　　明
(3) 測量1分鐘脈搏跳動的次數（以一起一伏為1次）。	(3)-1. 首次測量者應測足1分鐘。脈搏跳動規則時，可以測量30秒，再將所得數值乘以2，即為每分鐘的心跳次數。 (3)-2. 脈搏次數正常範圍：60~100次／分。
(4) 注意脈搏節律、強度、脈量、脈壓等狀況。	(4)-1. 脈搏跳動不規則時，需測量完整1分鐘，或以聽診器直接測量心尖脈，並比較脈搏與心尖脈間兩者的差異。
5. 測量呼吸：	5-1. 嬰幼兒測量順序為呼吸→脈搏→體溫。
(1) **測量完脈搏後，手指繼續觸按於橈動脈的位置上，將眼神移至病人的胸腹部，觀察其起伏。**	(1)-1. 測量呼吸次數時不可告知病人，並持續將手指觸按於橈動脈上，可防止病人感覺不自在或刻意控制呼吸速率及深度。
(2) 計算1分鐘的呼吸次數（以一起一伏為1次）。	(2)-1. 首次測量、嬰幼兒及出現異常呼吸型態時，應測量完整1分鐘。呼吸速率規則時，可以測量30秒，再將所得數值乘以2，即為每分鐘的呼吸次數。 (2)-2. 呼吸次數正常範圍：12~20次／分。
(3) 注意呼吸時胸廓形狀、兩側對稱性、深淺度、節律、難易度、雜音等狀況。	
6. 將體溫、脈搏次數及呼吸次數寫在記錄紙上。	
7. 告知病人及家屬測量數值，及結果為正常或異常。	
8. 回復病人單位環境。	
9. 將治療盤帶回護理站。	

工作後處理

1. 用物整理：
   (1) 將用物歸回原位。
   (2) **將護套或膠套丟於感染性可燃垃圾桶中。**
2. 洗手：採內科無菌洗手法。

操 作 步 驟	說　　明
3. 記錄： 　(1) 將測量結果記綠於生命徵象記錄表（請參考表10-14）上，並畫出體溫、脈搏、呼吸的曲線圖。	(1)-1. **以藍筆畫出體溫（口溫及耳溫畫實心圓●；肛溫畫空心圓○；腋溫畫×）**，並以直線與上次體溫相連。 (1)-2. **以紅筆畫出脈搏次數（橈動脈畫實心圓●；心尖脈畫空心圓○）**，並以直線與上次脈搏相連。 (1)-3. **以黑筆畫出呼吸次數（畫實心圓●）**，並以直線與上次呼吸相連。 (1)-4. 若測量數據有重疊，則順序為體溫、脈搏、呼吸。 (1)-5. **將此次結果與過去記錄相比較**，以了解病人生命徵象變化情形。 (1)-6. **若病人經退燒處置（如使用冰枕），需於30分鐘後測量體溫變化，所測得數值以紅色空心圓（○）記錄於同一欄位，並以虛線與先前的體溫相連之。**
(2) 書寫體溫、脈搏、呼吸數值於護理記錄單上。	(2)-1. **測量結果出現異常時，應了解有無干擾因素存在**，特別是測量儀器的準確性，必要時更換儀器重新測量。 (2)-2. **生命徵象出現異常時，須於護理記錄單上詳細呈現病人的症狀、徵象及護理措施，並報告醫師處理。**

記錄範例

時　間	用藥及治療	生命徵象	護理記錄
09：00		37^3, 78, 16	生命徵象如左列，無主訴身體不適情形。／N1陳美

▼ 表10-14 生命徵象記錄表

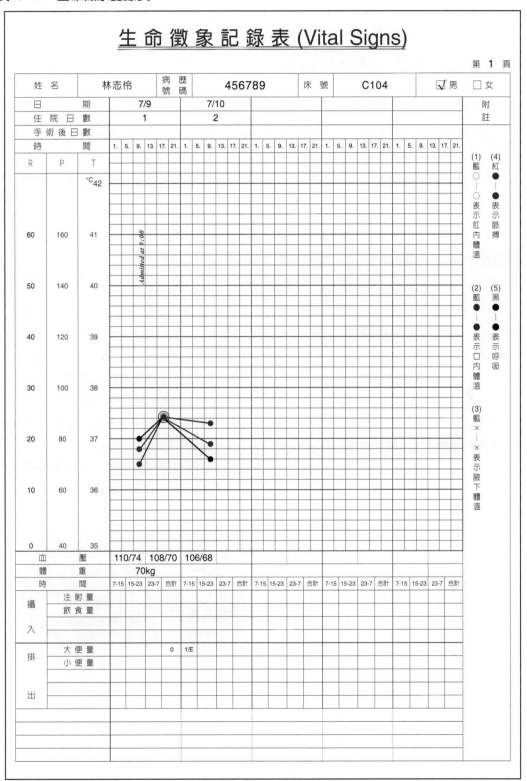

附註一　口溫測量法

操 作 步 驟	說 明
工作前準備	
1. 步驟1~4同技術10-1「工作前準備」之步驟1~4。	
5. 準備用物：治療盤、治療巾、口溫計及口溫計護套。	5-1. 臨床上口溫計若置於病人單位，則取自病人單位。 5-2. 檢查口溫計與口溫計護套有無毀損。
6. 攜帶用物至病人單位。	
工作過程	
1. 再次核對床頭卡及手圈，詢問病人全名及出生年月日。	
2. 環境布置：打開電燈或拉開窗簾。	
3. 測量口溫：	
(1) 取出體溫計，**並握住幹端**。	(1)-1. **不可握住體溫計的水銀端**，以避免護理人員與病人間的交互感染。
(2) **檢查體溫計刻度**：若刻度大於35℃，以手腕力量向下甩，將水銀柱甩至35℃以下。	(2)-1. **檢查刻度時，應使體溫計刻度與眼睛視線呈平行**（圖10-29）。 (2)-2. **甩體溫計時應與牆壁、床旁桌椅、床欄及其他硬物保持適當距離，以防碰撞斷裂。**

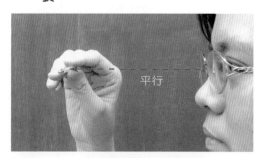

平行

✚ 圖10-29　檢視體溫計的正確角度

操 作 步 驟	說　　明

(3) 撕開體溫計護套口，將體溫計插入至護套底部（圖10-30a），撕去護套的兩側紙片（圖10-30bc），丟入彎盆。

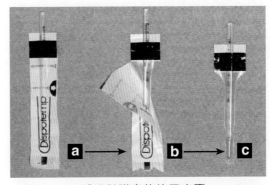

✛ 圖10-30　體溫計護套的使用步驟：a→b→c

(4) 請病人張口，舌頭向上捲，**將體溫計水銀端置於舌下舌繫帶旁**（圖10-31）。

(5) 請病人閉唇，**含住體溫計，囑咐暫時不可說話及用力咬住。**

(6) **測量時間為2~5分鐘。**

(7) 取出體溫計後，**將體溫計護套由幹端向水銀端方向移動取下**（圖10-32），丟入彎盆。

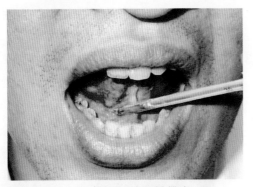

✛ 圖10-31　置體溫計於舌繫帶旁

(8) 旋轉體溫計至能看到水銀柱的角度，讀取體溫度數。

(9) **將水銀柱甩至35℃以下**，放回體溫計盒內。

(4)-1. 舌繫帶旁有大血管流經，可較準確反映出體內的溫度。

(5)-1. 說話及張口呼吸會造成測量誤差，用力咬住易發生斷裂。

(6)-1. 可藉此時間空檔測量脈搏與呼吸。

(7)-1. 需將接觸到唾液的表面反包至內層，以避免接觸到病人體液。

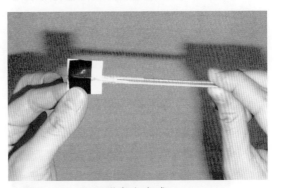

✛ 圖10-32　取下護套之方式

(8)-1. **口溫正常值：36.5~37.5℃。**

工作後處理

同技術10-1「工作後處理」內容。

附註二　腋溫測量法

操 作 步 驟	說 明

工作前準備

1. 步驟1~4同技術10-1「工作前準備」之步驟1~4。

5. 準備用物：治療盤、治療巾、腋溫計、體溫計護套、乾毛巾或衛生紙（視情況需要）、彎盆。

6. 攜帶用物至病人單位。

工作過程

1. 再次核對床頭卡及手圈，詢問病人全名及出生年月日。

2. 圍上屏風或床簾。

3. 測量腋溫：

　(1)　調整衣物。

　(1)-1. 勿過度暴露病人，並注意保暖。

　(2)　**觀察病人腋下是否有汗液，若有則以乾毛巾或衛生紙輕拭。**

　(2)-1. **擦拭汗液時不可過於用力，以免摩擦生熱，且勿用冷或熱的溼毛巾擦拭，**以免影響測量的準確度。

　(3)　請病人輕抬手臂，置體溫計於腋下（圖10-33a），並**將手臂緊靠胸部**（圖10-33b），**囑咐勿任意移動。**

　(3)-1. **水銀柱與腋動脈處的皮膚緊密接觸，形成一個密閉的熱袋**(heat pocket)，**能測量到較準確的溫度，若測量期間有鬆開手臂，則測量時間應重新計算。**

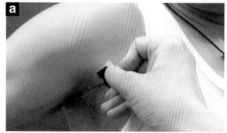
置體溫計於腋下

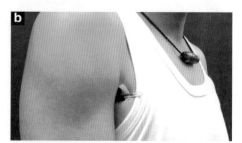
將手臂緊靠胸部，以夾緊體溫計

➕ 圖10-33

　(4)　**測量時間為5~10分鐘。**

　(5)　取體溫計後，**將體溫計護套由幹端向水銀端方向移動取下**，丟入彎盆。

　(5)-1. **需將接觸到病人的表面反包至內層。**

操 作 步 驟	說　　明
(6) 旋轉體溫計至能看到水銀柱的角度，讀取體溫度數。	(6)-1. **腋溫正常值：36~37℃。**
(7) **將水銀柱甩至35℃以下**，放回體溫計盒內。	
3. 協助病人穿好衣物，恢復舒適姿位。	

工作後處理

同技術10-1「工作後處理」內容。

附註三　肛溫測量法

操 作 步 驟	說　　明
工作前準備	
1. 步驟1~4同技術10-1「工作前準備」之步驟1~4。	
5. 準備用物：治療盤與治療巾、肛溫計、體溫計護套、潤滑劑（凡士林、石蠟或甘油）、衛生紙、彎盆。	
工作過程	
1. 再次核對床頭卡及手圈，詢問病人全名及出生年月日。	
2. 圍上屏風或床簾。	
3. 測量肛溫：	
(1) 解開病人的褲帶或尿布，露出肛門區域。	
(2) 協助病人採取適當姿勢：	(2)-1. 避免肛溫計摩擦黏膜組織造成損傷。
A. **成人或較大兒童：側臥，採辛式臥位。**	
B. **嬰幼兒：趴臥或側臥。**	
(3) 以潤滑劑（如凡士林）潤滑肛溫計的水銀球端1.5~2吋。	

操 作 步 驟	說 明
(4) 一手持衛生紙輕輕撥開肛門口，**將肛溫計以旋轉及輕柔緩慢的方式插入肛門內，插入深度依各年齡會有所不同。**	(4)-1. 插入肛溫計時動作宜輕柔，以防造成肛門及直腸的損傷。
	(4)-2. 一般**成人插入深度約3.5公分；兒童約2.5公分；嬰兒約1.25公分**，須視病人體型而有所調整。
(5) **插入至適宜深度後，持肛溫計的一手可靠在臀部固定之**，以防止脫落或插入太深。	(5)-1. 為俯臥的嬰幼兒測量肛溫時，未持肛溫計之一手可協助固定背部及手，以增加病人穩定度。
(6) **測量時間為1~3分鐘。**	
(7) 取出肛溫計後，**以衛生紙擦拭肛門處遺留的潤滑劑與汙物。**	
(8) **將體溫計護套由幹端向水銀端移動取下。**	(8)-1. **需將接觸到病人體液的表面反包至內層。**
(9) 旋轉體溫計至能看到水銀柱的角度，讀取體溫度數。	(9)-1. **肛溫正常值：37~38℃。**
(10) 將水銀甩至35℃以下，放回體溫計盒內。	

4. 協助病人穿好衣物，恢復舒適姿位。

工作後處理

同技術10-1「工作後處理」內容。

附註四　心尖脈測量法

操 作 步 驟	說 明
工作前準備	
1. 步驟1~4同技術10-1「工作前準備」之步驟1~4。	
2. 準備用物：治療盤、治療巾、聽診器、酒精棉球、彎盆、有秒針的手錶。	5-1. 以酒精棉球清潔聽診器耳套，並測試聽診器膜面的收音功能是否清晰。
6. 攜用物至病人單位。	
工作過程	
1. 再次核對床頭卡及手圈，詢問病人全名及出生年月日。	
2. 圍上屏風或床簾。	
3. 協助病人採**平躺、左側臥**或**坐姿**。	3-1. 需注意保暖及隱私。
4. 解開病人胸前衣服。	
5. **以手掌摩擦聽診器的膜面使之溫暖**後，戴上聽診器。	5-1. 溫暖聽診器膜面以避免冰冷造成驚嚇，影響心跳節律。
6. **將聽診器置於胸前區左鎖骨中線與第五肋間交會處**（圖10-34），輕壓固定聽診器。	6-1. 若為嬰幼兒，則將聽診器置於第三肋間與胸骨左側1吋交會處。 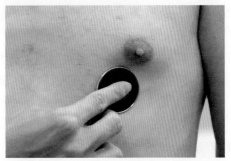 ✚圖10-34　測量心尖脈時聽診器放置的位置
7. **測量1分鐘的心跳次數。**	7-1. 心尖脈正常範圍：60~100次／分。
8. 注意心跳的次數、節律、強弱及有無心雜音等情形。	
9. 協助病人穿好衣物，恢復舒適姿位。	
工作後處理	
同技術10-1「工作後處理」內容。	

技術 10-2 測量血壓
Taking Blood Pressure

先備知識

1. 了解血壓值的正常範圍。
2. 了解影響血壓的因素。
3. 說出測量血壓的儀器與原理。
4. 了解間接測量血壓的原理。
5. 分析造成血壓測量錯誤的因素及其結果。
6. 說出測量血壓的注意事項。

應用目的

1. 測量心臟收縮及舒張時血液作用於動脈管壁的壓力，以評估血壓的情況。
2. 提供疾病診斷及病程變化之參考。
3. 作為醫療及護理處置參考之依據。

操作步驟與說明

操 作 步 驟	說 明
工作前準備	
1. 至病人單位核對床頭卡及手圈，詢問病人全名及出生年月日。	
2. 向病人及家屬解釋測量血壓的目的與過程，並視情況選擇合宜的測量部位。	
3. 確認病人在測量前 30 分鐘內是否有進食、使用菸酒咖啡、喝冷熱飲、吸菸、運動、洗澡、情緒激動（如焦慮、憤怒、害怕、興奮等）、憋尿等情形。	3-1. 如已進行左述活動，應請病人休息 15~30 分鐘後再行測量。
4. 確認病人已平靜休息達5分鐘。	
5. 洗手：採內科無菌洗手法。	
6. 準備用物（圖10-35）：以水銀式血壓計為例 (1) 治療盤與治療巾	6-1. 電動血壓計測量法請見附註。

操　作　步　驟	說　　　明
(2)　水銀式血壓計	(2)-1. 檢測血壓計**水銀柱是否可歸零、水銀柱是否有氣泡或斷裂、壓脈帶及充氣球的充氣功能是否良好、刻度是否清晰可見**等。 (2)-2. 注意壓脈帶的長寬度與受測肢體的合適性。
(3)　聽診器	(3)-1. **測試膜面的收音功能是否清晰。**

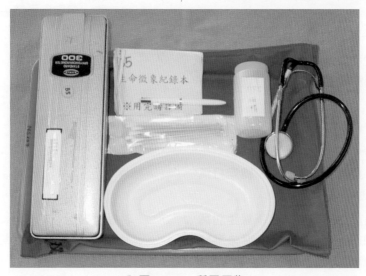

➕ 圖10-35　所需用物

(4)　75% 酒精棉球數粒 (5)　彎盆 (6)　筆 (7)　記錄紙 (8)　毛巾或小枕頭（視情況而定） 7. 攜帶用物至病人單位。	(4)-1. 清潔聽診器耳套。 (8)-1. **受測肢體需有適當支托**，以避免造成舒張壓假性偏高。

工作過程

1. 再次核對床頭卡及手圈，詢問病人全名及出生年月日。

2. 環境布置：調整適當的室溫、維持安靜的環境。

操 作 步 驟	說　　明
3. 協助病人將手臂平放於床上。	
4. 評估手臂衣物過緊或過厚，並適當處理。	4-1. **每次應測量同一部位以供比較，新病人或姿位性低血壓者應測量雙手血壓值並記錄之。**
	4-2. 衣袖太緊會壓迫手臂，影響血流，必要時可脫除一側衣袖，以減少測量誤差。
	4-3. 天冷時應脫去厚重外套，保留單薄的貼身衣物，但需留意室溫溫度。
5. 保持手臂衣袖平整，無須捲起。	
6. **將血壓計置於手臂旁的平穩處，打開血壓計盒蓋，使血壓計零點與心臟位置呈同一水平高度。**	
7. 調整手臂姿勢使手心朝上，並使之與心臟呈同一水平高度。	
8. 取出壓脈帶，**打開水銀柱開關，轉鬆打氣球活塞，擠出壓脈帶內的空氣。**	
9. **將橡皮氣囊置於肱動脈處，且下緣距肘窩 1~2 吋（2.5~5 公分），再將壓脈帶平整地環繞黏貼（圖 10-36）。**	9-1. 若壓脈帶上有記號「Φ」（充氣囊之施力中點），需以此對準肱動脈。
	9-2. 避免橡皮管扭曲纏繞，以減少出現雜音干擾。
10. 檢測壓脈帶的鬆緊度（圖 10-37），約 **1~2 指可進出之寬度為宜。**	
11. 護理人員面對病人坐在床旁椅上，且**視線與水銀柱刻度呈同一水平高度。**	

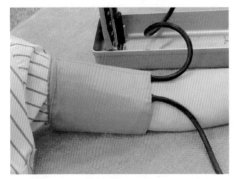

✛ 圖10-36　將壓脈帶平整纏綁於上臂

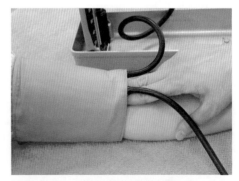

✛ 圖10-37　檢測壓脈帶之鬆緊度

操 作 步 驟	說 明

12. 以指腹觸診並確認肱動脈位置（圖 10-38），將聽診器膜面置於肱動脈處（圖 10-39），使聽診器彎曲金屬管的凸面面對自己，戴上聽診器。

12-1. 聽診器膜面需與皮膚緊密貼合，但不可強力施壓。

12-2. **不可將聽診器塞進壓脈帶內。**

12-3. 聽診器放置時避免與壓脈帶、橡皮管接觸，以減少聽診時出現雜音干擾。

13. 一手的食指、中指及無名指觸診橈動脈，另一手旋緊打氣球活塞的開關，準備充氣（圖 10-40）。

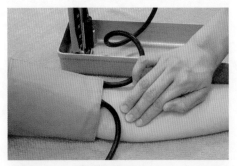

✚ 圖10-38　觸診肱動脈

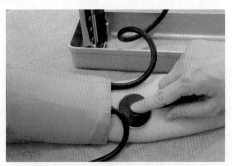

✚ 圖10-39　將聽診器置於肱動脈上

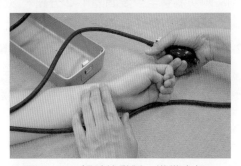

✚ 圖10-40　觸診橈動脈，準備充氣

14. **以每次 10mmHg 的充氣量平穩地持續往上打氣至橈動脈搏動消失。將觸診橈動脈的手移至肱動脈上的聽診器輕壓固定後**（圖 10-41），**再往上打 30mmHg。**

14-1. 橈動脈搏動之消失點即為約略的收縮壓數值，需打氣至比橈動脈搏動消失點高 30mmHg，方為最大充氣量，**其目的在於預防產生聽診間隙造成的測量誤差。**

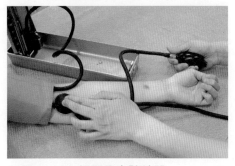

✚ 圖10-41　輕壓固定聽診器

操 作 步 驟	說 明
15. **慢慢轉鬆打氣球活塞，以每秒 2~4mmHg 的速度放氣**，並注視水銀柱下降的刻度，仔細聽診收縮壓及舒張壓。	15-1. 放氣速度要掌控得宜，太快可能會造成血壓值假性偏低；太慢則易致靜脈充血，造成血壓值假性增高。
16. 在**放氣過程中，聽到第一聲輕敲聲時水銀柱所指的刻度即為收縮壓**。	16-1. 辨別科氏音之分期：第一期為收縮壓，第四期為第一舒張壓（兒童舒張壓），第五期為第二舒張壓（成人舒張壓）。
17. 持續平穩放氣可聽到更清晰強大的聲音，而**當聲音轉變為低沉之變異音時，即為第一舒張壓，之後聲音消失點即為第二舒張壓**。	
18. 讀出收縮壓及舒張壓的數值。	18-1. 成人血壓值的正常範圍：**收縮壓 90~140mmHg；舒張壓 60~90 mmHg**。
19. 取下聽診器，置於治療盤內。	
20. 完全放開打氣球活塞，鬆開壓脈帶，**使粘黏面相互相背離，擠壓剩餘空氣**。	
21. 若需要重測時，再次執行上述步驟 8~17。	21-1. **兩次測量至少要間隔 1~2 分鐘，以免出現血壓值假性偏高的情形**。
22. **右傾血壓計，使水銀完全回流至水銀槽，再關閉水銀柱開關**。	22-1. **水銀必須完全回流至水銀槽後才能鎖上開關**，以防止水銀漏出或玻璃管變色。
23. 將壓脈帶摺妥，連同橡皮管及打氣球整齊放入血壓計內（圖 10-42），蓋上盒蓋，放回治療盤。	23-1. 蓋上血壓計盒蓋時，須避免打氣球活塞壓到水銀柱的玻璃管造成破裂。

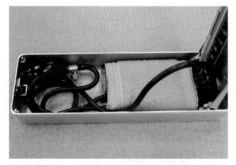

➕ 圖10-42　整理壓脈帶與打氣球

24. 整理衣袖或恢復原有衣著。

25. 將血壓數值寫在記錄紙上。

操 作 步 驟	說 明
26. 告知病人及家屬測量數值，及結果為正常或異常。	
27. 回復病人單位。	
28. 將治療盤及用物帶回護理站。	

工作後處理

1. 用物歸回原位。	
2. 洗手：採內科無菌洗手法。	
3. 記錄：	
(1) 將測量結果記錄在生命徵象記錄表的血壓欄位（見表 10-14）。	(1)-1. 如收縮壓數值為 106mmHg，舒張壓數值為 68mmHg，應記為 106/68mmHg。
	(1)-2. 將測量結果與過去記錄比較，以了解病人血壓之變化情形。
(2) 謄寫血壓數值於護理記錄單上。	(2)-1. 測量結果出現異常時，應識別有無干擾因素存在，特別是測量儀器的準確性，必要時可更換儀器重新測量之。
	(2)-2. **當血壓數值出現異常時，須於護理記錄單上詳細呈現病人的症狀、徵象及護理措施，並報告醫師處理。**

記錄範例

時　間	用藥及治療	生命徵象	護理記錄
09：00		106/68mmHg	血壓值如左列，無主訴身體不適情形。／N1陳美

附註　電動血壓計測量法（型號：DINAMAP® ProCare 100）

操作步驟	說明
工作前準備	
1. 步驟 1~4 同技術 10-2「工作前準備」之步驟 1~4。	
5. 準備用物：電動血壓計	5-1. 測試並確認電動血壓計功能正常。
6. 攜用物至病人單位。	
工作過程	
1. 步驟 1~4 同技術 10-2「工作過程」之步驟 1~4。	
5. 打開電動血壓計**開關 (On/Off)**（圖 10-43）。	
6. 調整手臂姿勢使手心朝上。	
7. 測量**壓脈帶內的指標線 (Index line) 必須位於該標記範圍**以內（圖 10-44）。	7-1. 依年齡層及手臂粗細選擇合適尺寸的壓脈帶。

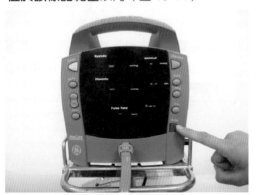

+ 圖10-43　打開血壓計開關

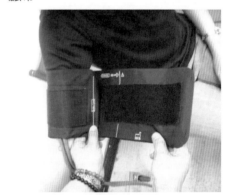

+ 圖10-44　指標線需在標記範圍內

8. 將壓脈帶上動脈的**符號與箭頭**（ ARTERY ↓），**對準肱動脈的位置**後，平整地纏繞黏貼（圖 10-45）。

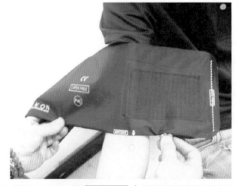

+ 圖10-45　將 ARTERY ↓箭頭對準肱動脈

操 作 步 驟	說　　　明
9. 檢測壓脈帶的鬆緊度，**約 1~2 指可進出之寬度為宜**。	
10.按壓**開始 (Inflate/Stop) 按鈕**。	
11. 讀取螢幕所顯現的測量結果（圖 10-46）。包括：收縮壓 (Systolic)、舒張壓 (Diastolic)、平均動脈壓 (Map/Cuff)、脈搏速率 (Pulse rate)。	11-1. 此電動血壓計的螢幕尚可讀取平均動脈壓 (Map/Cuff)、脈搏速率 (Pulse rate) 之數據。
12.鬆開壓脈帶，**使粘黏面相互背離**，摺妥後放入置物盒。	
13.關閉電動血壓計開關 (On/Off)。	
14.整理衣袖或恢復原有衣著。	
15.告知病人及家屬測量數值，及結果為正常或異常。	
16.將記錄數值寫在記錄紙上。	
17. 回復病人單位。	
18.將電動血壓計推回護理站。	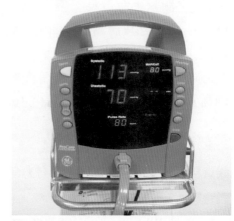 ✚ 圖10-46

工作後處理

同技術 10-2「工作後處理」內容。

➲ 螢幕功能鍵補充說明

1. Inflate/Stop（充氣／停止）：開始或停止血壓的測量。

2. Cycle（定時循環測量）：設定自動測量血壓的時間，如每五或十分鐘一次。

3. Alarms（警示設定鍵）：按壓此鍵可察看或調整警示設定的參數。

4. Slience（靜音）：按壓此鍵可消除警示音，持續時間兩分鐘。

5. Menu（目錄）：可評估目錄的設定，或調整警示音量、脈搏音量與充氣壓力，需配合使用＋／－調整鍵調整數值。

6. ＋／－ Button (Plus/Minus)（＋／－調整鍵）：用以警示或目錄設定調整數值的增加或減少。如按壓警示設定鍵，配合使用＋／－調整鍵，可設定收縮壓（高／低）、舒張壓（高／低）、脈搏速率（高／低）的數值（數值會出現紅色閃燈）。（在電源關閉後，Alarms 的設定值回到機器設定值）。

7. History（顯示歷史記錄）：可顯示已儲存資料約 40 筆，欲清除存檔資料時需持續按壓超過 2 秒鐘。

8. Print（列印）：列印書面資料，若要列印歷史記錄，須先按壓 History（顯示歷史記錄），再按壓 Print（列印）。

情境模擬案例分析

林小姐，35歲，是一位教學醫院門診部的護理人員，於4月4日下班返家後，開始有打噴嚏、流鼻水、咳嗽及咽喉疼痛的情形，感覺倦怠且胃口極差，至4月5日凌晨一點多時，出現寒顫、呼吸困難，於家人扶持下，至醫院急診部尋求協助。

於急診室測量生命徵象：體溫39.6℃、脈搏108次／分鐘、呼吸30次／分鐘、血壓124/80mmHg，臉部皮膚潮紅，四肢皮膚發燙，嘴唇乾燥，且有輕微裂痕及硬皮，主訴：「我覺得全身痠痛、沒有力氣，頭暈暈、身體熱熱的，而且嘴巴很乾。」視診咽喉有紅腫現象，聽診肺部呼吸音為清晰，腹部觸診無異常發現；檢查報告方面，白血球：10,800/mm³，Band：1%，Seg：78%，Lymphocyte：16%，胸部X光無異常發現。

護理評估

1. 主觀資料：我覺得全身痠痛、沒有力氣，頭暈暈、身體熱熱的，而且嘴巴很乾。
2. 客觀資料：
   (1) T.P.R. & BP：39.6℃、108次／分鐘、30次／分鐘、124/80mmHg。
   (2) 皮膚方面：臉部皮膚潮紅，四肢皮膚發燙，嘴唇乾燥，且有輕微裂痕及硬皮。
   (3) 理學檢查：視診咽喉紅腫，聽診呼吸音清晰，腹部觸診無異常發現。
   (4) 檢查方面：白血球：10,800/mm³，Band：1%，Seg：78%，Lymphocyte：16%，胸部X光無異常發現。

護理診斷

體溫過高／與感染有關。

護理目標

1. 病人能於4月5日說出並執行降低體溫的方式至少三種。
2. 病人能於4月6日說出增進身體舒適與疾病復原的措施至少三點。

護理活動

1. 目標：病人能於4月5日說出並執行降低體溫的方式少三種。

⊃ **護理措施**
   (1) 調整室內溫溼度以提供感覺涼爽且舒適的溫度，約為20~24℃，並維持空氣溼度於60%以下。

(2) 可利用開窗及風扇增加對流，降低體溫。

(3) 可用冰敷或冰枕置於額頭、頸後、腋下及腹股溝皺摺處，透過傳導方式降低體溫。

(4) 可使用溫水拭浴，經由蒸發方式降低體溫。

(5) 建議病人穿著寬鬆、吸汗的棉質衣料。

(6) 依醫囑服用解熱劑，注意有無出現血壓下降、脈率加快、四肢發冷等虛脫或休克情況。

2. 目標：病人能於4月6日說出增進身體舒適與疾病復原的措施至少三點。

⊃ **護理措施**

(1) 於安靜舒適的環境中臥床休息。

(2) 建議每日液體攝取量為2,500~3,000c.c.，以代償水分喪失，排除毒素及代謝廢物。

(3) 教導於餐後及睡前執行口腔清潔，並定期漱口及使用護唇膏，以維持口腔溼潤度。

(4) 若有出汗時應隨時拭乾汗液，更換溼透的衣物及床單，並避免陣風吹襲。

(5) 建議採高蛋白、高維生素、易消化的流質或半流質飲食，少量多餐及注意食物的色、香、味俱全，以增進食慾。

護理評值

1. 病人能於4月5日說出並執行三種降低體溫的方式：使用冰枕、維持室溫於20~24℃、服用解熱劑。

2. 病人能於4月6日說出三點增進身體舒適與疾病復原的措施：臥床休息，每日液體攝取量為2,500~3,000c.c.，及採適量碳水化合物與脂肪、高蛋白、高維生素、易消化的食物且少量多餐。

記錄範例

時 間	用藥及治療	生命徵象	護理記錄
09:00	Acetaminophen 250mg 1# po st	39^6, 108, 30, 124/80 mmHg	主訴：「我覺得全身痠痛、沒有力氣，頭暈暈、身體熱熱的，而且嘴巴很乾。」生命徵象為39^6℃、108次／分鐘、30次／分鐘、124/80mmHg，臉部皮膚潮紅，四肢皮膚發燙，嘴唇乾燥，且有輕微裂痕及硬皮，視診咽喉有紅腫現象，聽診肺部呼吸音為清晰，腹部觸診無異常發現，白血球：10,800/mm^3，Seg：78%，胸部X光正常。依醫囑使用冰枕，並服用解熱劑Acetaminophen 250mg 1# po st，續觀察藥物副作用，預30分鐘後監測生命徵象的變化。教導降低體溫的方式及增進身體舒適與疾病復原的措施，續評值認知程度及執行情況。／N2趙芸芸

課後活動

　　為使同學對本單元有更清楚的了解及實際操作的機會，請同學在家人或同儕中找到一位病人，連續測量五天的生命徵象，每天一次，並將所得結果記錄於生命徵象記錄單。同時，你也可以將所發現的問題寫下來，主動與老師討論你的疑惑，或是記錄下你對於此活動的心情感言。

生命徵象記錄單

日　期	時　間	體　溫	脈　搏	呼　吸	血　壓	測量者	備　註

我的問題：

1.

2.

3.

4.

心情感言：

⏳ **自｜我｜評｜量** EXERCISE

( ) 1. 林先生因感染導致敗血症，一天內有時體溫達39℃以上，有時又會突然降到正常值以下，如此交替出現，此發燒類型應為：(A)恆常熱(constant fever) (B)弛張熱(remittent fever) (C)間歇熱(intermittent fever) (D)回歸熱(relapsing fever)

( ) 2. 亞翔不慎溺水被送至醫院急診室時，其體溫僅34.5℃，最不可能出現下列哪一種症狀？(A)嗜睡 (B)尿量增加 (C)脈搏、呼吸變慢 (D)血壓下降

( ) 3. 有關於成人呼吸的敘述，下列何者錯誤？(A)平均吸氣時間2秒、吐氣時間為3秒 (B)呼吸的基本節律週期控制位於延腦 (C)血液中二氧化碳濃度增加會抑制呼吸 (D)吸氣時橫膈會收縮並下降

( ) 4. 下列哪些病人評估脈搏時測量心尖脈較適宜？(1)服用毛地黃 (2)足部手術後 (3) 7歲兒童 (4)腎衰竭出現四肢水腫。(A) (1)(3) (B) (1)(4) (C) (2)(3) (D) (2)(4)

( ) 5. 王先生因車禍入院，前額有撕裂傷、左側手腳骨折、右前臂靜脈注射0.9%N/S I.V.F. 60 c.c./hr、意識混亂，以簡單面罩提供氧氣，下列何者是測量血壓及體溫最適宜部位？(A)右手、耳溫 (B)右腿、耳溫 (C)右腿、口溫 (D)右手、肛溫

( ) 6. 下列疾病與異常呼吸的敘述何者錯誤？(A)腦內壓增高時，呼吸速率變快 (B)慢性阻塞性肺疾病病人，會有端坐呼吸 (C)血氧不足時，會出現呼吸過速 (D)代謝性酸中毒時，會出現換氣過度

( ) 7. 下列何種情況，不需要每4小時測量一次體溫？(A)發燒病人 (B)病危病人 (C)手術後第二天 (D)電腦斷層檢查後

( ) 8. 關於換氣過度(hyperventilation)的特徵，下列敘述何者正確？(1)一種較正常慢而淺的呼吸 (2)一種深而快的呼吸 (3)造成血液中CO_2下降，而O_2上升 (4)造成血液中O_2下降，而CO_2上升。(A) (1)(2) (B) (1)(4) (C) (2)(3) (D) (3)(4)

( ) 9. 關於常見脈律不整類型的敘述，下列何者錯誤？(A)二重脈(bigeminal pulse)：脈動出現每二次正常脈之後，緊跟著一次不成熟脈動 (B)間歇脈(intermittent pulse)：脈搏間隔時間長短不一，跳幾下會停一下，無一定節律 (C)跑脈(running pulse)：脈律細、不規則而快，150次／分鐘以上，有時會快到無法測量 (D)脈搏短絀(pulsedeficit)：心尖脈和橈動脈的跳動不一致，常見於心房纖維顫動

( ) 10. 關於影響血壓的因素，下列敘述何者正確？(A)年齡越大，血管壁的彈性下降，血壓會變低 (B)抽菸因為有尼古丁的作用，使血管放鬆，血壓下降 (C)受到重力影響，平躺的血壓通常會較坐姿血壓還要高 (D)使用鎮靜劑，會使血管擴張，導致血壓下降

( ) 11. 王小姐平時血壓為110~120/76~80 mmHg。則以錶式血壓計測量時，應充氣至下列何壓力值為佳？(A) 120 (B) 130 (C) 150 (D) 180 mmHg

( ) 12. 關於影響呼吸速率之相關因素的敘述，下列何者正確？(A)大出血，呼吸變慢 (B)男性較女性的呼吸速率慢 (C)焦慮時，呼吸變慢 (D)血壓下降，呼吸變慢

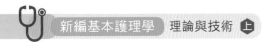

( ) 13. 下列何種疾病或情況的病人不會採端坐呼吸？(A)腹水　(B)充血性心臟衰竭　(C)氣喘　(D)腦幹腫瘤

( ) 14. 關於心搏過緩(bradycardia)的描述，下列何者正確？(A)常見於毛地黃中毒、體溫過低的病人　(B)補充甲狀腺素可能產生的合併症　(C)低於成人平均72次／分鐘就可稱之　(D)登山時因空氣稀薄會出現的代償作用

( ) 15. 關於脈搏測量方式的描述，下列何者錯誤？(A)新生兒與嬰兒脈搏需測量心尖脈1分鐘　(B)下肢行外科手術前後需要測量足背動脈　(C)一般成人最常用的周邊脈搏為肱動脈　(D)心律不整者需同時測量心尖脈與橈動脈

( ) 16. 下列何者非維持血壓的因素？(A)心輸出量　(B)血液黏滯性　(C)動脈長度　(D)動脈彈性

( ) 17. 有關影響體溫的因素，下列敘述何者正確？(1)老人的體溫往往稍高　(2)焦慮時體溫會上升　(3)甲狀腺功能不足，體溫會偏高　(4)女生排卵時，體溫會稍高。(A) (1)(2)　(B) (1)(3)　(C) (2)(4)　(D) (3)(4)

( ) 18. 下列何者是最可能發生心搏速率＞100次／分的情況？(A)正在服用毛地黃藥物之病人　(B)低體溫入院的溺水病人　(C)規律服用Propranolol的老年病人　(D)甲狀腺機能亢進的中年病人

( ) 19. 有關血壓之敘述，下列何者錯誤？(A)飲酒過量，會使血管收縮導致血壓上升　(B)顱內壓過高者，會出現心跳變慢、血壓上升　(C)一天中，午後或傍晚的血壓值最高　(D)血壓值變化從高到低，依序為站姿、坐姿、平躺

( ) 20. 某男士在高溫環境工作大量流汗，感覺頭暈，虛弱不適，至急診就醫時意識清楚，臉色蒼白、皮膚濕冷、體溫37.9℃、血壓100/65 mmHg，依上述症狀判斷其可能發生的問題為下列何者？(A)中暑　(B)熱衰竭　(C)熱痙攣　(D)熱感冒

解答

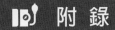
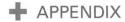
附錄　客觀結構式臨床技能測驗(OSCE) 教案範例

測量生命徵象

應試指引

1. 地點：感染內科病房。

2. 病人：陳香，25歲。

3. 狀況描述：因泌尿道感染住院接受抗生素治療。

4. 測試項目：

    (1) 請檢查血壓計及聽診器，並進行測量生命徵象。

    (2) 考生已向病人解釋目的及過程，並完成洗手。

    (3) 測量完成後不需進行紙本記錄。

5. 測試時間：8分鐘。

評分表

考生資料

年級：_____　　　班級：_____　　　座號：_____

姓名：_____　　　序號：_____

評分結果：_____　　　考官簽名：_____

評分項目	分數評核				備註
	配分	完全正確 100%	部分正確 50%	錯誤或 未做0%	
1. 檢查血壓計及聽診器	5				
2. 再次核對與確認病人	5				
3. 進行耳溫測量	10				
4. 進行脈搏測量	5				
5. 進行呼吸測量	5				
6. 耳溫、脈搏及呼吸數據正確	10				
7. 正確放置血壓計及視線與判讀刻度呈水平	5				
8. 纏繞壓脈帶的位置及鬆緊度正確	10				
9. 聽診器置於肱動脈且固定正確	5				
10. 非慣用手測量受測手臂之橈動脈	5				
11. 每次約10mmHg穩定充氣至橈動脈消失	5				
12. 非慣用手改置聽診器並再往上充氣30mmHg	5				
13. 以每秒2~4mmHg持續穩定放氣	10				
14. 正確判讀收縮壓及舒張壓	10				
15. 正確解釋生命徵象測量結果	5				

完整教案

教案主題：測量生命徵象　　教案作者：王玉真

測驗項目：操作技術

一、基本資料

　　陳女士，25歲，幼兒園教師，大學畢業，因泌尿道感染及發燒住院接受抗生素治療。

二、外觀及情緒狀態

　　意識清醒，精神略顯疲倦，外觀整潔乾淨，左手臂接受靜脈輸液滴注中。

三、入院主訴

　　解出混濁狀尿液，解尿過程出現尖銳性刺痛，頻尿但又解不乾淨，突然全身發冷及發高燒來急診就醫，因需注射抗生素治療而入院。

四、現在病史

1. 部位：「下腹部到會陰部尿道口」。
2. 性質：「尖銳性刺痛」。
3. 強度（1至10分的尺度來形容）：「解尿時有7~8分痛，平時約1~2分痛」。
4. 嚴重度：「解尿時很痛又解不乾淨，差不多一個小時就要跑一次廁所，每次都要解5~10分鐘，晚上睡覺時大約每1~2小時就要起來尿一次，睡眠品質很差」。
5. 時間：「從昨天中午開始出現解尿會痛，到現在差不多一天的時間。解尿時才會出現比較劇烈的疼痛，所以劇烈的疼痛斷斷續續的，但也會覺得下腹部有持續微微刺痛的感覺」。
6. 加重因素：「在尿液流過尿道的過程中是最痛的」。
7. 緩解因素：「解完尿之後休息一下就會比較不痛」。

五、過去病史

1. 慢性疾病：無心臟病、高血壓或糖尿病等內科疾病。
2. 意外事件：無。
3. 住院記錄：無。
4. 過敏情形：無。
5. 目前藥物治療：無。

參 | 考 | 資 | 料

Chapter 01

王月琴、王美綺、方妙君、李靜雯、林美惠、洪芸櫻、陳姿妃、楊嬿、楊雅淑、羅惠敏、蘇貞瑛(2018)·
基本護理學（上）（八版）·永大。

張玉珠、王玉真(2023)·*全方位護理應考e寶典：基本護理學*·新文京。

Roy, S. C. (2014). *Generating middle-range theory: From evidence to practice*. Springer.

Lewis, L. W., & Timby, B. K. (2002). The nurse and the patient. Nursing: A skill-related practice. Health: The goal of nursing. *Fundamental skills and concepts in patient care* (7th ed., pp. 3-11, 27-33). Lippincott.

Perry, A. G., Potter, P. A., & Ostendorf, W. (2020). *Nursing intervention and clinical skills* (7th ed.). Mosby.

Potter, P. A., & Perry, A. G. (2012). *Fundamentals of nursing: Concepts, process and practice* (8th ed., pp. 36-63, 94-119). Mosby.

Chapter 02

于桂蘭、阮淑萍、姜如珊、許麗齡、陸振芳、黃湘萍…曾明晰(2009)·*護理學導論講義（三版）*·長庚科技大學。

行政院環境保護署(2020)·*生物醫療廢棄物的物種*。https://medwaste.epa.gov.tw/Contents/J03.html

林玫君(2022)·*基本護理學總複習—心智圖解析*·新文京。

疾病管制署(2010)·*手部衛生指引*。http://www.cdc.gov.tw//downloadfile.aspx?fid=cb69fa1ea99f2702

張玉珠、王玉真(2023)·*全方位護理應考e寶典：基本護理學*·新文京。

臺灣病人安全資訊網(2022)·*病人安全工作目標*·https://bit.ly/2OhjIKq

蘇麗智、林靜娟、簡淑真、呂麗卿、潘美蓉、李家琦、李美雲、陳明莉、羅筱芬、林韋君、林淑燕、葉秀珍、歐倫君、林唐愉、黃士滋、林思靜、鄭怡娟、張華蘋、邱淑玲…陳淑齡(2022)·*實用基本護理學*（九版）·華杏。

Craven, R. F., & Hirnle, C. J. (2016). *Fundamentals of nursing: Human health and function* (7th ed.). Lippincott.

Potter, P. A., & Perry, A. G. (2014). *Basic nursing: Theory and practice* (8th ed.). Mosby.

Potter, P. A., Perry, A. G. Stockert, P. A., & Hall, A. (2022). *Fundamental of nursing* (11th ed.). Mosby.

Chapter 03

王月琴、王美綺、方妙君、李靜雯、林美惠、洪芸櫻、陳姿妃、楊嬿、楊雅淑、羅惠敏、蘇貞瑛(2018)·
基本護理學（上）（八版）·永大。

王亭惠、雷繼文、蔡孟潔、張蕙業、官大紳(2017)·角色扮演：醫病溝通工作坊·*物理治療，42*(2)，155-156。DOI：10.6215/FJPT.2017.73.P05

周英芳、謝美玲、李惠珍、賴惠玲、彭少貞、王仁宏(2017)·以人際關係教學改善醫院護理人員之溝通自信心·*健康與建築雜誌，4*(1)，67-75。DOI：10.6299/JHA.2017.4.1.R8.67

林文綾、黃惠美(2020)·癌症病人健康照護專業人員之溝通技巧訓練·*榮總護理，37*(3)，328-328。DOI：10.6142/VGHN.202009_37(3).0013

張玉珠、王玉真(2023)·*全方位護理應考e寶典：基本護理學*·新文京。

莊世杰、林秀美、潘豐泉(2009)‧醫院護理人員受性騷擾問題研究‧*寶建醫護與管理雜誌，7*(2)，10-17。
DOI：10.29681/PCJHM.200912.0003

馮文饒(2006)‧E世代團隊人際關係中個人有效溝通特質之形成初探‧*嘉義大學通識學報，4*，285-317。
DOI：10.7042/JYDXTSXB.200609.0285

蘇麗智、林靜娟、簡淑真、呂麗卿、潘美蓉、李家琦、李美雲、陳明莉、羅筱芬、林韋君、林淑燕、葉秀
珍、歐倫君、林唐愉、黃士滋、林思靜、鄭怡娟、張華蘋、邱淑玲…陳淑齡(2022)‧*實用基本護理學*
（九版）‧華杏。

Kockrow, E. O., & Christensen, B. L. (2010). *Foundations of nursing* (6th ed.). Mosby.

Lammon, C. B., Fote, A. W., Leli, P. G., Ingle, J., & Adams, M. H. (1995). *Clinical nursing skill*. Saunders.

Perry, A. G., Potter, P. A., & Ostendorf, W. (2020). *Nursing intervention and clinical skills* (7th ed.). Mosby.

Perry, A. G., Potter, P. A. Ostendorf, W. R., & Laplante, N. (2021). *Clinical nursing skill & techniques* (10th
ed.). Mosby.

Potter, P. A., Perry, A. G. Stockert, P. A., & Hall, A. (2022). *Fundamental of nursing* (11th ed.). Mosby.

Chapter 04

王月琴、王美綺、方妙君、李靜雯、林美惠、洪芸櫻、陳姿妃、楊嬿、楊雅淑、羅惠敏、蘇貞瑛(2018)‧
基本護理學（上）（八版）‧永大。

汪朝麗(2008)‧*實用護理焦點記錄法*‧華杏。

張玉珠、王玉真(2023)‧*全方位護理應考e寶典：基本護理學*‧新文京。

蘇麗智、林靜娟、簡淑真、呂麗卿、潘美蓉、李家琦、李美雲、陳明莉、羅筱芬、林韋君、林淑燕、葉秀
珍、歐倫君、林唐愉、黃士滋、林思靜、鄭怡娟、張華蘋、邱淑玲…陳淑齡(2022)‧*實用基本護理學*
（九版）‧華杏。

Craven, R. F., & Hirnle, C. J. (2016). *Fundamentals of nursing: Human health and function* (7th ed.).
Lippincott.

HealthIT. gov. (2019, September 10). *What is an electronic health record (EHR)?* https://www.healthit.
gov/faq/what-electronic-health-record-ehr

Potter, P. A., Perry, A. G. Stockert, P. A., & Hall, A. (2022). *Fundamental of nursing* (11th ed.). Mosby.

Tasew, H., Mariye, T., & Teklay, G. (2019). Nursing documentation practice and associated factors among
nurses in public hospitals, Tigray, Ethiopia. *BMC Res Notes 12, 612*. https://doi.org/10.1186/s13104-
019-4661

Chapter 05

王月琴、王美綺、方妙君、李靜雯、林美惠、洪芸櫻、陳姿妃、楊嬿、楊雅淑、羅惠敏、蘇貞瑛(2018)‧
基本護理學（上）（八版）‧永大。

杜素萍、詹明錦、葉國明(2017)‧手術部位組合式照護介入措施於降低心臟及關節手術感染之相關性‧*感
染控制雜誌，27*(2)，85-87。

林增玉、洪靖慈、曾士誠、林俊祐(2020)‧醫院環境及設備消毒以預防COVID-19 感染之探討‧*台灣衛
誌，19*(3)，337-341。

洪元斌、柯文謙(2019)‧手術部位感染與皮膚微生物群相‧*感染控制雜誌，29*(5)，268-271。

疾病管制署(2013)‧*手部衛生簡介*。http://www.cdc.gov.tw/professional/list.aspx?treeid=15EA1948FFC4
FA7A&nowtreeid=209B127A42DE8A7A

疾病管制署(2013)・*標準防護措施*。http://www.cdc.gov.tw/professional/info.aspx?treeid=BEAC9C103DF952C4&nowtreeid=29E258298351D73E&tid=A0F967536CEEC2AB

疾病管制署(2019)・*院內感染監視通報系統統計分析*。https://www.cdc.gov.tw/Category/MPage/4G8HuDdUN1k4xaBJhbPzKQ

疾病管制署(2020)・*醫療機構因應COVID-19（武漢肺炎）之個人防護裝備使用建議*。https://www.cdc.gov.tw/File/Get/tbdN9gkZqtc1xT712_MFuw

高偉航、盛望徽(2016)・聽診器和醫療照護相關感染・*感染控制雜誌，26*(2)，90-91。

張玉珠、王玉真(2023)・*全方位護理應考e寶典：基本護理學*・新文京。

曹永昌、林恭儀(2020)・COVID-19 防疫期間中醫醫療院所清潔、消毒與滅菌的操作原理・*中醫藥研究論叢，23*，135-144。

陳孟清、陳瑛瑛、王復德(2019)・醫療照護相關感染監測定義演變與因應作為・*感染控制雜誌，29*，124-132。

陳瀅淳、黃惠美、施智源(2015)・護理人員戴手套與手部衛生遵從率之探討・*感染控制雜誌，25*，168-175。

陳瀅淳、黃惠美、施智源(2017)・手術式工作服之規定・*感染控制雜誌，27*，171-175。

黃明熙(2020)・疫苗佐劑：調節身體免疫力的防疫利器・*感染控制雜誌，30*(6)，363-370。

羅如君、洪美娟、盛望徽(2016)・使用2%chlorhexidine擦澡在減少重症病患醫療照顧相關感染及預防多重抗藥性菌株移生的應用・*感染控制雜誌，26*，58-64。

蘇麗智、林靜娟、簡淑真、呂麗卿、潘美蓉、李家琦、李美雲、陳明莉、羅筱芬、林韋君、林淑燕、葉秀珍、歐倫君、林唐愉、黃士滋、林思靜、鄭怡娟、張華蘋、邱淑玲…陳淑齡(2022)・*實用基本護理學（九版）*・華杏。

De Wit, S. C. (2013). *Fundamental concepts and skills for nursing* (4th ed.). Saunders.

Geralyn, O. (2020). *Fundamentals of nursing* (10th ed.). Elsevier

Peate, I. &Wild, K. (2018). *Nursing practice : knowledge and care* (2nd ed.). Wiley.

Perry, A. G., Potter, P. A. Ostendorf, W. R., & Laplante, N. (2021). *Clinical nursing skill & techniques* (10th ed.). Mosby.

Perry, A. G., Potter, P. A., & Ostendorf, W. (2020). *Nursing intervention and clinical skills* (7th ed.). Mosby.

Potter, P. A., Perry, A. G., Ostendorf, W. R., & Laplante, N. (2024). *Basic nursing: Theory and practice* (11th ed.). Mosby.

Potter, P. A., Perry, A. G. Stockert, P. A., & Hall, A. (2022). *Fundamental of nursing* (11th ed.). Mosby.

Renton, S .& McGuinness, C. & Strachan, E. (2020). *Clinical Nursing Practices* (6th ed.). Elsevier.

Taylor, C. R., Lynn, P. B., & Bartlett, J. L. (2018). *Fundamentals of nursing: The art and science of nursing care* (9th ed.). Lippincott.

Timby, B. K. (2017). *Fundatmental nursing skills and concepts* (11th ed.). Wolters Kluwer Health.

Chapter 06

方妙君、楊雅淑、蔡端宜、邱秀環(2021)・*護理過程（三版）*・匯華。

許麗齡、曹麗英、陳敏麗、孫淑惠、周利娜、于桂蘭(2000)・護理過程的運用－護理計畫之批閱・*長庚護專學報，2*，231-244。

張玉珠、王玉真(2023)・*全方位護理應考e寶典：基本護理學*・新文京。

陳月枝、張媚、張皓媛、林明珍、吳麗芬、李選、蔡閨閨、于博芮、黃貴薰、沈宴姿、鄧素文、林文絹、林靜蘭、伍碧琦、靳曾珍麗、尹裕君、游彥城、徐曼瑩(2018)·*當代護理學導論*（三版）·華杏。

董貞吟等(2013)·*健康與護理*·新文京。

蘇麗智、林靜娟、簡淑真、呂麗卿、潘美蓉、李家琦、李美雲、陳明莉、羅筱芬、林韋君、林淑燕、葉秀珍、歐倫君、林唐愉、黃士滋、林思靜、鄭怡娟、張華蘋、邱淑玲…陳淑齡(2022)·*實用基本護理學*（九版）·華杏。

NANDA International (2021)·*NANDA International 護理診斷：定義與分類2021~2023*（曾詩雯等譯）·華杏。（原著出版於2021）

Harkreader, H., Hogan, M. A., Thobaben, M. (2007). *Fundamentals of nursing: Caring and clinical judgment*. Saunders.

Ignatavicius, D. D., & Rebar, C. R. (2023). *Study Guide for Medical-Surgical Nursing: Concepts for Clinical Judgment and Collaborative Care* (11th ed.). Saunders.

Potter, P. A., Perry, A. G. Stockert, P. A., & Hall, A. (2022). *Fundamental of nursing* (11th ed.). Mosby.

Wang, J. , Lo, C., Chen, K., Hsieh, J. L., & Ku, Y. (2002). The efficacy of problem solving strategies utilized in professional nursing concepts course to improve problem solving abilities in students enrolled in a two-year baccalaureate nursing program. *Journal of Nursing Research, 10*(2), 113-20.

Chapter 07

王月琴、王美綺、方妙君、李靜雯、林美惠、洪芸櫻、陳姿妃、楊嬿、楊雅淑、羅惠敏、蘇貞瑛(2018)·*基本護理學*（上）（八版）·永大。

徐國成、韓秋生、霍琨主編(2004)·*系統解剖學彩色圖譜*·新文京。

張玉珠、王玉真(2023)·*全方位護理應考e寶典：基本護理學*·新文京。

蔡詠叡、郭睿騂、章宇涵、江貞紅、黃惠玲(2013)·創新口腔清潔器之設計·*福祉科技與服務管理學刊，1*(3)，63-70。

戴佳惠、尤麗瑜、徐菡妤、盧佳文、陳惠蘭(2019)·比較床上沐浴方式對於重症病人體溫及心跳之影響：前驅試驗·*志為護理，18*(6)，63-74。

謝婉萍、蔡妗砡、黃秋芬(2016)·提升氣管內管留置病人口腔照護完整率·*澄清醫護管理雜誌，12*(3)，65-74。

簡于芬、翁光瑞、蘇淑娟、陳孟清、翁新惠(2014)·提昇口腔癌病人術後口腔清潔完整率改善專案·*榮總護理，31*(2)，208-218。

蘇麗智、林靜娟、簡淑真、呂麗卿、潘美蓉、李家琦、李美雲、陳明莉、羅筱芬、林韋君、林淑燕、葉秀珍、歐倫君、林唐愉、黃士滋、林思靜、鄭怡娟、張華蘋、邱淑玲…陳淑齡(2022)·*實用基本護理學*（九版）·華杏。

NANDA International (2021)·*NANDA International 護理診斷：定義與分類2021~2023*（曾詩雯等譯）·華杏。（原著出版於2021）

Perry, A. G., Potter, P. A., & Ostendorf, W. (2020). *Nursing intervention and clinical skills* (7th ed.). Mosby.

Williams, P. A. (2017). *deWit's Fundamental concepts and skills for nursing* (5th ed.). Saunders.

Chapter 08

李淑琍(2022)·活動及運動的需要·於蘇麗智等編著，*實用基本護理*（九版）·華杏。

周繡玲、楊立華、馮容芬(2009)·建立傷口照護標準－以壓瘡傷口為例·*亞東學報，29*，243-256。

徐琬茵、李佳頤、謝坤諺、陳幼梅(2018)·降低加護病房壓瘡發生率之改善專案·*高雄護理雜誌，35*(1)，29-41。

張玉珠、王玉真(2023)·*全方位護理應考e寶典：基本護理學*·新文京。

張瑩如(2010)·*實證護理推廣方案及護理準則之建立〔臨床照護指引〕－壓瘡預防與照護臨床照護指引*（計畫編號：DOH98-TD-M-18-97024）·國立成功大學醫學院附設醫院。

楊雅淑(2018)·活動與運動的需要·於王月琴等編著，*基本護理學*（第8-1~8-78頁）·永大。

劉美芳、高秀娥、陳玉萍、黃筱芳、鄭之勛、陳瑞儀(2019)·運用多元策略降低病人身體約束事件發生率·*台灣醫學，23*(5)，640-648。

NANDA International (2021)·*NANDA International 護理診斷：定義與分類2021~2023*（曾詩雯等譯）·華杏。（原著出版於2021）

National Pressure Ulcer Advisory Panel (NPUAP)(2016). *National Pressure Ulcer Advisory Panel (NPUAP) announces a change in terminology from pressure ulcer to pressure injury and updates the stages of pressure injury*. http://www.npuap.org/national-pressure-ulcer-advisory-panel-npuap-announces-a-change-in-terminology-from-pressure-ulcer-to-pressure-injury-and-updates-the-stages-of-pressure-injury/

Renton, S., McGuinness, C., & Strachan, E. (2020). *Clinical Nursing Practices* (6th ed.). Elsevier.

Chapter 09

王月琴、王美綺、方妙君、李靜雯、林美惠、洪芸櫻、陳姿妃、楊嬿、楊雅淑、羅惠敏、蘇貞瑛(2018)·*基本護理學*（上）（八版）·永大。

洪敏元、洪慈穗(2018)·睡眠障礙及安眠藥·*華醫學報，49*，14-24。

席美玲、黃美瑜、蕭玉霜、郭素青、王秀禾、孫嘉玲(2014)·芳香療法改善護理人員睡眠品質成效之研究·*健康與建築雜誌，1*(3)，85-92。

張玉珠、王玉真(2023)·*全方位護理應考e寶典：基本護理學*·新文京。

許雅韻、林佳慧(2018)·輪班工作對護理人員健康的影響·*源遠護理，12*(2)，58-67。

陳田育、葉啟斌、黃正憲、毛衛中、楊靜修、郭博昭(2019)·青少年常見睡眠障礙的診斷和處置·*臺灣醫界，68*，12-16。

陳佩怡、陳珮恩、董道興(2019)·老年睡眠障礙患者接受溫水足浴改善睡眠之實證照護·*台灣專科護理師學刊，6*(2)，55-65。

曾淑汝、曾嬿婷、林碧珠(2020)·老人睡眠品質之探討·*新臺北護理期刊，22*(2)，21-32。

蘇麗智、林靜娟、簡淑真、呂麗卿、潘美蓉、李家琦、李美雲、陳明莉、羅筱芬、林韋君、林淑燕、葉秀珍、歐倫君、林唐愉、黃士滋、林思靜、鄭怡娟、張華蘋、邱淑玲…陳淑齡(2022)·*實用基本護理學*（九版）·華杏。

Chapter 10

王月琴、王美綺、方妙君、李靜雯、林美惠、洪芸櫻、陳姿妃、楊嬿、楊雅淑、羅惠敏、蘇貞瑛(2018)·*基本護理學*（上）（八版）·永大。

馬青、王欽文、楊淑娟、徐淑君、鐘久昌、龔朝暉、胡蔭、郭俊明、李菊芬、林育興、邱亦涵、施承典、高婷玉、張琪、溫小娟、廖美華、滿庭芳、蔡昀萍、顧雅真(2022)·*人體生理學*·新文京。

國民健康署（2015，1月29日）·*高血壓分類表*·http://www.hpa.gov.tw/BHPNet/Web/Service/FileCount.aspx?file=ThemeDocFile

張玉珠、王玉真(2023)・*全方位護理應考e寶典：基本護理學*・新文京。

陳偉鵬、謝惠玲、劉春年、吳孟凌、郭青萍、葉淑惠、杜異珍、蔡麗雅、袁素娟、黃慧芬、葉必明、林姿利、廖玟君、鄧慶華、胡順江、郭碧照、李淑杏、黃正宜、石芬芬…翁碩駿(2023)・*臨床症狀護理*（四版）・華杏。

環保署(2019)・*配合國際汞水 公約環保署預公告加強汞管理*。https://enews.moenv.gov.tw/Page/3B3C62C78849F32F/54824003-61ec-4ccf-b3d0-3d427b5fcff7

蘇麗智、林靜娟、簡淑真、呂麗卿、潘美蓉、李家琦、李美雲、陳明莉、羅筱芬、林韋君、林淑燕、葉秀珍、歐倫君、林唐愉、黃士滋、林思靜、鄭怡娟、張華蘋、邱淑玲…陳淑齡(2022)・*實用基本護理學*（九版）・華杏。

Jarvis, C. (2019). *Physical examination and health assessment* (8th ed.). Saunders.

Mallik, M., Hall, C., Howard, D. (2009). *Nursing knowledge & practice* (3rd ed.). Bailliere Tindall.

Potter, P. A., & Perry, A. G. (2012). *Fundamentals of nursing: Concepts, process and practice* (8th ed., pp. 36-63, 94-119). Mosby.

Potter, P. A., & Perry, A. G. (2020). *Fundamentals of nursing* (10th ed.). Mosby.

Potter, P. A., Perry, A. G. Stockert, P. A., & Hall, A. (2022). *Fundamental of nursing* (11th ed.). Mosby.

Timby, B. K. (2021). *Fundamental skill and concepts in patient care* (13h ed.). Lippincott.

Wang, T. D., Chiang, C. N., Chao, T. H., Cheng, H. M., Wu, Y. W., Wu, Y. J., Lin, Y. H., Chen, M. Y. H., Ueng, K. C., Chang, W. T., Lee, Y. H., Wang, Y. C., Chu, P. H., Chao, T. F., Kao, H. L., Hou, C. J. Y., & Lin, T. H. (2022). 2022 guidelines of the Taiwan society of cardiology and the Taiwan hypertension society for the management of hypertension . *Acta Cardiologica Sinica, 38*, 225-325. doi: 10.6515/ACS.202205_38(3).20220321A

國家圖書館出版品預行編目資料

新編基本護理學：學理與技術（上）/ 曹麗英、余怡珍、王玉女、
徐秀琹、蔡麗紅、鄭幸宜、孫淑惠、張玉珠、王玉真、張怡雅、
林秀純、陳迺葒、陳亭儒、高月梅、簡乃卉、劉碧霞編著.－ 四
版.－ 新北市：新文京開發出版股份有限公司, 2024.01
　　冊；　公分

ISBN　978-626-392-000-2（上冊：平裝）
ISBN　978-626-392-001-9（下冊：平裝）
ISBN　978-626-392-002-6（全套：平裝）

1. 基本護理學

419.6　　　　　　　　　　　　　　　　　112022727

新編基本護理學－學理與技術（上）（四版）　（書號：B393e4）

編　著　者	曹麗英	余怡珍	王玉女	徐秀琹	蔡麗紅	鄭幸宜
	孫淑惠	張玉珠	王玉真	張怡雅	林秀純	陳迺葒
	陳亭儒	高月梅	簡乃卉	劉碧霞		

出　版　者　新文京開發出版股份有限公司

地　　　址　新北市中和區中山路二段 362 號 9 樓

電　　　話　(02) 2244-8188（代表號）

F　A　X　(02) 2244-8189

郵　　　撥　1958730-2

二　　　版　西元 2018 年 06 月 15 日

三　　　版　西元 2020 年 12 月 01 日

四　　　版　西元 2024 年 01 月 15 日

有著作權　不准翻印　　　　　　　　　建議售價：750 元

法律顧問：蕭雄淋律師

ISBN　978-626-392-000-2

New Wun Ching Developmental Publishing Co., Ltd.

New Age · New Choice · The Best Selected Educational Publications — NEW WCDP

新文京開發出版股份有限公司

NEW WCDP 新世紀‧新視野‧新文京—精選教科書‧考試用書‧專業參考書